临床流行病学

——临床科研设计、测量与评价

（第5版）

主　编　王家良
副主编　康德英

上海科学技术出版社

图书在版编目（ＣＩＰ）数据

临床流行病学：临床科研设计、测量与评价 / 王家
良主编. -- 5版. -- 上海：上海科学技术出版社，
2021.6（2024.6重印）
ISBN 978-7-5478-5334-4

Ⅰ．①临… Ⅱ．①王… Ⅲ．①临床流行病学 Ⅳ.
①R181.3

中国版本图书馆CIP数据核字(2021)第087589号

临床流行病学（第5版）
——临床科研设计、测量与评价
主编/王家良

上海世纪出版（集团）有限公司 出版、发行
上 海 科 学 技 术 出 版 社
（上海市闵行区号景路159弄A座9F-10F）
邮政编码 201101   www.sstp.cn
上海展强印刷有限公司印刷

开本 787×1092   1/16   印张 24.75
字数：580 千字
1990 年 9 月第 1 版
2021 年 6 月第 5 版   2024 年 6 月第 3 次印刷
ISBN 978-7-5478-5334-4/R·2300
定价：128.00 元

内 容 提 要

　　临床流行病学是一门以临床医学为基础、多学科交叉融合的临床基础学科，它围绕临床疾病，从群体的层面科学地设计研究方案，采用量化科学的方法准确测量指标，并对研究结果的真实性、重要性和适用性展开严格评价，以期创造临床最佳研究成果，为临床循证个体化实践保驾护航。

　　本书设上下两篇，共26章。上篇以临床流行病学促进临床科研和实践为主线，系统地论述本学科的基本知识与方法，以及如何科学地指导和应用于临床科研实践，以确保产出高质量的研究成果。当临床科研的课题选定之后，正确地抉择设计方案和方法，是关系研究成果成败的重大问题，因此，如何科学地抉择设计方案、做到既科学又可行，是第一篇论述之重点。下篇以病因学/危险因素、诊断、疾病防治、预后与康复、生存质量等证据评价为中心，从研究的设计、实施、资料和结果的分析等方面系统评价相关证据的真实性、重要性和适用性，以甄别最新、最佳证据（成果），将之应用于循证医学实践，从而提高临床医疗质量和科研水平。

　　本书的特色：①从群体的角度揭示疾病发生、发展、诊断、防治及预后等方面的规律，在进行临床科研的基本理论、基本知识和基本方法，特别是在如何科学地设计、测量和评价，如何排除各种偏倚的干扰，以确保研究结果的真实性、重要性与应用性等方面独具特色，旨在使读者对疾病的认识，从个体表现，上升到在群体的共性规律层次。②系统阐述了有关病因学、诊断、防治、预后等临床科研的方法学基础，以及研究质量的评价标准，有助于提升读者对病因、诊断、防治、预后医学文献的分析和评价能力，增强真伪辨别力。③荟萃了临床统计学、卫生经济学、大数据、社会医学、中医药等多学科的相关精华，适用于所有临床专业（包括中医临床）医学生、研究生，对临床科研具有重要的指导和实践价值。

编者名单

主　编　王家良

副主编　康德英

编写组成员（以姓氏笔画为序）

丁士刚	北京大学第三医院	李　静	四川大学华西医院
王小钦	复旦大学医学院附属华山医院	杨　茗	四川大学华西医院
王吉耀	复旦大学医学院附属中山医院	吴大嵘	广州省中医院
王安辉	空军军医大学	吴红梅	四川大学华西医院
王　波	空军军医大学	吴尚洁	中南大学湘雅二医院
王觉生	四川大学华西医院	陈　彬	四川大学华西公共卫生学院
王家良	四川大学华西医院	陈小玫	四川大学华西医院
卢　静	四川大学华西医院	陈世耀	复旦大学附属中山医院
史宗道	四川大学华西口腔医学院	胡厚祥	川北医学院附属一医院
吕　明	山东大学齐鲁医院	袁源智	复旦大学附属中山医院
任鹏伟	四川大学华西医院	郭红燕	北京大学第三医院
刘晓清	北京协和医院	郭新峰	广州省中医院
刘雪婷	四川大学华西医院	康德英	四川大学华西医院
闫永平	空军军医大学	赖世隆	广州中医药大学
许良智	四川大学华西第二医院	廖晓阳	四川大学华西医院
孙晓川	北京协和医院	魏　强	四川大学华西医院

学术秘书　洪　旗　汪　琴

科学与创新

——写在《临床流行病学——临床科研设计、测量与评价》第 5 版出版之前

正当本次修订即将"收官"之际（2020 年 1 月），新型冠状病毒肺炎（COVID-19）暴发流行，造成了巨大的疾病负担（burden of disease）和社会经济损失。

面对着这一严峻的挑战，我国在党和政府的坚强领导下，发挥了社会主义制度的优越性，举全国之力，数万白衣战士，从祖国的四面八方逆行奔赴湖北。其中，当华西医疗队与齐鲁医疗队会师于武汉机场，被中央电视台展现于全国人民的面前时，场面令人鼓舞，却又显得深沉悲壮！难免使人联想起七十多年前在全国抗日救亡的战火之中，齐鲁、燕京、金陵、中央、华西五大学师生，云集于成都华西坝共同奋战的艰苦岁月与为国奉献的光辉历史。

在抗疫危难之际，我国科研工作者更加奋发努力，迅速研制出监测新型冠状病毒核酸的多种试剂，并用聚合酶链式反应（PCR）法帮助医师对 COVID-19 患者予以特异性诊断。这无疑在病原学诊断方面，大大地前进了一步，诊断的科学性得以加强。但从临床流行病学的角度，将这种新的诊断措施应用于医学实践和指导临床与公共卫生决策前，必须明确有关重要问题，以避免决策失误：①这种新的诊断试验是不是临床诊断的金标准？其诊断的准确性高吗？②这种诊断性试验的敏感度和特异度是多少？倘若个体因该试验敏感和特异度低而被漏诊或误诊，危害大吗？③倘若因科学水平的限制，难有理想的、高准确性的诊断试验，仅有多种同类不十分理想的诊断试验（假设当前有多种新型冠状病毒核酸诊断试剂），您会科学地利用它的敏感度和特异度，努力防止患者漏诊或误诊吗？④您还想开展新的、更佳的诊断性试验研究吗？本书介绍了临床诊断性研究与评价的相关内容，旨在帮助读者得到以上问题的答案，并应用于临床实践。

在抗击 COVID-19 之初，国外传来能有效治疗 COVID-19 的"神药"瑞德西韦，据说有充分的抗病毒药效的基础科学依据，又有对 COVID-19 重症感染显效的临床个案报告。其研制单位无偿公开该药物全部技术资料，所以该药得以从试验阶段直接进入"转化医学"阶段，但医学界仍坚持必须先通过严格的 III 期"随机双盲对照试验"，证明该药确有疗效而无明显不良反应，并按正常法定程序确认之后，方可正式应用于临床，这就是科学精神和伦理学原则的具体体现。

以上事例提示我们，临床治疗性研究有国际公认的科学研究原则与方法，而且必须明确接受试验的对象是患者，而不是实验动物。因此，其研究方法及伦理学原则非常严格、严谨，既要保障研究结果的真实性，又必须确保受试对象的安全。对此，本书介绍了临床科研的系统理论、原则、设计方案与方法，以供读者在进行临床治疗性研究时借鉴、参考。

对于 COVID-19 感染患者，为什么有些人毫无症状、安然无恙，即所谓隐性临床症状患者，有些人却病情危重甚至死亡呢？为什么有些幸存者会有某种后遗症，甚至病后还"带毒"或复发呢？其原因及影响因素是什么呢？如何趋利避害，更好地促进患者康复并提高其生

存质量呢？本书介绍了通过病因和危险因素来预测生活质量等的研究与评价的相关内容，为读者回答上述问题时提供参考。

本书能够帮助解决 COVID-19 暴发流行中所暴露的若干实际问题。临床流行病学的目的是为临床科研者在面对人类疾病相关重大研究问题时，从病因与危险因素、早期诊断、有效防治、改善预后、提高生存质量等方面进行研究，全方位、系统地提供临床科研的理论、知识和方法学的支持，力争防止与避免有关偏倚因素（bias）的干扰，保障研究结果及其理论的真实性，即科学之真实程度，并实事求是地评价研究成果的重要性。如果该研究结果既真实可靠又具有重要价值，依据其适用性的高低，可转化于临床实践，并接受循证医学实践的考验。这就是临床科研之科学、创新，以及将有价值的创新成果转化为防治疾病实践的正确之路。

国际医学界对临床流行病学在促进现代临床医学的研究、对人类疾病的科学防治等方面的贡献，早有共识。随着现代科技的发展，基础医学特别是当今生物学的进步，现代信息科学以及大数据、人工智能在临床科研与应用中的引入，推动了临床流行病学的不断丰富、发展与创新。因此，作为我国临床流行病学的主要发源地与创始单位四川大学华西医院/临床医学院，更应团结志同道合的同仁，坚持科学与创新，为不断推动学科的发展而奋斗！

临床科研与创新永无止境，临床流行病学与临床科研共存共荣！临床医疗必然坚持科学并与时俱进，临床流行病学与循证医学对临床医疗有促进和指导作用。

王家良

2020 年 6 月于成都

第 5 版前言

本书自问世以来，历经三十余年的实践检验，证明了其在促进我国临床科研与临床循证医学实践、医学教育与人才培养等方面，发挥了积极的作用，因而，也颇受医学界的关注和认可。特别是在 COVID-19 疫情流行之际，临床流行病学又被赋予新的历史使命，其对疫情防控的作用和价值又进一步突显，促成了第 5 版的面世。

临床科研是医学科研中非常具有挑战性的研究，它是以人体（群）为研究试验对象，是促进临床医学的发展、增进人类健康福祉、有效防治疾病不可或缺的基础工作；需要临床医师、研究者、患者和具有患病风险的"健康"人群共同参与，力戒浮躁，共同承担风险，并为之奋斗奉献！临床流行病学的任务是为这一光荣职责的实现，提供科学研究方法学的支撑，避免某些"过失"，力求研究工作的高质量和高水平。

临床流行病学是一门前沿性的、多学科交叉的临床基础学科，旨在为从群体的角度对疾病发生、发展、诊断、防治及预后等方面进行临床科研和开展循证临床实践提供基本理论、基本知识和基本方法。

为了突显临床流行病学促进现代临床科研和循证临床实践发展的核心价值，在总结既往经验、汲取反馈，并结合本学科的最新进展以及科研实践能力培养总体目标的基础上，对上一版的内容作了一些创意性修订：将第 5 版内容调整为上下两篇，共 26 章。上篇为临床科研基本方法篇，涉及选题立题、伦理学要求、科研设计基本原则、9 种常见临床科研方案、研究对象入选原则和方法、临床科研常见偏倚及控制、统计方法的正确抉择和统计结果的合理解读、科研计划书以及科研论文的撰写，共 11 章。下篇则为实践和进展篇，旨在帮助读者更好地联系临床实践，切实地面对患者的问题，去发掘最佳的科学证据，并有的放矢地应用；与此同时，既可帮助读者发现目前尚未或尚不能满意解决的临床问题，又可为临床科研提供需要深入探讨的问题。下篇共计 14 章，内容涉及证据检索、证据整合、循证医学的基本理论与方法、病因/危险因素研究与证据评价、疾病诊断性研究与证据评价、防治性研究与证据评价、疾病预后研究与证据评价、突发公共卫生事件的研究与评价、真实世界研究与证据、临床决策分析，同时保留了第 4 版的 4 章：健康相关生存质量的研究与评价、卫生经济学在临床科研中的应用与评价、中医药临床科研的基本特点与思路、中医药临床科研主要内容与常用方法等。

自 20 世纪 80 年代以来，我国临床流行病学的学科发展和人才培养都取得了长足的进步，一些理论水平高、学识渊博的临床流行病学后起之秀，应邀参加了第 5 版的编写工作，相信他们会继续为推动本学科的发展与创新做出不懈的努力！

最后，衷心地感谢四川大学华西医院的领导、全体编委，以及上海科学技术出版社的大力支持，感谢本书副主编康德英教授为本次修订所做的组织、编辑工作，以及学术秘书洪旗、汪琴两位老师的辛勤工作与奉献！

王家良

2020 年 6 月

于四川大学华西医院

目　　录

第一章　绪论 ……………………………………………………………………………… 1

第一篇　临床科研基本方法

第二章　临床科研选题与立题的原则和方法 ……………………………………… 9

　　第一节　临床科研立题的特点 ………………………………………………… 9

　　第二节　如何确定临床科研的重点 …………………………………………… 10

　　第三节　选择与确定临床科研的课题 ………………………………………… 11

　　第四节　立题研究的重要内涵 ………………………………………………… 13

　　第五节　立题研究的评价标准 ………………………………………………… 15

第三章　临床科研应遵守的伦理学原则 …………………………………………… 18

　　第一节　概述 …………………………………………………………………… 18

　　第二节　临床科研中的伦理问题 ……………………………………………… 18

　　第三节　临床科研的伦理基本原则 …………………………………………… 19

　　第四节　知情同意和伦理委员会审查 ………………………………………… 24

　　第五节　研究者的伦理方面责任 ……………………………………………… 28

　　第六节　临床科研中其他的一些伦理问题 …………………………………… 31

第四章　临床科研设计的基本原则与方法 ………………………………………… 33

　　第一节　随机化原则 …………………………………………………………… 33

　　第二节　对照原则 ……………………………………………………………… 39

　　第三节　盲法原则 ……………………………………………………………… 42

第五章　临床科研的常用设计方案 ………………………………………………… 44

　　第一节　随机对照试验 ………………………………………………………… 44

　　第二节　非随机同期对照试验 ………………………………………………… 57

　　第三节　交叉试验 ……………………………………………………………… 59

　　第四节　队列研究 ……………………………………………………………… 63

　　第五节　前后对照研究 ………………………………………………………… 78

　　第六节　病例-对照研究 ……………………………………………………… 83

　　第七节　横断面研究 …………………………………………………………… 99

第八节 叙述性研究 ………………………………………………………… 112

第六章 临床科研对象的选择原则与方法 ……………………………………… 115

第一节 研究对象的来源 ………………………………………………… 115
第二节 样本的抽样方法 ………………………………………………… 118
第三节 诊断标准 ………………………………………………………… 119
第四节 纳入与排除标准 ………………………………………………… 121
第五节 样本量对总体代表性的影响因素 ……………………………… 122

第七章 临床科研对象组间基线的均衡性分析与控制方法 ………………… 125

第一节 基线资料的均衡性分析 ………………………………………… 125
第二节 基线资料均衡性的控制方法 …………………………………… 126

第八章 临床科研设计与实践中常见的偏倚因素 …………………………… 129

第一节 概述 ……………………………………………………………… 129
第二节 偏倚常见类型 …………………………………………………… 131
第三节 预防和控制偏倚的策略 ………………………………………… 135

第九章 临床科研资料的来源与收集方法 …………………………………… 138

第一节 临床科研资料的来源 …………………………………………… 138
第二节 临床科研数据资料的收集 ……………………………………… 140
第三节 临床科研数据资料的整理 ……………………………………… 141
第四节 临床科研资料的分析前准备 …………………………………… 143

第十章 如何正确选择与应用统计学方法 …………………………………… 145

第一节 临床科研资料的收集与整理 …………………………………… 145
第二节 临床科研统计分析的基本要求 ………………………………… 146
第三节 常用统计学方法的正确抉择原则 ……………………………… 148
第四节 临床科研中常用多因素分析方法 ……………………………… 157
第五节 统计分析结果的正确解释与评价 ……………………………… 160

第十一章 临床科研计划书撰写的原则与方法 ……………………………… 162

第一节 临床科研计划书撰写的基本原则 ……………………………… 162
第二节 临床科研计划书撰写的主要内容 ……………………………… 163

第十二章 临床科研论文的撰写与投稿 ……………………………………… 170

第一节 临床科研论文的结构与撰写要点 ……………………………… 170
第二节 临床科研论文的投稿要点 ……………………………………… 180

第二篇　实践与进展

第十三章　临床科研中的文献检索与分析评价 …………………………………………… 187

第一节　如何通过文献检索追踪最新研究进展 ………………………………………… 187
第二节　临床科研如何检索文献 ………………………………………………………… 194
第三节　如何评价临床科研文献 ………………………………………………………… 201

第十四章　系统评价与 Meta 分析 ……………………………………………………… 205

第一节　概述 ……………………………………………………………………………… 205
第二节　系统评价的方法 ………………………………………………………………… 208
第三节　Meta 分析 ……………………………………………………………………… 217
第四节　系统评价的评价原则 …………………………………………………………… 229
第五节　系统评价的应用 ………………………………………………………………… 231

第十五章　循证临床实践的基础与方法 ………………………………………………… 233

第一节　循证临床实践的基础 …………………………………………………………… 233
第二节　循证临床实践的方法 …………………………………………………………… 236
第三节　循证临床实践的展望与挑战 …………………………………………………… 238

第十六章　病因与危险因素的研究和评价 ……………………………………………… 240

第一节　病因与危险因素研究的基本概念 ……………………………………………… 240
第二节　病因与危险因素研究的基本流程和方法 ……………………………………… 243
第三节　病因与危险因素研究主要设计方案 …………………………………………… 246
第四节　病因与危险因素研究常见偏倚及控制措施 …………………………………… 249
第五节　病因与危险因素研究的评价 …………………………………………………… 250

第十七章　诊断性研究与评价 …………………………………………………………… 257

第一节　诊断性试验的研究与评价方法 ………………………………………………… 257
第二节　诊断性试验的评价指标 ………………………………………………………… 259
第三节　诊断性试验的应用及其临床意义 ……………………………………………… 260
第四节　诊断性试验的评价原则 ………………………………………………………… 270

第十八章　防治性研究与评价 …………………………………………………………… 273

第一节　防治性研究的目的和准入条件 ………………………………………………… 273
第二节　防治性研究的设计方法与要求 ………………………………………………… 275
第三节　防治性研究的质量评估 ………………………………………………………… 286

第十九章　疾病预后的研究与评价 ……………………………………………………… 290

第一节　疾病预后的概念 ………………………………………………………………… 290

第二节　疾病预后评定方法及其指标 ………………………………………………… 292

第三节　疾病预后研究方法 …………………………………………………………… 296

第四节　预后研究中常见偏倚及其处理方法 ………………………………………… 298

第五节　疾病预后研究的评价原则 …………………………………………………… 300

第二十章　突发公共卫生事件的研究、干预与评价 …………………………………… 303

第一节　概述 …………………………………………………………………………… 303

第二节　突发公共卫生事件的分类和分级 …………………………………………… 305

第三节　突发公共卫生事件的调查与研究 …………………………………………… 308

第四节　突发公共卫生事件的风险评估 ……………………………………………… 312

第五节　突发公共卫生事件的干预与评价 …………………………………………… 313

第二十一章　真实世界研究 …………………………………………………………… 318

第一节　概述 …………………………………………………………………………… 318

第二节　真实世界证据的产生与应用 ………………………………………………… 320

第三节　真实世界证据的评价与展望 ………………………………………………… 323

第二十二章　临床决策分析 …………………………………………………………… 326

第一节　概述 …………………………………………………………………………… 326

第二节　决策树分析 …………………………………………………………………… 327

第三节　Markov 模型决策分析 ……………………………………………………… 329

第四节　临床决策分析评价 …………………………………………………………… 332

第二十三章　健康相关生存质量的研究与评价 ……………………………………… 334

第一节　生存质量及健康相关生存质量 ……………………………………………… 334

第二节　健康相关生存质量的测评及其工具 ………………………………………… 336

第三节　健康相关生存质量在临床科研及临床实践中的应用 ……………………… 341

第四节　健康相关生存质量研究的评价 ……………………………………………… 342

第二十四章　临床经济学评价研究与应用 …………………………………………… 344

第一节　概述 …………………………………………………………………………… 344

第二节　临床经济学评价的类型 ……………………………………………………… 345

第三节　临床经济学评价研究的设计步骤 …………………………………………… 350

第四节　临床经济学评价研究的再评价标准 ………………………………………… 352

第二十五章　中医药临床科研的基本特点与思路 …………………………………… 353

第一节　中医药临床实践与研究的基本特点 ………………………………………… 353

第二节　中医药临床科研的基本思路 ………………………………………………… 354

第三节　临床流行病学/DME 方法在中医药临床科研中的价值与意义 ……………… 355

第二十六章　中医药临床科研主要内容与常用方法 ···································· 357

　第一节　中医证候标准研究 ·· 357
　第二节　中医药随机对照试验 ·· 358
　第三节　中医药非随机对照研究 ·· 360
　第四节　中医药系统评价与 Meta 分析 ·· 361
　第五节　中药不良反应研究 ·· 362
　小结 ·· 363

参考文献 ·· 364

汉英对照术语索引 ·· 367

英汉对照术语索引 ·· 373

第一章　绪　　论

临床科研是生物医学研究中复杂且非常具有挑战的研究工作，但它是为有效地保障人类健康、防治疾病，从而促进人类健康发展和社会进步所绝对需要的，也是其他任何性质的医学研究无法取代的。因此，如何做好临床科研，促进传统的临床经验医学向着临床科学转化，乃是当代临床流行病学的首要任务！

本章从临床科研的特点及其研究方法学的基础，将临床流行病学的有关原理、知识和方法，用于临床医学的研究实际；对研究设计方法的要素、研究中的质量控制与安全性保障，以及课题完成后的总结性分析评价，予以针对性的论述，而其相关的具体理论知识和方法，则贯穿于全书的内容之中。

一、临床科研与临床流行病学的使命

临床科研的对象是患者及暴露于患病危险因素的人群，要研究和解决的问题，与临床紧密相关，旨在使患者所患的疾病能得到早期正确的诊断、有效的科学防治，从而改善预后、促进患者康复并提升生存质量。

患了疾病的患者和作为某一疾病研究对象的患者，因其生活的具体社会与自然环境不同，人文与心理状态各异，病理损害与病程、个体体质及自体免疫功能不同，即使患同一种疾病，其临床表征与结局迥异，故而呈现出临床医学的丰富多彩，同时，也加大了临床医疗与科研实践的复杂性，特别是对精准诊疗和高质量的临床科研，带来了巨大的挑战！因此，为正确地认识患者，科学地诊治与研究疾病，就需要关注现代医学模式，即生物—心理—社会医学模式，以患者为中心，全面系统评估疾病的影响及转归（图1-1）。

以信息科学和生物技术为代表的现代科技的突飞猛进，推动临床医疗与临床科研，从既往单纯的临床经验性观察总结，进入了一个多学科交叉、多专业协同合作研究的新时代。特别是诊疗仪器、试剂、药物不断推陈出新，并用于防病治病的临床实践，服务于人类健康事业。然而任何新的诊断措施（新仪器、新试剂等）、新的治疗方法（新仪器、新药物等），在投入临床应用之前，即使体外研究、动物实验结果科学可靠，也必须经过严格的人体各期临床试验（以下简称人体试验），经过实证、验证，确定其有提高疾病诊断水平、提升防病治病效果、改善预后等价值，才能通过监管机构的批准，合法地应用于防病治病的临床实践；而且在推广应用中还要继续追踪、监测人群中的正、反效应，以确保人民的生命安全。因此，任何实验医学研究的成果，即使科学可靠，也不可以直接应用于临床患者的，否则会造成严重后果。

危害人类的任何疾病，当涉及有关病因与发病危险因素的研究、新的诊疗措施效果研究、疾病预后与康复影响因素的研究，以及生存质量的影响因子的研究，乃至社会经济学研究与评价，都必须遵循科学的理论与方法，进行严谨的科学研究设计，选择与制订准确的效应指标，以测量试验效应，并予以量化，作为效果评价的客观依据。而对于试验效果的分析

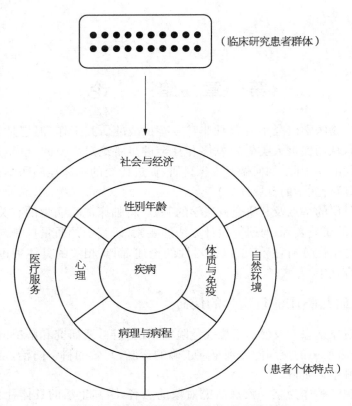

（临床研究患者群体）

（患者个体特点）

图 1-1　临床科研对象的复杂状态示意图

和评价，一定要严格检测全研究过程中的各个环节是否存在偏倚因素的干扰或影响，并用科学的标准分析与评价临床试验的结果，获得科学可靠的研究结论。这些临床试验成败关键问题的认知并采用科学的理论与方法学加以解答，是现代临床流行病学的精髓所在！因此，促进临床试验的高质量与高水平的发展是临床流行病学的宗旨。

二、临床流行病学的学科定位与特色

临床流行病学的定位是临床医学的一门基础学科，服务于临床医学教学和临床科研，旨在培养高水平的临床科研人才，提升临床科研能力和水平。

临床流行病学立足于临床、服务于临床，作为一门现代临床科研方法学，直面患病的社会群体，从整体观的视角，研究有关疾病的诊治、发病和转归的规律性及防治措施的有效性，从而有利于指导临床医疗，实践循证医学，进一步为人群中有关疾病的预防，推荐有效的干预措施，因此，本学科必然具有一些流行病学的理论基础及其方法学的特色。

临床流行病学同时也是一门新兴交叉学科，这是因为现代临床科研，已经从传统的患者个体观察总结经验，跨入群体性、前瞻性的研究；加之现代科学技术的广泛采用，克服了研究对象本身的复杂性，以及众多影响因素的干扰，但仍涉及诸多学科的交叉、协同，方能确保研究的成功。

临床流行病学是现代临床科研的工具或称之为方法学，运用其基本的理论、知识与方法,去科学地研究临床问题;进而通过复杂、科学、规范的临床科研,既回答了临床问题,也不断丰富与发展自己。临床流行病学作为临床医学的一门基础学科,必须与临床科研紧密结合与应用,才可能求得自身的学科发展,并与其互相促进、共同提高。因此,如果临床流行病学脱离了临床基础与临床科研实践,必然会失去自身的价值。为了更好地说明彼此的因果关系,特以图表展示(图1-2;表1-1)。

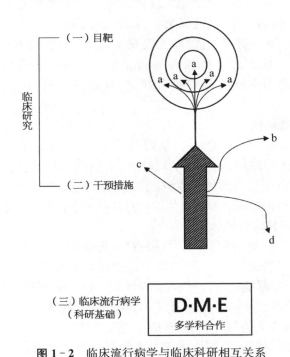

图1-2 临床流行病学与临床科研相互关系

表1-1 临床流行病学科研设计与干预措施的相互关系

科研设计与干预措施的相互关系		试验干预措施质量	
		阳性	阴性
DME(临床流行病学)	阳性	a	b
	阴性	c	d

临床流行病学与临床科研的相互关系简图(图1-2)分三个层次:①目靶,表示临床科研假设的研究目的,即研究效应的目标,靶心为最理想的结果,向外则效应递减,离开靶标则无效;②试验干预措施,用箭头表示,其在射向目标的试验过程中,除本身质量优劣外,还受各种干扰因素的影响,故可产生有效或无效的不同研究结果;③临床流行病学多学科综合制订的研究设计实施方案、测试指标、质控措施、统计分析方法,以及质量评价标准等,是临床科研的引擎与基础保障。

表1-1表示临床流行病学对科研设计方案质量及干预措施质量的相应关系,在执行全过程中,由于互相间质量的不同水平,最终会产生不同的结果(图1-2)。

三、临床科研与临床流行病学发展的荆棘之路

（一）研究对象的复杂性

临床科研的对象是患者，乃疾病之载体，患者除疾病本身特点之外，其自身的内外环境及人文情感、病理生理等等诸多因素表现迥异，形成了相当复杂的结构性状态，因此，传统的临床科研，由于缺乏科学的研究手段，只能做出颇为单纯的因果结论。例如对相对同质性的患者，应用某种药物治疗，有效率为70％，30％则无效，当进一步追问为什么同一疾病，应用同一药物治疗，有的有效、有的却无效呢？为什么即使在有效者中，彼此间仍有差别呢，原因在哪里呢？如果试验药物真有价值的话，最佳的适应证人群是哪些患者呢？……诸如这类问题通常在文献中难有答案，这是因为研究本身将复杂的状况简单化了。

（二）疾病病程的复杂性

当代临床科研，十分强调疾病的预防、早诊断、早治疗，如何能在疾病自然病程的早期阶段，即生物学反应期（分子、细胞、组织水平）或临床早期（有病理损伤而无临床症候）予以早期精确诊断，这是临床科研面临的挑战性问题。已出现临床症状的中期、晚期阶段，则是临床常见的患者，现在的临床科研需要解决的恰恰是这些复杂的临床问题。

（三）研究资源及可持续性的保证

开展临床科研所需人、财、物花费巨大，要有"咬定青山不放松"的毅力和打持久战的准备，特别是对某一重大疾病的有效防治，要取得原创性的重大成果，是要付出毕生的心血和努力，即便如此，也不一定就能成功。例如，国外于20世纪60年代开始，陆续有个案报道用颈内动脉狭窄斑块切除术治疗脑卒中患者成功的案例，但后续开展的临床科研以失败而告终；20世纪70年代又开展颈外-颈内动脉搭桥术的随机对照试验，证明搭桥术并不优于内科非手术治疗；继之开展的微创剥离斑块术式与药物对照研究也未显示组间差异有统计学意义；直到现在对"介入性支架疗效的研究与评价"这个问题历经几代人、半个多世纪的攻关，至今仍未有定论。因此，要开展有重大意义的临床科研，一定要有充足的资源保证：①研究人才资源的保证，重大临床科研不是3～5年就可以完成的，要视情况作相应长期规划，故领衔人物及关键执行者，应作好梯队建设的人力资源保障；②经济与研究资源的保证，这是研究实施的物质基础；③研究人员时间保证，应确保足够的研究时间。

四、临床流行病学为临床科研提供了丰富的研究方法学资源

一个有价值的临床科研课题，一定要有临床流行病学等多专业专家参与研究设计及执行等重要环节，并提供有力的现代科研方法学、资料数据统计分析与处理等方面的支持，力保研究质量的高水平、研究结果及其结论的真实可靠性；同时，临床流行病学在整个研究过程中，也会不断地丰富与发展，因此，两者形成互相促进、共存共荣的双赢局面。

当代分子生物学在某些疾病方面的研究进展，深化了对发病机制的认识，提供了有针对性的诊治新武器，推出了"精准医学（precision medicine）"；现代科技与基础实验医学多领域的深度融合，产生出许多有价值的成果，并加快向防治疾病的临床实践转化，又催生了"转化医学（translation medicine）"。特别是在临床医学领域里，呈现出百花争艳、欣欣向荣的大好局面！

但要注意,无论是出自正常人体或患者病灶内的细胞或组织,所发现的"异常基因及其表达产物"之病理意义,还是新研制的药物或者医疗器械,在投入临床应用前,都必须经过严谨地临床试验验证,优胜劣汰。对此,临床流行病学大有作为,通过严格的科学设计、测量与评价,可为"精准医学"及"转化医学"提供科学量化的系列依据,如下所述。

(1)病因学方面:致病效应的相对危险度与绝对危险度有多大,其精确度多高,暴露于该因素的发病率是多少?

(2)诊断试验方面:新的诊断手段之敏感度、特异度及其准确度如何,预测值有多高?不宜简单以阳性与阴性表示结果。

(3)新药治疗方面:也不能仅仅以有效率或无效率表示临床效果,应提供一系列的有效性、安全性数据,以及相关多因素分析和评价证据。

因此,临床流行病学与循证医学的理论、知识与方法学,若能与精准医学和转化医学研究与临床实践相结合,对双方都会产生积极的协同效应。

五、现代科技的春天为学科发展提供了强大动力

鉴于临床科研的复杂性、临床流行病学在方法学的严谨性和科学性,产出高质量的临床科研成果往往在实践中颇有难度;倘若放松标准,又会受某些偏倚/混杂的干扰影响研究的真实性,进而可能误导临床医疗实践,对患者造成某种伤害,这就是临床科研与临床流行病学所面临的严峻挑战。尽管现在推荐真实世界研究,在实践中所获得的研究结果的科学性,还较难以与严谨设计与实施的科研成果相比。

可喜的是随着现代计算机科学、信息科技日新月异的迅猛发展,促进了人工智能与大数据在临床实践中的广泛应用,为临床医疗实践与科学研究,提供强大动力,更促进临床流行病学的"改革开放",与时俱进地催生新理论、新知识与新方法!

例如:①利用人工智能,将各种临床科研设计方案、方法予以标准化,形成系列化及形象化的研究质量评价标准,从而有助于其被掌握与应用;②在保证研究对象诊断正确、测试方法与数据可靠的基础上,利用大数据、云计算等手段,尽可能地扩大研究对象,为病因学/危险因素的调查研究、疾病预后研究,乃至某些治疗远期疗效研究,探索出超规模的新路,提供证实或证伪的科学依据,指引临床实践;③由于机体发病与治疗转归的内/外众多因素的综合影响(图1-1),可应用大数据、云计算等手段进行临床评价,为循证个体化精确诊治、群体性疾病的精准预防提供科学依据。

六、设想和展望

如前所述本学科的基础是临床医学;学科的使命是促进临床科研,力争产生高质量成果,应用于临床实践,推动循证医学发展,提高医疗质量。

本学科具有多学科、多专业性,为更好地服务于临床科研,必将多个相关学科的精华,应用系统论的原则,并紧密联系临床科研目的,综合性地设计完整的方案与方法,用于指导研究实践。此乃本学科之特点与优势,也是其他临床专科不可比的!

因此,为了本学科的未来发展与兴盛,建议以学会、China-CLEN 或有条件的医学院、组成以临床为基础,吸收有关流行病学、统计学、社会医学、经济学、信息科学、计算机科学,以及伦理学等多专业人才,构建本学科综合研究平台,紧密围绕国家医学重点研究课题,制订

科学的研究设计方案,付诸实践,这必然会产生利国利民的巨大效益;与此同时,可以反哺本学科、极大地推动本学科的健康发展。

(王家良)

第一篇　临床科研基本方法

第二章 临床科研选题与立题的原则和方法

临床科研的目的,是为了有效地防治疾病,保障人民的健康和促进临床医学的发展及提高其水平。在研究实践中要涉及疾病的病因/危险因素、诊断、防治,以及预后等方方面面;研究者的兴趣和专业情况也会涉及诸多领域。因此,以患者及其群体为研究对象的临床科研,如何选题和立题则是其第一步应该考虑和决定的。

在任何国家,人民对健康的期望,以及患者对卫生服务的需求都在不断的增长。然而,国家和社会的经济资源与条件却相对有限,无限需求与有限的资源之间的矛盾总会一直存在。因此,如何把有限的资源,按照社会需要的轻重缓急、科学有效地投入到防病治病的实践中去,这就要求选好研究重点。

随着我国经济的高速发展,国家经济实力逐渐增强,在国家重大疾病防治研究的经费投入方面有着显著提高,特别是对严重危害广大人民健康的多发病、传染病防治研究尤为重视。这为我国临床医学及预防医学的相关研究提供了良好的机遇和保障。

在十分有利于临床科研的环境和条件下,医学研究重点的正确抉择,不仅决定课题本身的学术水平,更重要的是决定研究成果对防病治病的价值和对临床医学发展的贡献。因此,需要一个临床科研选题和立题的原则和方法。

第一节 临床科研立题的特点

一、临床科研对象与条件的复杂性

临床科研的对象是患者及相应的患病群体,但其相关临床症状和体征的复杂程度在个体间各自不一,同时反映体内的生物学特征、生理学和病理学的解剖和功能障碍也不尽相同。此外,患者本身还受社会、经济、环境,以及心理因素的各种影响,在这些复杂条件因素的综合作用下的选题和立题,应该考虑被研究疾病的患者群体观,以及生物—心理—社会医学模式的综合影响。因而,研究与解决临床医学的若干难题十分具有挑战性。

二、临床科研有别于基础医学研究

临床科研与基础医学研究有着本质的不同。尽管对发病机制和某种致病因素等的基础医学研究及其正确的研究结果,对疾病本质的认识、推动临床科研有重要意义,但基础医学研究的成果,不能简单地应用于临床的诊治处理。例如,从某一细菌性感染疾病患者体内采集标本,通过实验室培养分离出该致病细菌,同时药敏试验证明对某种抗生素非常敏感;但将该抗生素应用到临床患者后,效果不佳,这种现象在临床上并不少见。尽管实验室结果帮助了临床的正确诊断,可临床应用对该细菌极敏的抗生素治疗却乏效!原因很简单,患者体内对药物反应机制十分复杂,绝不等于体外的单纯药物敏感性试验。

三、临床科研的实用性与渐进性

临床医学对疾病诊断、防治研究，总体而言是一种实用性的研究，通常是从现有的一些诊治措施中，并在有关新知识的开启之下，不断地去发现问题和研究创新性的成果，为有效地防病治疾服务。因此，临床医学的研究是一个积累、发展，从量变到质变的渐进和飞跃过程。例如，在 20 世纪 50 年代，对于因颈动脉粥样硬化狭窄而诱发缺血性脑卒中的情况，当时采用颈动脉内膜切除术（carotid endarterectomy，CE）治疗，效果并不理想；继而采用颈外动脉与大脑中动脉（EC/IC）搭桥术治疗，惜无对照；故 20 世纪 70 年代采用 EC/IC 搭桥术与内科药物同步治疗的随机对照试验，后因试验中 EC/IC 搭桥治疗发生围手术期致死率高而夭折。在总结经验、提高认识的基础上，加上外科显微手术的显著进步，20 世纪 70—80 年代由著名神经外科学家 Henry Barnett 及临床流行病学家 David Sackett 牵头，开展了 EC/IC 搭桥与内科药物治疗的国际大型多中心随机对照试验（RCT），研究结果表明 EC/IC 搭桥治疗并不优于严格的内科药物治疗。鉴于因颈动脉狭窄导致脑卒中的问题未能满意解决，人们又考虑颈动脉内膜切除术（CE）或许仍是有效的疗法，在现有知识和先进外科技术的基础上，又再次开展了颈动脉内膜切除术＋抗血小板聚集制剂与非 CE 药物治疗的大型 RCT 研究。这些研究实例，对于认识临床科研的实用性特点是颇有借鉴意义的。同时，也让我们认识到一个真正高水平的临床科研，要令人满意地解决临床某一难题绝非易事，真正做好临床科研，远比基础医学等其他领域的研究要难得多。上述因颈动脉硬化狭窄致脑卒中的问题，全球的研究人员奋斗了半个多世纪尚未能圆满解决！目前，还在不断努力地研究中，故想在 3～5 年内就解决某个临床难题，并且要拿出成果恐怕难以实现。

四、临床科研的大众性与罕见性

临床科研的立题是十分丰富的，既有大众性的研究问题，特别是那些疾病负担重的疾病，如传染病、心脑血管病、恶性肿瘤等相关诊治或预防的难题；也有罕见疾病的研究问题，如像罕发遗传性疾病的诊治和预防性研究等。因此，临床科研的重点是要解决大多数人健康与疾病防治的问题。在资源和人力方面的投入自然是重点，就研究者本身而言，要权衡自身的专业和研究的兴趣，这里"以人为本"和临床科研的公平性是立足的基点。

以上临床科研立题的四个特点，在研究者甚至对于指导医学研究的决策管理者，于选题和立题的初始阶段，应予充分重视。

第二节 如何确定临床科研的重点

为了科学地确定防病治病的临床科研重点，首先要求对整个社会经济、人口、疾病状况及卫生服务系统等方面的资源，进行颇为全面地调查与掌握。国际上建立的国家基本健康研究组织（essential national health research，ENHR）及在 1990 年成立的健康研究发展委员会（committee on health research for development，COHRED），提出了有关确定医学研究重点的一系列建议，对各个国家确定各自的研究重点有着积极的参考价值。现就确定卫生研究重点的基本步骤简述如下。

一、选定相关人员并组建研究重点设定小组

这些利益相关人员（stakeholders）应包括：主要的研究人员、卫生政策制定者、卫生服务系统的代表，以及有关社团代表，他们应来自多学科、跨专业。这样大家能从不同的角度、出于不同的诉求，集思广益，对国家和地区性危害人民健康的主要疾病，围绕以下几个方面来建言献策：第一，要能确定卫生研究的重点；第二，坚持对社会的公正，要照顾大多数人的情况和利益；第三，要考虑研究重点确立后的实施和效果。这就意味着选择危害人民健康的重点疾病进行研究，应体现社会的公平性，而非为少数特殊人群服务；确定研究的课题要能付诸实施，而其预期研究成果又要有价值并有益于为社会人群服务。

二、系统分析疾病负担与卫生服务系统及研究资源和水平

为了更好地确定健康与疾病的研究重点，应对国家或地区的国民健康与疾病现况进行分析。

1. **国民健康与疾病的状况** 根据国家有关资料对危害人民的主要疾病进行疾病负担分析，对主要的疾病依发病率、患病率、病死率、伤残率、潜在减寿年（PYLL）、伤残调整寿命年（DALY）等，按其危害程度的大小排序，为研究重点的决策提供可靠的信息和依据。

2. **对卫生服务系统的分析** 即使确定了研究的重点，要解决防治疾病的问题，仍有赖于卫生服务系统的支撑。因此，应对国家或地区的卫生服务系统的机构设置、人员的数量和质量、服务的质量和水平、设备条件、经济支持，以及存在的问题等，进行全面调查和评估。这就可能为开展重点疾病的研究和防治，提供卫生服务系统可利用资源的信息与依据。

3. **对医学研究系统状况的分析** 毫无疑问当选择国家或地区的重点防治疾病进行研究时，务必要依靠现有研究系统的力量去执行。因此，医学研究系统的机构设施，人才的素质水平，既往开展的研究课题、成果，以及现在执行的课题和经费资助情况，宜作具体的分析和掌握，就可以对决策和执行有关重点研究课题的可行性提供依据。

三、确定重点研究的领域

通过对上述现状的分析，将根据疾病负担的情况，以及卫生服务系统和医学研究系统的实力，国家或地区可提供的经费支持，再结合需要性和可行性来决定重点研究的领域和范围。

我国医学研究重点的确定，都是在国家科技部和卫健委领导下，邀请有关著名医学专家讨论和建议；他们往往根据自己的研究专长，并结合国际前沿科技动态，以及国内的有关疾病状况而提供若干医学研究重点领域和重点课题的建议。然后，由决策者最后做出决定，并制订相应的投标指南，供全国医学研究工作者投标申请之用。国际上有关确立国家基本健康研究重点的步骤和关键环节，也值得参考和借鉴。

第三节 选择与确定临床科研的课题

临床科研课题的选择与确定，一定要紧跟国家或地区确定的健康和疾病的研究重点，为

实现总体的目标作贡献。这里必须要结合自己和单位的具体情况做出抉择。

自己在考虑研究课题时,应该对以下问题要有清晰地回答:研究什么?为什么要进行这项研究?前人做的怎样?有什么成果或问题?打算怎样开展研究?创新性与可行性如何?能够达到预期假设的目的吗?研究结果的价值有多大?成果推广应用的范围和程度如何?当这些问题能得到合理的回答,选择的课题将会是有意义的。

对确定的重点疾病开展研究时,一定要抓住某种(些)关键、尚未解决的难题作为切入点,要创造性地去开展前人未曾完成的创新工作;同时这种创新工作,还要有临床价值,所以不能耗费时间去做无意义的重复。为此,要在广泛收集文献和评价,特别是在系统评价(systematic review)基础上,掌握研究的科学背景和进展动态,严谨地采取筛选办法找寻自己拟研究的课题。选题与立题的步骤简述如下。

第一步:对拟研究的重点疾病,分析其病因与发病危险因素是否清楚?

当经过分析,如果疾病的病因与危险因素已经或基本清楚,则不必去做过多的工作,因为即使做了,也不会有多大的突破。例如,像艾滋病(AIDS)的病原体为 HIV,其发病的危险因素也颇为清楚(如性乱、同性恋、吸毒、血源性感染等)。只有当拟研究疾病的病因或危险因素不清楚时,方有研究价值。这里还要考虑自己的条件和可行性,倘若条件不具备,就要另做打算。

第二步:对拟研究的疾病,其早期正确诊断是否满意?

对拟研究的重点疾病是否有早期正确诊断试验,其敏感性、特异性水平如何?这需加以研究和分析。如果缺乏或者有新的诊断仪器或诊断试剂、可能提高正确诊断水平者,则可立题研究;否则,不宜做过多的投入。如当前艾滋病已有的特异性诊断试验。然而,当对现有特异性诊断试验尚不尽满意时,则可开发研究特异性和敏感性更高的诊断试剂,如乙型肝炎的诊断试剂研究,这无疑对临床更有价值。

第三步:对拟研究的疾病,是否已有有效的防治手段?

对疾病及其可能发生的并发症的预防和治疗,是临床科研中十分活跃的选题领域。因为任何治疗都不能尽善尽美,要研究出疗效好而药物不良反应少的安全药物,往往是很难的,所以药物研制不断推陈出新,开展的临床科研也十分活跃。特别是对尚乏特效性防治手段的疾病更为突出。如 AIDS 特异性的预防与治疗。又如乙型肝炎疫苗的广泛应用,使得其在人群特别是乙型肝炎的母婴传播中得到有效遏制,但疫苗无应答率仍有 30% 左右,这些疫苗无应答者是否具备免疫力?这就有进一步研究的必要。

在治疗性研究中,特别是多种药物联合治疗同一疾病的试验,对其效果的卫生经济学研究和评价,正日益受到重视,如何选择安全、有效、低成本的药物,有着重要的研究价值和临床意义。

第四步:对拟研究的疾病,预后及其影响因素是否清楚?

重点防治疾病,特别是对慢性非传染性疾病的预后研究,避免不良因素的影响、改善预后、提高生存质量(quality of life,QOL)也是重要的研究领域。

总之,在申请国家或地区性的医学研究课题时,应根据相应的投标申请指南,结合自身的实际情况,选择研究重点并从逐步筛选中去选择适当的领域立题研究(图 2-1)。

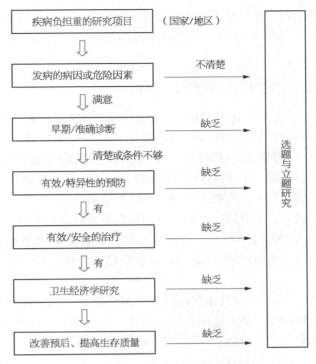

图 2-1　选题与立题的筛选步骤

第四节　立题研究的重要内涵

　　研究一旦立题,要充分地估价自己的主观条件,并调动一切积极因素,扬长避短、周密组织、科学合理地安排,应力争创造先进的研究成果。因此,在立题研究时要注意下列条件。

一、充分掌握研究课题的最新最佳信息

　　对自己要立题研究的问题,一定要通过文献检索收集尽可能全的资料,应用临床流行病学和循证医学的评价标准,进行严格评价以掌握真实可靠的信息,掌握文献中研究结果的内部真实性(internal validity)及其外部真实性(external validity)。凡内部真实性不佳者予以剔除,勿断章取义的"吸收相同观点"而引用。此外,要充分应用 Cochrane Library 及 *Evidence-based Medicine* 期刊等所提供的有关系统评价,以及经过专家评价挑选的最新临床资料(如 *BMJ*)。这样就可从最新最可靠的资料中掌握情况,发掘自己要研究的课题,以及凝练出要解决的关键问题,并可从中获得如何解决的思路和避免走弯路。

　　在收集文献和评价文献过程中,切忌遗漏和出现选择性偏倚——即专门挑选与自己的观点、兴趣一致的文献资料,这样有可能导致研究工作的失败或失误。

二、研究的问题要明确具体

　　一个研究课题的确定,一定要有明确的研究目的和拟解决的具体问题,这就涉及研究的科学假设(scientific hypothesis)。例如,诊断性试验的准确率将要提高到什么程度?治疗性

试验采用何种具体的干预措施提高治愈率或降低病死率等,都要求明确和做到"心中有数"。此外不建议在一个研究课题中,去解决多个或多方面的问题、贪大求全,否则就会顾此失彼、适得其反。

三、研究的设计方案与方法要科学可行

研究课题若有价值,还必须选择科学、可行的设计方案(参见本书第五章),当然科学性是第一位的。如开展治疗性研究,首选的当然是随机对照试验设计(randomized controlled trial,RCT)。RCT可以避免若干已知或未知的偏倚因素的干扰,使得研究的结论真实可靠;但当条件所限、确实难以执行时,从可行性的角度,可以降格选择其他设计方案,如队列研究、非随机临床对照试验等,甚至可以采用无对照的"全或无"原则设计,如像对重症肝炎治疗降低病死率的临床试验。总之,在研究方案抉择时,既要注重科学性也要注重可行性。

此外,在相关研究方案抉择时,一定要确立和选择好相应的对照组及合适的对照对象。通常由于对照组缺乏或不当,致使本应获得良好研究结果的课题,却因对照设置不当而失去应有的科学价值。

同时在研究设计中,必然要设置系列测试指标用于评价干预措施产生的效应及结果,并由此产生各类数据资料,对此,必须应用正确的统计学方法进行分析和评价。这要求医学统计学家在设计阶段就应介入,而非试验终了才寻求统计学家帮助。

四、干预措施应有科学性和创新性

研究的干预性措施或因素,首先要具有科学性,应有生物学、生物化学、生理学、毒理学、药物代谢动力学等基础研究依据。如有临床Ⅰ、临床Ⅱ期试验依据,证明其安全和有效者,方可投入后续的临床Ⅲ期试验。

科学性是基础,然后才是创新性。研究工作的本身是探索新领域、新知识,而不是低水平重复,所以要求任何研究措施或因素及其研究结果一定要有创新性,这样才对临床医疗和预防实践有所贡献。

此外,当某种疾病的病原体或发病机制尚不明了或不完全了解的情况下,从发病的危险因素研究中,以及从传统流行病学的疾病控制三部曲(消灭病原体、切断传播途径及提高机体免疫力)中,提出某种特异性的或非特异性的防治措施,也许一时缺乏生物学依据,但当付诸实施而产生了客观效果时,亦可称之为科学性和创新性。如控制饮水卫生,防治肠道传染病;控制高血压治疗而防治冠心病及脑血管病等。

五、要考虑研究对象的来源和数量的要求

为保证拟研究的重点课题得以顺利地进行,按照设计的要求,务必要考虑有足够的合格研究对象(患者)。如果要求的病例数量大,特别是大型的临床试验可能需要成千上万者,应组织多中心的临床试验,否则靠一个单位或几个单位也许要几年甚至十年才能完成。这里要考虑临床诊治措施或药物进展或淘汰的生命周期,即使目前试验药物是创新的,倘若一试验五年、十年才能完成,到时新药也许就不新了! 所以为了确保研究的效率,一定要考虑研究对象的来源和数量上的保证。

此外,选择研究对象时,要根据课题的性质及其设计的要求,制订出合适的纳入标准及

排除标准,确保研究对象组间的基线可比性。

六、要预测研究的效果与效益

当立题研究某一个重点问题时,要根据对健康和防病治病的社会需求、课题本身的设计和拟采取的干预措施等,预判当付诸实施以后,可能取得哪些结果;其防病治病,以及对临床医学的理论认识和学术发展,可能会产生哪些效益等。这样的科学预测,有助于增强研究的信心和决心。

对于研究所产生的重要临床效果,在设计中根据课题的假设,采用量化的预测事件率(event rate)指标有重要参考价值。

七、可行性

一个研究重点课题的确定,一定要考虑执行时的可行性,重点要考虑研究人员的素质、数量和配套的要求,研究时间是否有保障,仪器设备、有关试剂,以及实验技术人员的条件和要求;干预试验的措施或药物是否过多过繁、研究人员以及研究对象是否有可靠的依从性(compliance)等等。这些因素的可行性在立题研究时,务必要充分考虑而且要有保障措施,否则难以保证研究任务的完成。

八、遵守伦理学原则

在立题研究的时候,务必确保任何临床科研的措施或药物,在有科学依据的基础上,证明是有效的和安全的。在研究对象进入试验前要向其说明情况,尊重其选择参与/不参与的权利,充分知情后签署同意书,而且进入试验后,研究对象有权自行中止或退出,研究人员不应歧视或另眼相待。研究者要对试验组和对照组的研究对象一视同仁,都应予以同等的服务照顾,特别是在盲法试验条件下要制订详细观测指标,严防药物不良反应损害研究对象的健康(参见本书第三章)。

九、经费支持

一个研究重点课题的确立和执行,一定要有足够的经济支持方能变成现实。经费的来源在我国主要渠道是向政府科技主管部门投标申请;其次是非政府部门的如药厂、公司的投资,还有向国际有关基金会申请等。不论来源于哪个方面的经费支持,都取决于研究课题是否有科学和防病治病的价值,是否有良好的科研设计和方法学支撑,可行性有否保证,是否有预期的结果。因此,要提供撰写规范和质量上乘的课题申报书(或称标书)。

十、研究期限规定

根据课题的性质与规模,以及主客观条件,应确定研究完成的期限,有的课题及疾病的有效防治可能需要较长的时间方能获得科学结论。因此,时间设置可分阶段来制订,这要视研究具体情况而定。

第五节　立题研究的评价标准

对于立题研究的课题及其意义和价值,需进行严格评价,以下参考标准,可供研究者评价,以及资助者参考。

一、研究的课题是否属于国家或地区确定的影响人民健康的重要问题

临床科研者拟立题研究的问题,首先要选择疾病负担重的、国家或地区确定的重大健康问题进行研究,为总体实现保障人民健康和防治重点疾病服务。毫无疑问,这些一定是社会迫切需要解决的重大健康问题,所以研究者根据自己的特长和可能,选择其中某个具体的问题做深入的研究是可行的。

二、研究课题目的与科学假设要解决的重点问题是否确切

一项研究应有具体的研究目的和明确的科学假设,解决某一个问题要明确,不要目的分散、涉及面广,否则难以实现。如应用溶栓疗法降低急性心肌梗死病死率的研究,其研究的目的和要解决的问题,就是应用溶栓治疗方法以降低急性心肌梗死的病死率,十分明确,并且假设降低病死率的有效水平。假如在这个课题中又要解决心力衰竭、严重心律失常或心源性休克等难题,则非靠溶栓剂之所能,涉及的问题过于宽泛。

三、是否掌握了研究课题所涉及的最新研究进展信息

立题研究务必要掌握课题本身所涉及的最新、可靠的研究信息,除了科技信息资料的检索之外,还要尽可能了解未公开发表的有关资料,以避免对最新资料的乏知而陷入被动的局面。因此,单靠科技信息部门的“查新”是远远不够的。

四、研究的课题是否具有创新性

一个好的研究课题,务必要有创新性,因此,要有前沿性的科学证据及清晰的科学背景。重复他人的“研究”是缺乏生命力的,如有的研究人员从国外引进一点技术或试剂,在国内找一些患者采集一些标本,模仿别人的试验,获得某种结果,包括分子生物学的“研究结果”进行报导;尽管在国内算首次,但毕竟是重复,算不上“创新”,创新应该是自己真正的创造,是“自主创新”。所以在创新上应认真甄别,尽管创新难,但在研究工作方面又确属重要。

五、课题执行时的可行性如何

对课题承担与执行者的学术技术力量、设备条件、研究设计方案和技术路线、干预措施、研究对象的来源和数量上的保障,以及经费预算,是否可行,要仔细评价。

六、预期效果的估价

当课题被执行后,应预测可能产生的客观效果。例如,在降低疾病负担方面的指标有发病率、患病率、病残率、病死率、潜在减寿命年、伤残调整寿命年等;涉及诊断性试验,则应预测提高的敏感度、特异度,以及诊断准确度等;涉及预后者应对减少并发症的发生率、生存率及其延长程度、生存质量等予以考虑和估价。并且亦应对研究成果的外在真实性及其推广价值进行评价。如果有多种措施的效果比较研究,应从卫生经济学的成本-效果方面加以评估。

七、是否符合伦理学原则

任何研究课题应从伦理学方面予以评价,在国外以人体为试验对象的生物医学方面的研究,都应通过相应的伦理学组织审查,通过后方可实施,申请科研基金必通此关,否则不可能获得资助。在我国各单位也先后成立了医学伦理委员会,对申报的研究课题,施行伦理学审核。这是一大进步,但仍需完善和科学化。一切临床试验均应以保障患者的安全和权益为最高准则,都应遵守《赫尔辛基宣言》精神。

（王家良　许良智）

第三章 临床科研应遵守的伦理学原则

医学进步是以医学研究为基础的,医学研究是生命科学技术的主体,是认识疾病本质及其防治规律的一项重要的实践活动。临床科研是指在人体(患者或健康志愿者)身上进行的以验证新疗法、新药物的有效性和安全性的系统性医学研究,其目的是更好地为防治疾病、增进人类健康服务。因此,临床科研应最大限度地保障人类的安全、利益与公平。其结果是给受试者带来利益还是伤害? 研究者必须对此做出评价,这就涉及临床科研中的伦理问题。

第一节 概　　述

西方"伦理"一词,是从希腊文 ethos,即风俗、风尚、性格演绎而来。伦理学(ethics)是在公元前 4 世纪,由希腊著名哲学家亚里士多德创立的一门以道德品质为研究对象的学问。在中国的文字中,"伦"指"人与人之间","理"指"道理,准则","伦理"就是指人与人相处时应遵循的道理和规则。因此,伦理学就是研究人与人、人与社会之间行为规范和原则的一门科学。它不仅是人们待人处事应当遵循的准则,更重要的是培养人们自觉地按照一定规范来支配自己的行动;弄清楚应该做什么和怎么做,从而保护人类的利益、权利、尊严。随着现代社会的发展,人与人之间、人与社会之间的关系越来越密切和复杂,不断显现出许多新的伦理问题,同时也促进了伦理学的发展。

医学伦理学(medical ethics)是在医疗实践中逐渐形成和发展起来,以研究医疗卫生人员与服务对象,以及医疗卫生人员之间行为规范的一门科学,包括医疗行为和医学研究行为,是伦理学在医学中的应用和发展。它是应用一般道德理论、原则和规范探讨医疗实践及医学研究中的伦理问题及其解决方法;其中,涉及人体的临床科研的伦理问题备受关注。它除了具有一般科研共同的特征,如探索性、创新性、复杂性外,还有其自身的重要特点即人的生命属性。

第二节 临床科研中的伦理问题

涉及人的生物医学临床科研对象包含可识别身份的人类材料和可识别身份的数据两部分。研究样本可能是人体,也可能只是医疗记录或生物标本。研究方法可以是临床中的药物、器械、手术、影像等试验,也可以是疾病的流行病学调查。这些研究与医疗不同,医疗是使用已被证实相对有效和安全的疗法来治疗患者,患者是受益者。而在临床科研中,受试者要接受有效性和安全性尚待验证的新疗法或新药物的干预。因此,参加临床科研的受试者可能受益,也可能遭受风险和不便,受试者是在为医学科学事业的发展做贡献。

一、临床科研对象的特殊性

现代医学研究在经过实验室研究和动物实验之后,最终都将在人体身上进行验证即临床科研。人的生命只有一次,因此要求研究者遵循临床科研中的伦理要求,保障受试者健康。受试者的健康与利益应高于研究本身。在进行科学研究时,有时会出现利益冲突;如受试者是随机分配进入试验组或对照组的,有时对照组的受试者使用没有药理作用的安慰剂。如受试者利益、研究人员利益、资助者利益,以及社会利益之间不能够协调一致时就会产生伦理问题,该临床试验是否应该做? 应该如何做?

其次,临床科研中的受试者除了具有生物属性外,还具有社会属性。研究结果除了影响人体的健康(改善或危害),也将不同程度地影响社会关系。如现代诊疗设备的使用、人工生殖、基因工程、器官移植的发展,大大提高了人们诊治疾病的能力,但同时也带来了令人忧虑的伦理社会冲突如过度医疗、医疗费用浪费、对医学研究的善恶评价等,这使伦理问题更加复杂。

二、研究结果的不确定性

临床科研的目的是希望发现未知或者检验某一种新的干预性诊治措施效能的假定,尽管试验前已有足够的实验科学依据,但尚不能肯定其结果。与许多科学研究一样,临床科研的结果期望有益于人类,但也可能给人类带来某种伤害(如药物不良反应);这些临床科学数据在人体试验之前不可能获得。许多基础实验能在动物模型中成功,但不能把这些动物模型结果等同于人体的生理、药理和毒理反应指标。所有原创性的干预措施,不管是诊断、预防或治疗的,最终都要在人类个体上进行验证、评估。因此,必须强调人体试验的安全性。例如,20世纪食管癌术后加放疗是否有利于提高患者生存率的研究。由于众所周知的放疗副作用,加用放疗的安全性和预期效果备受争议,该研究的结果将有利于未来患者术后选择放疗是合理有利的,但参与此次试验的受试者是否受益未知。如试验结果显示生存率降低,那么受试者个体遭遇了放疗副作用双重伤害;如放疗结果提高生存率,那未接受放疗的患者就等于丧失了一个较好的治疗机会,不公正现象由此产生,这就属于临床科研中伦理问题。因此,临床科研者应充分估计科研活动对人体产生的损害和潜在危险、并事先提出相应的补救措施,最大程度地保障人体安全,并做到知情同意。

临床医学的发展,必须要进行临床医学人体的试验。为了真正有效地保障人类的健康与促进临床医学的健康发展,同时又要切实保障临床医师与研究者的切身利益,建立临床科研的生物医学伦理原则并遵循和执行,是一个非常重要的问题。

第三节 临床科研的伦理基本原则

在医学领域中,科学家追求知识并没有任何禁区,但科学家在临床科研中的任何行动都不能回避伦理的基本原则。临床科研中,科学和技术解决"能干什么"的问题,而伦理学则解决"该干什么"的问题,二者是互补的,临床科研应以符合伦理原则为基础和前提。医学的发展与临床科研中伦理规范化是可以两全的。不符合规范的临床科研会受到社会公众的谴责和反对,反之可更好得到社会公众的支持和参与。

一、国际临床科研相关的伦理法规

涉及人的临床科研史上,发生了许多漠视甚至侵犯受试者利益的丑闻事件,这些危害受试者健康的惨痛教训,也受到各国及国际组织的广泛关注,并以此为基础总结制定了维护受试者权力的国际伦理准则和法规,以保护受试者,使人体研究得以顺利进行。

第二次世界大战结束后,国际社会组织在欧洲国际军事法庭上,制定了人体实验的基本原则,并形成 10 点声明,由此诞生了第一部人体试验研究的国际伦理法典《纽伦堡法典》(*Nuremberg Code*,1946 年),成为临床科研伦理规范的基石。这部国际性法典的核心内容是:在未得到"自愿同意"前不能进行人体试验。这一条在以后的各项准则中一直保留。

1964 年世界医学协会在芬兰赫尔辛基召开的第 18 届世界医学大会上,正式通过关于人类的生物医学研究伦理准则的《赫尔辛基宣言》(*declaration of Helsinki*,DoH)。这是一份以人作为受试对象的生物医学研究的伦理原则,比《纽伦堡法典》更加全面、具体和完善,被公认为关于人体试验的第二个国际文件,为各国医学界普遍接受。

2013 年 10 月 19 日,在巴西福塔雷萨召开的第 64 届世界医学大会通过了《赫尔辛基宣言》新的修订(称为新版 DoH),是宣言自 1964 年首次发布以来的第九次修正。此次修订在内容和形式上有较大的变动。对 2008 年版《赫尔辛基宣言》(简称旧版)的内容进行了新的分段和归纳,对原有的基本原则进行了重申和澄清,进一步加强了对受试者的保护。新版 DoH 将旧版的 35 个条款增至 37 个条款。新版宣言在原有基础上提出了更多保护受试者的权益和安全性,体现在从研究设计的源头和知情同意过程两方面管控保护受试者利益;每个涉及人类受试者的研究项目的设计和操作都必须在研究方案中要有详细描述和解释;研究方案要包括与研究相关的伦理思考的表述,包括潜在利益冲突、对受试者的诱导,以及因参与研究所造成的伤害所提供的治疗方式、补偿条款等内容;只有在确认对研究相关风险已经做出充分评估和令人满意的管理时,医师才能开展涉及人类受试者的医学研究。新版 DoH 对于能否自愿参加医学研究的受试者这一概念从"有无行为能力的个体"改为"有无获取被告知信息能力的个体"。第 33 条对安慰剂(placebos)的使用情形作了更具体的规定,安慰剂只能在极有限的情况下使用,即接受安慰剂的患者不会遭受任何严重的或不能挽回的损害;要特别注意,对这种选择必须极其谨慎以避免滥用。这些新内容都是针对目前医学研究中出现的新问题和新形势做出的反应。

二、国内临床科研相关的伦理法规

现在,在临床科研领域,伦理学的原则得到越来越普遍的尊重和遵循。一些国家明确规定,由国家资助的研究项目必须遵循有关的伦理准则、条例和法律。在我国,在临床科研中遵循伦理学原则也得到普遍认同和遵循。由于各国社会、文化、政治、宗教信仰等背景差异,决定了对待和处理医学研究中伦理问题的态度和方法会有所不同。因此,各国纷纷以《赫尔辛基宣言》为基本准则,结合各自国情相继出台了一些涉及人体医学研究的伦理法规和文件。

1998 年我国卫生部发布了《涉及人体的生物医学研究伦理审查办法(试行)》,其中有四项是与伦理有关的禁止项目,包括与人体无性繁殖有关的实验研究、利用人胚胎及流产胎儿的研究、与国外交换流产胎儿及其脏器、买卖人体细胞/组织和脏器。运行 6 年后又于 2007 年 1 月 11 日正式颁布了《涉及人的生物医学研究伦理审查办法(试行)》,分五章,共三十条,主要规定涉及人体的生物医学研究伦理审查原则,伦理委员会的设置,伦理审查的程序、方法,以及审查的监督与管理等。

在我国卫生部 1998 年颁发的《药品临床试验管理规范(试行)》及 1999 年国家药品监督管理局相关药物临床试验管理文件中,均明确提出了"遵守伦理道德,保障受试者权益"的要求,临床试验方案及其修改必须经过伦理委员会审查,并充分尊重伦理委员会的意见和建议,试验过程中应严格按照《药品临床试验管理规范(试行)》要求向受试者说明有关试验的详细情况,获取知情同意书,保证受试者依从性等伦理管理法规。从新药验证到医疗器械的临床评价,随着临床试验的覆盖面不断扩大,2003 年 6 月国家食品药品监督管理局正式出台《药物临床试验质量管理规范》,2016 年国家卫生和计划生育委员会修订并再次颁布《涉及人的生物医学研究伦理审查办法》,对我国临床科研中遵循伦理学原则起到积极的引导和约束作用。

三、临床科研的伦理原则及其应用

伦理学会随社会经济、科学文化、价值观的改变而与时俱进,但其基本价值不会改变。如 1974 年 7 月,美国国家科研法案(公共法则 93348)立法,成立了保护生物医学研究人体试验对象的国家委员会,主要任务之一就是为以人体试验为对象的生物医学研究确定基本的伦理原则,并监督执行。经过委员会专家组的多次讨论和审议,1976 年 2 月在 Smithsonian 机构 Belmont 会议中心发表了《*Belmont* 报告》,确定了所有涉及人体生物医学研究都应遵循的三条基本伦理原则,即"Belmont 原则:尊重(respect for persons)、有利(beneficence)和公正(justice)"。

(一)"尊重"原则

"尊重"原则包括对人的尊重和对人类生命尊严的尊重。人类生命的尊严基于人或人类生命的内在价值。人有理性、有情感、有价值、有想法、有生活、有未来,即具有"自主权"。所谓自主权是一个人按照他自己的价值来决定行动的一种理性能力。人既不能当作一种动物来对待,也不能被无辜杀死、被伤害。

尊重自主权就是承认有自主权个体的意见和选择。有自主权的个体能够熟思个人目标,不管他是否身患疾病,均应享有选择决定自己行为方式的权力。有独立自主权的受试者对自己即将参加的临床试验,可选择接受或拒绝,不受内在疾病因素和外界环境因素的干扰影响。即使试验可能会给受试者带来潜在获益,研究者也不得强迫其参加,只能耐心解释,使其自愿参加。在试验过程中,受试者可随时提出他们的想法,并有权中途退出。因受试者最终将承受试验的一切未知结果,他们有权了解试验的可能利弊,并享有对试验的知情同意权。

然而,研究中不是所有受试者都能做出自我决定。这部分人群被定义为"弱势人群",包括了易受伤害和缺乏自我保护能力的人。一个人的自我决定能力随年龄增长而成熟,并且有些人还可能因疾病、自由处境受限而部分或全部丧失这一能力。所以,自主权受损体现在内在和外在两方面。儿童因为年幼,老年出现痴呆,精神出现智障使得他们不能准确地理解和表达对试验的认识,这是最常见的内在原因;第二次世界大战期间,纳粹迫使受害者为受试者,剥夺了受试者自主权,是典型的自主权外在限制例子。当然历史不会重演,但应注意当今某些特殊环境下的研究也可能限制了受试者自主权。例如,一个等级结构群体中的下层或从属成员被迫参加研究。前世界干细胞权威、韩国首尔大学黄禹锡教授的"胚胎干细胞"研究丑闻。其他的还有如附属实验室和医院工作人员、药企员工,以及军人作为受试者。还有就是对一些专门选择的特定国家或特殊群体开展的试验。

尊重自主权缺失的受试者(弱势人群)就体现在主动地保护、维护他们的自主权。保护是多方面和不同程度的,取决于试验伤害的程度,以及可能的益处。如在精神功能完好的个体中进行的试验就不应选择有精神缺陷者。只有在进行精神病或精神缺陷治疗性研究时,他们才是唯一的研究对象。对于不得不进行的试验研究,应自觉地维护他们对生命和健康的自主权利,更加谨慎地进行科学设计和研究。受试者是否丧失自主权的能力鉴定,随不同场合而变,应注意定期重审。

在临床科研中,遵循"尊重"原则就需要满足两个伦理要求。

1. 应当把个人看作自主的行动者 因此,凡涉及他本人的医疗和临床科研,必须征得知情同意,自愿参加。受试者具有在充分知情后做出参加或不参加,或中途退出临床科研的权利。对因身体、精神方面原因而缺乏自主性的人,也理应受到特殊保护,在涉及他们的医疗和临床科研时,必须获得与其无利益和情感冲突的监护人/代理人的知情同意。

2. 应当在临床科研中做到保密和保护隐私 即保护受试者的身体隐蔽部分与私人的信息。在设计问卷时要注意不给受试者造成心理伤害,如询问受试者的隐私,如有无越轨行为等,或向受试者提出易使他们感到羞愧或不愉快的事等。当调查某些敏感疾病,如艾滋病时,应匿名处理,研究者应为受试者保密,非得本人同意不能将调查结果泄漏给第三者。

总之,"尊重"原则的目的是保证受试者最大程度地免受伤害。

（二）"有利"原则

"有利"是指研究者有伦理学义务帮助受试者确保他们的健康获益。这一原则既涉及受试者,使其因参加临床科研而受益,如得到较好的医疗照顾、获得新的有希望的治疗;也涉及患者群体和社会,如通过临床科研所获得的知识可在未来对疾病进行更有效的干预等。

"有利"原则也包括了两个基本的伦理要求。第一,做到不伤害,禁止对人的故意伤害;第二,权衡利害,做到利益最大化,伤害最小化。

不伤害是"有利"原则的基本要求。临床试验要保证每一位受试对象都得到最佳效果往往不现实,但至少不能对他们造成伤害,包括生理、心理和精神上的伤害,以及经济上损失。研究者必须十分审慎地思考研究时可能发生的风险并判断其实际发生的伤害大小,有时必须放弃对研究价值的追寻,安全第一。

在临床科研中有关安慰剂的选择问题,通常出于如下考虑:对于病情较轻、能否进行药物治疗尚有争议的疾病;对于研究周期较短且在规定观察期中病情不会恶化的疾病;对于应用安慰剂后不会给患者带来不良后果的疾病;对于目前尚无特效或有效疗法的疾病,对照组患者可以给予安慰剂。反之,对于病情较重、停用常规治疗后会加重病情或产生不良后果者,则不推荐设置安慰剂对照。解决方案是:对试验组和对照组患者均给予常规治疗,试验组加用试验的药品(新的干预措施),对照组加用安慰剂;或试验组加用试验药品,对照组只用原来的药品,这样既能让受试者避免因用安慰剂而增加病情恶化风险,又能开展新药临床科研。当然,这里还要考虑混杂因素可能对分析结果产生的影响。

如何避免对受试者的伤害呢?首先,试验之前应充分评估可能的风险。风险不仅包括因试验或干预所产生的身体方面伤害,如疼痛、并发症、损伤、残疾和死亡,还包括精神和社会方面的伤害,如经济损失、受侮辱、受歧视等。即使以前的试验表明受试者的伤害风险很低,但任何潜在的伤害都会违背无害原则。研究设计时要认识到所有潜在风险,建立严谨可靠的试验方案。其次,评估受试者在试验中可承受风险的程度。《赫尔辛基宣言》中提到,进行治疗性和非治疗性试验时,受试者可接受的风险程度是不同的。如治疗性研究可给受试者带来较大益处,改善健康(和以前的治疗相比),那么值得他冒险的比例就可高一些;反之,若参加的是一个非治疗性的试验,则无冒险的必要,以避免伤害。

研究者在临床科研中要做到风险最小化,就应当选择有资格的人员作为研究者,排除易感高危人员作为受试者,采用更为安全的措施进行研究,并在研究过程中对各种可能出现的伤害和风险进行监测。倘若不能有效降低一个临床科研的潜在伤害或风险,那么该临床科研就应叫停或暂缓进行。

如何保证受试者的利益最大化呢? 有利是指试验中的任何行为、动机和结果均应有利于受试者。试验之前,应仔细考虑研究目的是否合理、预期风险和获益是否评估得当,谁是试验的获益者,是受试者、科研人员还是社会。就科研而言,人们必须认识到知识进步以及医学发展所带来的长期好处。生物医学研究中,受试者常常并不得益,但可让未来的患者和社会得益。如果研究能为他人提供更为有效的治疗方法,受试者忍受一些并不严重但可逆的不适甚至最小程度的伤害,在伦理学是允许的。这是因为当下患者从过去的研究中获益,他们也有义务来使未来的患者获益;但如果答案是否定的,那么使受试者哪怕忍受最小程度的伤害都是不允许的。就具体课题来说,科研人员必须事先筹划保证受试者获益最大化。如高血压的新药研究,目前已有许多疗效明确的降压药物,受试者使用新药获益不大,还存在一定的风险,新药的风险程度就需要评估。

为达到有利于受试者,试验选用的一切措施都应遵循最优化原则。设计应完善,研究者应具备足够的研究能力和保护受试者福祉能力,在实验室和动物试验基础上选用预期利益最好的诊治措施;试验对照也应选择现代最佳的诊治措施,降低研究可能带来的危险。应付研究需要,选用效果不好的措施做对照,是违背"有利"原则的。实践中的时机把握也很重要,判断何时尽管危险也应追寻获益,何时因危险性而放弃追寻获益。

总之,"有利"原则的宗旨是确保受试者的健康获益。

(三)"公正"原则

"人人生来平等"是人权的基本原则。"公正"原则是指在临床科研中研究者对任何患者都应该一视同仁,而不论他们的地位高低,或职业、人种的不同。"公正"原则要求研究者在临床科研中做到分配公正(distributive justice)、回报公正(retributive justice)、程序公正(procedural justice),这也就是说,应当将临床科研的益处和负担公正地分配,受试者从临床试验中获得的益处和遭受风险的概率相同,同时进入和参与临床科研的程序也是不偏不倚。倘若一个人被剥夺了理应获得的利益,或将负担不当强加在一个人时,就会产生不公正。在临床科研中,受试者的入选标准掌握不当,也会使人遭受不应有的风险;同时受试者的排除标准掌握不当,同样会使人得不到分享研究成果的机会。不公正源于社会、种族、性别及文化的偏见,不公正的现象会在临床科研负担及利益的总体分配中表现出来。

易受伤害的弱势群体和特殊阶层(如福利院患者、贫困人群、特别被隔离的人员、犯人等)因其易及性、随意摆布性,以及被损害地位常被选出受试。"公正"原则要求不应过度使用这些无法享受科研成果好处的团体,不能将这些好处只给那些有支付能力的人。当干预措施不能对受试者产生直接利益时,必须慎用弱势人群为受试者,以免加重其负担,不公正容易产生。被过度使用的人群还见于如下一些情况:医疗机构中的住院医师、研究者的学生、等级森严机构中的下属人员。另外,某个社区或社会也存在过度使用的情况,如资源匮乏的社区研究。他们承受着研究的负担,但几乎不能享受到新知识和产品带来的获益。利用完善的制度来保护受试者权利就显得十分重要。

权利合理分配的几条公认的公式是:①每人平分;②基于个人需要;③基于各人的努力;④根据每人对社会的贡献;⑤根据每人的功绩。

第四节 知情同意和伦理委员会审查

受试者签署知情同意书与伦理委员会对临床科研方案的独立审批是保障受试者权益的两个主要措施,是维护和贯彻生命伦理学原则的两根主要支柱。

一、知情同意

(一)知情同意的宗旨

知情同意(informed consent)旨在维护受试者权利和健康,是研究者向受试者提供相关的信息知识,使其了解自己在试验中的权利,经与研究者充分讨论后,做出是否参加试验的决定。对于一切涉及人的生物医学研究,研究者在试验开始之前必须取得受试者自愿的知情同意;如无能力做出知情同意,则由其法定监护人/代理人按照法律做出允诺。放弃知情同意被认为是不寻常和例外的,应在伦理委员会考虑和批准后方可进行试验。

知情同意包括两部分。首先是知情,即让受试者充分知晓临床试验有关信息并能理解。然后是同意,即受试者在无任何胁迫、不正当影响或恐吓下做出自愿参加试验决定。知情与同意是相互联系、缺一不可的两个部分,许多人往往仅注意获得书面的知情同意书。必须强调受试者的理解并同意参加试验后方能签署知情同意书。

(二)知情同意的过程

一般说来,知情同意过程始于试验之前,研究者与受试者对试验中的有关问题进行交流讨论,达成共识之后,再开展试验。但也有在试验中再次进行知情同意,如试验研究方案变更,必须再次告知受试者,取得知情同意,受试者可以决定继续试验还是退出,并送交伦理委员会备案。因此,知情同意常常贯穿于试验的全程。

公认的知情同意过程包括三个部分:提供信息,取得理解及自愿。第一步是提供研究相关信息给受试者,是知情同意的前提。研究者应简明扼要地撰写一份"给受试者的信息"说明书,描述试验特点和受试者权益等基本内容。内容包括:试验操作过程、目的、潜在危险和预计的好处,其他类似的操作(当牵涉到治疗时),一定要避免有意的截留信息(为了保证研究的有效性,收集到需要的样本量等),并且应声明受试者有提问题的机会且可退出试验。描述这些内容时最好使用通俗易懂的文字,适合于受试者理解水平的语言(如方言等),以口头或书面方式来传递信息。第二步是受试者对试验的理解。由于文化社会环境差异,研究者和受试者之间需要良好的互动沟通来确保对信息的充分理解。尤其要注意提供有关潜在危险性的资料并保证受试者对危险性充分理解。给予受试者充足时间和机会保证提问,研究者有责任给予诚实、详细和清楚的解释,不能诱导受试者参加试验。实施知情同意的环境应做到轻松舒适,避免受试者感到压力。有时,研究者可用口头或书面测验来决定受试者对信息的理解程度。最后是自愿同意参加试验。受试者如果同意参与试验,则由受试者或监护人签署知情同意书(informed consent form)并注明日期。当然同意也可以用其他方式,如口头同意,但以前者更多见。研究者也需在知情同意书上签名。对于无阅读能力的受试者,在这一过程中应有一名见证人在场,同时也需见证人签名。对于无自主能力或自主能力不完整的受试者,经过伦理委员会审查同意,由监护人签署知情同意书后,这些人也可进入试验。

在知情同意过程中,对于下列人员应当特别注意。

1. 无行为能力的受试者　如果伦理委员会原则上同意无行为能力者参加临床试验,研究者认为这些受试者参加临床科研符合他们的本身利益时,则这些人也可进入临床科研,同时应当经其法定监护人同意,签写知情同意书,并签名及注明日期。

2. 儿童　当儿童作为受试者时,必须征得其法定监护人的知情同意,并签署知情同意书。当儿童能够做出同意参加研究的决定时,还必须征得其本人同意。

3. 在紧急情况下,无法取得本人及其合法代表人的知情同意书时　倘若此时缺乏已被证实有效的治疗方法,而试验疗法或药物有机会挽救生命、恢复健康或减轻病痛的情况下,可以考虑这些人作为受试者,但需在试验方案和有关文件中清楚地说明接受这些受试者的方法,并事先取得伦理委员会同意。

知情同意书签署后一式两份,研究机构和受试者分别保存。

必须强调的是:知情同意讨论过程远比签署一份知情同意书更加重要。

(三) 知情同意书的基本内容

知情同意书一般应包含的基本信息有:研究目的、研究过程、试验计划、潜在的危险和益处,以及参加者的权利等。具体如下。

1. 项目介绍　告知受试者试验项目的名称,研究目的、试验过程、可能持续的时间(到中心来的次数)、实施程序,以及预期的研究结果等基本信息。应解释研究和常规医疗的不同点,使受试者充分了解自己在试验中扮演的角色。

2. 危险描述　对受试者需交代试验中可能发生的副作用及其危害程度,副作用的发生率及避免和终止的措施。试验中任何可能预见的风险、痛苦、不适,包括对受试者配偶、胎儿的风险均应告知,任何致死致残危险应详细说明并给予合理解释。一切实事求是,既不能夸大可能的危险,也不能无根据地化大为小,这样才符合伦理学要求,保证受试者客观地抉择是否参加试验。

3. 利益描述　不能夸大研究可能获得的预期益处,如降低致残率、延长寿命、改善生存质量等。倘若研究对受试者无直接益处,但对其他人或社会有益时,应明确地向受试者说明。这样有利于受试者权衡试验利弊,同意或拒绝参加试验,尊重受试者权利。

4. 替代方式　替代方式就是告知受试者其他可供选择的本研究外诊治措施等方法。当受试者了解到他们可选择的所有诊治措施后,方能做出自由选择是否参加试验。研究者应如实告知各种替代方式及其益处和危险,供受试者判断收益风险比,最后做出选择。

5. 保密　受试者参加试验这一事实,以及试验中的个人资料、有关记录均属保密内容。公开发表的试验结果也应对受试者身份保密,以尊重受试者隐私权。但伦理委员会审查试验记录时,可查阅受试者有关资料。如果试验赞助人需要查看记录,应如实向受试者说明。

6. 赔偿　一旦发生损伤,受试者可以得到及时医治。对于较大风险研究,如可能致残应说明,保证提供经济赔偿及费用的来源。

7. 关于退出试验说明　受试者参加试验是完全自愿的,在任何阶段退出也可自我决定。拒绝参加或在任何时候退出不受任何歧视,不影响受试者应享有的医疗服务。但应按照试验要求程序逐步退出,以保证受试者安全。特别是当试验对受试者存在潜在危害时,研究者有责任和义务告知提前退出的后果,并定期随访、监测退出者,根据情况适时做出必要的处理,以确保受试者安全健康。

8. 关于中止试验的说明　知情同意书中还需说明在某些情况下研究者可以中止试验而不必得到受试者的同意。这些情况是:受试者不按试验方案要求的内容程序进行、受试者健康状况不适于继续参加试验,受试过程中出现严重并发症或试验结果提前结束等情况。同样,中止试验也应按照一定的程序进行,保证受试者的健康安全。

9. 试验费用　试验之前,应清楚地告诉受试者试验中接受的药物费用由谁支付,是否免费;受试者参加试验可能需要增加的额外费用(检查费、交通费等),由谁承担也应注明。以免发生不必要的误会和矛盾。

10. 关于联系人的说明　如有问题与谁联系非常重要。知情同意书中需明确告知研究单位名称、地址、联系人员的姓名、电话号码等。应保证能随时回答受试者有关试验的询问。

二、伦理委员会

因为存在利益冲突,仅靠研究人员维护受试者权利的作用常常有限,而受试者本身又无法对其保护是否适当做出客观判断。因此,需要外部监督和第三方的介入。1966 年美国制定了第一个关于保护人类受试者的联邦政策,要求在伦理委员会(ethics committee, EC 或 institutional review board, IRB)中对每个由美国卫生部资助的研究项目进行审查。1974 年美国卫生教育福利部正式修订了准则,并以联邦法规的形式发布。1991 年再次修订,通称为《共同规则》。美国 IRB 现已发展达到了 2 000 余个。任何组织、机构只要符合 IRB 的组成要求并按规定行使其职能均可组建相应的伦理委员会。伦理委员会可由卫生机构、大学、研究所、社会福利机构,以及社区组办;但必须置于 FDA 的监管之下。我国的卫生部、医学院校、医疗机构也建立了各自 IRB,国家药品食品监督局也规定了每个临床药物试验基地必须设立伦理委员会。

(一) 伦理委员会的目的与作用

伦理委员会的工作目的是为维护研究参与者的尊严、权力、安全与安康做出贡献。WHO 认为研究目的虽然重要,但绝不允许超越研究参与者的健康、福利与对他们的医疗关护。

伦理委员会的作用是审查、监督试验方案及其实施过程对受试者是否会造成伤害。保护受试者的权利和利益体现为:一是保护受试者权利,即保护自主性、隐私、公正等;二是保护受试者的利益,达到获益最大化、风险最小化,风险利益比合理的状况。

(二) 伦理委员会的审查内容

伦理委员会应遵循国际公认的伦理准则、遵守国家现行法律和法规,并符合社区的价值观和原则。以《赫尔辛基宣言》和各国当地的医学研究伦理法规指南为工作指导原则,遵循涉及人体研究的伦理基本原则。审查的内容主要是知情同意文件和研究计划书。需要提供的资料还包括研究者工作手册、受试者的有关赔偿措施、实验室和动物试验资料、安全性评价报告等。

所有涉及人的生物医学研究除应对其科学性进行审查外，还必须进行伦理审查，以确保受试者和有关社区和群体的尊严、权力和利益，并把参与研究的风险降到最低限度。

伦理审查具体包括以下要素：是否把受试者的利益和安康放在第一位；是否遵循了公正原则；受试者是如何招募的，对其是否表现了充分的尊重，知情同意和保护隐私是否得到保证；受试者的医疗和保护是否能得到保障，是否对利益风险进行了认真分析，是否将利益最大化而风险最小化；特殊人群或族群利益和风俗是否得到考虑；研究设计与实施在科学上是否可靠；是否涉及利益冲突；是否符合现行法律和法规等均为伦理审查的内容。

（三）伦理委员会的组建与运作

为了从社会的不同方面保证受试者权力得到尊重，伦理委员会成员的组成上应包括医学专业人员、科学家、伦理学家、法律专业人员，以及有资格代表社区道德价值的非医务人员。当受试者为特殊人群时，应考虑邀请他们作为委员或邀请他们参加会议，以表达他们的观点。这些人群有：教育程度低或为文盲；某些特定疾病如 HIV 患者；涉及雇员、学生、老人儿童为受试者。委员的构成上至少应有一名非临床科研单位，应包括男性和女性参加。伦理委员会一般要求至少 5 人组成。

伦理委员会的审查和决策工作，必须保证其独立自主性：即独立于临床试验的组织和实施者，也不应受经济、政治、单位、行业等外界压力的干扰，对研究项目、申请书和知情同意书进行独立、有效、及时的审查，以保障审查结果的公正和科学。

根据研究项目性质和要求，伦理审查可在国家、地区、或单位伦理委员会中进行，有些项目还需在国际范围进行。但无论如何，伦理审查都应按照伦理学原则和规定的程序，在一个组织健全的正式伦理委员会中进行。

伦理委员会工作贯穿于整个试验过程中。试验之前，对试验方案及知情同意等文件审核，批准同意后试验方可开始。伦理委员会可决定临床科研方案是否需要修改，甚至是拒绝试验的开展以保证受试者伦理上得到最大程度的保护。不过，伦理委员会更多地应是对研究者和资助者进行帮助教育，提高他们按照伦理要求进行研究的能力。在试验过程中，伦理委员会必须实时监督被批准研究项目的实施及其进展情况，并向单位或政府当局报告严重的或还在继续不遵守伦理标准的行为。任何方案或措施的变更均应得到伦理委员会的批准后才能继续进行。如试验中出现了任何不良事件等问题，研究者必须及时向伦理委员会报告，伦理委员会视情况，必要时可以撤回对研究项目的批准。

（四）伦理委员会审查的简易流程

伦理委员会对研究项目的审查包括以下几个阶段。

1. 项目受理　为使项目顺利通过伦理委员会审查，首先申请人要向伦理委员会秘书提供完整的待审材料，以确定审查方式，其简易流程见图 3-1。

2. 研究项目的预处理　该阶段的主要工作是决定送审项目的审查方式（会议审查、紧急会议审查、快速审查），以及审查的准备工作。

3. 项目审查　根据方案的研究设计类型和伦理审查类别的审查要素和审查要点（包括研究的科学设计与实施、研究的风险与受益、受试者的招募、知情同意书告知的信息、知情同意的过程、受试者的医疗和保护、隐私和保密，以及特殊疾病或特定地区人群或族群的考虑等内容），逐一审查每一项研究。对一个研究项目的全过程审查应该包括初始审查、修正案

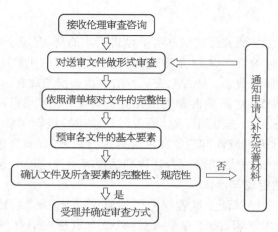

图 3-1　伦理委员会秘书受理审查材料简易流程

审查、年度或定期跟踪审查、严重不良事件审查、违背研究方案审查、暂停或终止研究审查、研究完成审查和复审等几部分组成。

4. **审查决定**　针对受试者尊重、有利和公正的原则,确保受试者不受伤害的基础上利益最大化,做出审查决定。这包括同意、适当修改后同意、修改后重审、不同意、暂停或终止已批研究项目五种决定类别。

5. **传达审查决定及文件存档**　这包括确定必须传达的决定类别、准备审查决定文件、审签决定文件、传达审查决定,最后文件存档。每一项研究的伦理审查从项目受理到传达审查决定和文件存档整个过程一般会经历比较长的时间(紧急会审和快审除外),其流程见图 3-2。

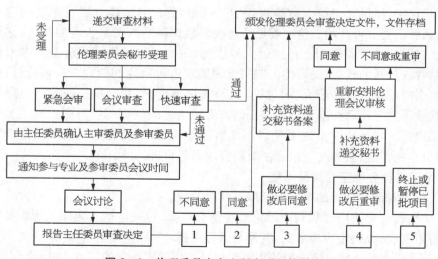

图 3-2　伦理委员会审查研究项目简易流程

第五节　研究者的伦理方面责任

临床科研是探索真理的科学活动,因此参加临床科研的研究者必须讲究科学诚信,实事求是。临床科研本质上又是一种社会性活动,研究者必须引用他人的工作成果,与他人合作。因此研究者应当具有团队合作精神,并且要对每位研究者在临床科研中做出的成绩和荣誉公平地对待。总之,研究者要在临床科研中承担起伦理方面的责任,这样才能促进临床科研的实施和发展。研究者在临床科研的伦理方面的责任主要表现在以下三个方面。

一、严防科学研究中的不端行为

科学中的不端行为是学术腐败的一种表现,已经引起科学界和公众的广泛关注。所谓科学不端行为是指研究活动中杜撰(fabrication)、造假(falsification)、剽窃(plagiarism)或其他严重偏离科学界普遍认可的提出、实施或报告研究的行为。研究者在临床试验中故意征集不合格的受试者,伪造数据;或者操纵研究资料、设备、篡改数据,以便使研究结果符合自己的假设、得出自己所需要的研究结论;或者把他人的研究创意、研究成果或论文著作窃为己有;这些行为都是违背伦理学基本原则的。科学研究中的不端行为会产生极大的危害,它不可能正确地回答研究的问题。这不仅损害受试者的利益,也严重损害研究者自身的诚信和声誉,影响公众对科学研究工作和科学家的信任;使其他科学家花费时间、精力和资金去重复其实验和验证其结论,造成资源浪费;影响研究领域的公平竞争和公平分配,挫伤诚实正直的研究人员的积极性等,这些学术不端行为最终会阻碍医学的发展!

科学研究中的不端行为并不包括在解释或判断数据时发生的诚实差错(honest error)和合理的学术观点的差异。科学不端行为也不包括重复发表、不能与他人共享研究结果、性骚扰等错误的行为。

科学研究中的不端行为的动机可能来自从事科学研究的学术动机,如好奇心、渴望获得新知识和传播新知识,以及个人动机,如追求名利,追求一个好的个人生涯等。当研究者的个人动机和学术动机一致时,可对科学发展起积极的促进作用,有利于社会和研究者本人。当研究者个人动机与学术动机发生冲突,并且压倒了学术动机和科学精神时,就会滋生弄虚作假的不端行为。发生不端行为与研究者的品格或素质不高有关,也与科学研究的机制和体制有关,还可能涉及更为宽广的社会因素,如社会重视以经济杠杆激励科学研究,而忽略研究者的内在素质和科学作风的培养,忽视对研究者进行科学研究的使命感、价值观和伦理准则教育。竞争、晋升和要求在权威杂志发表文章的压力促使一部分研究者为追求目的而不择手段、铤而走险。不管什么原因都不应该成为学术不端的理由。

研究者要反对和抵制科学研究中的不端行为,就应当在临床科研中按照科学的程序和操作规程来工作,如实记录研究数据、如实报告研究结果、如实保存研究档案,来确保数据的真实性。研究者观察检查时不能对受试者做暗示,诱导受试者按照自己的愿望"产生治疗效应";不能将似是而非的症状、体征归入"有效的阳性反应"。坚决反对临床科研中伪造研究记录和资料,以及盗窃他人成果的恶劣行为。

要解决科学中不端行为,就应当加强对研究的管理,设置专门管理机构,制订研究者的行为准则,制订行为监督制度,建立举报制度,制订对不端行为的调查和处理的准则;同时也应当修订奖励制度,加强对研究工作者的科研伦理教育。

二、正确处理利益冲突

在临床科研中,研究者可能存在与研究目的不一致的利益冲突,影响他们从事研究和结果判断的客观性,损害临床科研的真实性,破坏公众对于临床科研的信任。以下是两种在临床科研中容易发生的利益冲突。

（一）临床医师和研究者的双重身份

在临床科研中,一个研究者可能也是受试者的医师。这些受试者会担心拒绝参加临床科研会影响以后的治疗;或者这些受试者不能区别临床科研和医疗的不同。一个患者在研究中所获得的治疗可能不是他应该得到的最好治疗。对于一些患者来说,最好不要进入研究项目,或者从已经参加的研究项目中退出,以便获得与研究方案不同的更好的个体化治疗。但是研究者为了完成研究项目,总是试图劝说他的患者进入或继续参加临床科研,在这种情况下,患者的利益有可能会受到侵犯。

（二）经济方面的利益冲突

新药或新器械的临床科研通常是由药企或生物技术公司资助的。从伦理学来考虑,临床科研与商业公司的这种经济的联系可能会导致研究设计和实施的偏差,有可能过高估阳性结果,或者不发表阴性结果。如果研究者及其家族拥有或准备拥有研制新药或新器械的商业公司的股票,那么如果研究表明这些药物或器械是有效的话,这些研究者除了在临床科研中获得补偿之外,还会获得巨大的经济利益的回报。但如果研究表明这些药物或器械是无效的话,他们就可能丧失收入颇丰的回报。

目前,商品经济社会对科学的影响和腐蚀,使利益冲突问题日益突出,一些研究者为了获取企业的研究基金,或为了个人的丰厚报酬,有意无意地迎合企业的商业需要,这就损害了科学的真实性和客观性;并促使一部分研究者不去致力于诚实艰苦的研究工作,而想通过不正当手段和种种"捷径"来谋求个人发展。对于这些利益冲突,从事临床科研的研究者应当有清醒的认识,并认真对待。

从事临床科研的研究者可以通过充分地消除潜在的偏差,来应对一些利益冲突。以下是一些对于利益冲突情况的回避方法。

1. 尽量减少利益冲突　在设计很好的临床试验中,事先采用一些标准化措施有助于控制利益冲突。研究者施行对受检者的干预时可采用盲法,来防止评价结果时发生偏差。建立一个所有成员都无利益冲突的、独立的数据和安全监察委员会来进行中期评估;倘若所得数据能提供令人信服的证据表明干预是有益或有害时,就可以做出中止研究的决定。对研究资助、摘要和手稿进行同行评审的过程也有助于消除研究的偏倚或伪造数据。

医师应当尽可能地将他在临床科研项目中的研究者角色与治疗患者的临床医师的角色区分开。应当由研究团队中其他成员来处理知情同意的讨论,以及复查受试者。

如果临床科研是药企资助时,研究者需要在合同中明确地表示在接触原始资料和统计学分析资料时不能受到限制;能够自由地发表研究结果,而不论发现研究的药物是否有效。研究者应当负有伦理学责任来严格地做好临床科研的全部工作。研究的申办者应当对论文文稿进行评论,提出建议,但是不应拥有否决或审查发表文章的权力。

2. 公开利益冲突　在进行临床科研时,研究者需要向可能的受试者公开利益冲突。通常医学期刊在接受或发表临床科研论文时需要作者公开利益冲突。虽然这种做法是一个简单的措施,但它可能避免研究者发生难以评价的利益冲突问题。

3. 禁止参与一些会导致利益冲突的活动　如临床科研的研究者及其家庭成员不要拥有生产临床科研中药品或器械公司的股票。

三、作者署名

临床科研的结果常常以论文的形式在学术期刊公开发表。论文作者的身份会提高研究者的声望,增加获得晋升和研究基金的机会,因此研究者们会热切地希望成为论文的作者,得到参加研究工作的功绩。在这方面作者和出版者都具有伦理义务,主要是回报公正原则,要求适当地分配研究工作的功绩。在作者身份方面常见的主要问题是出现荣誉作者(honorary authorship)及影子作者(ghost authorship)。荣誉作者是指对论文的内容只有很少或没有贡献的作者,又称礼物性作者(gift authorship)。影子作者是指对论文做出了实质性贡献,但没有被列入作者名单的人。这些人常常是药企雇员或公共关系官员。这些做法损害了理应给做出贡献者的"功绩分配",也使对论文真实性和客观性应当承担责任的人不在作者名单中。针对这些情况,一些杂志要求一篇论文的署名作者必须对论文做出直接和实质性贡献,并要求递交论文时所有署名作者签署一封信件保证署名作者都征得同意,都同意定稿的论文。

论文的共同署名确定参加临床科研的人员在研究中的贡献和功绩,也赋予他们对研究资料和结论的真实性和客观性所应当承担的责任。但当发现一些论文出现弄虚作假或剽窃等不端行为时,其中一些共同署名者否认他们了解或参与不端行为,这就提出了论文共同署名作者的责任问题。应当说共同署名者不一定都会有意欺骗,但是他们"粗心大意",没有了解他们署名的论文的正确性,因此他们负有"粗心大意"的责任。如果他们接受"荣誉作者"的署名,他们对虚假陈述也应当负有责任。

第六节　临床科研中其他的一些伦理问题

一、随机双盲对照临床试验

虽然随机双盲对照试验是估计干预作用的最严格设计,但是由于受试者采用的治疗方法是随机给予的,因此就出现了特殊的伦理问题。通过随机来分配治疗方法的伦理学基础是保障受试者的安全而不致被伤害。通过设计方案中所列的试验组和对照组的疗效来验证其间的差异,意味着现有证据并没有证明在试验组和对照组中哪一组的疗效更好一些。在研究者兼主管医师指导下进行治疗的受试者会认为他们必须要接受随机分配的安排。

对照组的适当干预也会出现伦理的问题。根据不伤害的原则,从已知有效的对照组中退出试验是有问题的。然而,对于患者并未产生危险的短期研究中,如对于轻度高血压和轻度疼痛的研究,应用安慰剂对照也是合理的。应当向受试者告知除研究项目外的有效治疗方法,如采用非药物干预的基础治疗方法,才符合伦理学的原则。

在临床试验中,如果已经显示出一种治疗方法更为安全或更为有效后,继续进行试验就不符合伦理学原则。有些试验因受试者入选率低、终点事件发生率低,或者由于受试者失访率高,在可接受的一定时间框架内无法回答研究问题时,继续这样的试验也是错误的。在临床科研中由独立的数据和安全监察委员会进行的中期评估能够决定这一试验是否提前中止。研究者本身由于可能存在着利益冲突,所以不能进行这样的中期分析。在研究方案中应当写明有关研究中期进行数据核查和停止试验的统计学规定。

二、对于以前收集的样本和历史数据的研究

对于以前收集的样本和数据进行研究有可能获得有意义的发现,如对贮存的生物标本进行 DNA 检测有可能发现与某种疾病发生的相关基因,或发现对某种特殊治疗反应更好的基因。有许多理由允许这类研究不需要获得受试者的知情同意,如这类研究不会对受试者产生身体伤害,且开展这类研究时要求从受试者那里获得知情同意就会使研究不可能进行。

但这类研究在特定的条件下也会出现伦理问题。如在医疗过程中收集这类标本,像施行外科手术获得肿瘤标本时,患者也签署了一般的知情同意,允许这些标本用于研究,但他们并不清楚以后要做何种研究。进行这类研究时,有可能会泄露受检者的隐私,导致名誉受损或受到歧视。即使受试者个人未受到伤害,有时会造成一个群体受到伤害。历史上曾经发生过遗传学研究导致优生学的滥用,强制对精神障碍患者实施节育。目前认为,若在研究中能对个人信息适当的保密,免签知情同意书是可以接受的。在今后收集生物学标本时所签署的知情同意书中,应当包含受检者同意在今后可利用这些标本进行更广泛研究的条款。

三、遗传学研究

在临床科研中应用 DNA 分析越来越多,从而产生了有关保密的伦理学特殊问题。研究者需要决定是否向受试者公开研究的遗传学试验结果。如果试验结果准确可靠而可以公开时,应当请受试者做出是否接受或不接受这些结果的选择,且在公开结果前让受试者接受遗传咨询服务。另外,研究者也需决定是否提出他的亲戚进行试验和随诊的建议。在一些病例中,受检者可能与他的亲戚很疏远,不希望将结果告诉他们,这种情况下应当尊重患者的隐私。只有当公开这些信息可使第三方采取行动而避免严重伤害时,信息公开才是正当的。

在基因治疗的临床科研中,会出现利益冲突和知情同意等伦理问题。如果主要研究者也正好是开发这种基因治疗的生物技术公司负责人时,研究者就有可能低估这种治疗不良反应的证据,而忽视知情同意过程中有关试验危险的叙述,或忽视受检者实验室检查异常的结果,从而导致对受试者伤害的风险。对于这些伦理方面的问题,在试验设计和实施过程中应当充分注意。

四、研究受试者的报酬

受试者因参加临床科研而花费了时间,为试验做出了努力,以及产生交通费用等,应该获得适当的一些经济补偿。通常做法是对于非常不方便或具有一定风险的临床试验支付相对高的赔付,这种做法也许会产生不恰当激励受试者参加研究的伦理学问题。若在一个临床试验中支付高额补偿费,就可能会使人做出冒险参加试验的决定,这有违伦理学的原则。为避免这种不恰当的影响,建议根据受试者的实际花费和参加试验占用的时间做适当补偿。

(胡厚祥　廖晓阳)

第四章　临床科研设计的基本原则与方法

临床科研设计的基本原则主要有三条,即:随机化原则、设立对照原则和盲法原则。此外,还有重复原则、伦理原则已有专章阐述。上述基本原则的最主要目的,是防止在复杂的临床科研中,研究结果受若干已知或未知偏倚因素的干扰,使研究的结果和结论真实可靠,能够经得起临床实践的检验。为此,本章将重点介绍上述随机、对照、盲法三大原则,以及在科研设计中实施这些原则的方法。

第一节　随机化原则

一、概述

随机化(randomization)是临床科研的重要方法和基本原则之一。在科研设计中,随机化主要包括两层含义。第一,随机抽样。在临床科研工作中,由于人力、物力和财力,以及时间的限制,同时按照临床科研设计的要求不可能把全部、各种类型的,符合纳入标准的目标人群的患者都纳入课题中进行研究,只能按照研究需要,选择一定数量的患者作为研究对象。这就需要采用随机化的抽样方法,使目标人群中的合格研究对象,具有同等被选择的机会参与研究,以反映目标人群的总体状况,并避免选择性偏倚(图4-1)。例如,一项有关多囊卵巢综合征患病率的横断面研究,在某市9个区中采用多阶段随机整群方法抽取5个社区作为样本进行研究。第二,随机分组。即将抽取的样本(或连续纳入的非随机抽样样本)应用随机化方法进行分组,使样本中的所有研究对象都有同等的机会进入"试验组(experimental group)"或"对照组(control group)"接受相应的处理。特别是研究对象被分层(stratifying)后的随机分组,能使组间的已知或未知影响因素达到基本一致,从而增强组间的可比性(图4-2)。

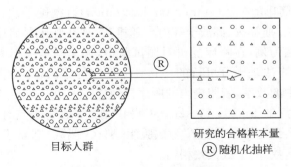

目标人群　　　　　研究的合格样本量
　　　　　　　　　Ⓡ随机化抽样

图 4-1　随机抽样模式图

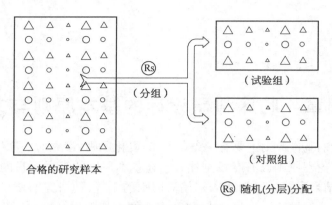

图 4-2 随机化分组模式图

实施随机化的原则,最重要的就是为了防止人为主观因素对研究对象选择或分组的干扰,包括来自研究者或被研究者的两个方面的人为干扰,从而避免选择性偏倚的影响。但应注意,随机化不是"随意",更不是"随便"。目前,有些研究者对上述两个随机化的概念仍存在混淆,如一研究报道"分别随机抽取 23 名研究对象作为试验组和对照组",该研究者实际是将随机抽样误认为随机分组。为此,本节就随机化的方法阐述如下。

二、随机化的方法

(一)首先确定随机抽样或分组的基本单位

在临床科研中,通常有两种基本单位。第一,单个个体(individual unit):即将单个研究对象作为随机化的单位。绝大多数临床试验属于这种情况,从目标人群中随机抽样若干合格的研究对象(个体水平),再将他们逐一随机分配到各自的组中,并接受相应的试验或对照处理。第二,群体单位(cluster unit):即将多个相似个体组成一个特殊群体,再以这些群体为抽样单位,即随机化的单位,而非单个个体,例如,将一个家庭、一个小组、一个班、一个工厂、一个乡镇或一个城市的街道办事处,作为一个随机化抽样或随机分组的独立单位,被选取的各个群体中所有符合研究设计要求的个体成员,都将作为研究观察的对象,这在有关疾病的流行病学调查或群体性病因及危险因素研究中颇为常用。

(二)常用的随机方法

1. 简单随机法 简单随机法(simple randomization)有抛硬币法、抽签、掷骰子、查随机数字表等。对于抛币法、抽签法、掷骰子等简单随机法,现在临床科研中基本不采用,故不叙述。现以随机数字表法为例,在临床随机对照试验中,如果样本量不大,仅在一个研究单位进行时,采用随机数字表法是十分可行的。其具体操作的方法是应用"随机数字表"(表 4-1)中任一行或任一列中的数字,依照表内的顺序排列(如 1~10,11~20,…),同时与研究对象入组先后顺序的序号(如 1~10,11~20,…)相匹配,查看与研究对象所匹配的随机数字的奇偶性。如设计方案预先确定"奇数"为试验组,那么"偶数"则属于对照组。通常累积一定数量时,"奇数"和"偶数"的个数大致相当。

表 4-1 随机数字表

编号	1~10					11~20					21~30					31~40					41~50				
1	22	17	68	65	84	68	95	23	92	35	87	02	22	57	51	61	09	43	95	06	58	34	82	03	47
2	19	36	27	59	46	13	79	93	37	55	39	77	32	77	09	85	52	05	30	62	47	83	51	62	74
3	16	77	23	02	77	09	61	87	25	21	28	06	24	25	93	16	71	13	59	78	23	05	47	47	25
4	78	43	76	71	61	20	44	90	32	64	97	67	63	99	61	46	38	03	93	22	69	81	21	99	21
5	03	28	28	26	08	73	37	32	04	05	69	30	16	09	05	88	69	58	28	99	35	07	44	75	47
6	93	22	53	64	39	07	10	63	76	35	87	03	04	79	88	08	13	13	85	51	55	34	57	72	69
7	78	76	58	54	74	92	38	70	96	92	52	06	79	79	45	82	63	18	27	44	69	66	92	19	09
8	23	68	35	26	00	99	53	93	61	28	52	70	05	48	34	56	65	05	61	86	90	92	10	70	80
9	15	39	25	70	99	93	86	52	77	65	15	33	59	05	28	22	87	26	07	47	86	96	98	29	06
10	58	71	96	30	24	18	46	23	34	27	85	13	99	24	44	49	18	09	79	49	74	16	32	23	02
11	57	35	27	33	72	24	53	63	94	09	41	10	76	47	91	44	04	95	49	66	39	60	04	59	81
12	48	50	86	54	48	22	06	34	72	52	82	21	15	65	20	33	29	94	71	11	15	91	29	12	03
13	61	96	48	95	03	07	16	39	33	66	98	56	10	56	79	77	21	30	27	12	90	49	22	23	62
14	36	93	89	41	26	29	70	83	63	51	99	74	20	52	36	87	09	41	15	09	98	60	16	03	03
15	18	87	00	42	31	57	90	12	02	07	23	47	37	17	31	54	08	01	88	63	39	41	88	92	10
16	88	56	53	27	59	33	35	72	67	47	77	34	55	45	70	08	18	27	38	90	16	95	86	70	75
17	09	72	95	84	29	49	41	31	06	70	42	38	06	45	18	64	84	73	31	65	52	53	37	97	15
18	12	96	88	17	31	65	19	69	02	83	60	75	86	90	68	24	04	19	35	51	56	61	87	39	12
19	85	94	57	24	16	92	09	84	38	76	22	00	27	69	85	29	81	94	78	70	21	94	47	90	12
20	38	64	43	59	98	98	77	87	68	07	91	51	67	62	44	40	98	05	93	78	23	32	65	41	18
21	53	44	09	42	72	00	41	86	79	79	68	47	22	00	20	35	55	31	51	51	00	83	63	22	55
22	40	76	66	26	84	57	99	99	90	37	36	63	32	08	58	37	40	13	68	97	87	64	81	07	83
23	02	17	79	18	05	12	59	52	57	02	22	07	90	47	03	28	14	11	30	79	20	69	22	40	98
24	95	17	82	06	53	31	51	10	96	46	92	06	88	07	77	56	11	50	81	69	40	23	72	51	39
25	35	76	22	42	92	96	11	83	44	80	34	68	35	48	77	33	42	40	90	60	73	96	53	97	86
26	26	29	13	56	41	85	47	04	66	08	34	72	57	59	13	82	43	80	46	15	38	26	61	70	04
27	77	80	20	75	82	72	82	32	99	90	63	95	73	76	63	89	73	44	99	05	48	67	26	43	18
28	46	40	66	44	52	91	36	74	43	53	30	82	13	54	00	78	45	63	98	35	55	03	36	67	68
29	37	56	08	18	09	77	53	84	46	47	31	91	19	95	58	24	16	74	11	53	44	10	13	85	57
30	61	65	61	68	66	37	27	47	39	19	84	83	70	07	48	53	21	40	06	71	95	06	79	88	54
31	93	43	69	64	07	34	18	04	52	35	56	27	09	24	86	61	85	53	83	45	19	90	70	99	00
32	21	96	60	12	99	11	20	99	45	18	48	13	93	55	34	18	37	79	49	90	65	97	38	20	46
33	95	20	47	97	97	27	37	83	28	71	00	06	41	41	74	45	89	09	39	84	51	67	11	52	49
34	97	86	21	78	73	10	65	81	92	59	58	76	17	14	97	04	76	62	16	17	17	95	70	45	80
35	69	92	06	34	13	59	71	74	17	32	27	55	10	24	19	23	71	82	13	74	63	52	52	01	41
36	04	31	17	21	56	33	73	99	19	87	26	72	39	27	67	53	77	57	68	93	60	61	97	22	61
37	61	06	98	03	91	87	14	77	43	96	43	00	65	98	50	45	60	33	01	07	98	99	46	50	47
38	85	93	85	86	88	72	87	08	62	40	16	06	10	89	20	23	21	34	74	97	76	38	03	29	63
39	21	74	32	47	45	73	96	07	94	52	09	65	90	77	47	25	76	16	19	33	53	05	70	53	30
40	15	69	53	82	80	79	96	23	53	10	65	39	07	16	29	45	33	02	43	70	02	87	40	41	45
41	02	89	08	04	49	20	21	14	68	86	87	63	93	95	17	11	29	01	95	80	35	14	97	35	33
42	87	18	15	89	79	85	43	01	72	73	08	61	74	51	69	89	74	39	82	15	94	51	33	41	67
43	98	83	71	94	22	59	97	50	99	52	08	52	85	08	40	87	80	61	65	31	91	51	80	32	44
44	10	08	58	21	66	72	68	49	29	31	89	85	84	46	06	59	73	19	85	23	65	09	29	75	63
45	47	90	56	10	08	88	02	84	27	83	42	29	72	23	19	66	56	45	65	79	20	71	53	20	25
46	22	85	61	68	90	49	64	92	85	44	16	40	12	89	88	50	14	49	81	06	01	82	77	45	12
47	67	80	43	79	33	12	83	11	41	16	25	58	19	68	70	77	02	54	00	52	53	43	37	15	26

（续表）

编号	1～10										11～20										21～30										31～40										41～50									
48	27	62	50	96	72	79	44	61	40	15	14	53	40	65	39	27	31	58	50	28	11	39	03	34	25
49	33	78	80	87	15	38	30	06	38	21	14	47	47	07	26	54	96	87	53	32	40	36	40	96	76
50	13	51	12	66	99	47	24	49	57	74	32	25	43	62	17	10	97	11	69	84	99	63	22	32	98

如某一随机对照试验拟将纳入的合格研究对象共 12 名，随机分配至试验组（A）或对照组（B）进行试验，各组要求均 6 名，现用随机数字表完成随机分组。具体操作法：首先将研究对象依入组顺序编号 1～12 号，然后随意选取随机数表的某行或某列，如表 4-1 的第 26 行第一列数字为起始点，将表内的随机数字从"26，…，72"止共 12 个数字，分别与研究对象的顺序匹配（表 4-2）；其中奇数 A 组为 5 名，偶数 B 组为 7 名，两组的研究对象不相等，需从偶数 B 组中调一名到奇数 A 组。这可不能随意地"对调"，究竟该把 7 个偶数组中的哪位调到A 组去呢？这里仍要应用随机法，办法是查原行随机数字表的第 13 号顺序数字为"57"，然后用偶数 B 组的 7 去除，余数＝1，这时就将 B 组的第 1 号对象调入 A 组，于是各组的例数均等为 6 位了。如各组例数不相等，则依法类推下去，直到各组例数调整相等为止。

表4-2　应用随机数字表法随机分组示范表

纳入对象的编号	1	2	3	4	5	6	7	8	9	10	11	12
随机数	26	29	13	56	41	85	47	04	66	08	34	72
初步归组	B	A	A	B	A	A	A	B	B	B	B	B
调整后归组	A	A	A	B	A	A	A	B	B	B	B	B

经随机分组调整后，则列出随机分组结果见表 4-3，将试验组或对照组研究对象入组的序号分别注明，并对号入组。

表4-3　12名研究对象随机分组表

组别	被纳入研究对象编号					
A 组	1	2	3	5	6	7
B 组	4	8	9	10	11	12

2. 电子计算机或电子计算器随机分配法　由于计算机技术和信息科学的高速发展，现在国内或国际上开展的大型多中心随机对照试验，均由研究中心实行计算机控制的中心随机或系统随机分组，以确保随机分组质量。此外，如用计算器内设的随机分配系统，其中的随机编码 0.000～0.999，也可实施随机分组。如果设 0.500 或 0.500 以下的编号为试验组（即 0.001～0.500），那么大于 0.500 就属于对照组（0.501～0.999）。这样每当接纳一位合格的研究对象时，按一下计数器的随机编码键，低于或等于 0.500 的范围就纳入试验组，高于 0.500 的就分配到对照组，十分简便。

3. 分层随机分配法和最小化随机分配法　临床随机对照试验往往多为中小样本量的试验。为保证试验组间的样本既在数量上力求一致，又要能够消除有关影响结局的试验外因素之干扰，增强组间基线的可比性。为此，在随机分配样本时也可用分层随机法（stratified

randomization)。例如,某一新药与旧药对冠心病治疗的随机对照试验,按设计要求最低样本量为 100 例。临床所见冠心病患者,并发高血压和高胆固醇血症者十分多见,而这两种主要并发症,既是冠心病发病的危险因素,同时又影响着试验的结局(疗效与预后)。如果试验设计要列入这两种并发症作为排除标准的话,在实际操作中就会大大地限制样本的来源,同时也将造成试验样本代表性变差。为了解决这些矛盾,可采用分层随机法。在设计中将高血压和高胆固醇血症作为试验的分层因素(stratified factor),将纳入试验的冠心病患者先作分层,然后再将他们进行随机分组(图 4-3)。

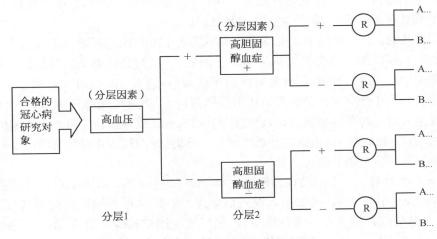

图 4-3 分层随机分配

分层后随机分配的样本,能使各组的试验对象在主要分层因素的分布上维持基线状态平衡并增强可比性。对于分层,以及分层因素的选择应遵循以下原则:①影响试验结局的主要可能因素(如性别、年龄等);②影响被研究疾病的危险因素或预后的因素(如像影响冠心病发病及预后的高血压、高胆固醇血症、糖尿病等);③分层因素应尽可能选择最主要者,并且限制最小化,如果分层过多则最终使样本离散度过大,有可能造成最后分组困难的局面。

分层随机最常用,但因每个区组的最后 1 个患者是没有选择的,可降低随机化效能,特别当分层因素多而样本量有限时,也会造成严重的组间预后因素不均衡。差异最小化随机分组(minimization randomization)则能起到均衡各组例数和重要预后因素的作用。差异最小化随机分组的核心目的是保障分组后组间的某些影响因素是均衡的。比如某研究者要做 A、B 两种术式近期疗效的 RCT 研究。考虑年龄、疾病分期和病理类型是其影响疗效好坏的重要因素,所以在研究分组中,欲实现随机分组后 A、B 两个术式组在年龄、疾病分期和病理类型上基本保持一致,可选择差异最小化随机分组,能动态均衡多个影响因素的组间差异。

对大样本的大型临床随机对照试验,如数百例乃至千例以上的课题,就不必采用分层随机法分配样本。也不一定刻意地追求试验前组间基线的一致性,因为当样本足够大时,组间的基线状况就逐渐趋于平衡。而且,大型随机对照结束时,可以在本课题内从专业角度找出可能影响事件发生的有关危险因素或影响疗效的因素,进行统计学分层分析处理,从中发现导致某种(些)结果差异的原因,对分析与评价研究结果(证据)甚有意义。此外,即使中等样本(>40 例)未作分层分配样本的随机对照试验,当存在着某种(些)因素影响研究结果的差异时,对研究结果也同样可以做分层分析。但要注意,临床科研中不宜纳入过多的因素进行过量的分层分析,否则,将会引出不恰当的结论而产生误导。

4. 区组随机法 所谓区组随机法(block randomization)是先将研究对象分为不同区组,然后再对每一区组内的个体进行随机分配。在临床科研中,每一区组的研究对象数一般按组别的固定倍数来确定。如研究分为两组,则区组例数可选 2、4、6、8 等,随着区组例数增大,研究对象在分配时的排列组合将越来越复杂。通常采用的区组例数为 4。首先,研究对象按进入试验的先后顺序,每 4 位作为一个区组,然后再对每一区组内的 4 个研究对象进行随机分组。区组随机分组的特点之一就是分组后各组人数相等。但当样本量偏小时,也可能出现 2 组例数不等的情况,必须进行适当调整。

这里需要注意:每个区组的研究对象以四人为宜,如数目过多则会造成过多的排列组合,且易出差错,同时该法也会失去本来意义。例如,一项有关新型复方口服避孕药有效性和安全性的多中心、随机、开放、阳性药对照临床试验中,纳入 840 例研究对象,同时在 20 个研究中心进行。由于此研究涉及的人员较多且样本量大,为避免选择性偏倚,同时保证试验组和对照组纳入研究对象的数量可比,研究应用 SAS 统计软件在计算机上产生随机编码,采用区组随机法,以 4 人为一区组纳入并顺序编号合格的研究对象,其编号与随机编码相对应,将研究对象分为试验组和对照组。

5. 系统随机抽样法 系统随机抽样(systematic randomization sampling)就是先将总体的观察单位按某一特征的顺序(如按入院先后顺序)编号,再根据抽样比例将其分为若干部分,先从第一部分随机抽取第一个观察单位,然后按一固定间隔在第二、第三……各部分抽取观察单位组成样本。例如,拟调查某一地区 AIDS 病的患病率状况,有时涉及多个省和地区,无法进行普查普调,现设计以各地的村镇或城区街道办事处为抽样调查的独立单位,如一个省所涉及的村与街道办有 100 个,采用系统随机法抽样,其抽样数需占 20%,于是将这 100 个单位可分成 10 个一组,并按顺序 1~10,11~20,21~30,…,91~100 共 10 个组,现在每个组应随机抽样 2 个村(街道)。如用抽签法,第一次抽样为"2",那么这 10 组中所有编号"2"者即为调查单位;第二次抽签如为"9",那么 10 个组中的有"9"号者亦为调查单位,于是抽取 10 个"2"号村(街道)和 10 个"9"号村(街道)共计 20 个村(街道),占设计需要的总数 20%。

6. 多级随机抽样法 多级随机抽样法(multi-stage randomized sampling)多用于大范围的疾病调查以反映该范围的有关疾病的总体状况和问题,可为疾病防治决策提供良好的信息。它是将调查的地区/单位,按所属建制体系的从上到下的单位分级,逐级的按设计要求进行随机抽样,直至最终的独立调查单位为止,故称多级随机抽样法。例如,一个项目拟借助国家妇幼卫生保健网的网点设置构架,在西部 12 个省中采用整群随机抽样的方法,将西部 12 个省按 GDP 分为 3 层后,在各层中分别随机抽取 2 省,共抽取 6 省。此 6 省内再各随机抽取 2 市(共 12 市);12 市中再随机抽取 2 县(共 24 县),以此类推,逐级抽样,以抽取具有代表性的基层妇幼卫生工作部门和育龄期妇女,通过对工作人员进行妇幼保健知识和技能培训,以及对育龄期妇女进行孕期保健知识的普及,以达到降低我国西部地区的孕产妇死亡率和围产儿死亡率。这是按省、市、县、区进行逐层、多级随机抽样的范例。

7. 半随机法 所谓半随机法(quasi-randomization)即是按入组研究对象生日的奇数或偶数,或者按就诊号、住院证的奇数或偶数,分别纳入试验组或对照组,虽然有点随机的意思,但不完全,故谓半随机法,该方法容易产生一定的偏倚。例如,口服补充钙剂预防儿童佝偻病的研究在一社区进行,研究人员按住址的单双号将研究对象分为试验组和安慰剂对照组,如果单号或双号向阳(背阴),则该"向阳"组的研究对象可能受较多的日照,因此,可能对研究结果产生影响。

三、随机化方案的隐匿

在临床科研中,尽管上述随机化方法,对防止主观偏倚影响研究结果有一定的积极意义,但进一步研究发现,一旦研究者知晓第一个入组的对象的分组情况后,往往可以"猜中"后续研究对象的组别;也有一些临床科研,随机化方案的设计者和执行者为同一单位甚至为同一(组)人,此时的随机化并未充分发挥其应有的作用。例如,当研究人员既是方案设计者、也是研究执行者时,为得出试验措施有效的结论,可能人为地影响研究对象的入组顺序,从而导致病情重的患者进入对照组而病情轻的患者入试验组;同时,对试验组的对象予以更多的关注,导致研究者在执行研究任务中的若干测量性偏倚,从而影响研究质量,为了克服这种弊端,提出了随机化方案隐匿(concealment)和隐匿的若干措施。

隐匿是指在研究设计阶段采用某种方法隐藏分配序列,使其他研究人员和研究对象不能预测研究对象的具体入组情况。因此,他所观测患者经干预后的一切反应都能如实记载,可更好地防止测量偏倚,提高证据的真实性。

随机化隐匿的方法有多种,可视具体情况创造性地应用。有关大型多中心随机对照试验,如本身采用中心电话随机化分组系统,其隐匿措施是颇为理想的;对于中、小型随机对照研究之随机化隐匿,一般可由药剂师控制随机分配方案,也可将随机分组编号放入避光信封密封,当接收研究对象时,对号启封入组等等。例如,在产前补充多种微量营养素的双盲随机对照研究中,由一位研究人员在设计阶段完成计算机随机分组后即隐藏随机序列,由未参加试验的人员创建"受试者编号和药物编号对应表",药师将试验组及对照组药物分别灌装入盒,并标明研究中心编号、参与者序号和过期日期,盒中药物大小、形状、味道和颜色上无区别。研究对象的编号与药物编号相对应,研究开始后即按受试者编号依次给每位入组对象发放相应药盒,故无法预测研究对象的分组情况,直至最后一名合格对象随访完成后揭盲。

临床科研设计之所以将随机化方法及其隐匿作为第一原则,其重要意义在于:①通过随机化分组,可使纳入的研究对象之若干重要临床特征保持组间相对均衡,增加可比性;同时在试验中可能存在的有关混杂因素(包括已知或未知者),也可因为随机分组,达到组间平衡而消除干扰,因此,有利于获得真实的结果。②可防止研究者的主观任意性,及由此在研究过程中产生的选择偏倚或测量偏倚,从而也有利于获得真实的研究结果。

第二节　对照原则

一、设置对照的理由

(1) 临床诊治所使用的各类措施或药物,往往是临床医师共识为好的或比较好的,故采纳应用。但是真好或假好?好的程度各自如何?这些问题都需要在临床科研或医疗实践中,通过对其利弊进行比较才能得结论。所以,没有确切的对照比较是不能下结论的。

(2) 临床科研又属于实用性质的科学范畴,它总是在不断探求比目前所用更有效、更安全或更低廉的措施或药物,以提高临床诊治水平,何谓更有效、更安全、更低廉,这就需要有科学的比较对照才可能得出科学的真实结论。

（3）鉴于临床患者的病情轻重不一,患者对治疗反应又受病理、生理、心理和社会等诸多因素的综合影响,即使是同一治疗药物和措施,其客观效果往往不尽相同。因此,在临床试验中,为求得不同的干预措施之效果的真实性,在设置对照比较组时,也应该要求组间受试者的临床特征具有相对均衡性,否则,即使设有"对照",其"对比"的作用将降低。比如,某些减肥药与安慰剂比较时,应注意两组入组基线体重一致。假如减肥药组的入组体重明显低于安慰剂组,即使减肥药无效,经过短时间的观察后,减肥药组的体重也可能低于安慰剂组,得出减肥药好于安慰剂的错误结论。

（4）临床试验在设置对照组、进行观察研究时,除干预措施或试验药物这一研究因素不同外,所有其他与治疗相关因素,以及环境条件,都保持试验组和对照组一样,至少差异无统计学意义。此外,研究人员对各组研究对象应一视同仁,在服务和关怀,以及指标观测等方面,都应保持一致,以防人为偏倚的影响。如减肥药物的疗效观察中,除减肥药和安慰剂在两组不同外,两组的饮食、运动量等应保持一致,不能一组多一组少,如减肥药组的饮食限量少于对照组,而运动多于对照组,这样也会造成减肥药效果好的假象。

（5）设置对照组时,对照目的应该明确。务必要有明晰的课题设计,以及合理的科学假设（scientific hypothesis）依据。如雌孕激素分别减量的新型口服避孕药的临床科研中,其对照药物应选择现已上市并广泛使用的相同雌孕激素但剂量较大的口服避孕药,以比较两者的避孕效能和副作用发生率。

基于以上理由,在临床科研设计中,一定要依据课题的研究性质,设计好对照组。

二、对照组的类别

根据临床试验设计方案的类别,以及临床科研课题性质要求的不同,在设计对照组时,可分别采取不同的适合于本课题的对照形式,这里就对照设计的类别,分别叙述。

（一）按临床科研设计方案的分类设置对照

1. 同期随机对照（concurrent randomized control） 同期随机对照,这种对照组的设计与设置,是临床试验设计中最为科学的对照组,特别是通过随机分配的隐匿措施,可以避免若干人为或未知偏倚与混杂的干扰,使对照组和试验组都有可能获得真实的试验观测结果,有利于获得真实的研究结论（证据）。

这种对照组有以下特点：①对照组受试者的诊断标准、纳入和排除标准与试验组一致；②对照组与试验组中的受试者都是同期随机分组的,而不是随意或先后分组的；③对照组和试验组的受试干预是同期并行的,而不是在不同时期先后进行的；④对照组与试验组的受试者所接受的干预试验,是在同一环境下进行的,（如住院或门诊或社区）而不是在不同环境条件下做同期对照的；⑤除干预因素不同外,对照组与试验组的多种"待遇"均一致。

2. 前后对照（before-after control）与交叉对照（cross-over control） 前后对照指的是在一个受试者身上,分前、后两个治疗试验阶段,分别实施试验措施（药物）和对照措施,其间需设一个"洗脱期"。即当前阶段试验（或对照）疗程结束后即停药,并按该药之半衰期的倍数（通常为 5 个半衰期）让药物从体内排尽以消除影响,然后再开始后一阶段的试验（或对照）,待疗程结束后,行前后效果的比较分析。这种对照的设计,一般都是在同一受试者身上进行的,因而叫做自身前后对照研究(before-after study in the same patient),至于治疗与对照措施孰先孰后,可用随机法确定。这种试验方案常用于慢性病患者的对照观察,例如,比较两种不同的气管扩张剂治疗慢性支气管炎患者的疗效时,即可采用自身前后对照的试验设计方案。倘若自身前后对照设立两个组,并且同步进行试验,其间仍设计"洗脱期"。两组的前后阶段,都要分别接受试验和对照措施,这样就构成两组试验与对照的交叉结果,因而称之为"交叉对照"(cross-over control),即两组自身前后对照。

3. 匹配对照(matching control) 在临床试验中,有关因素对发病或治疗效果或预后的好坏可能产生混杂(confounding)效应,影响研究结果的真实性。为了消除其影响,使组间平衡,在设计对照组时,选择可能的混杂因素(如年龄、性别等)或有关危险因素作为匹配因素(matching factor)实行匹配,这种对照组则称之为"匹配对照"。

匹配对照多用于回顾性病例-对照研究设计方案,根据研究课题病例来源的情况,以1:1;或1:2匹配设计为多见,最多匹配不宜超过1:4。过度匹配并不能提高研究效能,反而会适得其反。例如,研究重度子痫前期患者的发病病因时,按年龄1:1匹配选取对照者,分别检查病例及对照组胎盘组织中某些炎症细胞因子的表达水平,以探讨其与重度子痫前期发病的相关性。

4. 非随机对照(non-randomized control) 即对照组的研究对象系"自然"构成的一组群体,他们不是人为规定的、使用某种对照因素而入组或是未接触过"某种致病性的危险因素",或者因病自愿接受某种药物治疗等而作为对照组,与条件一致、研究目的和设计相同而"自然"构成的试验观察组,进行同步性、前瞻性的观察研究。这种非随机对照,常见于病因学或疾病预后或治疗性研究的有关队列研究(cohort study)中对照组的设计。例如,研究口服避孕药的静脉血栓栓塞风险时,以服用口服避孕药的妇女作为试验观察队列,以使用避孕套避孕的妇女作为对照队列。

5. 历史性对照(historical control) 即将某种疾病在既往一段规定的历史时期内的治疗效果作为历史性对照,再与现阶段相同时段内的治疗效果进行比较,以评价进步程度或存在的问题。由于当代科技的迅猛发展,诊疗技术水平的逐年进步,尽管既往历史资料可靠,与当今诊疗技术相比,历史诊疗技术已无优势可言,何况历史资料有时存在着许多偏倚或缺失,故与当今的资料往往不大可比,强行比较,无异于刻舟求剑。

(二) 依干预措施的性质设置对照

1. 安慰剂对照(placebo control) 安慰剂系设计外观、色泽、气味、制剂,以及用法和用药途径,均与试验药物相一致,但没有药效的一种制剂,将其用于对照组之对象,与具有药效的试验组进行对照比较。

安慰剂多采用淀粉、葡萄糖或蔗糖制成,如为注射制剂则采用生理盐水。安慰剂对照往往被用于当前尚无有效药物治疗的某种疾病,但现今又被基础医学研究出可能有效的某药物,且经临床一期证明为安全,需要设安慰剂对照与这种新药进行临床二期试验的情况。

安慰剂本身与试验药物外观一样,对照组对象服用后,在心理上有种被治疗的反应,因而,可以出现一定的"疗效"和"药物不良反应",故称安慰剂效应。安慰剂对照的设置,一定以不违背伦理为前提。

2. 有效对照(effective control) 有效对照是指对照组研究对象接受的是当前临床公认的有效药物,故称为"有效对照组"。它常常是临床试验某一种"新型制剂"或为旧药的改型,可能较旧的有效药物更有效、更安全。因此,当开展这类新药临床试验时,就可采用旧药作为"有效对照"进行比对。如前述新型复方口服避孕药有效性和安全性的三期临床试验,对照药物为已上市的口服避孕药,而试验药物是将该药物成分中的雌、孕激素分别减量 1/3 的新药。旨在了解药物减量后是否还可以在减少副作用的同时维持原来的避孕效果。

在现代临床科研设计中,除了符合"全或无"规律可不设对照组外,通常应根据课题的研究性质,设计既符合科学性而又可行的合理对照,方能提高研究质量。

第三节 盲 法 原 则

一、盲法的作用

临床科研设计的另一原则是盲法,其主要目的是使研究的观测执行者和受试者均不知道接受试验的组别和干预措施的具体内容,使他所反应的或观测记录到的临床现象和资料,以及分析的结果,都不受主观意愿所左右,能实实在在地记录客观而真实的状况,进而保障研究结果的真实性。

盲法绝非"盲目"地进行临床试验,应在伦理学原则规范化的前提下,设计出的有关盲法的临床试验,有着一系列的原则和具体执行的方法学要求。因此,一旦呈现某种异常治疗反应,经试验专家组讨论审核并证实后,为了受试者的利益是可以"破盲",甚至终止整个试验。如美国妇女健康启动计划中,本应治疗观察 8 年,然而,当研究进行到 5.2 年时,发现 EPT 使用者的浸润性乳腺癌的发生率超过研究设定的范围,该项临床试验的安全监察委员会提前终止了 EPT 组研究。

二、盲法具体分类

在临床科研中,常用的盲法有单盲(single blind)、双盲和三盲法(triple blind)。

(一) 单盲

所谓单盲是指仅仅试验参与一方处于盲态,他既不知具体分组(治疗组或对照组),或也不知道自己所接受的具体药物(治疗药物或对照药物),称为单盲或单盲试验,对研究对象施盲最为常见。

单盲固然有它的简单易行,且研究人员知情而便于应对处理,特别是对有可预知的某种试验药物之不良反应,有利于早期发现和早期处理,维护受试对象之安全性等优点。

单盲最大的缺点,乃是研究人员总是期望新试验之结果优于对照组,于是对试验组的对象往往给予过多的关注或热情、容易出现各种测量性偏倚。此外,受试对象也可能出现"面子效应",报予过分的"良好反应"等等,这种自觉或非自觉的影响,在无形中就会夸大试验组的效果,使研究结果不同程度地偏离其真实性。例如,激素替代治疗绝经后综合征的随机对照研究中,以 Kupperman 评分评价试验组和对照组的疗效,研究人员予以试验组研究对象更详细更耐心地访谈,导致该组研究对象更易于得出"疲乏无力、皮肤刺痛等"主观症状好转的结果可能人为因素地夸大试验组的疗效。

(二) 随机双盲法

在随机双盲(randomized double-blind)对照试验中,研究执行者和受试的研究对象双方都不知道谁属治疗组、谁属对照组,当然更不知晓所接受的试验药物究竟是试验药物还是对照剂,两者在制剂外观和疗法均一致,这就是随机双盲对照试验(randomized double blind controlled trial)。

执行双盲设计时,应注意以下事项:①设计中应有科学严密的管理执行制度和可行的操作方法。对全部受试对象应执行严格规范化的观察和认真记录,尤其是注意试验的药物不良反应,严重者需"破盲"。②如果试验药物和对照药物的用法不同,如 T 治疗(试验组)为每日一次,而 C 治疗(对照组)需为一日两次,除两种制剂外观保持一致外,还要做一种与试验制剂一样的安慰剂与 T 匹配,以保证"双盲"的进行。③如果试验制剂与对照制剂无法做到一致时,为保证"双盲"则采用"双盲双模拟法"。如试验组为试验制剂(片剂)+对照安慰液体制剂,对照组为对照制剂(液体)+试验安慰片剂。模拟剂无论是片剂或是液体制剂,其外观、色泽均要求与其相应的参比试剂没有差别,保证盲法,在执行中应编号以防混淆误用。④实施严格的监督检查制,以及定期检查回报制,以保障"双盲"顺利执行。⑤有时某种试验制剂有特异反应,而非严重的药物不良反应,对有经验的临床医师往往难以"双盲",例如,β神经受体阻滞剂之心率减慢,血管紧张素抑制剂之咳嗽反应等。如有类似情况,在执行双盲法时则应予适当处理。

(三) 三盲

所谓三盲,是在"双盲"试验的基础上,加上试验的数据处理和资料统计分析及其评价的"一盲",故为"三盲"。在很多大型多中心随机对照试验中,数据管理及其分析处理,往往都是由专门的、以统计学家为首的第三方所承担,是独立于临床试验执行机构之外的。因而,就构成了研究执行者和受试对象之外的第三方,他们(资料统计分析者)仅限于知晓不同的组别资料,却不知不同组别所接受的是何干预措施(试验或对照)。在这种"盲法"下统计分析全部试验结果,就能保证实事求是地反映出真实的结果。"三盲"法临床试验所获之证据,当然是更为可信。至于中、小型的临床试验是否需要"三盲"试验,当然要依据具体的课题及其实际情况而定。

这里应该指出的是,如果"单盲"临床试验,甚至是"双盲"执行不严格,往往第一手的观测资料或数据就存在或多或少的测量性偏倚。这时,即便做了所谓"资料的盲法分析",其价值也不会有什么意义,因为资料本身就有一定的乏真实性。

在实际临床科研中,上述随机、对照、盲法三个原则应灵活、综合运用。特别是大多数临床试验属于中、小型的临床科研,由于样本量不多,加之临床患者病情的多样性和复杂性,即使随机分组,组间有关样本数量、影响疗效或预后的主要临床特点的基本情况,即组间的临床基线(clinical baseline)可能不一致,甚至差异有统计学意义。例如,拉贝洛尔和硝苯地平治疗子痫前期的对照研究中,两组研究对象的轻度和重度患者的病例数应相等或相近,考虑按病情严重程度进行分层随机,从而使两组对象在研究前的基线水平可比。

当然,如是数百例以上的大型临床试验,则不一定追求验前基线的可比性,因为在试验结束后,可视具体情况,作必要的分层分析以弥补。

本章所涉及的临床科研设计的原则,将在本书有关内容中联系具体情况进行科学应用,但是从科研设计的方法学角度看它们确有"纲领性"作用。因此,深刻地理解和应用有着十分重要的意义。

(康德英　许良智　王家良)

第五章　临床科研的常用设计方案

临床科研的设计方案通常分为两大类：试验性研究（experimental study）和观察性研究（observational study）。试验性研究可以人为控制试验条件，随机分组并根据研究目的设置合理的对照、盲法观测结果，以探讨干预或治疗措施的真实效果。观察性研究与试验性研究最主要的区别在于研究者不能人为地主动控制研究因素，组别系自然形成，为确保结论的真实、可靠，应尽可能控制非研究因素的影响；观察性研究可进一步分为分析性研究（analytical study）和描述性研究（descriptive study）等。

第一节　随机对照试验

一、概述

随机对照试验（randomized controlled trial，RCT）是采用随机分配的方法，将合格受试者分别分配到试验组和对照组，然后接受相应的试验措施（药物、器械、生物制剂、手术、疾病筛查、诊断技术、生活方式改变、健康教育、康复、医疗流程等），在一致的条件下或环境中，同步地进行研究和观测试验效应，并用客观的效应指标对试验结果进行科学的测量和评价。

R. Fisher 于 1926 年首次将随机对照试验模式应用于农业实验，1946 年随机对照试验开始用于临床科研中治疗措施的疗效评价。1946 年先后进行了两个随机对照试验，分别评价链霉素治疗肺结核，以及免疫方法治疗百日咳的效果，两个随机对照试验结果先后于 1948 年和 1951 年发表。近 70 多年来，随着理论和方法的日趋成熟，随机对照试验被公认为评价上市前新医疗产品、比较不同干预措施疗效和常见不良反应的标准设计方法而广泛应用于临床科研中，为疾病治疗、预防和康复提供了大量真实、可靠的证据，成为临床指南和医疗决策的重要依据。特别是在以下几个方面表现得尤为突出。

（一）既往认为有效的治疗措施经随机对照试验证实无效

过去，某种治疗措施或药物是否应用于临床实践，主要取决于专家或顾问的意见。而临床医师选择治疗措施也主要根据个人既往治疗患者的成功经验或对疾病的病理生理学机制的理解，至于某种治疗措施的真正疗效或副作用有多大，受哪些因素的影响，难以进行科学的评价。在临床实践中，某些治疗措施的效果非常明显，医师根据临床经验即可进行判断，如青霉素治疗大叶性肺炎，外科手术治疗阑尾炎等。但慢性非传染性疾病，因其为多因素致病，其治疗措施的疗效并不十分显著并受多种因素的影响，如患者个体的疾病特点、经济和社会因素、医疗水平等，要明确某种治疗措施对该病的确切疗效，有必要进行严格评估。例如，赛庚啶（cyproheptadine）和异丁嗪酒石酸盐（trimeprazine tartrate）曾被广泛用于治疗慢性严重搔痒，但随机对照试验证明，两种药物的疗效与安慰剂相似。表明并无真正的疗效，从而有助于否定被临床认定的"有效药物"。

（二）病理生理机制推论有效的治疗措施，经随机对照试验证实无效或甚至有害

由于疾病发病机制的复杂性和认识水平的局限，单纯根据疾病的病理生理机制、实验室研究结果推断某种干预措施在人体的疗效，有时可能误导。例如，从疾病的病理生理进程来看，心肌梗死患者发生室性心律失常是猝死的重要危险因素，因此有充足理由对此类患者常规使用抗心律失常药物，但随后的随机对照试验（cardiac arrhythmia suppression trial，CAST）证明，抗心律失常药 encainide（恩卡尼）和 flecainide（氟卡尼）虽可减少 MI 后频发、复杂室性期前收缩或非持续性室性心动过速的发作，却明显增加患者猝死和死亡风险；短效二氢吡啶类钙拮抗剂——硝苯地平虽能有效降低血压，却可增加患者发生心肌梗死和死亡风险，且药物剂量越大、风险越大。因此，要明确某种治疗措施的短期和长期疗效或副作用，必须开展以人体为研究对象的临床试验。

（三）其他类型的研究设计方案可能夸大或缩小治疗措施的真实效果

由于临床科研的复杂性，研究的质量也受多种因素的影响，如设计方案的科学性、受试者的选择和分配方法、是同期对照还是历史性对照、是否采用盲法测量结果、是否控制各种偏倚因素的干扰等。1977 年，Chalmers 对 32 篇抗凝剂治疗急性心肌梗死的临床试验进行了分析和评价，其中 6 篇 RCT，8 篇非随机临床对照试验（controlled clinical trial，CCT），18 篇历史性对照试验（historical control trial，HCT），与 RCT 比较，死亡的相对危险度降低率在 HTC 和 CCT 中分别夸大了 35% 和 6%；1982 年，Sacks 等对 50 篇 RCT 和 56 篇 HCT 进行了比较分析，结果发现，79% 的 HCT 证明新的治疗方法优于传统治疗方法，仅 20% 的 RCT 证明新的治疗方法优于传统治疗方法。可见，由于各种因素的影响，可能导致临床科研结果偏离真实的情况。

因此，为了真实可靠地评估干预措施的疗效和安全性，促进防治疾病水平的真正提高，学习、掌握与应用科学的随机对照试验的设计方法十分重要。

二、应用范围

随机对照试验虽被公认为"治疗性研究的最佳设计方案"，但并不适用于所有临床科研，也不能解决所有临床问题。在某些情况下，使用随机对照试验是不可行、不恰当的，如诊断试验准确性的研究、疾病预后的自然病史等。随机对照试验目前主要应用于三大领域。

（一）临床治疗或预防性研究

随机对照试验最常用于治疗性或预防性研究，借以探讨某一干预或预防措施（药物、手术、介入治疗、康复措施、筛查方法等）的确切疗效，为正确的医疗决策提供科学依据。

（二）特定条件下的病因学研究

多数情况下，病因学研究不适于采用随机对照试验，将某种致病因素和危险因素施加于人体，进行致病效应的研究是违背医学伦理的。例如，要了解吸烟在肺癌发病中的作用，不可能人为设计随机对照试验，将原本不吸烟的受试者随机分配入吸烟组和不吸烟组，随访数年，比较两组肺癌发生率，来探讨吸烟与肺癌发病的因果关系。

然而在某些特定的条件下，随机对照试验也可用于病因学因果效应研究。但应用的前提是：怀疑某种常规接触因素有可能对人体有害，但又缺乏科学证据，在符合伦理的条件下，采用随机对照试验进行因果效应研究也是可行的。倘若已有研究证明某一因素对人体有害，就不允许将该因素用于人体进行随机对照试验。

例如,妇产科为预防早产儿因缺氧带来的大脑损害和对今后智力发育不全的影响,曾对早产婴儿均施以高浓度的氧气疗法,几乎被常规应用。后来发现经此治疗的婴儿,出现了眼晶体后纤维组织增生,导致不同程度的视力障碍,严重者失明。经分析推论,认为可能与高浓度氧疗有关,为证实这种因果效应,于是采用了随机对照试验,一组早产儿继续用高浓度氧疗,另一组则用低浓度氧疗。经追踪观察分析,上述视力障碍确与高浓度氧疗有关,于是,临床上就淘汰了这一疗法。后来,这一病征被命名为 Terry's syndrome。

(三)非临床试验的系统工程

随机对照试验还可应用于非临床试验的系统工程如教育学和农业。例如,要评价循证医学教育模式与传统医学教育模式的教学效果,可将条件相似的班级随机分配进入任何一组,课程结束后进行短期或长期教学效果的评估。

三、随机对照试验的设计原则和模式

临床科研设计的三大基本原则为随机化、设立对照和盲法。此外,还有试验前组间主要基线状况可比性的原则。随机对照试验(RCT)很好地执行了随机、盲法、对照等基本原则,是确保其科学性的基础。

(一)随机对照试验的设计原则和特点

1. **受试者随机分配入组,避免选择性偏倚** 随机对照试验中,采用正确的随机分配方法制订分配方案,并对分配方案进行隐藏,使合格的受试者均有同等机会进入试验组或对照组,不以研究人员或受试者的主观意愿为转移,可避免选择性偏倚的干扰。

2. **增强组间的可比性** 在随机对照试验中,采用随机化方法分配受试者,在样本量足够的情况下,可使已知和未知、能测量和不能被测量等影响疗效或预后的因素在组间相对均衡、基线可比。若样本量不太大,随机分配受试者,不能保证影响预后的主要因素在组间都均衡分布,导致基线不可比,此时对某些严重影响预后的已知因素,可采用分层区组随机或动态随机如差异最小化随机分组方法,保证该因素在组间可比性。

3. **试验对象的特点** 进入随机对照试验的对象,一定是需要进行治疗的,不治疗通常对受试者的健康不利。对于某种自限性疾病,不需特殊治疗也可在较短期间痊愈者,显然就不适合作受试者,因为如将其纳入研究,或许会出现与治疗无关的假阳性反应。

用于病因或危险因素致病效应的随机对照试验的观察对象,在试验开始前,肯定不应患有被该病因或危险因素所致的靶疾病。否则,又可能引出错误的阳性结论。

所有参与随机对照试验的受试者,根据伦理原则,受试者应知情并自愿,不应强迫参加。

4. **试验的同步性,以及环境条件的一致性** 随机对照试验的两组(或多组)对象,均应同步开展研究,不能先试验组,后对照组,或者相反;而且试验的条件和环境,应保持一致,不能将试验组受试者住院治疗,对照组门诊治疗,或者相反。因为两组对象的试验观察,在时相上的不同步、环境条件的不一致,显然会影响研究的结果,从而有可能得出错误的结论。因此,随机对照试验一定强调同步性和环境条件的一致性。

5. **试验周期的组间一致性** 对试验组和对照组的对象,干预的疗程可能不一样(如短疗程与长疗程比较),但观察结局指标的时间点(试验期间)应保持一致。不能使试验组观察期长于对照组,或者相反,因为两组观察期间不一致,本身就可以造成试验结果的差异,导致研究结论偏离真实性。

6. 研究结果于试验结束时方可获得 随机对照试验系前瞻性研究,试验结果一定是试验对象接受相应研究措施之后,并经历了一段效应期,方可获得阳性或阴性的结果。因此,与回顾性研究相反,试验开始时并没有研究的结果。倘若在试验之初就出现了试验终点结果者,要注意偏倚发生风险。例如,评估青霉素和安慰剂预防乙型溶血性链球菌感染者风湿热发作的随机对照研究,在青霉素组,有的在用药后第二天就出现了急性风湿热发作的反应,显然就不能得出青霉素预防风湿热无效的结论。因为发病者于试验初就处于风湿热的亚临床期而未被发现,这种试验初出现了试验"结果"为试验对象选择偏倚造成的。

7. 保证统计分析结果的真实性 随机化后获得的资料结果往往真实可靠,受偏倚因素影响小,使得统计分析结果更真实、可靠。

(二)设计模式

随机对照试验的设计模式如图 5-1。试验的受试者必须采用公认的诊断标准确定,可从患病群体(目标人群)中随机抽样,也可来自住院或门诊的连续性非随机抽样的样本,再根据试验设计中确定的纳入和排除标准,选择符合标准且自愿参加试验的患者;采用正确的随机分配方法将合格的受试者分配入试验组或对照组,接受相应的干预措施,经过一段恰当的观察期后,测量治疗后的效果。根据结果的资料类型,采用相应的统计学方法进行分析、处理以评价干预措施的真实疗效及其组间差异。

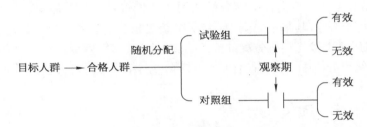

图 5-1 随机对照试验的设计模式

四、随机对照试验的主要优缺点

随机对照试验作为临床科研中论证强度最高、设计最佳的设计方案,优势突出,但同样也存在某些不足。

(一)优点

(1)组间可比性好:随机分配受试者,特别是在某些情况下,按影响结果的某些重要因素,将受试者进行先分层,再随机分配进入试验组和对照组,使组间基线保持相对一致,增加可比性。

(2)防止选择性偏倚好:采用随机分配和分配方案的完善隐匿,在选择和分配受试者时,可较好地防止人为因素的影响,即使存在不为人知的偏倚或混杂因素,也可能维持组间的相对平衡。

(3)受试者的诊断确切:对被研究的对象,采用严格、统一的诊断、纳入和排除标准,有利于读者验证研究结果和确定研究结果的推广应用价值。

(4)盲法衡量和分析结果,结果更真实、可靠:随机对照试验中,若能够采用盲法测量研究结果,则可避免研究人员和受试者所导致的测量性偏倚对结果的影响,增强结果的真实性和可靠性。

（5）高质量的单个 RCT，可成为系统评价的可靠资源。

（二）缺点

（1）随机对照试验比较费时，人力与财力支持较大。

（2）随机对照试验常常有严格的纳入、排除标准，使入选的受试者具有良好的同质性，但也导致其研究结果的代表性和外部真实性受到一定的限制。

（3）安慰剂不恰当的应用、对照措施选择不当，或让受试者故意暴露于某种有害致病危险因素，则会违背伦理原则。

五、随机对照试验的统计分析原则

任何研究在设计之初就应根据研究目的，确定需要收集哪些资料、采用何种统计方法，否则有可能在进行结果分析时才发现某些重要的信息未收集，造成不必要的重复或难以弥补的损失。

（一）统计分析基本原则

在分析随机对照试验结果时，可采用两种方式：一种是意向治疗分析（intention-to-treat analysis），另一种为解释性分析（explanatory analysis）。

1. 意向性治疗分析 意向性治疗分析法用于评价多种治疗策略（而非治疗措施本身如药物本身）中哪一种更好，其基本原则为：结果分析是根据受试者随机入组的情况，不管受试者随机分配入组后是否接受随机分配的治疗措施、是否完成治疗或违背治疗方案，所有入选的受试者均要纳入结果分析中，受试者当初分配在哪一组，结果分析时就应在哪一组（图 5-2）。

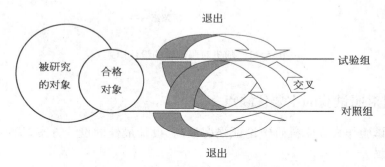

图 5-2 意向性治疗分析示意图

在随机对照试验中采用意向性治疗分析有两个目的，首先，未破坏随机化原则，即维持组间基线情况的可比性。例如，将心绞痛患者随机分配入内科治疗组和外科手术组，比较两种治疗方案的疗效。若分配入手术组的患者转为接收药物治疗并死亡，而分析时将此例患者从手术组排除，则可能过低估计手术治疗组的病死率。其次，意向性治疗分析允许不依从者和违背治疗方案者的存在，在分析结果时根据具体情况进行处理，这与临床实践中某些患者违背医师制订的治疗方案是相似的，因此，意向性治疗分析最适合于评价治疗措施效果的随机对照试验中。倘若违背治疗方案的患者太多，假阴性的概率会增加。

2. 解释性分析 解释性分析用于评价治疗措施本身的疗效（效能），其基本原则为：根据患者随机分组后实际接受的治疗措施进行分析，即患者实际接受的是哪一种治疗措施，就纳入哪一组分析,不考虑随机分配时的入组情况。倘若患者随机分组时分在对照组,但实际接受的是治疗组措施,则统计分析时就纳入治疗组进行分析(图 5-3)。解释性分析时,若违背随机分配情况的患者太多,则影响组间可比性,以及分析结果的真实性、可靠性,并破坏随机原则,使最初设计的随机对照试验变为队列研究。

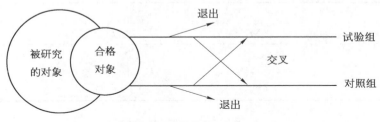

图 5-3 解释性分析示意图

(二) 病因/危险因素的 RCT 因果分析

评估病因或危险因素的致病效应最基本的指标就是发病率,并采用相关指标比较暴露于可能致病或危险因素的试验组和对照组发病率的差异如计算相对危险度、归因危险度及其 95% 置信区间,还应计算病因学分数,作为评价致病效应的依据。

由于致病危险因素作用于人体,导致机体的发病,除内在因素外,还可能与一些生物性、生理性及外环境等因素作用有关。因此,在致病危险因素研究方面,宜作多因素分析。如研究冠心病的发病因素,涉及性别、年龄、高脂血症、高血压、糖尿病、神经精神类型、吸烟等,分析其相关因素及其在发病中的意义,不仅在研究病因方面,同时在防治决策方面,均有重要意义。

(三) 治疗性研究的效果评估

随机对照试验中,应根据研究目的、资料种类(分类或连续变量资料)、分组数、资料分布(正态或非正态分布)、影响研究结果的相关因素等,选择适宜的统计学方法,如 χ^2 检验、秩和检验、t 检验、方差分析及其两两比较、多因素分析、时效分析等。

1. **连续性变量资料** 倘若两组比较的结果采用连续性变量表示且测量了治疗前和治疗后的数据,同时满足正态或近似正态分布,可采用治疗后两组结果的均数进行比较,或者每组治疗前后差值的均数进行比较。如表 5-1,采用 A 和 B 两种降压药治疗高血压患者,结果比较时,可采用 A_2 与 B_2 的均数进行比较,也可采用 (A_1-A_2) (B_1-B_2) 的差值均数进行比较。若不满足正态分布,则可考虑秩和检验。

表 5-1 降压药 A 和 B 治疗高血压患者的疗效比较

治疗组别	治疗前血压	治疗后血压	治疗前后血压差值
治疗组 A	A_1	A_2	A_1-A_2
治疗组 B	B_1	B_2	B_1-B_2

如系多组连续性变量的比较,则可采用方差分析或秩和检验,首先比较总体有无差异,如果总体有统计学差异,则再作组间的两两比较。

2. **分类资料** 倘若用二分类资料评估干预效果,可将试验组和对照组的结果分别填入四格表内,两组疗效比较可采用 χ^2 检验(表 5-2),进一步分析相对危险度、相对危险度降低率、绝对危险度降低率或取其倒数,即与对照组相比需要治疗多少病例才能获得 1 例最佳结果(number needed to treat,NNT)等(表 5-3)。

表 5-2 二分类变量结果分析四格表

组别	结果		合计
	有效	无效	
试验组	a	b	a+b
对照组	c	d	c+d
合　计	a+c	b+d	N

表 5-3 随机对照试验中的治疗效果评估

指标	计算方法
相对危险度降低率(RRR)	(对照组事件发生率-治疗组事件发生率)/对照组事件发生率
绝对危险度降低率(ARR)	对照组事件发生率-治疗组事件发生率
需要治疗多少例才能获得 1 例最佳结果(NNT)	1/(对照组事件发生率-治疗组事件发生率)

如采用手术和药物治疗冠心病患者的随机对照试验,结局指标为死亡(表 5-4)。手术组的病死率为 a/(a+b),药物组的病死率为 c/(c+d),则可根据表 5-3 公式计算各指标。

表 5-4 手术和药物治疗冠心病患者结果分析

组别	结果		合计
	死亡	存活	
手术组	a	b	a+b
药物组	c	d	c+d
合　计	a+c	b+d	N

3. 其他分析类型

(1)相关性分析:当某一干预措施发生的结局与某种因素有关时,可作相关性分析。如疗效与剂量高低、疗程长短,以及患者年龄的关系等等,均可作线性相关分析。

(2)多因素分析:干预效果往往与多种因素有关,如患者年龄、病情、病程、药物剂量和疗程、有无合并症和并存症等,弄清这些相关因素的影响和程度,对指导临床实践有重要意义。

(3)时间-效应分析:对慢性疾病的 RCT 研究,往往需长时间随访并评估疗效随时间的变化趋势。如对颈内动脉粥样硬化引起的脑动脉狭窄的血管病变,造成患者偏瘫或暂时性脑缺血发作或死亡,20 世纪 60 年代起曾推崇采用颞浅动脉与大脑中动脉吻合的同侧颅外-颅内动脉搭桥(EC-IC)术,以防止脑卒中发生和降低其病死率。后经国际多中心协作的 1377 例患者、随访达 60 个月随机对照研究,比较 EC-IC 搭桥组和内科治疗的效果,结果两组在脑卒中发病率、暂时性脑缺血发作率、病死率等方面的差异均无统计学意义,且术后的早期,外科治疗组的脑卒中和病死率反而高于内科组(图 5-4)。可见,如不作治疗后效果的长期趋势分析和比较,就不能得出正确的结论。

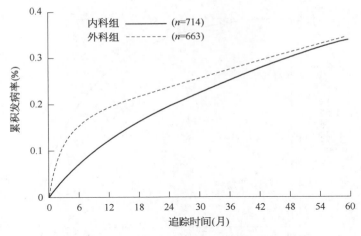

图 5 - 4 EC-IC 搭桥术累计脑卒中发生与病死率

六、其他类型的随机对照试验

(一) 半随机对照试验

半随机对照试验(quasi-randomized control trial)与随机对照试验设计相似。唯一区别是按半随机分配方式,即试验对象的生日、住院日或住院号等末尾数字的奇偶数,将试验对象分配到试验组或对照组,接受各自的干预措施。如一项研究将 62 名符合酒依赖及急性酒戒断综合征标准的患者,按入院顺序随机分成两组,奇数为观察组,偶数为对照组。

半随机对照试验因其分配方式不是完全随机,容易受选择性偏倚的影响,造成基线情况的不平衡,因此,虽然时间、精力、财力的花费并不亚于随机对照试验,其结果真实性和可靠性却不及随机对照试验,不建议采用。目前国际 Cochrane 协作网将其当作为非随机同期对照试验对待。

(二) 非等量随机对照试验

当验证新药疗效而受试者来源、研究经费有限、研究者希望尽快获得结果时,可考虑非等量随机对照试验(unequal randomization control trial):即将试验对象按一定比例(通常为2:1 或 3:2)非等量地随机分配入试验组或对照组。随着试验组病例数的增多,II 型错误率也会相应增大,检验效能会随之降低,特别是当试验组的病例比例超过总样本量的 75% 时,检验效能降低明显(图 5 - 5)。

(三) 整群随机对照试验

多数随机对照试验的随机分配单位为个体患者,但在某些特殊情况下,并不适合以单个个体为分配单位。如在研究健康教育对轻中度铅中毒儿童干预作用时,则基于儿童所在幼托机构的自然班级或小组,采用整群随机划分为试验组和对照组,然后对试验组儿童的家长进行健康教育。倘若以单个个体为分配单位,同一班的儿童既有试验组,又有对照组,家长间如果互相交流,则健康教育组的家长可能把所接受的健康教育信息无意间传递给非健康教育组的家长,于是就会发生沾染和干扰,影响研究结果。

在上述情况或相类似的有关试验中,显然单个体不宜作为试验的分配单位。于是,以一个家庭、一对夫妇、一个小组甚至一个乡镇等作为随机分配单位,将其随机分配入试验组或

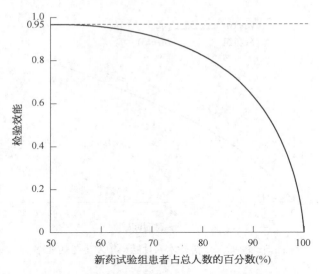

图 5 - 5　试验组样本比例增加与检验效能下降关系

对照组,分别接受相应的措施进行研究。此类试验称为整群随机对照试验(cluster randomized control trial)。

整群随机对照试验在设计上与一般随机对照试验一样,不同之处在于因随机分配的单位不同,导致样本量估算及结果分析方法有所差异,所需样本量一般较大。

(四)单个患者的随机对照试验

某些需长期维持治疗的慢性疾病患者,往往服用多种药物,其中有些可能有效,有些可能无效、甚至有害。然而久病的患者,都会自认为统统是需要的和有益的,不愿舍弃任何一种。作为临床医师,总希望用药要有目的性和针对性,既要注重效果,也要防止副作用,保证对患者安全有效。但对特殊个体而言,来自 RCT 的平均结果,往往不一定适用。考虑采用单个患者的随机对照试验,以确定多种治疗措施中哪一种对其有效,以避免服用多种药物、减少浪费,以及免受某些无效甚至有害药物的影响。

1. **定义**　单个患者的随机对照试验(number of one randomized control trial,n-of-1 trial)是针对单个患者,采用多种药物的随机对照试验,以筛选出对该患者有确切疗效的药物。

2. **方法**　将所有"有效"的药物与其安慰剂匹配,以每对药物为一个单位,采用随机分配的方式决定每对药物的使用顺序;对每对药物,同样以随机分配的方式决定试验药物和安慰剂的使用顺序。依药物疗效发生和达到稳定所需的时间来决定药物的观察期,所有的试验药物观察期应保持一致,以便比较。通常采用双盲法,以利于试验结果的评价。对 n-of-1 trial 的统计分析一般选用匹配设计的统计方法,如匹配 t 检验等。

3. **应用范围**　适用于慢性复发性疾病,如心绞痛,偏头痛,支气管哮喘等;或患者服用多种药物,但不明确哪一种有效、哪一种无效;或作用迅速、不同阶段间无后遗效应的干预措施等。

(五)实用性随机对照试验

传统的随机对照试验因严格控制试验条件、高度选择同质患者(像老年人、重症患者、孕妇、有并存疾病者等因依从性差、影响干预措施效果被排除)、严格执行固定方案、密切随访和监测依从性、结果测量以替代指标/生物标志为主，导致研究严重脱离真实的临床环境，适用人群受限，不能提供充分的决策信息。Schwartz 和 Lellouch 早在 1967 年就将临床试验分为解释性试验（explanatory trial）和实用性试验（pragmatic trial），前者主要是评估干预措施在严格控制的理想环境下是否有效的问题，即效力（efficacy），后者是评估干预措施在常规医疗条件下的效果（effectiveness），即在真实的医疗环境下究竟有多大的作用。这两种试验并无对错、好坏之分，只是干预措施评估需要经历的两个阶段。任何干预措施首先应在排除干扰的情况下确定是否有效，才有可能进入临床并评估其实际效果。

实用性随机对照试验（pragmatic randomized controlled trial，PRCT）是在常规医疗条件下，采用宽泛的入选标准，在多样化的研究场所中，比较两种及以上有效干预措施，评估对患者、医师、决策者有重要意义的结局指标，帮助决策者合理选择不同干预措施。2009 年Thorpe 等制定了 PRECIS（pragmatic-explanatory continuum indicator summary）工具，以帮助研究人员区分实用性试验和解释性试验。2015 年发布了第二版（PRECIS-2），从 4 个维度（受试者的招募、干预措施及其实施、随访和结局）和 9 个方面（受试者的入选标准、招募、研究场所、基础设施需求、干预措施的实施、依从性、随访、结局和结果分析）进行区分。同时采用轮状图（wheel plot），每个方面给予 1～5 分别代表从很强解释性至很强实用性之间的程度判断，形象展示试验 9 个方面的特征。

七、随机对照试验的误区与甄别

随机化原则

1. 随机对照试验中的"随机"是指什么　随机化原则是临床科研的重要方法和基本原则之一，包括随机抽样（random sampling）和随机分配（random allocation）两种形式。

随机抽样也称为概率抽样，在知道目标人群总体数量的前提下，采用随机抽样方法从总体中抽取一定数量的观察单位组成样本，使符合标准的观察单位均具有相同的机会被选择进入研究，提高样本对总体的代表性。当受试者分散就诊如在门诊或住院部开展临床科研时，研究者是无法预测一定时间内因某病就诊的目标人群总数；也不可能在一定时间内所有患者就诊后，当就诊人数超过估算的样本量，再随机抽取一定数量患者开展研究。如有文章中描述"62 例女性患者，入院时随机抽样分为 A、B 两组"，这是不可能实现的，说明作者并未真正理解随机抽样的含义。

随机分配是指纳入研究的合格对象有相同的机会被分配入试验组或对照组，使已知和未知因素、能测量和不能测量因素在组间达到基本相似，同时避免研究者或受试者主观意愿的干扰。RCT 只能用来检验根据现有医学知识认为对健康可能有益的因素或措施，而有文章描述"将 143 例患者随机分为结核感染组和非结核感染组"，这种 RCT 是难以实施的，违背了伦理原则。又如有研究描述"将 100 例小儿手术随机分成＜5 岁和≥5 岁两组"，这也是不可能实施的，小儿的年龄是固有特征，不可能随机，类似情况还有如根据实验室检查结果、干预措施的可获得性等进行随机分配。

临床科研中往往是发现患者符合入选标准，在获得知情同意后即纳入研究，因此随机抽样多数情况下无法实现，所以 RCT 中的"随机"主要指随机分配；当然，若 RCT 能同时做到随机抽样和随机分配，结果既能保证对总体的代表性，又能有效避免选择性偏倚。

2. 随机对照试验中的"随机分配"如何成功实施　RCT 中的"随机分配"是指采用真正

随机分配的方法如简单随机法、区组随机法和分层随机法产生不可预测的分配序列,将符合入选标准的受试对象分配进入不同的研究组。随机分配序列产生后,受试对象入组的情况即已确定。倘若产生分配序列与选择、分配合格受试对象入组的研究人员是同一人,或分配序列表保存在那些负责选择和分配受试对象入组的人员手中,甚至公开分配序列表,则研究人员就会预先知道下一个合格受试对象的入组情况。若该研究人员对要比较的干预措施有倾向性,认为 A 药应比 B 药好,就有可能改变随机分配序列,不按照事先产生的分配序列分配受试对象,导致选择性偏倚。如何让患者按预设的分配序列入组呢? 建议隐藏随机分配方案。随机分配方案隐藏(allocation concealment)是指产生和保存随机分配序列的人与参与试验并确定受试对象合格性的人不应是同一人,以确保患者、研究人员和其他参与试验的人员不会预先知道分配序列,避免选择性偏倚。尽管结论并不完全一致,多数研究发现,与分配方案隐藏完善的试验相比,未隐藏分配方案或分配方案隐藏不完善试验,常常夸大治疗效果 30%～41%。

要隐藏随机分配方案,首先,产生随机分配序列和确定受试对象是否纳入的研究人员不应为同一人;其次,若有可能,产生和保存随机分配序列者最好是不参与试验的人员。常用的方法有以下几种。

(1) 中央随机系统(central randomization system):利用电信电话系统、移动通信技术、互联网技术将计算机、电信、手机和网络技术进行集成,建立临床试验中央随机系统。常采用电话交互(交互式语音应答,interactive voice response,IVR)或网络交互(交互式网络应答,interactive web response,IWR)方式完成受试者的随机分配。当研究人员一旦确定纳入受试对象后,通过拨打中央随机系统的电话或登录网站,输入受试者的身份识别号、基本信息(如出生日期、性别、年龄),以及要控制的影响因素(如疾病严重程度、并存疾病)等,中央随机系统会将新受试者的信息进行处理,并按照规定的随机化方法进行分组,给出受试者对应的随机号,确定该受试对象的入组情况。近年,中央随机系统的发展不仅可以实现常规的静态随机化(如简单随机、区组随机、分层随机),还可以支持动态随机化(差异最小化随机法等),同时可进行试验药物管理、在线数据采集和处理。

(2) 药房控制随机分配方案(pharmacy control of allocation):随机分配方案的产生和保存是由药房控制。研究人员将合格受试对象的情况通知药房后,药房负责人员即将入组情况告之研究人员。

(3) 编号或编码的容器(numbered or coded container):该容器用于药物临床科研中。根据产生的随机分配序列,将药物放入外形、大小相同并按顺序编码的容器中。研究人员确定受试对象的合格性并将其名字写在容器上,然后将药物发给受试对象。

(4) 按顺序编码、密封、不透光的信封(serially numbered,opaque,sealed envelopes):产生的随机分配序列被放入按顺序编码、密封、不透光的信封中。当研究人员确定受试对象的合格性后,按顺序拆开信封并将受试对象分配入相应的试验组。此种分配方案隐藏方法仍可能受偏倚因素的影响,除非保证研究人员在按顺序拆开信封前将合格受试对象的姓名和详细情况写在合适的信封表面上,如力敏型记录纸或者信封内有复写纸。

因此,RCT 中“随机分配”的成功实施应包括 2 个同等重要的步骤,即产生不可预测的随机分配序列和分配方案的隐藏,2 个步骤必须同时正确、无偏倚实施,方能达到真正随机分配的目的。国内杂志发表的 RCT 多数只笼统说“将受试者随机分配入试验组和对照组”,既无具体随机方法的描述，也不清楚是否实施了分配方案隐藏，根据作者报告的信息无法判断随机分配方法的实施是否正确、成功。正确描述随机分配过程应包括 4 个要素：①如何产生随机分配序列和采用的随机方法（具体产生的方式和方法）？②谁产生随机分配序列？③谁保存随机分配序列？④如何获取随机分配序列（如电话、短信、信封保存者在确定受试者符合入选标准并记录其基本信息后，按照就诊顺序将相应的信封交给选择受试者的研究人员拆封等）？

3.　随机分配方案隐藏与盲法　　随机分配方案隐藏不应与盲法混淆，两者的目的、作用阶段和可行性是不一样的。随机分配方案隐藏是为了避免选择性偏倚，作用在受试对象分配入组前，在任何 RCT 中均能实施。而盲法是为了避免干预措施实施和结果测量时来自受试对象和研究人员的偏倚（实施和测量偏倚），作用于受试对象分配入组接受相应干预措施后，并非在任何 RCT 中均能实施。如比较外科手术和内科药物治疗某种疾病的疗效，随机分配方案隐藏是可行的，而对受试者和手术医师采用盲法却难以实施。但在某些情况下，分配方案隐藏与盲法也可能为连续的过程，如在药物临床试验中，将试验药和对照药做成相同的形状、颜色、气味和味道，根据产生的随机分配序列，将药物放入外形、大小相同并按顺序编码的容器中。

4.　随机分配能否保证组间基线可比　　理论上，随机分配的目的是为了均衡组间已知和未知、能测量和不能测量的影响研究结果的重要因素，保证组间结果的差异为所研究因素所致。但实际上，由于样本量和随机方法的不同，即使随机分配方法实施完全正确，也不可能让所有影响结果的重要因素在组间达到绝对均衡，认为 RCT 可以均衡所有预后因素是自欺欺人的。样本量大小与组间影响研究结果的重要因素的均衡性呈负相关关系，样本量越小，发生不均衡的可能性越大。传统的随机方法如简单随机法（simple randomization）和区组随机法（block randomization），虽然均能减少选择性偏倚，前者可能导致组间例数和重要预后因素的不均衡，后者可能均衡组间的样本例数，但也不能保证组间所有重要预后因素的均衡。目前可调整组间混杂因素均衡性的常用随机方法有分层区组随机（stratified block randomization）和差异最小化随机（minimization）。分层区组随机最常用，但因每个区组的最后 1 个患者是没有选择的，可降低随机化的效能，当未完成的区组数较多及分层因素多而样本量有限时，也会造成严重的组间预后因素不均衡。差异最小化随机能起到均衡各组例数和重要预后因素的作用，在相同样本量情况下，可比分层区组随机均衡更多预后因素，被认为是临床试验的"铂金标准"。但也有专家认为差异最小化随机缺乏分配方案的隐藏，可能导致选择性偏倚。而且因其操作相对复杂，结果分析是否能采用常规统计方法及采用何种统计方法尚存在争议，在国内应用并不广泛。

当影响研究结果的重要预后因素不均衡时，如何处理呢？首先，可初步判断不均衡的预后因素是否会影响研究结论。2004 年 *JAMA* 发表的 CAMELOT 研究"抗高血压药物对血压正常的冠状动脉粥样硬化性心脏病患者心血管事件的影响"一文，比较了氨氯地平或依那普利与安慰剂对心血管事件的影响。该研究为随机、双盲、多中心临床试验，共列出 30 个可能影响研究结果的基线因素，包括患者的基线特征、治疗和合并用药情况，有 6 个因素在 3 组间有统计学差异，其中氨氯地平和依那普利组患者年龄、低密度脂蛋白水平高于安慰剂组，2 个因素均可能增加氨氯地平组的心血管事件发生率；而安慰剂组合并使用利尿剂、血管紧张素转换酶抑制剂和钙通道阻滞剂的比例高于氨氯地平组，会缩小氨氯地平组与安慰剂组的疗效差异,在这些不均衡因素不利于氨氯地平组的情况下,研究仍然发现氨氯地平组与安慰剂组比较可减少心血管不良事件的发生,并有统计学意义,说明这些不均衡因素并不影响研究结论。其次,组间预后因素不均衡常采用统计方法如回归分析,校正其对结果的影响。

八、随机对照试验注册和报告规范

(一)临床试验注册制度

理论上,任何临床试验包括 RCT 完成后,无论其结论是阳性或阴性,均应发表,以帮助临床医师正确判断干预措施的疗效和安全性。但事实上,50%以上的临床试验从未发表;即使发表的 RCT 文献中,阳性研究结果发表的机会更多、发表的速度更快和发表的刊物影响因子更高。低水平重复的研究并不少见,研究设计与实施脱节,如 40%～60%期刊文献改变了原来设计中的主要结局指标等,有限的卫生资源和研究资源被大量浪费。为解决此全球普遍性的问题,早在 20 世纪 60 年代,人们就认识到临床试验注册制度的重要性,英国、美国、加拿大、澳大利亚、丹麦等国家陆续建立了 480 家临床试验注册库,但各注册库在注册目的、内容、质量和开放程度等方面存在差异,需要有统一机构进行领导、协调和规范。为此,由世界卫生组织(WHO)牵头并负责组织和管理,于 2004 年开始启动建设 WHO 国际临床试验注册平台(international clinical trials registry platform,ICTRP)。目前 WHO 在全世界建立了 14 个一级注册机构,负责临床试验注册并颁发唯一的统一临床试验注册号,其宗旨是尊重受试对象知情权、避免不必要的重复研究、规划新研究,提高临床科研的效率;同时增强临床试验设计和实施方法的透明度,多方征求意见,完善试验方法;另外也提供一种鉴别和预防漏报和过度报告试验结果的机制。为保证此过程的实施,国际医学期刊编辑委员会(international committee of medical journal editors,ICMJE)宣布,从 2005 年 9 月 13 日起,ICMJE 成员杂志只发表在临床试验注册机构注册的临床试验。

所谓临床试验注册,是指任何临床试验在纳入第一个自愿参与者之前应将试验的设计、实施、监管和研究结果的相关信息(按照 WHO 基本要求的 24 条)在国际认可的注册机构中注册,使公众可通过公共信息传播渠道免费获取临床试验的基本信息,实现研究设计、实施过程和结果的透明化,并可溯源。详细请见 ICTRP 网址(http://www.who.int/ictrp/en/)。中国临床试验注册中心(http://www.chictr.org.cn)于 2004 年开始筹建,2007 年经国家卫生部认可,成为 WHO ICTRP 第四个一级注册机构。

(二)随机对照试验报告规范

随机对照试验是验证干预措施疗效的标准设计方案,而要正确理解和判断随机对照试验结果的真实性,读者必须了解其设计方案、实施过程、分析方法和结果解释。为此,要求作者必须完整清晰地表述这些内容,否则会造成 RCT 结果难以甚至无法解释。Schulz 等早在 20 世纪 90 年代早期,评价了 1990—1991 年度四种妇产科杂志发表的 206 篇随机对照试验,结果仅 66 篇(32%)报告了随机分配方法的产生过程,47 篇(22.8%)报告了随机分配方案的隐藏方法;另一篇评价文章发现,缺乏随机分配方案的隐藏方法和未采用盲法分别导致治疗效果被夸大 41%和 17%。

因此,20 世纪 90 年代中期,由临床试验专家、统计学家、流行病学家和生物医学杂志编辑组成的两个独立工作小组共同组成国际小组,制定了报告临床试验的统一标准(consolidated standards of reporting trials,CONSORT),用以提高平行随机对照试验的报告质量。该声明第 1 版于 1996 年发表在 *JAMA* 上，2001 年和 2010 年发表了修订版（http://www.consort-statement.org），现仍在不断更新和发展。最新版的 CONSORT 包括一个流程图和一个 25 条目的清单。

CONSORT 一经发表，立即获得国际医学杂志编辑委员会、科学编辑委员会和世界医学编辑联合会等的响应和支持，并被世界 500 余家一流医学杂志引入稿约（包括 167 家高影响因子杂志），指导研究者、医务人员、同行评审专家和杂志编辑及卫生决策者提高对临床试验的报告质量、鉴别能力和评价水平，大大提高了文章和杂志的质量。一项评价 1994 年 3 种杂志发表的 71 个 RCT 的研究发现，有 43 个（61%）未清楚报告分配方案隐藏；而要求作者按 CONSORT 报告 RCT 4 年后，未清楚报告分配方案隐藏的文章占比降到 39%（30/77）。

目前针对不同设计方案（整群 RCT、非劣效和等效 RCT、实效性 RCT、单个患者的随机对照试验、预试验和可行性试验、个体内临床试验和多组平行随机对照试验）、不同干预措施（草药、非药物、针灸和中药方剂的 RCT）和不同资料（不良反应、患者报告结局的 RCT、RCT 摘要、公平性、交叉随机对照试验报告），已发展成为系列 CONSORT 随机对照试验报告规范。

报告规范详细规定了文章中每部分（题目、摘要、前言、方法、结果、讨论等）的写作要求，但若在 RCT 设计阶段并未考虑周全并实施，某些内容也无法在撰写研究报告时描述。因此，报告规范的条目内容也是指导临床科研的设计、实施、统计分析全过程的重要指南。

综上所述，高质量随机对照试验需要从选题、设计、实施、结果分析和规范报告等全流程严格把关。

（李　静　王家良）

第二节　非随机同期对照试验

一、非随机同期对照试验的概述

（一）定义

非随机同期对照试验是指有试验组和对照组同时期进行研究，但试验开始前的分组并不是根据随机化的原则进行，而是根据研究者或患者意愿进行分组。

由于临床治疗手段的某种特殊性，或者患者对某种治疗措施（药物）的主观选择性，或者临床上对某种疾病具有两种或以上治疗手段而为患者备选（如甲亢的 I^{131} 与内科药物治疗）等。因此，对于有些疾病的临床治疗性试验并不完全适宜作随机对照试验。

例如，对于早期发现适宜做手术根治的恶性肿瘤患者，就不宜做手术或非手术治疗的随机对照试验；又如经冠状动脉造影确诊有冠状动脉严重狭窄而适宜作冠状动脉介入治疗或搭桥术治疗的冠心病患者，通常就不宜将他（她）们做冠状动脉介入或非介入性药物治疗的随机对照试验等。在以上或类似的情况下又鉴于相关的干预措施具有一定的风险性，如患者不愿意承担风险，而又愿意选择现存的颇为安全的药物疗法者，此时作临床科研则可选择非随机同期对照试验的研究设计方案。另外，新药上市后的长期监测、新的医疗设备应用后再评价也可选择非随机同期对照试验。

非随机同期对照试验的设计原理与队列研究设计相似，即将符合纳入标准的合格受试者,按照自我对试验措施(如手术)或对照措施(非手术、药物)的选择,分成试验组与对照组,分别接受各自的干预性治疗试验,其设计模式与结果分析,也与队列研究相似。

(二)设计模式

见图 5-6。

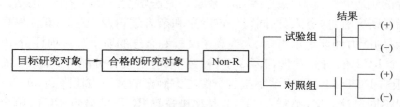

图 5-6   非随机同期对照试验设计模式

(三)结果分析

若系两组连续性变量的比较,则可采用成组 t 检验、方差分析或秩和检验。而当采用二分类资料评估干预措施效果,将试验组和对照组的结果分别填入相应的表格内,见表 5-5。对两种干预措施的疗效进行分析和比较。两组疗效比较可采用 χ^2 检验,进一步分析相对危险度、相对危险度降低率、绝对危险度降低率、需要治疗多少病例才能获得 1 例最佳结果(number needed to treat, NNT)等。鉴于非随机同期对照试验中组间基线往往不可比,而干预措施的效果往往与这些因素有关,如患者年龄、病情、病程、药物剂量和疗程、有无合并症和并存症等,弄清这些有关因素的影响和程度,对指导临床实践有重要意义。可考虑使用多因素分析方法。

表5-5   非随机同期对照试验结果分析

组别	结果		合计
	阳性	阴性	
试验组	a	b	a+b
对照组	c	d	c+d

(四)特点

优点:非随机同期对照试验在临床科研中颇为常见与适用,容易被研究者或患者所接受,可行性好,倘若这种研究的样本量大且作了相关分层分析,其研究结果仍具有重要临床意义。

缺点:由于非随机分组不可避免地存在选择性,以及测量性偏倚的影响,研究结果与结论的真实性自然不如随机对照试验。

二、非随机同期对照试验的设计要求和偏倚控制手段

非随机同期对照试验虽为前瞻性的临床科研方法,但因较难达到试验组与对照组的均衡可比性,受混杂干扰等影响的机会亦较多,在设计时应特别注意控制偏倚和混杂因素,可采用诸如严格的纳入标准、匹配、分层、盲法、均衡化分析等措施,以最大限度地减少或消除偏倚因素对结果的影响。

（一）限制

在设计过程中,对受试者的选择条件加以限制,认为某些因素可能是潜在混杂,在选择受试者时应对此加以限制,如年龄、性别、病程、病情、文化教育水平等。纳入对象的限制,可有效减小试验组和对照组基线间的差异,限制和消除偏倚的影响。但这种严格的限制有可能使样本的代表性变差,观察结果难以推广应用。

（二）匹配

对入选的受试者,按一些因素相同或相近的原则进行匹配。这些匹配因素主要是对疾病的发生、转归、预后密切相关的一些已知因素,诸如性别、年龄、病情等。理论上匹配的因素愈多,则组内的个体差异愈小,愈有利于观察。但实际研究中匹配过多会造成对象选择困难。

（三）分层

分层方法亦是控制偏倚的重要手段。在试验设计阶段,采用分层可使试验组和对照组组成更加相似,有效防止选择性偏倚。而在统计分析阶段的分层分析,既可显示不同临床特点患者的真实效果,又能显示出重要的混杂因素。如要比较一所省级医院和一所县级医院颅脑外伤的病死率,不能单纯统计病死率,还应考虑到颅脑外伤的轻重程度分层比较,这样的比较才更为客观。

（四）盲法

盲法可以克服可能来自研究者或受试者的主观因素所导致的测量性偏倚,使研究结果较为真实无偏。如让未直接参与临床决策的研究者来填写病例报告表(CRF),由不参与临床试验的统计人员完成临床数据的统计分析等。

（五）均衡化处理

在统计分析阶段,若结果提示两组或多组的基线资料不一致,即存在某些可能影响疗效的混杂因素时,考虑使用统计方法加以校正,如协方差分析(混杂因素为数值变量资料)、logistic 回归分析、Cox 风险比例模型等。这些方法可在控制多个混杂因素的影响下较好地观察干预措施的真实效果。近年来,在流行病学研究领域提出的倾向评分法(propensity score),可同时处理多个混杂因素,使组间实现均衡可比,已有不少成功的范例。

不可否认的是 RCT 能够最大程度地克服各种偏倚,减少随机误差对研究结论的影响,但 RCT 并非普遍适用,临床科研者应根据具体的研究目的、特定的研究条件恰当地选用科研设计方案。在 RCT 难以或无法实施时,应重视非随机同期对照试验在临床科研中的应用。同 RCT 一样,它在临床科研中也是不可或缺的。在一些特定条件下,设计良好的非随机同期对照试验甚至能弥补 RCT 的不足,得到较为真实可靠的研究结果。

（王家良　丁士刚）

第三节　交 叉 试 验

交叉设计(cross-over design)在临床科研中属于一级设计方案,常见两阶段、两周期交叉设计,即第一阶段将分成两组分别给予两种不同的处理措施,观察效果后进入洗脱期,在第二阶段将两种处理措施互相交换,再次观察效果。这样每例观察对象都能接受到两种处理措施,最后将结果进行对比分析。通常此种研究方法应用于临床慢性病或慢性复发性疾病的治疗性研究中。

一、概述

在临床治疗性试验中，经常是选用两组病例，采用两种不同的处理措施，然后比较两组病例间的疗效差异，每一个病例只接受其中一种处理措施，这种方法属于两组病例间的比较（between patients comparison）。比如前面所讲的 RCT 及后续将介绍的临床对照试验，都是这种类型。但在某些情况下，为了更确切地进行药物疗效的比较，而又不增加样本数量，可给同一患者分别使用两种或两种以上的药物，让患者作自身比较（within-patient comparison），这就是交叉设计的基本出发点。

本设计要使同一受试者接受两种不同处理措施，最后将结果进行比较。由于每个受试者或先或后都接受了试验组或对照组的处理或治疗，因而受试者无必要分层，至于受试病例谁先进入试验组或对照组，可由研究者安排（非随机），亦可采用随机的方法对受试者入组的先后顺序进行安排，后者可称为随机交叉设计（randomised cross-over design）。

基于交叉设计的临床试验可分两个处理阶段，两个阶段之间有一个洗脱期（wash-out period），旨在使第一阶段的药物效应完全消失后，再进行第二阶段的处理，否则第一阶段的药物效应必然会对第二阶段的初期效应产生影响，另一方面也可避免患者的心理效应。洗脱期的长短视不同的处理措施而定，需要结合药物的半衰期，一般来讲至少需要 5 个半衰期的时间，从理论上来判断这时体内药物浓度，只有给药时的 3.125％浓度水平。鉴于患者的体质、肝肾功不尽相同，有时要由血中药物浓度监测来决定，或者适当延长洗脱期，以免第一阶段未代谢清除的药物影响第二阶段，夸大第二阶段的疗效。

例如，试验组先用 A 药，用药的周期由研究者设定，停药后经洗脱期则再给 B 药，而在对照组则先给 B 药，洗脱期后再用 A 药。试验组用药顺序为 A→B，对照组则为 B→A，最后比较其效果。

因交叉设计的临床试验是在同一个体内进行两种药物的效果比较，所以容易保持一致性、消除个体差异，而且病例数量相对较少。但因观察期间延长，导致依从性下降；或因各个体的偶发事件，产生干扰、甚至失访的概率也相应增大。

二、应用范围

本设计方案的适用范围相对有限，临床上并非所有疾病都能进行交叉试验研究，主要集中在慢性疾病的治疗效果观察，特别适合症状或体征在病程中反复出现的慢性疾病，如溃疡、支气管哮喘和抗高血压药物的筛选，以及对症治疗药物或预防药物的效果观察等。

对于具有发病急、病程短等特点的一类疾病，如败血症、大叶性肺炎等，要想在同一病例中进行两种治疗方法的对比，显然不可行，此类疾病不适合进行交叉试验。

此外，该设计方案要求患者进行自身比较，旨在消除个体差异。例如，哮喘患者中观察解痉平喘药物对肺功能第一秒最大呼气量（FEV_1）的改变，由于患者间 FEV_1 的差别很大，有些在正常预计值低限，有的较预计值降低 50％甚至 70％，组间无法保持基线平衡。但交叉设计可以消除 FEV_1 值的个体差异，这是其他临床对照试验方法无法比拟的。

三、设计方案

交叉试验设计有两种分组方法，一种是随机交叉，另一种是非随机交叉，前者可减少人为的偏倚,以及药物的顺序效应。但无论采用哪种分组方法,每位受试者都要交叉接受两种不同的治疗措施。甲组先执行方案 A,乙组先执行方案 B,两组同期进行,然后交换并观察各个时期的效果。

(一) 设计模式

1. 随机交叉试验 如图 5-7 所示。

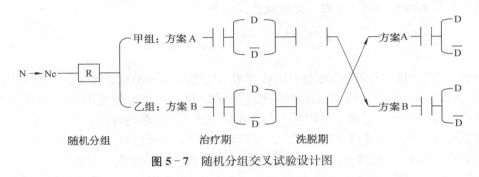

图 5-7 随机分组交叉试验设计图

2. 非随机交叉试验 如图 5-8 所示。

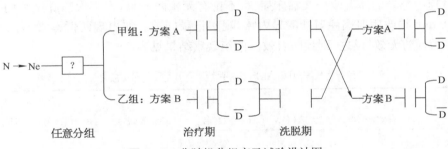

图 5-8 非随机分组交叉试验设计图

本设计方案的特点是每位受试者都要接受两种不同的治疗措施,都有两种治疗结果。

(二) 结果分析

交叉设计试验中的每位受试者,都要先后接受两种治疗措施,都会得到两种治疗结果,形成了自身对照,因而其结果的分析,应采用配对 χ^2 检验。配对 χ^2 的四格表方法如下(表5-6)。凡方案 A 及方案 B 都有效的病例列入 a 格,方案 A 有效、用方案 B 无效者列入 b 格,方案 A 无效、方案 B 有效者列入 c 格,方案 A 及方案 B 均无效者列入 d 格。

表5-6 配对 χ^2 四格表

		方案 B		合计
		有效	无效	
方案 A	有效	a	b	a+b
	无效	c	d	c+d
	合计	a+c	b+d	N

四、统计分析方法

(一) 定性资料的分析

因为每位受试者都要先后接受两种药物治疗或处理措施,所以每位受试者均可得到两种结果,自身就是一个"对子",故在统计处理时采用配对 χ^2 检验。如表 5-6 所示,每一个数字实质上是代表两种结果。配对卡方检验公式如下:

$$\chi^2 = \frac{(|b-c|-1)^2}{b+c}, \text{自由度} = 1 \qquad (式 5-1)$$

例如,《药物预防 HIV/AIDS 患者两性霉素 B 发热反应的随机对照交叉试验》(广西医学 2013;35(5),545—547)。该文旨在评价盐酸异丙嗪、氢化可的松预防 HIV/AIDS 患者两性霉素 B 所致发热反应的效果。每例患者在连续 2 次静脉滴注两性霉素 B 前(间隔 24~48h),分别接受两种不同药物进行预防治疗。A 组(38 例):静脉滴注两性霉素 B 前 20~30 min 肌肉注射盐酸异丙嗪,记录静脉滴注两性霉素 B 过程中患者的体温改变及临床症状,不论有无预防效果,在下次静脉滴注两性霉素 B 前 20~30 min 均改用氢化可的松静滴,观察记录同前。B 组(38 例):静脉滴注两性霉素 B 前 20~30 min 氢化可的松静滴,记录静脉滴注两性霉素 B 过程中患者的体温改变及临床症状,不论有无预防效果,在下次静脉滴注两性霉素 B 前 20~30 min 均改用肌肉注射盐酸异丙嗪,观察记录同前。如出现两性霉素 B 所致发热反应则判定为预防无效,反之,则预防有效。两组观察结果见表 5-7。

表 5-7 两种药物预防 HIV/AIDS 患者两性霉素 B 所致发热反应效果配对四格表

组别	A 组($n=38$)		B 组($n=38$)		合计($n=76$)	
	HC 有效(名)	HC 无效(名)	HC 有效(名)	HC 无效(名)	HC 有效(名)	HC 无效(名)
PH 有效	28	2	24	4	52	6
PH 无效	5	3	6	4	11	7
χ^2 值	0.571		0.100		0.941	
P 值	0.449		0.751		0.332	

注:HC,氢化可的松;PH,盐酸异丙嗪。

经配对卡方检验 $\chi^2 = 0.941$,$P > 0.05$,说明两种药物在预防 HIV/AIDS 患者两性霉素 B 所致发热反应的效果差别无显著意义。

(二) 定量资料分析

交叉试验所获数据多为定量资料,如血压改变,血糖变化等。可采用差值 t 检验、交叉设计方差分析或秩和检验进行比较。如采用交叉试验,评价两种药物治疗高血压的效果。其结果分析的方法,首先应计算先用方案 A(甲组)治疗前后每例患者血压的差值,和后用方案 A(乙组)治疗前后每例患者血压的差值,然后分别计算差值均数及标准差,采用差值 t 检验了解先用方案 A 或后用方案 A 之间效果有无差别,一般应无差别。其次计算先用方案 B(乙组)与后用方案 B(甲组)各病例之间的差值及差值 t 检验,了解两者之间的差异有无显著性。最后计算同病例对不同药物效果的比较,如表 5-8 所示。将甲、乙两组中使用方案 A 的病例合并,同时将甲、乙两组使用方案 B 的病例也合并,分别计算各例的血压差值及不同方案中差值均数和标准差,然后用差值 t 检验,验证两种方案在同病例中是否有差别,用以判断药物的疗效。在本设计中因为同病例可消除个体差异,更能正确判断两种方案的治疗效果。

表5-8 两种方案的差值均数和标准差

使用方案 A 所有病例		使用方案 B 所有病例	
差值均数	$\overline{X}_1$	差值均数	$\overline{X}_2$
标准差	S_1	标准差	S_2
病例数	n_1	病例数	n_2

此外,显著性检验除了差值 t 检验之外,还可使用交叉设计方差分析。

五、优缺点

(一) 交叉试验的优点

(1) 每位受试者都先后接受两种方案的处理,得到两种结果,故可减少样本数量。

(2) 患者自身先后做了两种疗效的比较,因而消除了个体差异。

(3) 随机分组可避免人为的选择性偏倚。

(二) 交叉试验的缺点

(1) 应用范围受限,只能用于慢性复发性疾病的对症治疗。

(2) 用药周期较长,患者失访、退出、不依从性等事件的发生概率增加。

(3) 倘若患者的症状不复发,如溃疡或支气管哮喘,则第二阶段开始时间可能远远超过洗脱期所需的时间,拉长了研究周期。

(吴尚洁 王觉生)

第四节 队 列 研 究

一、概述

(一) 定义及原理

1. 相关概念 队列研究(cohort study)是将人群按是否暴露于某可疑因素及其暴露程度分为不同的亚组,追踪其各自的结局,比较不同亚组之间结局频率的变异,从而判定暴露因子与结局之间有无因果关联及关联大小的一种观察性研究(observational study)方法。这里观察的结局主要是与暴露因子可能有关的结局。

流行病学中的队列表示一个特定的研究人群组。根据特定条件的不同,队列可分为两种情况:一种是指特定时期内出生的一组人群,叫出生队列(birth cohort);另一种是泛指具有某种共同暴露或特征的一组人群,一般即称之为"队列或暴露队列",如某时期进入某工厂工作的一组人群。根据人群进出队列的时间不同,队列又可分为两种:一种叫固定队列(fixed cohort),是指人群都在某一固定时间或一个短时期内进入队列,之后对他们进行随访观察,直至随访观察终止,成员没有无故退出,也不再有新成员加入,即在观察期内保持队列的相对固定;另一种叫动态人群(dynamic population),是相对固定队列而言的,即在某队列确定后,原有的队列成员可以不断退出,新的观察对象可以随时加入。

2. 基本原理及设计模式 队列研究的基本原理是在一个特定人群中选择所需的受试者,根据目前或过去某个时期是否暴露于某个待研究的危险因素,或其不同的暴露水平而将受试者分成不同的组别,观察随访一段时间,检查并登记各组人群待研究的预期结局的发生情况(如疾病、死亡,或其他健康状况),比较各组结局的发生率,从而评价和检验危险因素与结局的关系。如果暴露组(或高剂量暴露组)某结局的发生率明显高于非暴露组(低剂量暴露组),则可推测暴露与结局之间可能存在因果关系。在队列研究中,所选受试者必须是在研究开始时未出现研究结局、但有可能出现该结局(如疾病)的人群。暴露组与非暴露组应具有可比性,非暴露组应该是除了未暴露于某因素之外,其余各方面都尽可能与暴露组相同的一组人群。

队列研究与病例-对照研究是分析流行病学中的两种重要流行病学方法,队列研究与病例-对照研究一样,主要用于检验病因假设。使用这种方法可以直接观察到人群暴露于可疑病因因素后疾病的变化规律及其结局,通过比较暴露和非暴露人群发病率和死亡率的差别来确定危险因素与疾病的关系。队列研究的设计模式见图 5-9。

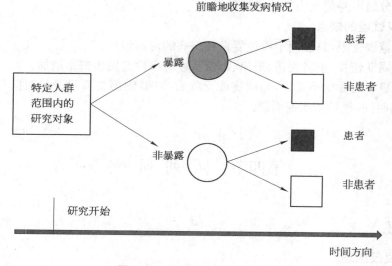

图 5-9 队列研究的设计模式

从队列研究的基本原理及其模式图中可以了解队列研究具有以下几个基本特点。

(1) 属于观察性研究:队列研究中的暴露不是人为给予的,也不是随机分配的,而是在研究开始前就已客观存在,这一点与实验性研究有本质区别。

(2) 设立对照组:队列研究作为一种分析流行病学研究方法区别于描述流行病学的根本特点就是设立对照组。对照选择有多种方法,对照组可与暴露组来自同一人群,也可以来自不同的人群。

(3) 由"因"及"果":在研究过程中先确知其因(暴露因素),再纵向前瞻观察而究其果(发病或死亡),这一点与实验性研究一致。

(4) 能确证暴露与疾病的因果联系:由于研究者能切实知道受试者的暴露状况及随后

结局的发生,且结局是发生在有确切数目的暴露人群中,能据此准确地计算出结局的发生率,估计暴露人群发生某结局的危险度,因而能判断其因果关系。

(二)目的和用途

1. 检验病因假设 多数情况下队列研究用来研究一种暴露与一种疾病的关联,但也可同时观察某种暴露因素对人群健康的多方面影响,检验多个假说。

2. 描述疾病自然史 队列研究可观察到疾病的自然史,即疾病从易感期、生物学发病期、临床前期、临床期到结局的整个自然发展过程。

3. 防治及预后研究 有时在随访人群中受试者可能受各种因素的影响而自行采取一种与暴露致病作用相反的措施,出现预防效果,这种现象称为"人群的自然实验"。此外,队列研究还可研究某种疾病的长期变化趋势,为制订新的预防规划、治疗方案或康复措施提供依据。

(三)队列研究的种类

1. 三种基本的队列研究 根据资料采集的时间点与队列研究开始实施时间点的相对关系,队列研究可分为三种类型(图 5 - 10)。

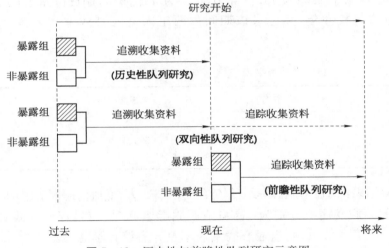

图 5 - 10 历史性与前瞻性队列研究示意图

(1)前瞻性队列研究(prospective cohort study):研究开始时暴露因素已经存在,但疾病尚未发生,研究的结局要前瞻观察一段时间才能得到,这种设计模式称为前瞻性队列研究,也叫同时性或即时性(concurrent)队列研究。前瞻性队列研究所需观察时间往往很长,要对受试者进行定期随访。这是队列研究的基本形式,见图 5 - 10 的右半部分。前瞻性队列研究最大的优点在于不论暴露或结局资料,研究者都可以亲自监督获得一手资料,偏倚较小,而且可根据在随访期间暴露的变动情况选用适当新的检测方法和观察指标。这种研究设计类似于干预试验,在因果关系推断上作用较大。但前瞻性队列研究属于规模巨大的研究,需要观察大量人群并长期随访以获得相对稳定的发病率,经费需求大,整个研究的组织与后勤保障工作也很复杂。

(2)历史性队列研究(retrospective cohort study):研究开始时暴露和疾病均已发生,即研究的结局资料在研究开始时已从受试者的历史资料中获得,受试者的确定与分组是根据研究开始已掌握的历史资料,这种设计模式即为历史性队列研究,也称为非同时性或非即时性(nonconcurrent)队列研究。这种研究方法无需等待疾病的发生,暴露和结局资料可在短时间内搜集完,并且可以同时进行,但应注意其观察性质仍属前瞻观察。见图 5-10 的左半部分。历史性队列研究在研究开始时,暴露和疾病均已发生,可迅速得到研究结果,大大节省了时间、人力和物力。因此这种研究适宜于诱导期和潜伏期长的疾病,并且也常用于具有特殊暴露的职业人群的研究。但因资料积累时未受到研究者的控制,资料内容未必符合研究要求,所以历史性队列研究仅在具备详细、准确而可靠的文字资料的条件下才适用。譬如具备医院的病历、出生记录、工厂的档案和车间的工作记录等资料。

(3) 双向性队列研究(ambispective cohort study):也称混合性队列研究。即在历史性队列研究之后,继续进行一段时间的前瞻性队列研究,见图 5-10 的中间部分。这种研究方法兼有上述两法的优点,在一定程度上弥补了二者的不足,在实际工作中的适用范围较广。

如 Cornfild(1962)应用队列研究方法,观察研究血清胆固醇水平对冠心病的影响。根据血清胆固醇水平,将 1 329 名 40~59 岁的男性人群分为两组。一组 756 人,为暴露组,胆固醇水平等于或高于 220 mg/dl;一组 573 人,为非暴露组,胆固醇水平低于 220 mg/dl。对两组人群随访观察 6 年,并记录该期间内两组人群冠心病发病人数,结果如下(表5-9)。

表5-9　冠心病与血清胆固醇关系

血清胆固醇	发病(名)	未发病(名)	合计(名)
≥220 mg/dl	72(a)	684(b)	756
<220 mg/dl	20(c)	553(d)	573
合计	92	1 237	1 329

6 年后观察结果:高血清胆固醇组(暴露组)发病 72 人,低血清胆固醇组(非暴露组)发病 20 人,两组的冠心病发病率分别为:高血清胆固醇组 9.52%(72/756),低血清胆固醇组 3.49%(20/573),$P < 0.01$,两组冠心病发病率差异有统计学意义。$RR = 2.73$(95% CI 1.68~4.42),说明暴露组发生冠心病的危险度是非暴露组的 2.7 倍。

又如一项肝病与肝癌关系的历史性队列研究。江苏省启东市人民医院,将 1964—1972 年所有门诊病例中诊断为肝炎、肝硬化的患者进行了登记,各形成一个群组,并以未患肝病的呼吸系统患者为对照组,各组病例除了所患疾病不同外,其他各种因素(年龄、性别、文化程度等)要尽量均衡可比。然后在群组中回顾性调查 1964—1972 年 8 年间的肝癌发生情况,并前瞻观察了 1974—1976 年 2 年期间肝癌发病情况。8 年历史性队列研究结果提示,肝病患者发生肝癌的危险性明显高于呼吸道患者,相对危险度为 10.76,其中慢性肝炎相对危险度为 12.17,肝硬化为 37.29,急性肝炎为 4.01 与 4.39(黄疸型与无黄疸型)。2 年前瞻性队列研究结果提示,肝炎患者发生肝癌的相对危险度为 9.12,其中急性肝炎为 4.38,肝硬化为 54.42。由此看出,8 年的历史性队列研究结果与 2 年前瞻性队列研究取得的结果相比较,除肝硬化组肝癌发生率有差异外,其余各组均接近,说明历史性队列研究所获得的资料是可信的(表5-10)。

表5-10 启东市人民医院肝炎、肝硬化患者与呼吸道患者中肝癌发病率

疾病类型	1964—1972 年			1974—1976 年		
	人年	肝癌发病率(‰)	RR	人年	肝癌发病率(‰)	RR
呼吸系统疾病	10 521	0.86	1.00	3 769	0.26	1.00
全体肝病	8 744	9.26	10.76	3 800	2.37	9.12
急性黄疸型肝炎	3 999	3.50	4.01	3 510	1.14	4.38
急性无黄疸型肝炎	2 870	3.83	4.39			
慢性肝炎	191	10.47	12.17	78	0	
肝硬化	1 684	32.07	37.29	212	14.15	54.42

2. 在队列研究基础上发展的研究方法

(1) 巢式病例-对照研究(nested case-control study):是 Mantel 于 1973 提出的一种将队列研究和病例-对照研究结合起来的方法,即在队列研究基础上开展的病例-对照研究,特别适用于研究因素包括有复杂生化分析的队列研究。其基本方法是首先进行队列研究,收集所有观察对象的暴露信息及有关的基线资料,随访结束后以队列中的病例为病例组,并按一定条件在同一队列中选择对照,进行病例-对照研究。

(2) 病例-队列研究(case-cohort study):是 1975 年 Kupper 提出的,其基本方法是在随访开始时,按一定的比例选择一个简单随机样本,组成研究对象。全队列中的病例无论是否被选进随机样本,均将他们作为研究对象。研究对象由两部分组成,即最初选择的随机样本和全部病例。

二、队列研究的设计原则与实施

(一)研究方法选择的指征

队列研究能证实疾病的因果联系,但实施起来较为复杂,难度较大,因此应事先周密考虑设计问题,以提高工作质量和效率。

1. 前瞻性队列研究应考虑以下几方面

(1) 是否有明确的假设供检验之用,暴露因素是否已找准。

(2) 所研究疾病的发病率或死亡率是否不低,如不低于 5‰。

(3) 是否明确规定了暴露因素,有无把握获得观察人群的暴露资料。

(4) 是否明确规定了结局变量,如发病或死亡,有无确定结局的简便而可靠的手段。

(5) 有无把握获得足够的观察人群并将其清楚地分成暴露组与非暴露组。

(6) 观察人群能否大部分被长期随访下去并取得完整可靠的资料。有无足够的人力、财力、物力支持此长期工作。

2. 历史性队列研究应考虑的问题 除上述前 5 点外,还应考虑是否有足够数量的、完整可靠的记录或档案材料。对于一些不符合要求的记录,有无办法进行弥补或补充。

(二)暴露问题

1. 暴露(exposure)的定义 队列研究是根据是否暴露于危险因素而对研究对象进行分组的,因此弄清楚暴露的定义才能准确把握队列研究。在流行病学研究中,暴露(exposure)是指研究对象接触过某种待研究的物质(如重金属)、具备某种待研究的特征(如年龄、性别、遗传基因等)或行为(如吸烟、饮酒等)。暴露在不同的研究中有不同的含义,可以是有害的,

也可以是有益的,但都需要经研究来确定是有害或是有益的。

2. 暴露因素的规定 暴露因素是泛指各种影响人体健康的具体的物理、化学和生物因素。通常把导致疾病事件增加的暴露因素称为危险因素(或致病因素),把导致疾病事件降低的暴露因素称为保护因素。暴露因素的含义是相对的,既可以是某种疾病的致病因素或保护因素,也可以是另一暴露因素的后果,即疾病。如高血压是脑血管病的暴露因素,但同时也可能是遗传或营养等其他暴露因素所产生的疾病事件。这种暴露因素的相对性取决于研究目的和研究者对暴露因素的认识水平。因此,在研究开始前应详细了解所要研究的暴露因素,并给予明确定义,定义越具体越好。如成年人高血压的标准是年龄$\geqslant 18$岁,舒张压$\geqslant 90 \, \text{mmHg}$或收缩压$\geqslant 140 \, \text{mmHg}$连续半年。总之,暴露因素须有明确的规定,包括暴露因素的性质、暴露时间、频率、强度等。若将暴露因素定量,则应明确其单位。如不易获得准确的定量资料,可将暴露水平粗略地分级。

(三)研究结局

研究结局变量(outcome variable)也叫结果变量,简称为结局,是指随访观察中将出现的预期结果,即研究者希望追踪观察的事件。结局就是队列研究观察的自然终点(natural endpoint),与观察期的终点是不同的概念。结局不仅限于发病,还有死亡或者各种生理生化指标、生存质量的变化;结局变量既可是定性的,也可是定量的,如血清抗体的滴度、血糖、尿糖及血脂水平等。

结局判定,应给出明确统一的标准,并在研究全程中严格遵守。考虑疾病的诊断标准时要注意一种疾病往往有轻型和重型、不典型和典型、急性和慢性等多种表现。因此,应尽量按国际或国内统一的标准判断结局,还要记录下其他可疑症状或现象供以后分析。

队列研究的优点之一是可一次同时收集到多种结局资料,研究一因多果的关系,故在队列研究中除确定主要研究结局外,可考虑同时收集多种可能与暴露有关的次要结局。

(四)研究对象的选择

研究对象的选择是关键,要根据一定的原则进行。队列研究根据研究对象受暴露与否,将研究对象分为暴露组与对照组。

1. 暴露人群的选择 通常将暴露人群分为三类:一般人群、职业人群和特殊暴露人群。

(1)一般人群:即一个范围明确的地区的全体人群或其样本,由具有不同暴露因素的个体组成;适用于同时观察多种暴露和多种疾病间的关系。若着眼于研究一般人群的发病情况,或暴露因素和疾病在人群中常见,不需要或没有特殊暴露人群,就可以选择一般人群作为暴露人群。如 Framingham 地区心脏病研究,该研究的主要目的,是在一般人群中前瞻性地观察冠心病的发病率及年龄、性别、家族史、职业、文化水平、国籍、血压、血脂、体力活动、吸烟、饮酒等因素在冠心病发生发展中的作用。实际工作中,常选择有组织的人群团体,如机关、团体、学校、或详细可靠的人群资料作为一般人群的特殊形式,提高收集随访资料的效率。

(2)职业人群:某些职业中常存在特殊暴露因子,使职业人群的发病率或死亡率远远高于一般人群,选择职业人群进行研究,便于证实暴露与疾病的联系。如研究联苯胺的致癌作用,选择染料厂工人;研究石棉致肺癌的作用,选择石棉作业工人等。

(3)特殊暴露人群:指具有特殊暴露经历的人群。如研究电离辐射的危险性选择原子弹爆炸后的存活者、铀矿工人或医疗过程中的电离辐射暴露者(接受放射治疗的患者)。由于人们对某些职业暴露和某些特殊暴露的危险性多半不是一开始就认识到的,一旦认识到了,大多都采取了防护措施以减少暴露,所以一般不易进行前瞻性队列研究,而常使用历史性队列研究。

(4) 有组织的人群团体:可看作一般人群的特殊形式,如医学会会员、工会会员、机关、社会团体、学校或部队成员等。选择这样人群的主要目的是利用他们的组织管理系统,便于有效地收集随访资料。如 Doll 和 Hill 选择英国医师以研究吸烟与肺癌的关系。

2. 对照人群(control population)的选择 队列研究结果的真实性依赖于是否正确选择了对照人群。选择对照组的基本要求是尽可能高的可比性,即对照人群除未暴露于所研究的因素外,其余各因素的影响或人群特征(年龄、性别、职业、民族、文化程度等)都应尽可能与暴露组相同,这称为齐同。对照人群可分为四种:

(1) 内对照(internal control):即先选择一组研究人群,将其中暴露于所研究因素的对象作为暴露组,其余非暴露的对象作为非暴露组。也就是说在选定的一群研究对象内部既包含了暴露组,又包含了对照组,不需到另外的人群中去找。这样做的好处是,除暴露因素本身外,其他因素可比性较强,研究偏倚较小;选取对照比较省事,并可从总体上了解研究对象的发病情况。

(2) 外对照(external control):选择人口学特征与暴露组相似的另一个非暴露人群作对照,称为外对照。在以职业人群或特殊暴露人群为暴露组时,常需选择外对照。如以放射科医师为研究射线致病作用的暴露对象时,可以将不接触或极少接触射线的五官科医师为外对照。

(3) 总人口对照(total population control):用暴露人群所在地区的一般人群的发病率、死亡率或其他结局与暴露组相比较。这种对照统计资料容易得到,但比较粗糙,有时暴露与疾病的联系会被低估。实际应用时,常采用间接标化比(即用暴露组发病数或死亡数与用总人口率算出的期望发病数或死亡数求标化比)来代替两组率的直接比较。

(4) 多重对照(multiple control)或叫多种对照:即用上述两种或两种以上的形式同时作对照,以减少只用一种对照所带来的偏倚,增强结果的可靠性,但同时也增加了研究的投入。

(五) 确定样本量

队列研究一般很难将全部暴露人群包括在队列研究中,往往需要从实际人群中抽取一定量的样本,此时首先要考虑抽样方法和样本大小。如果暴露人群很小,需要全部纳入研究队列时,也要对所需观察进行估计。

1. 样本含量的计算 在确定了四个参数[即非暴露人群发病率 P_0、暴露人群发病率 P_1、显著性检验水平 α 和检验效能 $(1-\beta)$]后,可用下列公式 5-2 计算样本量(N)。式中 $Z_{\alpha/2}$, Z_β 为 α, β 所对应的标准正态差。

$$N = \frac{(Z_\alpha \sqrt{2\overline{PQ}} + Z_\beta \sqrt{P_0 Q_0 + P_1 Q_1})^2}{(P_1 - P_0)^2} \qquad (式 5-2)$$

例如,某队列研究欲分析放射线暴露与白血病的关系。已知一般人群白血病发病率是万分之一,放射线暴露者发病率为千分之一。设 $\alpha = 0.05$(双侧),$\beta = 0.10$(单侧),求样本量。

$Z_\alpha = 1.96$, $Z_\beta = 1.28$, $P_0 = 0.0001$, $Q_0 = 0.9999$, $P_1 = 0.001$, $Q_1 = 0.999$

$$\overline{P} = \frac{1}{2}(0.000\,1 + 0.001) = 0.000\,55,\ \overline{Q} = 1 - 0.000\,55 = 0.999\,45 \quad （式5-3）$$

代入公式5-2,得到 $N = 14\,246.9 \approx 14\,247$ 人

即暴露组和非暴露组各需观察14 247人,共计28 494人。

除了公式计算,还可通过查表法获得样本含量,只要具备上述四个基本数据,即可从参考书的相应附表中查出所需的样本含量。

2. 确定样本量大小的四个因素 从上述计算样本含量的数学模型中可见样本量的大小主要取决于四个因素:

（1）非暴露人群的发病率（P_0）：P_0越接近0.50,所需样本越小。

（2）暴露人群的发病率（P_1）：暴露人群与对照人群发病率之差越大,所需样本量越小。若暴露人群发病率P_1不易获得,可设法得到相对危险度（RR）,由$P_1 = RR \times P_0$求得P_1。

（3）显著性水平α：即假设检验时的第Ⅰ类错误。要求假阳性错误出现的概率越小（即α越小）,需样本量越大。通常α取0.05或0.01。

（4）检验效能（$1-\beta$）：即检验假设时能够避免假阴性出现的能力,β为检验假设时出现第Ⅱ类错误的概率。若要求（$1-\beta$）越大,即β越小,所需样本量也越大。通常β取0.10。

（六）队列研究基线信息的收集

在队列研究开始实施阶段,必须获得研究对象详细的基线情况,包括暴露有关的信息及个体的其他信息,这些资料一般称为基线资料或基线信息（baseline information）。基线资料一般包括待研究的暴露因素的暴露状况,疾病与健康状况,年龄、性别、职业、文化、婚姻等个人状况,家庭环境、个人生活习惯及家族疾病史等。基线信息的获取方式主要有:①查阅医院、工厂、单位及个人健康保险的记录或档案;②访问研究对象或其他能够提供信息者,了解对象的暴露史和疾病史及其他有关资料;③对研究对象进行体格检查和实验室检测,如测血压、尿糖、血脂,或做体格检查和结局疾病的检查等,后者是为了剔除已患结局疾病的不合格对象;④环境调查与检测,目的是确证一项暴露,如对水质进行化验、环境污染的检测及食物成分的测定等。

（七）随访

队列研究资料的收集包括两个主要方面,即基础资料的收集和随访（follow up）。研究对象的随访是队列研究中一项十分艰巨和重要的工作,随访的对象、内容、方法、时间、随访者等都直接与研究的质量相关,因此应事先计划,严格实施。

随访期间由于种种原因某些研究对象脱离了观察,研究者无法继续随访他们,这种现象叫失访。失访会对研究结果产生影响,当失访率大于10%时,应采取措施对其可能产生的影响进行估计。若失访过多,如失访率达20%以上,则研究结果的真实性会受到严重质疑。因此保证随访率是队列研究成功的关键之一。一般说来,随访有三个目的:①确定研究对象是否仍处于观察之中;②确定研究人群中的各种疾病事件;③进一步收集有关暴露和混杂因素的资料。由此可见,随访的对象是所有研究对象;随访内容应与取得基本信息时的完全一样,其具体项目可视研究目的与设计不同。

由于涉及人时数和发病密度的计算,每个研究对象开始随访和终止随访的日期都应明确规定。随访期的确定应以暴露因素作用于人体至产生疾病结局的一般潜隐期为依据。在随访中会碰到两种情况:即某研究对象出现了预期的结果（称为观察终点,end-point）,此时

就不再对该对象继续随访;而有的研究对象没有出现结局疾病,则对其坚持随访,直到规定的观察期结束(观察终止时间)。另一个应该确定的指标是随访的间隔。如果观察时间较短,在观察终止时一次搜索资料即可;反之需多次随访,其间隔与次数视具体情况而定。如弗雷明汉地区冠心病随访研究每两年随访一次,历时 24 年。英国以医师为对象进行的吸烟与肺癌的队列研究,历时 20 余年,分别于 1957、1966 和 1972 年进行三次随访。

随访的方法有:①利用常规登记的人群和疾病资料随访。在某些发达国家,每个公民都有一个全国计算机联网的个人识别号,可查到有关就业、医疗、死亡等情况。在我国,可利用职工人事登记资料、肿瘤及传染病报告卡、死亡证明等。②进行特殊安排的随访,如定期家庭访视、电话访问或信访等。必要时也可进行健康检查、采样检测。开展随访的工作人员应经过严格培训和考核。

三、研究资料的整理与分析

(一) 分析前的工作

队列研究在现场获得的一手资料往往不能直接分析,须先检查调查表上的数据和资料是否准确和完整,并进行一定的加工、处理,使其便于分析研究。主要包括:

(1) 所选的研究对象及其选择方式是否符合研究设计,凡不符合者,应予剔除。

(2) 调查表中全部项目是否填写了结果,遇有缺项和漏项应补充调查和填写。

(3) 调查表中所填写的调查资料是否有逻辑性错误,若遇有这类错误应予更正;不合乎要求又无法纠正的表格应剔除。

(4) 对资料分组、归纳或编码、输入计算机,并抽查核对数据输入过程的正确性。如发现有较大的输入错误,应检查核对输入的全部数据并加以改正。

(二) 资料整理

若观察时间较长,难以做到人口稳定,如,观察对象进入队列的时间不一致;由于迁移、死亡或其他原因造成失访等,则应以人时为单位来计算发病率。以人时为单位计算出来的率带有瞬时频率的性质,因此区别于累积发病率而称之为发病密度(incidence density)。对于应计算发病密度的队列研究资料,其资料整理和率的计算,除了将每个观察对象折算成"人年"以代替"人",其余均与累积发病率相同。其资料整理模式如表 5-11、表 5-12 所示。

表 5-11 累积发病率资料整理表

组别	发病	未发病	合计	发病率
暴露组	a	b	n_1	a/n_1
非暴露组	c	d	n_0	c/n_0
合计	m_1	m_0	$a+b+c+d=t$	

表 5-12 发病密度资料整理表

组别	发病数	人时数(人年/月)	发病密度
暴露组	a	N_1	a/N_1
非暴露组	b	N_0	b/N_0
合计	$a+b=m$	$N_1+N_0=T$	

（三）统计分析

队列研究中统计分析包括以下三部分：①计算不同研究队列的发病率或死亡率及其差别的显著性检验；②计算暴露因素与发病的关联强度，即发病或死亡危险度分析；③剂量反应关系的分析。现分述于下。

1. 常用测量指标的定义及计算

（1）发病率：在资料的整理中已分别叙述了累积发病率和发病密度的概念及其计算方法，不再赘述。值得注意的是这两个指标是队列研究资料分析的基础，应牢固掌握。

（2）标化（发病）死亡比（SMR）：队列研究最基本的测量指标是疾病发病率或死亡率。直接用病例数与总人时数相除得到的粗发病率反映的是随访人群实际的疾病频度。但由于暴露组和对照组人群在人口构成（特别是年龄构成）上的差别，不能直接比较粗率，必须对其标准化。

在队列研究中通常是用标准化的发病或死亡的比值来代替率，即以标准年龄发病率或死亡率计算该观察人群的理论发病（死亡）数，再求实际发病（死亡）数与此预期数的比值，即得标化发病比或标化死亡比（standard morbidity ratio 或 standard mortality ratio，SMR）。当研究对象数目较少，发病率较低时，无论观察时间长短，都不宜计算率，而以 SMR 来代替。

$$SMR = \frac{\sum Y_{1i}}{\sum (N_{1i} \times R_{0i})} = \frac{\text{总观察发病（或死亡）数}}{\text{总期望发病（或死亡）数}} \qquad （式 5-4）$$

式中 $\sum Y_{1i}$ 是暴露组总的观察发病（或死亡）数，N_{1i} 是暴露组各年龄段人年数，R_{0i} 是非暴露组按年龄分布的标准发病率或死亡率。

例如，某地按不同年龄分布的研究人群发病率资料（表 5-13）。

表 5-13   某地按不同年龄分布的研究人群发病率资料

年龄类型		一般社会人群	A 暴露人群	B 暴露人群
青年	病例（名）	50	50	5
	人年数	100 000	10 000	1 000
	发病率（‰）	0.5	5	5
老年	病例（名）	400	4	40
	人年数	200 000	1 000	10 000
	发病率（‰）	2	4	4

A 暴露人群 SMR 为：

$$SMR_{(A)} = \frac{50 + 4}{10\,000 \times 0.5‰ + 1\,000 \times 2‰} = 54/7 = 7.71$$

B 暴露人群 SMR 为：

$$SMR_{(B)} = \frac{5 + 40}{1\,000 \times 0.5‰ + 10\,000 \times 2‰} = 45/20.5 = 2.20$$

应该指出，本例中 A、B 两组 SMR 截然不同，并不是因为 A 暴露因素的作用要比 B 因素大，而是因为 A 组青年人比例远大于 B 组所致。所以，若要比较不同暴露人群的发病率或死亡率应用直接标化法,而不能直接比较 SMR,这是该指标的一个局限性。

(3) 人时的计算:人时是观察人数与观察时间的综合指标。它是研究人群中所有个体暴露于所研究因素的时间的总和,即人数×每人暴露时间＝人时数,时间可以是日、月、年中任何一种单位,通常多用人年。计算人时的方法很多,步骤也比较复杂,这里只介绍以个人为单位计算人年的方法。该方法较精确,但费时间,如样本不太大时,可用此法计算,如表5-14、表5-15。现在已有专用于人年计算的软件,如 $PYRS$、$OCMAP$ 等。

表5-14　3个研究对象的出生日期与进出研究时间资料

对象编号	出生日期	进入研究时间	退出研究时间
1	1927 年 3 月 21 日	1966 年 7 月 19 日	1977 年 9 月 14 日(迁居外地)
2	1935 年 4 月 9 日	1961 年 11 月 11 日	1973 年 12 月 1 日(死亡)
3	1942 年 11 月 12 日	1970 年 2 月 1 日	1981 年 1 月 1 日(观察结束时健在)

表5-15　3例人年的计算

年龄组	对象 1 1927 年 3 月 21 日出生	对象 2 1935 年 4 月 9 日出生	对象 3 1942 年 11 月 12 日出生	暴露人年
25～		1961 年 11 月 11 日至 1965 年 4 月 8 日共 3 年 4 个月 27 天即 3.41 人年	1970 年 2 月 1 日至 1972 年 11 月 11 日共 2 年 9 个月 10 天即 2.78 人年	6.19
30～		1965 年 4 月 9 日至 1970 年 4 月 8 日共 5.00 人年	1972 年 11 月 12 日至 1977 年 11 月 11 日共 5.00 人年	10.00
35～	1966 年 7 月 19 日至 1967 年 3 月 20 日共 8 个月即 0.67 人年	1970 年 4 月 9 日至 1973 年 12 月 1 日共 3 年 7 个月 22 天即 3.65 人年	1977 年 11 月 12 日至 1981 年 1 月 1 日共 3 年 1 个月 20 天即 3.14 人年	7.46
40～	1967 年 3 月 21 日至 1972 年 3 月 20 日共 5.00 人年			5.00
45～	1972 年 3 月 21 日至 1977 年 3 月 20 日共 5.00 人年			5.00
50～54	1977 年 3 月 21 日至 1977 年 9 月 14 日共 5 个月 24 天即 0.48 人年			0.48
累计	1966 年 7 月 19 日至 1977 年 9 月 14 日共 11.15 人年	1961 年 11 月 11 日至 1973 年 12 月 1 日共 12.06 人年	1970 年 2 月 1 日至 1981 年 1 月 1 日共 10.92 人年	34.13 人年

注:流行病学第四版教材,2000 年。

(4) 率的显著性检验:检验暴露组与对照组的发病(死亡)率是否有显著性差异可采用多种方法。

$$u = \frac{P_1 - P_0}{\sqrt{S_{P_1}^2 + S_{P_0}^2}} \qquad \text{(式 5-5)}$$

若观察样本量较大,样本率的频数分布近似正态分布,可用 u 检验。

式中 P_1 为暴露组的率,P_0 为对照组的率,S_{P_1} 为暴露组率的标准误,S_{P_0} 为对照组率的标准误。求出 u 值后,查 u 界值表得 P 值,按所取得检验水准即可做出判断。

如果率比较低,样本率的频数分布不符合正态分布,可改用二项分布或泊松分布检验,其检验方法可参阅有关书籍。此外,两组率差是否有统计学意义还可用 χ^2 检验。

$$\chi^2 = \frac{(|ad-bc|-t/2)^2 t}{(a+b)(c+d)(a+c)(b+d)} \qquad (式 5-6)$$

式中 $t = a+b+c+d$

2. 暴露与疾病关联强度的测量 队列研究的最大特点在于可确证暴露与疾病的因果联系。通常用以下几个指标来表示这种联系的强度。

$$RR = \frac{I_e}{I_0} = \frac{a/n_1}{c/n_0} \qquad (式 5-7)$$

首先,将资料整理成表 5-11 的格式,然后计算下列指标。

(1) 相对危险度(relative risk,RR):也叫危险度比(risk ratio)或率比(rate ratio),均以 RR 表示,它是说明暴露与疾病关联的强度及其在病因学上意义大小的指标。设 $I_e = a/n_1$ 为暴露组的率,$I_0 = c/n_0$,则:RR 表明暴露组发病或死亡的危险是非暴露组的多少倍。

对于 RR 值的大小反映关联强度应根据的标准可参考表 5-16,工作中仍需根据实际情况 RR 值的置信区间来判断其意义。

表 5-16 相对危险度与关联的强度

相对危险度		关联强度
0.9~1.0	1.0~1.1	无
0.7~0.8	1.2~1.4	弱
0.4~0.6	1.5~2.9	中等
0.1~0.3	3.0~9.9	强
<0.1	10~	很强

注:Monson RA,1980。

$$RR_U, RR_L = RR^{(1\pm Z/\sqrt{\chi^2})} \qquad (式 5-8)$$

相对危险度是估价暴露与疾病关联的一个点估计值,考虑到抽样误差的存在,常按照一定的概率(一般为 95%)以区间来估计 RR 总体所在的范围。RR 置信区间上下限的数值即为可信限。其计算公式见式 5-7。

(2) 归因危险度(attributable risk,AR):又叫特异危险度,或叫率差(rate difference,RD),表明暴露组与对照组发病危险相差的绝对值,即暴露者单纯因暴露而增加的发病概率。

$$AR = I_e - I_0 = \frac{a}{n_1} - \frac{c}{n_0} \qquad (式 5-9)$$

或 $$AR = I_0(RR - 1) \qquad (式 5-10)$$

RR 与 AR 同为估计危险度的指标,但其实际意义不同。RR 说明暴露使个体比未暴露情况下增加相应疾病的危险程度,是比值;AR 则是暴露使人群比未暴露情况下额外增加的数量。如果暴露因素消除,就可以减少这个数量的疾病。下面以表 5-17 为例说明二者的区别。吸烟对每个受害者来说,患肺癌的危险性比患心血管病的危险大得多。但就整个人群来看,吸烟引起心血管病的死亡率却比肺癌高。前者具有病因学意义,后者更有疾病预防和公共卫生上的意义。

表 5-17 吸烟者与非吸烟者死于不同疾病的 RR 与 AR

疾病	吸烟者 (1/10 万人年)	非吸烟者 (1/10 万人年)	RR	AR (1/10 万人年)
肺癌	48.33	4.49	10.8	43.84
心血管疾病	294.67	169.54	1.7	125.13

注：Lee，1982。

$$AR\% = \frac{I_e - I_0}{I_e} \times 100\% \qquad (式 5-11)$$

或
$$AR\% = \frac{RR - 1}{RR} \times 100\% \qquad (式 5-12)$$

（3）归因危险度百分比（$AR\%$）：Lilienfeld 等称它为病因分值（etiologic fraction，EF），是指暴露人群中发病归因于暴露的成分占全部病因的百分比。

（4）人群归因危险度（population attributable risk，PAR）：它说明人群由于暴露于某一危险因子而增加的发病率。PAR 与 AR 不同，因为 AR 仅仅是从抽取的人群资料中计算出来，而研究对象暴露与非暴露的比例不会与目标人群中两者的比例一致，若目标人群中暴露的比例低，尽管 AR 较高，人群中的实际发病者也不会很高，即人群中的归因危险度受人群暴露比例的影响。

$$PAR = I_t - I_0 = AR \times P_e \qquad (式 5-13)$$

设 I_t 为全人群的率，P_e 为全人群的暴露比例

$$PAR\% = \frac{I_t - I_0}{I_t} \times 100\% = \frac{P_e(RR - 1)}{P_e(RR - 1) + 1} \times 100\% \qquad (式 5-14)$$

（5）人群归因危险度百分比（$PAR\%$）：PAR 和 $PAR\%$ 取决于暴露因子的流行率和相对危险度两个因素，可用于估计某危险因子对整个人群引起的疾病负担，说明在整个社会的卫生问题中哪些是重要的，在卫生保健工作及卫生管理上意义较大。

如 Tolonen 关于二硫化碳与冠心病死亡联系的队列研究资料整理如表 5-18，该资料分析如下。

表 5-18 Tolonen 关于 CS_2 与冠心病死亡联系的研究

CS_2	冠心病		合计（名）	病死率（%）
	死亡人数（名）	未死亡人数（名）		
暴露组	16(a)	327(b)	343(a+b)	4.7
非暴露组	3(c)	340(d)	343(c+d)	0.9
合计	19	667	686(N)	

$$\chi^2 = \frac{(|ad - bc| - t/2)^2 t}{(a+b)(c+d)(a+c)(b+d)} = \frac{(|16 \times 340 - 327 \times 3| - 686/2)^2 \times 686}{343 \times 343 \times 19 \times 667} = 7.79$$

$P < 0.01$，暴露组与非暴露组死亡率差异有统计学意义，这一结果提示：暴露于 CS_2 与冠心病死亡率有统计学联系。暴露于 CS_2 与冠心病死亡联系强度的估计。

$$RR = \frac{I_e}{I_0} = \frac{a/n_1}{c/n_0} = \frac{16/343}{3/343} = 5.3$$

$$AR = I_e - I_0 = 16/343 - 3/343 = 3.79\%$$

$$AR\% = \frac{I_e - I_0}{I_e} \times 100\% = \frac{0.0379}{16/343} \times 100\% = 81.25\%$$

3. 剂量反应关系的分析 队列研究往往可以取得某暴露不同等级的资料，这类资料可以用来说明疾病和暴露的剂量反应关系，能检验暴露作用效果趋势的一致性，以增加判断因果关系的依据。其分析步骤如下。

（1）将资料整理归纳成表 5 - 19。

表 5-19 队列研究分级资料整理表

组别	暴露分级						合计
	0	1	2	3	4	……	
发病	$a_0 (=c)$	a_1	a_2	a_3	a_4	……	m_1
未发病	$b_0 (=d)$	b_1	b_2	b_3	b_4	……	m_0
合计	n_0	n_1	n_2	n_3	n_4	……	t

（2）对表中数据作 χ^2 检验：具体方法参见统计学书籍。

（3）计算各分级 RR，AR 和 $AR\%$ 计算方法同前。

以 1964 年 Doll 与 Hill 关于吸烟与肺癌关系的研究（表 5 - 20）为例，随着吸烟量的增加，几个联系强度指标 RR，AR，$AR\%$ 均增大，呈现出明显的剂量反应关系。

表 5-20 吸烟与肺癌的联系指标

每日吸烟量（支）	年死亡率（‰）	RR	AR（‰）	$AR\%$
不吸	0.07	1.0	—	—
1～	0.57	8.1	0.50	87.8
15～	1.39	19.9	1.32	95.0
25～	2.27	32.4	2.20	96.9
全体人群	0.65	9.3	0.58	89.2

注：根据 Doll and Hill 1964 年数据编制。

四、队列研究中的偏倚及控制

偏倚影响研究结果的真实性。与其他类型的研究一样，队列研究也存在由于研究设计的失误、资料获取的失真或分析推断不当而造成所获结论系统地偏离其真实值，即产生偏倚，从而错误地描述暴露与疾病之间的联系。队列研究中常见的偏倚主要有下面几个。

(一) 选择偏倚

由于选择研究对象的条件受限制或选择对象的方法有问题,使研究人群中某个或某些非研究因素的分布与目标人群中该因素的分布不一致,造成研究结果偏离真实情况,就是产生了选择偏倚(selection bias)。选择偏倚发生的原因有:最初选定参加研究的对象中有人拒绝参加;进行历史性队列研究时,有些人的档案丢失或记录不全;研究对象由志愿者组成,他们往往是较健康或具有某种特殊倾向或习惯的;早期患者,在研究开始时未能发现,如肿瘤早期;暴露与疾病的规定不明确,有时是执行得不严格等。在进行职业流行病学研究时,被选作暴露组的工人健康状况优于一般人群,导致暴露组的发病率或死亡率低于一般人群,即发生了所谓的健康工人效应(health worker effect)。发生这种选择偏倚的研究常会低估暴露与疾病的联系。

(二) 失访偏倚

队列研究的研究方法决定了它不可避免地要发生失访偏倚(follow-up bias),因为在一个较长的随访观察期内,总会有对象迁移、外出,死于非终点疾病或拒绝继续参加观察而退出队列。这种偏倚实质上与选择偏倚相同,即使研究人群与目标人群的人群特征发生了偏差,但它是在追踪随访过程中出现的。

(三) 信息偏倚

在收集和整理有关暴露和疾病的资料时所出现的系统误差称为信息偏倚(information bias)。它主要取决于调查的内容、受调查者的素质和合作程度,以及资料收集过程中的质量控制好坏。引起信息偏倚最常见的情况有:测量仪器不精确,检验技术不熟练;被调查者故意谎答或不应答;医师诊断偏严或偏松;调查者询问技术不当而诱使被调查者做某一倾向性的回答;长期随访时,使用的调查方法或诊断标准不一致,从而导致错误分类偏倚。

(四) 混杂偏倚

在对某病的病因学研究中,当对所关心的某种暴露因素与这种疾病之间的联系定量估计时,由于其他外部因素的影响,致使暴露与疾病之间联系的真实性被歪曲,联系强度被放大或缩小,这种歪曲联系强度的作用被称为混杂作用(confounding effect),产生混杂作用的外部因素称为混杂因子(confounder 或 confounding factor)。混杂是在研究设计阶段未对混杂因子加以控制或分析资料时未能进行正确校正所致,混杂偏倚(confounding bias)在研究中可以避免和控制。混杂因子既是疾病的危险因素,又与所研究的暴露因素之间存在统计学联系,且它不是暴露因素与疾病因果关系链上的中间变量。正是由于混杂、暴露因素和疾病三者之间的内在关系造成了当混杂在暴露组与对照组中的分布不均衡时就会产生混杂偏倚。性别、年龄是最常见的混杂。

(五) 偏倚的控制

控制、避免偏倚的发生是研究各种偏倚的最终目的。根据偏倚产生的不同原因可采用相应的办法加以控制。

1. 选择偏倚的控制　严格按规定的标准选择对象,尽量使暴露组与对照组的人群特征相近,尽量使用敏感的疾病早期检查技术。

2. 失访偏倚的控制　主要靠提高研究对象的依从性。在尽量减少失访的基础上,对失访者和已随访者的特征做比较分析,从各种途径了解失访者最后的结局,并与已随访者的最后观察结果做比较,有助于正确估计研究结果的正确性。

3. 信息偏倚的控制   依靠精确的测量,同等地对待每个研究对象,提高调查诊断技术,明确各项标准,严格按规定执行,可有效地减少信息偏倚的发生。

4. 混杂偏倚的控制   在研究者有能力识别混杂的前提下,研究设计阶段可采用限制研究对象的选择条件和匹配的方法来控制;分析资料阶段利用分层分析、标准化和多因素分析对混杂加以控制。

五、队列研究的优点和局限性

(一) 优点

(1) 研究是前瞻性的,有可能使测量暴露的方法标准化,以减少观察者、对象和技术变异而引起的误差,又由于事先不知道谁将发病,信息偏倚较小。

(2) 可直接计算暴露组和非暴露组的率,从而计算出 RR 和 AR 等反映疾病危险关联的指标,以充分而直接地分析病因的作用。

(3) 有可能观察到暴露和疾病在时间上的先后,检验因果假设的能力强,一般可证实病因联系。

(4) 有助于了解人群疾病的自然史,有时还可能获得多种预计以外的疾病结局资料。

(二) 局限性

(1) 不适于发病率很低的疾病的病因研究,因所需对象数量很大,难以达到。即使是研究常见病,仍需大量对象,才能获得暴露组与对照组之间有意义的差异。

(2) 需要长期随访,对象不易保持依从性,容易产生失访偏倚。

(3) 研究费时、费力(人力、物力),其组织与后勤保障工作相当艰巨。

(4) 研究者虽可预先根据暴露与否进行分组,但有时难以控制暴露以外的其他特征在两组中的分布,而造成混杂偏倚。

(闫永平   王安辉)

第五节   前后对照研究

前后对照研究(before-after study)在临床科研中属于二级设计方案,是一种前瞻性研究,它是将两种不同的处理措施或两种治疗方法,在前、后两个阶段分别应用于被观察对象,然后对其结果进行比较,而不是同一措施的重复应用。一般来讲使用该设计方案时,至少要有两种或两种以上的处理措施,待每种措施依次分别使用一个疗程后,将两种措施使用后的结果进行比较分析。执行两种措施之间,由于疾病性质与药物性能各不相同,因此可以不间断或间隔一定时日(洗脱期),这完全依照药物的性能和患者的机体状况而定,不可能有统一的时间间隔。

一、特点

本研究是前瞻性研究,是对两种或两种以上不同处理措施进行比较的方法。观察对象可以是相同的病例(自身前后对照研究),也可以是不同的病例(不同病例前后对照研究)。前者是受试者自身在前、后两个阶段,对暴露于不同条件下的结果或接受不同处理措施的效果进行比较；此方法可以排除个体差异，对不同处理效果进行评价，取得有说服力的结论，且病例数量要求较少。而在不同病例的前后对照研究中，则只能比较不同处理措施的效果，无法排除个体差异造成的影响。

二、应用范围

前后对照研究多应用于治疗性研究，比较两种不同治疗方案的效果，其中还可以对同一方案使用前后的差别进行比较。在前后对照研究中，通常有两个时间相等的治疗阶段，在前一阶段内，可以使用一般治疗措施（备择方案）或安慰剂，但是只做临床观察；在后一阶段则应该使用新的研究措施（主研方案），治疗时间与前一阶段相同，待前、后两个阶段的试验结束时，才算完成了治疗性试验的全过程。如受试者仅接受前、后两个阶段的一种治疗，则做退出处理，不纳入统计分析。

由于同病例前后对照研究中，每个病例必须要经过两个阶段不同的两种处理措施，因此这种病例必须是病程较长的慢性疾病，或是慢性复发性疾病，如风湿病、溃疡、支气管哮喘、高血压等。但在不同病例的前后对照研究中，所需病例则无疾病类型的限制。

若仅有一种治疗措施，观察治疗前后的效果，则不能为自身前后对照研究，如服降压药后，观察治疗前后血压下降幅度，或抗贫血药物对贫血患者治疗前后，观察治疗前后血红蛋白上升的情况，均属于描述性研究，而不能算作同病例前后对照研究。

三、设计方案及分析方法

前后对照研究，可分为自身前后对照研究（before-after study in the same patient）和不同病例前后对照研究（before-after study in different patients），因两种设计类型对病例的要求和效果的分析均不一致，现分述如下。

（一）自身前后对照研究

受试者所患疾病必须是慢性疾病或慢性复发性疾病，在前、后两个阶段，接受两种不同的处理措施，最后对其效果进行比较分析。因为是同病例、同一个体，因此前后两个阶段不需要进行分层，但第一阶段与第二阶段的观察或用药期必须相等。两个阶段之间应有洗脱期（wash-out period），其时间长短应依据药物的半衰期或采用的措施与目的而定。例如，抗心律失常药物对心律失常的控制，抗风湿药物对关节炎症状的控制等，由于药物半衰期不同，为避免药物的重叠效应或残留效应，一般均需要设置洗脱期，其长短根据药物半衰期及有无残留效应而定，洗脱期一般规定为药物 5 个半衰期以上，此时药物浓度只有末期服药剂量的 3.12%，但临床医师还应该根据该药物的排泄途径，以及患者肝、肾功能情况予以确定。

1. 设计模式　见图 5-11。

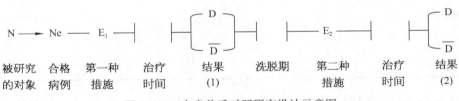

图 5-11　自身前后对照研究设计示意图

2. 结果分析 见表5-21。

表5-21 自身前后对照研究数据整理表

第一种措施	第二种措施	
	有效	无效
有效	a	b
无效	c	d

对第一种措施及第二种措施均有效者为 a,对两种措施的处理均无效者为 d,只有一种措施有效者分别为 b、c,总例数为 N,每个受试者均经过两种措施的处理,因此上表中每个数据代表两种措施的结果,故对其数据的分析应用配对 χ^2 检验或配对 t 检验。

3. 统计学方法 对于分类变量资料,使用配对 χ^2 校正公式进行配对 χ^2 检验。

$$\chi^2 = \frac{(|b-c|-1)^2}{b+c}, \text{自由度}=1 \qquad (\text{式} 5-15)$$

(二) 不同病例前后对照研究

不同病例前后对照研究中,两种治疗措施的间隔可长可短,长者可相隔数年之久,因此又称历史性对照研究(historical control study)。一般是以回顾性资料作为对照研究组,以现在开始的前瞻性资料作为试验组。研究对象不是同期的住院患者,前一段患者与后一段患者之间没有任何联系,因此不能排除组间个体差异。这种方案多用于治疗效果的研究,也可进行病因学研究。由于是不同时期的患者,比如时间间隔数年或不同季节收治的病例,故在条件允许情况下,应做好前后病例的分层或配对,以便增加两组之间的可比性。

1. 设计模式 见图5-12。

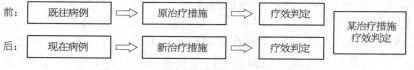

前: 既往病例 ⟹ 原治疗措施 ⟹ 疗效判定
后: 现在病例 ⟹ 新治疗措施 ⟹ 疗效判定
某治疗措施疗效判定

图5-12 不同病例前后对照研究设计示意图

2. 结果分析 本设计方案是两组不同的病例在不同时期进行研究的比较,计数资料应做 χ^2 检验,而计量资料应用 t 检验,与自身前后对照的统计分析方法完全不同,见表5-22。

表5-22 不同病例前后对照研究数据整理表

使用新方案	结果		合计(N)
	有效	无效	
是(后)	a	b	a+b
否(前)	c	d	c+d

3. 统计学方法 不同病例前后对照研究的计量资料用 t 检验,计数资料采用四格表校

正 χ^2。校正 χ^2 检验公式为：

$$\chi^2 = \frac{\left(\mid ad - bc \mid - \frac{N}{2}\right)^2 N}{(a+b)(b+d)(a+c)(c+d)}，自由度 = 1 \qquad (式5-16)$$

使用此公式计算 χ^2 值较为方便，如系多分类变量资料，则可以用行×列 χ^2 检验公式计算。

四、实例演示

（一）自身前后对照研究

某煤矿患腰背痛的 400 名工人中，经体育疗法两周后，能坚持每月全勤者 125 人，此后有新的理疗设备投入使用，对腰疼患者全部予以为期两周的理疗，则每月全勤人数增加为 280人，现如何评价理疗效果？

1. 设计模式　见图 5-13。

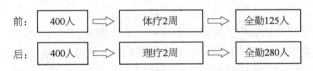

图 5-13　自身前后对照研究设计示意图

2. 结果分析　见表 5-23。

表 5-23　两种措施对腰疼患者前后对照研究

第一种措施 （体育疗法）	第二种措施（理疗）		合计（名）
	全勤（名）	未全勤（名）	
全勤	100	25	125
未全勤	180	95	275
合计	280	120	400

$$\chi^2 = \frac{(\mid b-c \mid -1)^2}{b+c} = \frac{(\mid 25-180 \mid -1)^2}{25+180} = 154^2/205 = 115.69，P < 0.01$$

结果解释：该自身前后对照研究提示，第二种治疗措施（理疗）的疗效优于第一种治疗措施（体育疗法），有非常显著统计学意义（$P < 0.01$）。

（二）不同病例前后对照研究

例，国产新药 14 氨基酸 800（简称 14AA-800）治疗肝性脑病的扩大临床试验研究［中华医学杂志，1984，64（5）：280］。该研究在上海、浙江、福建等地 12 所医院协作进行，对肝性脑病患者除一般常规治疗外，加用新药 14AA-800 静脉滴注共 80 例，其治疗结果与过去在上海瑞金医院使用传统治疗的肝性脑病患者 41 例进行比较。治疗后苏醒者为有效，否则为无效。

1. 设计模式　见图 5-14。

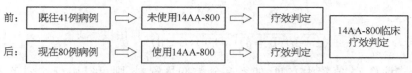

前：　既往41例病例　⟹　未使用14AA-800　⟹　疗效判定

后：　现在80例病例　⟹　使用14AA-800　⟹　疗效判定

14AA-800临床疗效判定

图 5-14　不同病例前后对照研究设计示意图

2. 结果分析　见表 5-24。

表 5-24　不同病例治疗肝性脑病的前后对照研究结果分析

使用 14AA-800	结果		合计(名)
	有效(名)	无效(名)	
是(后)	53	27	80
否(前)	11	30	41

注：$\chi^2 = 16.91$，$P < 0.01$。

结果解释：本例是不同病例使用肝性脑病传统常规疗法与加用新药 14AA-800 进行了前、后对比，经 χ^2 检验结果说明加用 14AA-800 之后，对肝性脑病的治疗确有显著效果。

如果进一步在本例中按照肝性脑病的病因进行分层分析(表 5-25、表 5-26)，则可发现新药 14AA-800 只对肝硬化肝性脑病的病例有显著效果，而对重症肝炎肝性脑病者，则与过去传统治疗方法的效果没有差别。

表 5-25　肝硬化肝患者肝性脑病前后对照研究结果分析

使用 14AA-800	结果		合计(名)
	有效(名)	无效(名)	
是(后)	44	8	52
否(前)	9	17	26

注：$\chi^2 = 19.89$，$P < 0.01$。

表 5-26　重症肝炎肝性脑病前后对照研究结果分析

使用 14AA-800	结果		合计(名)
	有效(名)	无效(名)	
是(后)	9	19	28
否(前)	2	13	15

注：$\chi^2 = 1.82$，$P > 0.05$。

以上治疗组使用 14AA-800 80 例(52 例肝硬化肝性脑病患者和 28 例重症肝炎肝性脑病患者)，采用传统治疗者 41 例(26 例肝硬化肝性脑病患者和 15 例重症肝炎肝性脑病患者)与分层分析前例数相等，不过分层后可以进一步明确，14AA-800 只对肝硬化所致肝性脑病有明显的疗效。

例如，采用高通量鼻插管给氧治疗(high-flow nasal cannula，HFNC)与常规给氧治疗急诊室急性低氧呼吸衰竭患者呼吸状况的前后对照研究（https://doi.org/10.1016/j.ajem.2019.03.004）。研究者将 2015 年 11 月至 2016 年 5 月期间急诊科收治的急性低氧呼吸衰竭患者采用常规面罩给氧治疗,2016 年 6 月至 2017 年 4 月急诊科收治的急性低氧呼吸衰竭患者采用 HFNC 治疗,主要临床疗效评价指标治疗后 1 小时患者呼吸衰竭改善,结果如下(表 5-27)。

表 5-27 不同病例前后对照研究 HFNC 实施效果比较

使用 HFNC	治疗后 1 小时患者呼吸衰竭改善		合计(名)
	有(名)	无(名)	
是(后)	33	21	54
否(前)	7	41	48

注:$\chi^2 = 23.08$, $P < 0.001$。

结果解释:经不同病例前后对照研究,说明对采用高通量鼻插管给氧治疗急性低氧呼吸衰竭患者,在治疗后 1 小时内呼吸衰竭改善率较既往常规面罩给氧的临床疗效好。

五、优缺点

(一) 自身前后对照研究的优缺点

优点:①每个病例在整个研究过程中,均有接受新药或新疗法的机会;②诊断标准、研究措施可以标准化,结果判断有一致的衡量标准;③可消除个体差异而不需分层;④所需样本量小,统计效能高。 缺点:①由于进行自身前后对照的两个相隔时间太长,病情轻重不能完全一致,可能影响两个阶段起始点基线水平的可比性;②纳入病种的选择范围受限,只能用于慢性复发性疾病;③洗脱期过长,可能使部分患者的病情加重,洗脱期过短,可因药物的残留作用干扰第二阶段治疗效果。

(二) 不同病例前后对照研究的优点

优点:①同期内任何入组病例,均可得到相同的治疗;②因同期治疗方案只有一个,没有选择性,可高度减少自愿参加者的偏倚;③过去的病历资料作为历史性对照的丰富资料,可变得更为有用,既节约时间,又节约费用。 缺点:①不同病例的情况和试验条件完全不同,因此会增加基线的差别;②过去的诊断治疗水平与现在不同,特别是跨越年度较大的对照研究,偏倚、混杂因素较多;③由于患者不同,在前、后两阶段的差别无法消除个体差异。

(王安辉 闫永平)

第六节 病例-对照研究

一、基本概念与特点

病例-对照研究(case-control study)是最常用的分析性流行病学方法,主要用于探索疾病的病因或危险因素和检验病因假设。 与队列研究比较,病例-对照研究具有省时、省力、出结果快的优点,特别适用于罕见病的病因或危险因素研究。病例-对照研究是临床医学和流行病学开展病因研究最有实用价值的研究设计方案,对探讨病因及危险因素,乃至于治疗效果和预后等方面均有重要意义。

（一）概念

病例-对照研究是选择患有所研究疾病者组成病例组,选择未患有所研究疾病者作为对照组,调查这两组人对某些因素的既往暴露情况,比较两组间这些因素(特征)暴露率或暴露水平的差异,以判断该疾病与这些因素(特征)的关系。因该研究方法是比较病例组与对照组既往的暴露史,在时间上是"回顾性"的,故又称为回顾性研究(retrospective study)。

（二）特点

（1）研究对象按是否患病分成病例组与对照组,病例-对照研究是在疾病(事件)发生后进行的,此时已有可供选择的病例,然后再选择一组未患所研究疾病的人作为对照组。

（2）暴露情况是由研究对象从现在对过去的回顾调查。病例-对照研究关注的是病例组和对照组在研究开始之前对所要研究因素的暴露情况,病例组和对照组对研究因素的暴露与否已经既成事实。

（3）由"果"推"因",研究中先有结果,即已知研究对象患某病或未患某病,再通过对病例组和对照组进行询问调查,收集所需资料,了解两组研究对象中有无与该病有联系的可疑因素的暴露史。

（4）病例-对照研究受回顾性观察方法的限制,不能观察到由"因"到"果"的发展过程并证实其因果关系。只能通过比较两组中因素(特征)的暴露率来分析暴露(特征)与疾病是否存在关联。

（三）应用范围

1. 探索病因和危险因素 对疾病病因和危险因素的研究,常是从临床经验中或回顾性研究中获得线索,并据此形成假设。对这些假设应用病例-对照研究方法进行检验。如果检验结果为肯定,再进一步做前瞻性队列研究;最后还可设计干预试验(intervention trial)来确定该因素是否为该病的真正病因。其中,病例-对照研究应用最多的是探讨疾病发生的危险因素。

应用规范的病例-对照研究方法进行病因调查始于1926年的生殖因素与乳腺癌关系的研究。从20世纪中叶开始已有大量有关疾病病因的病例-对照研究,如吸烟与肺癌的关系、孕早期服用沙利度胺与婴儿短肢畸形等很多经典的病例-对照研究,都为相关疾病的防治起到了决定性的作用。

2. 研究药物的不良反应 药物应用于临床后,对患者可带来有益(疗效)或有害(副作用或毒性)作用。当高度怀疑某种药物可能存在某些不良反应时,病例-对照研究常常是切实可行的方法,此时RCT等试验性方法会受到伦理限制而无法实施。如为了解降压药物与高血压人群中痛风事件风险的相关性,Choi等人采用病例-对照研究发现:在降尿酸的同时,钙离子拮抗剂和氯沙坦与高血压患者痛风事件风险降低相关。相比之下,利尿剂、β受体阻滞剂、血管紧张素转换酶抑制剂和非氯沙坦血管紧张素Ⅱ受体阻滞剂与痛风事件风险增高相关。

3. 评价治疗效果和判断预后 病例-对照研究对于发生率很低的某些疾病或事件很适

用,因为此时很难进行随机对照试验(RCT)。如 Horwitz 用改良的病例-对照研究方法评价了利多卡因控制心肌梗死后心室颤动的作用,解决了研究 30 多年无定论的问题。

二、设计模式

(一) 传统病例-对照研究

病例-对照研究的基本原理见图 5-15。若病例组某因素的暴露率或暴露水平明显高于对照组,且研究过程又无明显的偏倚,则该因素或措施与所研究的疾病有联系。病例-对照研究可分为成组病例-对照研究和配对病例-对照研究(matched case-control study)。

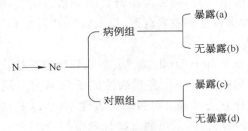

图 5-15 病例-对照研究设计基本原理示意图

将上述模式中的结果,可整理成表 5-28 格式。

表 5-28 病例-对照研究资料整理的四格表(成组比较)

暴露因素	病例组	对照组	合计
有	a	b	a+b
无	c	d	c+d
合计	a+c	b+d	N

1. **成组病例-对照研究** 在设计时对病例组和对照组人群在数量上没有严格的比例关系,对照组人群数量可等于、多于或少于病例组人数。

2. **匹配病例-对照研究** 要求对照组在某些因素或特性上与病例组保持相同,形成匹配关系,而且数量上也要是比例关系,如 1∶1 或 1∶2 等。

(二) 非传统病例-对照研究

近些年来,病例-对照研究中又出现了多种改进的所谓非传统病例-对照研究(non-traditional case-control study)。临床上常用的非传统病例-对照研究模式包括以下几种。

1. **巢式病例-对照研究**(nested case-control study) 巢式病例-对照研究的设计方法是在前瞻性队列研究(包括对全队列人员进行基线调查、拟分析的生物标本,如血样采集保存等)的基础上,进行随访观察,将在随访期间所新发的病例从队列中提出,组成"病例组";同时在同一队列中,对没有发病证据的对象,按病例-对照研究设计的匹配要求,用随机或分层随机抽样法从相应的"候选对照"中选择比例不等的对照。然后参照一般病例-对照研究或配对病例-对照研究方法进行巢式病例对照统计分析(表 5-29)。"巢式"在此系指病例、对照均来自同一特定队列,犹如出自一巢之鸟之意。

表 5-29 巢式病例-对照研究设计四格表(成组比较格式)

暴露因素	病例组(同一队列)	对照组(同一队列抽取)	合计
有	a	b	a+b
无	c	d	c+d
合计	a+c	b+d	a+b+c+d=N

由于巢式病例-对照研究是队列研究和病例-对照研究的结合体,兼备两者的优点,因此受到广泛的关注。其主要用途与病例-对照研究一致,但论证强度明显提高。近年来,在高血压和动脉粥样硬化的危险因素研究,病毒与霍奇金病关系的研究,幽门螺杆菌与胃癌关系的研究,预防用药对老年股骨头骨折的效果观察,以及临床并发症和预后等研究领域发表了大量巢式病例-对照研究报告。

2. 病例-队列研究(case-cohort study) 病例-队列研究是指在队列建立后,以随机抽样方法或分层随机抽样从队列中抽出一个有代表性的子队列为对照,与发生所研究疾病的病例组进行比较分析。该设计方法可解决对照的代表性不佳,以及重复选取对照的麻烦,病例组、对照组可能出现的某些不可比因素可通过统计调整解决。

资料的整理和统计分析如表 5-30。

表 5-30 病例-队列研究统计分析四格表

暴露因素	病例组(1、2、3…)	对照组(子队列)	合计
有	$a_{(1、2、3…)}$	b	a+b
无	$c_{(1、2、3…)}$	d	c+d

病例-队列研究的应用范围基本与病例-对照研究和队列研究一致。但是,由于该设计方案中不同疾病的病例组共用一个对照组,就可以在一个队列内同时进行多种疾病的病因学研究。

3. 病例-家庭对照研究(case-family control study) 探索致病基因对阐明疾病的发病机制、确定治疗与预防措施等都具有非常重要的参考价值。连锁分析(linkage analysis)是常用的致病基因定位方法,对于许多符合孟德尔遗传规律的单基因疾病,这种方法非常有效。但对于病因复杂多样的疾病(如糖尿病、冠心病和肿瘤等),由于疾病易患性基因的外显率较低,并且可能是多个基因联合作用而致病,所以连锁分析在多基因遗传疾病易感基因定位研究中的作用非常有限。以人群为基础的关联研究(population-based association study)是连锁分析之外的另一种用来研究特定遗传标志物(genetic marker)与疾病关联的一种方法。近年来,以家系为基础的关联研究(family-based association study)逐渐得到了广泛的应用,常见的病例-家庭对照研究(case-family control study)方法包括病例-父母对照研究和病例-同胞对照研究两种类型。

(1) 病例-父母对照研究(case-parental control study):是以病例的父母双亲为对照,寻找与疾病发生相关的遗传标志或者与之相邻位点上存在连锁不平衡的等位基因,评估环境暴露与基因之间的交互作用。又称为病例-父母三重研究(case-parent trios study)。

(2) 病例-同胞对照研究(case-sibling control study):是以患者及其未患病同胞作为研

究对象,对其进行基因分型调查,通过比较同胞的等位基因或者基因型,探索遗传因素是否与疾病发生相关联。

4. 病例-病例研究(case-case study) 既往流行病学病因研究中,偏重于病原学和环境因素的作用。近年来,随着遗传流行病学和分子生物学技术的发展,人们日益重视疾病的遗传病因、遗传易患性,特别是遗传因素与环境因素交互作用的研究,并发现这些作用在诸多疾病的病因中均具有重要意义。经典病例-对照研究固然可以用于分析遗传因素与环境因素的交互作用,但有学者发现并论证了不用专门设对照组,而通过对一组环境因素、易患性基因型暴露与否的 4 种不同组合病例数的计算分析,同样可以用于研究疾病的遗传、环境的交互作用,病例-病例研究(case-case study)即由此而提出。其设计模式如图 5-16,资料的整理和分析如表 5-31。

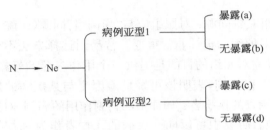

图 5-16 病例-病例研究设计模式图
其中,N:研究对象;Ne:合格的研究对象

表 5-31 病例-病例研究统计分析四格表

暴露因素	病例		合计
	亚型 1	亚型 2	
有	a	b	a+b
无	c	d	c+d

$$OR = ad/bc \qquad (式 5-17)$$

病例-病例研究主要用于同一种疾病不同病理类型间的不同遗传和环境危险因素探讨,也可用于疫苗效果评价、耐药性和遗传易患性分析等方面。

三、实施方案

(一) 研究对象的选择

研究对象选择的原则包括两个方面:①代表性原则,病例组应能代表目标人群中患该病的总体;对照组能代表目标人群中未患该病的总体;②可比性原则,病例组与对照组在年龄、性别、居住地、社会经济文化等主要人口学特征方面应均衡可比。

1. 病例组的选择 病例组研究对象的选择应满足以下三条原则。

(1) 病例诊断必须正确:被选择的病例,诊断必须正确可靠,不能将诊断不明或误诊的病例作为"病例组"研究对象。如对消化性溃疡的诊断不可单凭病史及体征,而应以胃镜和病理检查为依据;研究高血压的发病因素时应排除继发性高血压;研究宫颈癌时应以细胞学检查、病理诊断结果为诊断依据。否则会产生错误分类偏倚而低估疾病与暴露因素的关系。

（2）被选择的病例一定具有被调查"暴露因素"的可能性：被选择的病例，应具有暴露于研究因素的可能性，否则应予排除。如探讨口服避孕药物与某些疾病的关系时，对做过绝育术或因其他原因而忌用口服避孕药物者则不能选入。

（3）纳入病例应为新发病例：应纳入新发病例作为研究对象，以减少回忆偏倚等。

2. 对照组纳入对象的选择　　对照组的纳入对象的选择也应满足以下三条原则。

（1）应确诊未患"病例组"的疾病：被选择的"对照"，必须确实排除患有所研究的疾病，否则，也会出现错误分类。

（2）具有被研究"暴露因素"的接触机会："对照组"的研究对象也应具有暴露于被研究因素的可能性。

（3）原则上与病例组对象同源：对照组应与"病例组"同源（医院、社区等）。

病例-对照研究中，对照组的选择非常重要。常易因选择方法不当造成结论夸大或否定的结论。从理论上讲，设立对照组的目的是提供一个用作参照的暴露率，如病例组和对照组对某可疑危险因素的暴露率相同，表明该可疑危险因素与某疾病的发生无关。被选为对照组的条件必须是不患被调查的疾病者；如评估药物副作用的病例-对照研究中的对照组则为未发生该副作用者；在预后研究中可以同一疾病的死亡者作为"病例"，痊愈者作为"对照"；或有某种并发症者为"病例"，而无该项并发症者作为"对照"。

3. 病例组与对照组的比较方式

（1）成组法：基于与病例在某些基本特征（年龄、性别等）可比的原则，选择一定数量的对照。对照与病例的数量不需有严格的比例关系。成组法较匹配法易于实施，但不易控制混杂因素。

（2）配对法：每一个病例选择一个或几个对照，使病例与对照配成对（pair），而对照在某些重要特征（如年龄、性别等）方面应与其相配的病例相同或基本相同。这些特征称之为匹配因素（matching factor）。通过配对，可使病例组与对照组有可比性，较好地控制混杂因素。

病例与对照的比例，一般为1∶1，也可1∶2，但不超过1∶4。应注意：研究因素不能作为匹配因素。匹配的因素不宜过多，否则容易发生"匹配过度（overmatching）"，不仅影响结果的可靠性，而且造成人力、财力、物力的浪费。

4. 病例和对照的来源　　病例的来源可有两方面，一是人群中所有的病例，其优点是包括了轻型、中型、重型各型病例，代表性最好，但必须经过门诊或住院诊治，有确实可靠的诊断依据，符合统一、公认的标准，方可作为研究对象。如符合诊断标准者很多，全部纳入研究则工作量过大，可分别在轻型、中型、重型中采取分层随机抽样法抽取适当的样本含量；如考虑地区分布因素对疾病发生的影响，还可从不同的地区抽样或随机抽样，增加代表性。另一是开展研究的医院中所有的病例。

对照组原则上应与病例组有相同的来源，如同一地区、同一单位、同一家医院。倘若研究其生产或工作环境对疾病发生的影响，则对照不应来自同一环境，如研究粉尘或噪声与发病的关系，对照不应来自与病例组同一粉尘浓度或同一分贝级别的环境。在报告研究结果时，对病例及对照来源应明确说明，见表5-32。

表 5-32 病例和对照的来源

病例组	对照组
在一定范围人群中所有的病例	在该人群中随机抽样的样本
在该人群中的随机抽样病例	在该人群抽样的样本中所有的非病例或人群中的一个子样本
在该人群中各个医院诊断的全部病例	在该人群各个医院中与调查疾病无关的其他病例抽样样本
在个别医院中诊断的所有病例	在同一医院中与调查该病无关的其他病例的样本
在一所或几所医院中诊断的所有病例	与患者居住在同一街区或邻居的居民抽样的样本
以上任何一个方法选择的病例	从兄弟姐妹或患者亲戚、邻居、同学中选取对照

在病例-对照研究中,有时可设多组对照,如既选医院的患者,又选社区人群作为对照。这不仅扩大了对照的来源,减少偏倚,增强代表性;同时还可研究疾病与被研究因素在不同水平之间的关系或发现另外一些病因线索。

5. 病例组与对照组诊断手段的同一性 在一种疾病的诊断中不同的诊断方法具有不同的敏感度及特异度;如果确定病例与对照的诊断方法或手段不同,则有可能在对照组中混入轻型病例,而影响所检测的暴露率。例如,确定冠心病的诊断采用冠状动脉造影和活动平板试验阳性,而确定对照组仅依赖静息心电图试验阴性结果,则可能在对照组中混入轻型冠心病;又如确定消化性溃疡依靠病史,钡餐检查或(及)胃镜,而确定对照组只凭无典型的疼痛史,则可能在该组中混入无疼痛的溃疡患者。

6. 病例组和对照组应有统一的纳入和排除标准 患有某病的病例及非病例(对照)不一定都符合研究条件。如研究口服避孕药与缺血性心脏病的关系,在病例组及对照组中均不应把已经手术绝育者,以及有服避孕药禁忌者列为研究对象,因为这些人均无服避孕药的可能性。在研究肺癌与吸烟的联系时,患慢性支气管炎的患者不宜作为对照,因为后者与吸烟关系密切。又如要研究服用阿司匹林与某病的关系,则两组中都不应有合并慢性类风湿关节炎(常用阿司匹林)和消化性溃疡(常忌服阿司匹林)的病例,病情过重不能回答问题者在两个组中都应排除。某些疾病的发生与性别、年龄有一定关系,因此两组中的性别及年龄分布应均衡,做到性别、年龄(相差在 5 岁内)、民族、居住地区、入院日期分布相近。

(二) 样本量的估计

在病例-对照研究的设计中,对两组样本量的估算,也需先掌握或估计 4 种参数,即被研究因素在病例组和对照组各自的暴露率;比值比(OR);容许的 α 值和 β 值。根据上述参数,应用相应的计算公式估算样本量,也可查表(表 5-33)。病例组和对照组样本含量相等时统计效率最高。估计非匹配设计样本含量的公式如下。

$$n = \frac{(Z_\alpha + Z_\beta)^2 \times 2\overline{P}(1-\overline{P})}{(P_1 - P_0)^2} \qquad (式 5-18)$$

n:样本含量;P_0:对照组暴露率;P_1:病例组暴露率;$\overline{P} = (P_1 + P_0)/2$
其中,Z_α、Z_β 可根据标准正态差简表查出(表 5-34);P_1 可根据 P_0 与 OR 推算,公式为:$P_1 = OR \times P_0 \div (1 - P_0 + OR \times P_0)$。

表5-33　病例-对照研究的样本含量

（$\alpha=0.05$，$(1-\beta)=0.90$，双侧检验）

OR	对照组暴露率（P_0）						
	0.01	0.10	0.20	0.40	0.60	0.80	0.90
2.0	3 206	378	229	176	203	347	658
3.0	1 074	133	85	71	89	163	319
4.0	599	77	51	46	61	117	232
5.0	406	54	37	35	48	96	194

表5-34　标准正态分布的分位数表

α 或 β	Z_α（单侧检验）/Z_β（单侧）	$Z_{\alpha/2}$（双侧检验）
0.001	3.09	3.29
0.005	2.58	2.81
0.010	2.33	2.58
0.025	1.96	2.24
0.050	1.64	1.96
0.100	1.28	1.64
0.200	0.84	1.28
0.300	0.52	1.04

例如，为探讨病毒感染与淋巴瘤的关系，拟开展一项病例-对照研究。已知普通人群中病毒感染率 P_0 约为10％，*OR* 预期为2.0，α 定为0.05，$(1-\beta)$ 定为0.90，用公式法和查表法估算病例与对照的样本量。

已知相关参数：$P_0=10\%$，$OR=2.0$，$\alpha=0.05$，$(1-\beta)=0.90$。

先求 P_1 与 $\bar{P}$

$$P_1=OR \times P_0/(1-P_0+OR \times P_0)=2 \times 0.10/(1-0.10+2 \times 0.10)=0.182$$
$$\bar{P}=(P_1+P_0)/2=(0.182+0.10)/2=0.141$$

查表5-34，$Z_{\alpha/2}$ 为1.96，Z_β 为1.28。

代入公式得：

$$n=\frac{(1.96+1.28)^2 \times 2 \times 0.141 \times (1-0.141)}{(0.182-0.10)^2} \approx 378$$

即：病例组与对照组所需样本量分别为378人。查表5-33所得也为各需378人，与公式法计算一致。

（三）资料的收集

1. 资料来源　主要来源于设计良好的调查问卷，若医院病例记录、疾病登记报告等能够满足研究所需，也可从中摘录，对调查表进行补充。

2. 收集方法　主要通过询问调查、查阅病历等方法收集资料，最常用的是访谈、信访及电话调查等，还可以通过查阅资料来收集。

3. **调查表设计原则** 调查表的设计绝非易事,一张好的调查表的设计需要临床医学、流行病学、统计学、心理学和社会学的专家共同讨论拟定,并经反复修订和预调查后,最终形成后才可以用于正式调查。调查表设计的基本原则包括:①调查的项目要全而精;②每个项目都要有明确的定义;③所调查的每个因素要有量化标准;④项目的提问用语与回答问题的方式要使用封闭式,如二项选择,"是"与"否";⑤项目中的问题要易懂,尽量口语化等。如表5-35 所示,表中右侧的方格是用于计算机输入时编码用,调查表所列问题要经过认真考虑,要易于检出研究所需要的资料,又需通俗易懂,便于调查员询问时,各种文化程度的病例组和对照组均能理解和回答。

表5-35 吸烟史问卷调查表

吸烟史		
1. 您曾经吸过烟吗?	① 吸过 ② 没有吸过	☐
2. 吸哪一种烟?	① 有滤嘴纸烟 ② 无滤嘴纸烟	☐
3. 一天吸_____支烟?		☐☐
4. 吸入的深度是	① 吸入肺部 ② 吸入口腔 ③ 不确	☐
5. 您开始吸烟的年龄是_____岁		☐☐
6. 如果您现在已戒烟,时间有_____年		☐☐
7. 回忆过去吸烟史		☐☐
偶然吸	有_____年	
经常吸		
<5支/天	有_____年	☐☐
6~9支/天	有_____年	☐☐
10~19支/天	有_____年	☐☐
≥20支/天	有_____年	☐☐
8. 共同生活的人中有谁吸烟?	① 无 ② 配偶 ③ 子女 ④ 其他	☐

四、资料的整理与分析

(一) 资料的整理

对收集到的资料首先要进行全面检查、核对,及时补查漏失项目,将不符合要求的资料剔除或重新补查。利用这个最后机会纠正错误或补救不足,尽量保持资料的高质量与完整性。将有效的资料采用双人双录入的方式输入计算机中,确保资料正确无误的输入。

为资料的分析做准备,录入数据时并非原封不动将调查表录入,对某些数据需要根据分析工作的要求进行编码和转换,如原发性肝癌的病例-对照研究中,资料的录入有吸烟史的赋值为1,无吸烟史的赋值为0,病例组赋值为1,对照组赋值为0等。

(二) 均衡性检验

目的是检验病例组与对照组是否具有均衡性,即在研究因素以外的其他主要特征方面有无可比性。均衡性检验是病例-对照研究资料处理和分析的基础,原则上讲,只有达到均衡性,分析出病例组和对照组的暴露率差异才有意义。对确有统计学意义的非研究因素,在分析时应考虑到其对主要关联产生的可能影响,倘若这种不均衡性造成疾病与危险因素之间关联性的低估或高估,下结论时则需要进行必要的说明。

做均衡性检验时应将两组的这些特征逐一加以比较,作显著性检验,计数资料常用 χ^2 检验,计量资料常用 t 检验。如果比较组间无显著性差异,提示两组的可比性较好。表 5-36 为某研究中病例组与对照组居住年限的均衡性检验,结果显示病例组和对照组在居住年限方面的均衡性是好的。

表 5-36 病例组与对照组居住年限的均衡性检验

居住年限(年)	病例组(名)	对照组(名)	合计(名)
10~	11	12	23
25~	17	30	47
35~	31	26	57
≥40	60	51	111
合计	119	119	238

注:$\chi^2 = 4.81$, df $= 4$, $P > 0.05$。

(三)关联的统计学分析

病例-对照研究的分析方法可从简单到复杂,如先将每一个因素逐个列出 2×2 表,分析每个暴露因素和疾病之间有无联系,这就是单因素分析。单因素分析可作为对各类暴露因素的过筛,决定哪些因素和疾病之间联系具有统计学意义,然后进一步采用分层分析或多变量分析来校正混杂因素的影响,最后过筛出主要危险因素。

1. 成组病例-对照研究资料的结果分析 如果设计、资料收集时按成组方法进行,结果分析时则要按照成组比较法的要求进行。成组法资料整理的四格表见表 5-37。

表 5-37 病例组和对照组的吸烟史比较

吸烟史	病例组(名)	对照组(名)	合计(名)
有	309	208	517
无	126	243	369
合计	435	451	886

(1) χ^2 检验:分析暴露与疾病之间是否有统计学关联。

(2) 比值比(odds ratio, OR):病例-对照研究计算的是两组暴露率之间的比值,也称为优势比。OR 值的计算公式为:$OR = ad/bc$。

OR 值表示病例组暴露/非暴露比值是对照组暴露/非暴露比值的多少倍。当 OR 值大于 1 时,说明暴露因素与该疾病呈正相关,疾病的危险度增加,OR 值越大,危险性越大;OR 值小于 1 时,说明研究因素与该疾病呈负相关,疾病的危险度减少,OR 值越小,保护作用越强;当 OR 值等于 1 或接近于 1 时,说明暴露因素与患病之间无联系。

例如,表 5-37 为一项关于吸烟与食管癌关系的病例-对照研究结果整理表。

$\chi^2 = 55.5$, $P < 0.01$。表明吸烟与食管癌的发生有关联,但关联强度如何,还需要进一步计算 OR。$OR = ad/bc = (309\times243)/(208\times126) = 2.87$。表明食管癌组吸烟/不吸烟比是对照组的 2.87 倍。

2. 配对病例-对照研究资料的结果分析 成组资料中的数字表示的是病例组和对照组的人数,而配对资料中的数字则表示的是对子数。对于 1:1 的配对资料来说,表格中的数字表示 1 个病例和 1 个对照,若为 1:2 的配对资料,则表示 1 个病例和 2 个对照,在分析资料时,以对子数为基础,不拆开进行分析。

(1)1∶1配对的病例-对照研究结果计算方法:1∶1配对的病例-对照研究最为常用,其资料的整理如表 5－38。

表 5－38　1∶1配对病例-对照研究结果分析用四格表

对照	病例		合计
	有暴露史	无暴露史	
有暴露史	a	b	a＋b
无暴露史	c	d	c＋d
合计	a＋c	b＋d	t

χ^2 检验和 OR 值计算公式如下。

χ^2 检验:
$$\chi^2 = \frac{(\mid b-c \mid -1)^2}{b+c}, \text{自由度}=1 \qquad (式 5-19)$$

OR 值:
$$OR = \frac{c}{b}$$

(2)1∶M 匹配的病例-对照研究结果计算方法:M 常见的为 2、3 和 4,M 过大一方面会降低统计效能,另一方面在实际应用中也不容易配到合适的对照。现以 1∶4 匹配资料的计算为例,将其列表如表 5－39。

表 5－39　1∶4配对病例-对照研究结果分析用整理表

病例暴露史	对照暴露史				
	四个均有	三个有一个无	二个有二个无	一个有三个无	四个均无
有	a	b	c	b	e
无	f	g	h	i	j

χ^2 检验和 OR 值计算公式如下:

χ^2 检验:
$$\chi^2 = \frac{\left[\mid e-E_{(e)}+d-E_{(d)}+c-E_{(c)}+b-E_{(b)} \mid -\frac{1}{2} \right]^2}{V_{(e)}+V_{(d)}+V_{(c)}+V_{(b)}} \qquad (式 5-20)$$

其中: $E_{(e)}=\frac{1}{5}(e+i)$, $V_{(e)}=\frac{4}{5^2}(e+i)$; $E_{(d)}=\frac{2}{5}(d+h)$, $V_{(d)}=\frac{6}{5^2}(d+h)$; $E_{(c)}=\frac{3}{5}(c+g)$, $V_{(c)}=\frac{6}{5^2}(c+g)$; $E_{(b)}=\frac{4}{5}(b+f)$, $V_{(b)}=\frac{4}{5^2}(b+f)$。

OR 值:
$$OR = \frac{b+2c+3d+4e}{i+2h+3g+4f}$$

(3) OR 值的置信区间计算:由于 OR 值仅仅是一个点估计值,存在抽样误差。因此,还要计算 OR 值的 95％或 99％置信区间(95％ CI 或 99％ CI),表示计算出的 OR 值 95％或 99％的可信范围是在置信区间之间,计算公式为: OR_U, $OR_L = OR^{(1\pm Z/\sqrt{\chi^2})}$。

OR_U 为上限，OR_L 为下限，95％置信区间时 $Z=1.96$，99％置信区间 $Z=2.58$。

如果 OR 值的置信区间包含 1，则表明暴露因素与疾病的联系不明显或暴露所致疾病的危险性并不明显高于对照。

例如，对资料所得 OR 值进行 95％置信区间的估计，$OR_L=2.18$，$OR_U=3.78$。表明吸烟者比不吸者发生食管癌风险的 95％可信范围在 2.18～3.78 倍之间。

（四）混杂因素作用的估计

病例-对照研究中，为消除混杂因素的影响，经常采用分层法，即可按混杂因素有无分做两层，在每层中比较病例组和对照组中暴露因素的分布（表 5 - 40）。如有若干混杂因素，即可分成若干亚层（如 i 层）。分层后各亚组的 OR 经过一致性检验，如一致者，即可计算总的 OR，这种方法实际上是对易混淆变量的统计学校正法。系 1959 年由 Mantel 和 Haenszel 提出来的，故称 Mantel-Haenszel 法。所计算出的 Mantel-Haenszel OR（简称 OR_{MH}）系对混杂变量校正后的合并 OR。如在吸烟和食管癌关系的研究中，考虑饮酒可能是一个混杂因素，那么就可按饮酒与否进行分层调整，然后计算分层合并后的调整 χ^2 和 OR 值，分析消除饮酒作用后，吸烟与食管癌是否仍然存在关联。

表 5 - 40　病例-对照研究分层资料整理表

暴露史	i 层		合计
	病例	对照	
有	a_i	b_i	n_{1i}
无	c_i	d_i	n_{0i}
合计	m_{1i}	m_{0i}	t_i

其合并的 OR 和 χ^2 计算方法如下：

$$\chi^2_{MH} = \left[\left| \sum a_i - \sum E(a_i) \right| - 0.5\right]^2 \Big/ \sum V(a_i) \qquad \text{（式 5 - 21）}$$

$$OR_{MH} = \sum (a_i d_i / t_i) \Big/ \sum (b_i c_i / t_i)$$

（五）剂量反应关系的计算方法

在病例-对照研究中研究暴露因素和疾病的联系，除应用上述 χ^2 和 OR 的计算来表示是否有统计学的关联，以及关联强度外，还可探讨有无剂量反应关系（dose-response relationship），即是否随着暴露剂量的逐渐增加，其 OR 值也逐渐增高，呈剂量反应关系，这也是病因学研究中非常重要的依据。剂量反应关系有无统计学意义可作趋势检验（表 5 - 41）。例如，1956 年 Doll 和 Hill 在开展男性吸烟与肺癌关系的病例-对照研究中发现，将研究对象按每日吸烟量分为四级（0、1～4 支、5～19 支、≥20 支），随着每日吸烟支数的增加，发生肺癌风险的 OR 值从 8.10、11.52，增加到 17.93，趋势 $\chi^2=40.01$，$P<0.01$。表明随着吸烟量的增加，发生肺癌的风险也明显增大，呈现出明显剂量效应关系。

表 5-41　剂量反应关系的趋势检验计算表

暴露水平	病例	对照	共计
X_0	a_0	b_0	m_0
X_1	a_1	b_1	m_1
…	…	…	…
X_i	a_i	b_i	m_i
合计	n_i	n_i	n

χ^2 趋势检验：
$$\chi^2 = [T_1 - (n_1 T_2/n)]^2 / \text{Var} \qquad \text{(式 5-22)}$$

其中：$\text{Var} = n_1 n_2 (n T_3 - T_2^2)/n^2(n-1)$，$T_1 = \sum_{i=0}^{i} a_i \chi_i$，$T_2 = \sum_{i=0}^{i} m_i \chi_i$，$T_3 = \sum_{i=0}^{i} m_i \chi_i^2$

（六）多变量分析

应用分层 Mantel-Haenszel 方法来平衡混杂因素的作用，只能消除个别已知的混杂因素，所需样本量大，随着分层增多，有的格子中甚至会出现零，这会造成计算困难或结果不可靠，而且对连续性变量只能用等级分层法，常出现分组不合理的情况。20 世纪 60 年代起 logistic 回归模型(logistic regression model)得到广泛应用，目前已成为现代流行病学危险因素研究的最常用方法之一。在病因和发病因素的研究中，危险因素和疾病的关系是非常复杂的，各种危险因素之间可以互相影响，对结果的影响也不相同。采用 logistic 回归模型进行多变量分析，能在复杂关系中平衡多种混杂因素的作用，进一步筛选出主要的危险因素，估计各因素的独立或联合作用，且能够从分层或分组的邻近等级中获得信息，使 OR 值估计更为可靠。logistic 回归模型分析需要借助于计算机进行复杂的运算。配对资料需要用条件 logistic 回归模型分析，不配对资料可用非条件 logistic 回归模型程序。除此之外，多元回归、逐步回归等均可选用于多因素分析。

五、常见的偏倚及控制方法

病例-对照研究是一种回顾性研究，容易产生偏倚。因此，识别和控制偏倚在病例-对照研究设计、实施和资料分析的全过程中都是尤为重要的。常见的偏倚包括选择偏倚、信息偏倚和混杂偏倚。

（一）选择偏倚

选择偏倚(selection bias)是指由于选入的研究对象和未选入的研究对象在某些特征上存在差异而引起的误差。

1. 入院率偏倚(admission rate bias)　又称 Berkson 偏倚。当选取医院的患者作为病例和对照时，若对照选自医院的其他病例，可因入院率不同，入院者的危险因素在身患多种疾病的患者中会更多些，从而导致结论产生偏倚。为更好地理解 Berkson 偏倚，举例如下。

某项临床科研计划探索 A 病同 C 因素的关系，A 病例取自医院；同时，又从同院某病区随机抽取相应人数的 B 患者作对照。

A 病在人群中约有 5 000 例，B 患者也有 5 000 例，某因素 C 在 A 患者和 B 患者中各占 15%，并假定 A、B、C 三者间无任何关联(表 5-42)。

表5-42 人群中C因素在A、B两病患者中的分布

病种	有C因素(名)	无C因素(名)	总人数(名)
A病	750	4 250	5 000
B病	750	4 250	5 000

计算A病同C因素关系的 OR 值：$OR = \dfrac{750 \times 4\,250}{4\,250 \times 750} = 1.0$，表明C因素与A病无关联。

现假设A病、B病入院率不同，分别为60%及25%，同时具C因素也有一定的入院率，为40%。现就上述不同的入院率计算住院患者：

A病有C因素人数：$(750 \times 60\%) + [(750 - 750 \times 60\%) \times 40\%] = 570$

B病有C因素人数：$(750 \times 25\%) + [(750 - 750 \times 25\%) \times 40\%] = 413$

A病住院的无C因素人数：$(5\,000 - 750) \times 60\% = 2\,550$

B病住院的无C因素人数：$(5\,000 - 750) \times 25\% = 1\,063$

整理上述结果如表5-43所示。然后重新计算A病同C因素关系的 OR 值：$OR = \dfrac{570 \times 1\,063}{2\,550 \times 413} = 0.575$，表明C因素存在降低了A病的发病风险。

表5-43 医院中C因素在A、B两病患者中的分布

病种	有C因素者(名)	无C因素者(名)	总人数(名)
A病(病例)	570	2 550	3 120
B病(对照)	413	1 063	1 476

从表5-42，5-43结果看，人群中A病同C因素本无关联，而以医院病例作为样本所得观察结果C因素是A病的保护因素。可见入院率偏倚的存在和作用大小。因此，要尽量在一般人群中或在多个医院、多个科室中随机选择研究对象。

2. **现患病例-新病例偏倚**（prevalence-incidence bias） 又称Neyman偏倚，是指在进行病例-对照研究时，所选择的病例组往往只是研究期间的现患病例，因患该病而死亡的病例或者病程短、症状轻、已经痊愈的病例常常无法入选，从而影响了样本的代表性。例如，肝癌研究中，由于不易早期发现而病程又比较短，所选择的往往只是手术和化疗期间的病例。又如在医院内心肌梗死患者中调查大量饮用咖啡者心肌梗死发病的危险性是否提高？得出大量饮用咖啡对心肌梗死发病并无影响的结论。但有研究报道大量饮用咖啡者心肌梗死发病危险性是对照的两倍，这主要是因为前一研究中50%心肌梗死患者入院前就死亡了，所调查的对象只是心肌梗死后的幸存者。防止这种偏倚的方法应是选择新发病例作为研究对象。

3. **检出症候偏倚**（detection signal bias） 也称暴露偏倚（unmasking bias）。主要是由于患者常因某些与致病无关的症状就医，从而提高了早期病例的检出率，致使过高地估计了暴露程度而产生的偏倚。在某病例-对照研究中，发现子宫内膜癌患者发病前使用雌激素者要比对照组高9倍，从而推断服用雌激素可导致子宫内膜癌。但后续许多研究却否定了雌激素与子宫内膜癌发病有关，先前的错误结论主要是由于服用雌激素后阴道出血导致就诊机

会增多使无症状的子宫内膜癌的检测率提高造成的假象。克服这类偏倚的方法主要是收集早期、中期、晚期各类病例。

（二）信息偏倚

信息偏倚（information bias）是指在收集资料的过程中由于测量暴露与结局的方法有缺陷而造成的系统误差。这种偏倚既可以来自被调查者，也可以来自调查者本身。

1. 回忆偏倚（recall bias）　病例-对照研究主要是回顾性调查研究对象既往的暴露情况，由于被调查者记忆不准确或不完整造成结论的系统误差。有研究显示，人们对一件普通事情正常的记忆在两周之后就会逐渐减退，调查时事件的发生不可能全在两周之内，尤其是慢性疾病发生的潜隐期往往在数年甚至数十年以上，这就不可避免地造成了回忆偏倚。这也是病例-对照研究最主要的偏倚和局限性之一。

因此，要尽量选用新病例，利用客观的记录资料，并重视问卷的提问方式和调查技巧。如调查药物服用史可使用药物图片辅助询问，最好有病史卡，服药记录等客观凭证来佐证患者的回答资料。从而减少回忆偏倚对研究结果的影响。

2. 调查偏倚（investigation bias）　病例对照调查时，对两组患者的调查方法不一致造成的系统误差。这种偏倚既可以来自被调查者，也可以来自调查者本身。如采用病史记录作为病例-对照研究分析资料时，常造成此类调查偏倚。因为询问病史的实习医师和住院医师知道某些因素和某病发生有关，在询问病例组病史时特别仔细，常有阳性的记录；而在询问对照组的有关某因素时，因为医师们知道该因素和对照病例无关，询问马虎，阴性结果多，从而产生偏倚。同样，询问病例和对照的有关病史，询问者知道谁是病例，谁是对照，并且也知道科研的目的，也会产生这类偏倚。或者病例组和对照组使用不同调查员询问病史或对病例和对照询问方式不同，也有可能产生这类偏倚。另外，被调查者对疾病知识了解程度也可发生这类偏倚。如欲研究类风湿关节炎患者的家族史，发现类风湿关节炎的患者比对照组更有可能提供阳性家庭史。然而，再从病例家中未患该病的同胞兄弟姐妹中调查，则阳性家庭史和对照相比，这种联系就不存在了。要尽量采用客观指标，严格培训调查员，由同一调查员完成病例和对照的调查，引入第三方调查机构采用盲法调查等技术，都是克服调查偏倚的重要手段。

（三）混杂偏倚

混杂偏倚（confounding bias）是指外部变量全部地或部分地掩盖了或夸大了所研究的暴露因素和研究结果间的真实联系。这类偏倚可在资料分析时用统计学的方法发现并加以消除。

1. 匹配　匹配（matching）是为了消除混杂因素的影响而被经常使用的一种方法。配对方法是为一个病例匹配一个或多个对照，除研究因素外使两组某些因素尽量相同。许多因素可作为配对的条件，如年龄、性别、种族、入院日期、职业等。但和研究因素经常并存的因素切不可作为配对因素，否则要造成配对过度（overmatching）而降低研究效率。

2. 分层　应用分层方法消除混杂因素影响见以下实例：研究饮酒和心肌梗死之间的关系时，发现他们有统计学的联系，见表 5-44。那么吸烟是否为混杂因素？则可以对吸烟采用分层方法进行分析，见表 5-45。分层分析后发现饮酒和心肌梗死之间并无联系，从而证实吸烟是个混杂因素，因此分层可消除混杂因素的影响。

表5-44 饮酒与心肌梗死关系的病例-对照研究结果

饮酒史	病例组（名）	对照组（名）	合计（名）
有	71	52	123
无	29	48	77
合计	100	100	200

注：$\chi^2 = 7.26$，$P < 0.01$，$OR = 2.26$。

表5-45 饮酒与心肌梗死关系经吸烟与否分层后的结果

饮酒史	吸烟		不吸烟	
	病例组（名）	对照组（名）	病例组（名）	对照组（名）
有	63	36	8	16
无	7	4	22	44
合计	70	40	30	60
		$OR = 1$		$OR = 1$

3. 多因素分析 可采用 logistic 回归、多元回归、逐步回归等多变量分析方法，消除已知和未知的多种混杂因素。

六、病例-对照研究的优缺点

（一）优点

（1）适用罕见疾病、潜伏期长疾病的研究。如研究罕见病采用前瞻性队列研究方法则需要相当大的样本数，而采用回顾性病例-对照研究需要样本少。例如，要研究孕妇服用雌激素后胎儿发生先心病的危险性是否增高，假设未服用雌激素的妇女中每产出 1 000 婴儿中有 8 个患先心病，用前瞻性研究则需要调查服用该药的与未服用该药的妇女各 3 889 例，而病例-对照研究则只要调查病例和对照各 188 例即可，因此前瞻性调查所需例数要比病例对照调查多 20 倍。因此病例-对照研究是罕见病病因研究的首选设计方案。

（2）研究时间短，所需人力、物力较少，容易组织实施，出结果快。

（3）可以同时研究多个暴露因素与某种疾病的关联，特别适合探索性病因研究。

（4）应用广泛，不仅用于病因探索，而且广泛应用于其他健康事件的原因分析。

（二）缺点

（1）获取既往暴露信息时，难以避免回忆偏倚。

（2）研究对象选择时难以避免选择偏倚。

（3）不能确定暴露和非暴露人群中疾病的发病率，不能直接分析 RR，只能计算出近似的危险度，即 OR 值。

（4）因为暴露与疾病的时间先后常常难以判定，论证因果关系的能力没有队列研究强。

（5）不适合用于研究人群中暴露比例很低的因素。

（闫永平 王 波）

第七节 横断面研究

一、横断面研究的基本概念及特点

(一) 概念

横断面研究(cross-sectional study)又称现况研究,是在特定的时间内研究特定范围的人群中疾病或健康状况和有关因素的分布,并描述有关因素与疾病或健康状况关系的一种流行病学研究方法。即调查某一时间断面,某一特定范围人群中的个体是否患病、是否具有某些因素(或特征),以及疾病和因素分布的特征及其相互关系,为深入研究提供线索和病因学假设。

由于从研究起止时间上来说,横断面研究收集的资料局限于特定的时间断面,所以称横断面研究或横断面调查。从观察分析指标来说,因这种研究所得到的频率指标一般为特定时间内调查人群某种疾病或因素的现患频率,故也称之为现患率研究(prevalence study)。

(二) 类型

根据横断面研究对象涉及范围大小,可分为普查(census)和抽样调查(sampling survey)。

1. 普查

(1) 概念:普查(census)即全面调查,是指为了解某人群某病的患病率或健康状况,在特定时点或时期内、特定范围内的全部人群(总体)作为研究对象的调查。特定时间一般指较短时间。一般为几天或 1~2 个月,最长不宜超过 3 个月。

普查可以是对某个人群中的某种事件进行的全部调查;也可以是以发现某种人群内某种疾病的全部现患者,特别是临床前期的患者为目标的调查,这种调查也常称为筛查。

(2) 普查的目的与用途:①了解某人群中某种疾病或某危险因素的分布情况。普查可以全面了解疾病在普查范围内的不同地区和人群中的分布,获得疾病患病率和流行特征,为病因研究提供线索,也可为疾病防治工作提供依据。如某人群的高血压、糖尿病、冠心病患病情况,某地区的结核杆菌感染情况等。②早期发现患者,以达到早期诊断和早期治疗的目的。即通过普查,筛检疾病,从而早期发现患者,为提高治愈率,减少病残或减少劳动力丧失提供前提。③了解慢性感染性疾病的患病及急性传染病的疫情分布。如高血压普查,及在血吸虫病疫区开展对血吸虫病普查。④了解人群的营养状况及生长发育情况。如营养状况普查,某农村地区青少年生长发育情况普查等。⑤了解人体各类生理、生化指标的正常值范围。如血脂、血色素范围,青少年碱性磷酸酶的范围等等。

(3) 开展普查所必备的条件:①一定有明确的普查目的,如早期发现病例并及时给予治疗等。②所普查的疾病患病率较高,可以在短时间内得到足够的病例,从而有较高的普查效益。③疾病筛检的方法安全、简便,容易被接受,同时敏感度和特异度较高。④要有足够的人力、物资和设备用于发现病例并给予及时诊治。

2. 抽样调查

(1) 概念:抽样调查(sampling survey)是指从某个人群总体(即根据研究目的所确定的研究对象的全体)中按照一定原则随机抽取一定数量的有代表性的个体(统计学上称为

样本)进行调查,然后用这部分样本的调查结果,推算出人群中某病的患病率或某些特征的情况。在流行病学调查研究中,倘若目的不是单纯为了早发现、早诊早治,而是要揭示疾病的分布规律,则可用抽样调查方法进行调查。这是以小测大,以局部估计全体的调查方法。

(2) 抽样调查的原则:抽样调查的关键在于样本的代表性,为了确保样本的代表性,应遵循以下三条基本原则。①随机化抽样:即待抽样的源人群中的每一个对象都有同等的机会被选中作为调查或研究对象。样本的代表性是抽样调查结果是否真实可靠的关键环节,而抽样的随机化原则是确保样本代表性的关键步骤。②足够样本量:即样本应达到一定数量。如果样本量太小,抽样误差就比较大,所抽取的样本缺乏代表性,所获得的研究结果精确性差,难以推断总体的情况;此外,样本量越小,检验功效(效能)越低,越容易出现"假阴性"结果。倘若样本量太大,虽然可在一定程度上降低抽样误差,但由于研究对象过多,不仅造成人力、物力和财力浪费,而且工作量大,如设计不严格的话,可以影响研究结果的准确性。③研究对象变异程度较小:研究对象之间的变异程度越小,所抽取样本的代表性就越好;反之,样本的代表性就相对较差。

(3) 抽样调查的用途:①用于描述疾病或与健康相关事件在不同时间、不同地区和不同人群的分布特征;②为研究影响疾病与健康的相关因素提供线索;③为制订疾病治疗和预防措施提供科学依据,并用于考核、评价预防措施的效果;④可用于衡量一个国家或地区医疗卫生水平及居民健康状况。

(三) 特点

1. **横断面研究一般在设计阶段不设对照组** 横断面研究在设计和资料收集阶段不需要设立专门的对照组,而是根据研究目的确定研究对象后,调查研究对象在某一特定时点上的暴露(特征)与疾病状态,而不是根据暴露状态先进行分组,然后收集研究对象的资料。但在资料整理处理与分析阶段,可根据研究对象的暴露(特征)的状态或疾病的状态进行分组比较。

2. **横断面研究的特定时间** 横断面研究关注的是某一特定时点上或某一特定时期内,某群体中疾病与健康状况、暴露与疾病的联系等。设定较为严格的时点是保证在调查和收集资料期间,所研究的疾病状态或影响因素不会发生太大变化,以获得较为准确的人群患病或暴露状况。例如,普查(横断面调查的时点)为某年 7 月 1 日 0 时 0 分,具体人口普查开展时间为某年 7 月 1 日 0 时 0 分之后的一个月内完成。

3. **横断面研究在确定因果联系时受到限制** 一般而言,横断面研究所揭示的是暴露与疾病之间的统计学联系,仅为因果联系提供线索,是分析性研究的基础,而不能据此做出因果推断。其理由有两个:第一,在横断面研究中,暴露(因)与疾病(果)同时出现在某一时点或时期,很难回答是因为暴露于该因素而导致该病,还是由于该病而出现这种因素,即现况研究不能确定暴露与疾病之间的时序关系;第二,在现况研究中,所研究疾病病程短的患者(如迅速痊愈或很快死亡),很难入选到一个时点或一个短时期的研究中,这样的研究包括的是存活期长的患者,而存活期长与存活期短的患者,在许多特征上可能会很不同,这种情况下,经研究发现与疾病有统计学关联的因素有可能是影响存活的因素,而不是影响疾病发生的因素。

4. **对研究对象固有的暴露因素可以做因果推断** 如性别、种族、血型、基因型等因素,在疾病发生之前就存在,且不会因是否患病而改变,则在排除和控制了可能存在偏倚的情况下,横断面研究可以提供相对真实的暴露(特征)与疾病的时序关系,从而进行因果推论。

5. 横断面研究用现在的暴露(特征)来替代或估计过去情况的条件　在结果的解释时,常常会以研究对象目前的暴露状态或特征来估计其过去的暴露状况,以便对研究结果做出专业上更有意义的推论。但需要符合如下前提:现在的暴露或暴露水平与过去的情况存在着良好的相关关系,或已被证明变化不大。已知研究因素的暴露水平和变化趋势或规律,以此趋势或规律来估计过去的暴露水平。回忆过去的暴露或暴露水平极不可靠,而现在的暴露资料可以用来估计过去的暴露情况。

6. 分析和评价指标一般为患病率　横断面研究所调查的患者为特定时点或时期某特定人群中的新旧病例,因此,在一般情况下所得到的疾病频率为患病率。

7. 定期重复的现况研究可以获得发病率资料　两次现况研究现患率之差除以两次现况研究之间的时间间隔,即是该时期的发病率。采用这种方法的要求是两次现况研究之间的时间间隔不能太长,在该时间范围内发病率变化不大,且疾病的病程稳定。采用这种方法避免了通过长期随访监测研究对象来获得发病率资料。

(四) 应用

开展现况研究可描述目标群体疾病或健康状况的分布,提供疾病病因研究的线索外,现况研究的应用还包括:

1. 确定高危人群　确定高危人群是早发现、早诊断、早治疗的首要步骤,是疾病预防控制中的一项极其重要的措施。横断面研究可以识别某一特定人群中某病的高危人群,针对病因采取有效干预措施以防止该病的发生与发展。例如,为了预防与控制脑卒中的发生,需要将目标人群中的高危人群鉴别出来,目前认为高血压是脑卒中的重要危险因素。在目标人群中开展横断面研究,发现该人群中所有高血压患者,将其确定为高危人群,给予有效的血压控制和监测,从而达到预防和控制脑卒中发生的目的。

2. 发现患者、可疑患者和病原携带者　通过横断面研究,可以在特定人群中发现患者、可疑患者和病原携带者,达到早发现、早诊断和早治疗的目的,提高疾病诊疗的效果。如在男男同性恋人群中,开展 HIV 筛查。

3. 评价疾病监测、预防接种等预防措施的效果　在疾病监测、预防接种的实施过程中,通过在不同阶段重复开展现况调查,既可获得开展其他类型流行病学研究的基线资料,也可通过对不同阶段患病率的比较,对防治策略、干预效果等进行评价。

二、横断面研究的设计与实施

在实际工作中设计和实施是开展横断面研究的两个主要步骤。良好的设计方案是保证横断面研究成功实施的前提,也是研究获得成功的保证。横断面调查的实施应严格按设计执行。横断面调查的主要步骤如下。

(一) 明确目的

开展横断面研究,首先要明确研究目的。研究目的是横断面研究设计的核心,必须明确本次现况研究要达到什么目的、解决什么问题、对该问题的进一步研究有什么促进作用。研究者可根据日常工作中遇到的、需要解决的问题或难题提出研究目的,也可通过查阅文献资料,或者两者结合提出科学假设,根据假设提出明确的研究目的。

（二）确定研究对象

根据研究目的,对调查对象的人群特征、地域范围,以及时间点进行明确的规定,并结合实际情况明确在目标人群开展调查的可行性。研究对象可以为某个区域内的全部居民,如西安市新城区全体居民,也可以是全部人群的一部分,如老年人,即选择区域内≥60岁者;既可以为某一特定时点、地点的人员所组成,如某年、月、日在某医院门诊就诊的个体;也可以采用某些特殊群体作为研究对象,如接触某化学物质的工作者作为研究对象来研究皮肤癌等。

（三）确定类型

横断面研究分为普查和抽样调查两种,依据具体的研究目的确定采用普查还是抽样调查。

（四）确定样本量和抽样方法

1. **样本量**   样本量是开展抽样调查时必须考虑的问题。样本过大,则工作量过大,浪费人力、物力,而且易因调查不够细致而造成偏倚。样本过小,则样本的代表性差。

（1）与样本量大小确定有关的因素包括以下几个方面:①预期现患率,预期现患率或阳性率高,所需样本小;②对调查结果精确性的要求,结果的精确性愈高,即容许误差越小,对样本量要求越大;③要求的显著水平(α),α值越小,也就是显著性水平要求越高,样本量要求越大;④把握度（检验效能）,要求的把握度越大,所需的样本量越大。

（2）样本量大小的估计:样本量估算方法主要有两种:一种是计算法,即根据已知条件代入公式计算样本含量,这种方法较常用;另一种是查表法,即根据已知条件查样本例数估计表来确定样本含量,该方法因受到列表的限制,相对少用。

● 计算法。数值变量资料样本量的估计:通过抽样调查了解人群中某些指标（如血压、总胆固醇、身高、体重等）的分布情况和变化规律时,单纯随机抽样样本含量估计的计算公式如下。

$$n = \left(\frac{Z_\alpha S}{d}\right)^2 \qquad (式 5-23)$$

式中,n为样本含量;S为总体标准差的估计值;d为容许误差,即样本均数与总体均数的差值,是调查设计者根据实际情况规定的,一般以10%(0.1)计算或者95%置信区间的一半进行估算。Z_α为检验水准α下的正态临界值。

当α通常取0.05时,$Z_\alpha = 1.96 \approx 2$,上述公式可以写成:

$$n = \frac{4S^2}{d^2} \qquad (式 5-24)$$

分类变量资料样本量的估计:对率（符合二项分布）进行单纯随机抽样时,样本含量估计的计算公式如下。

$$n = \frac{t^2 PQ}{d^2} \qquad (式 5-25)$$

式中,n为样本含量;P为总体率的估计值,可根据预调查或依据相近地区人群的情况确定；$Q=1-P$；t 为显著性检验的统计量（$\alpha=0.05$ 时，$t=1.96\approx2$；$\alpha=0.01$ 时，$t=2.58$）。

当 $d=0.1P$，$\alpha=0.05$ 时，该公式可简化为：$n=400\times\dfrac{Q}{P}$ （式 5-26）

当 $d=0.15P$，$\alpha=0.05$ 时，该公式可简化为：$n=178\times\dfrac{Q}{P}$ （式 5-27）

当 $d=0.2P$，$\alpha=0.05$ 时，该公式可简化为：$n=100\times\dfrac{Q}{P}$ （式 5-28）

在计算样本量估计值时应注意的问题：

首先，上述计算公式仅适用于呈二项分布性质的资料，当拟调查的疾病的预期患病率等指标的阳性率不太大或不太小时适用，即要求 $n\times P>5$，$n\times(1-P)>5$。如果 $n\times P\leqslant5$，则宜采用 Poisson 分布方法估计样本量，计算公式如下：

$$n=\frac{Z_\alpha^2}{4(\sin^{-1}\sqrt{P'}-\sin^{-1}\sqrt{P})^2}$$ （式 5-29）

式中，P 同样是估计的总体患病率，P' 是样本患病率，其值由容许误差 d 决定，即 $P'=P\pm d$，Z_α 为检验水准为 α 时所对应的 Z 界值，分为单侧和双侧检验。

此外，如果采用整群抽样方法，由于整群抽样的误差较大，需要在上述样本量估计值的基础上再增加 50%。

* 查表法。二项分布资料样本量的估计：表 5-46 是不同预期现患率（或阳性率）和容许误差时所需的样本量大小（$\alpha=0.05$）。但当患病率或阳性率明显低于 10% 时，不能使用此表估计样本量。

表5-46 不同预期现患率（或阳性率）和容许误差时的样本大小

预期现患率（或阳性率）	容 许 误 差		
	0.1 P	0.15 P	0.20 P
0.050	7 600	3 382	1 900
0.075	4 933	2 193	1 328
0.100	3 600	1 602	900
0.150	2 264	1 009	566
2.200	1 600	712	400
0.250	1 200	533	300
0.300	930	415	233
0.350	743	330	186
0.400	600	267	150

Poisson 分布资料样本含量的估计：如果所研究疾病的患病率很低（<1%），如肿瘤，往往以万或十万为基数计算发病频率，或者属于罕见病，如人群中出生缺陷、多胞胎、染色体异常等，在自然环境较均衡的范围内，这类疾病的分布一般服从 Poisson 分布，此时可用 Poisson 分布期望可信限表估计所需样本含量（表 5-47）。

表 5-47 Poisson 分布期望值可信限简表(部分)

期望病例数	95%置信区间		90%置信区间	
	下限	上限	下限	上限
0	0.00	3.69	0.00	3.00
1	0.025 3	5.57	0.051 3	4.74
2	0.242	7.22	0.355	6.30
3	0.619	8.77	0.818	7.75
4	1.09	10.24	1.37	9.15
5	1.62	11.67	1.97	10.51
6	2.20	13.06	2.61	11.84
7	2.81	14.42	3.29	13.15
8	3.45	15.76	3.93	14.43
9	4.12	17.08	4.70	15.71
10	4.30	18.29	5.43	16.96
11	5.49	19.68	6.17	18.21
12	6.20	20.96	6.92	19.44

例如,某地区要进行胃癌横断面调查,以获得本地区的胃癌患病率。参考相邻地区的同类研究,估计胃癌的患病率为 20/10 万,问应随机抽取多少人?

若要使调查结果至少有 1 例或 1 例以上的病例出现,查表 5-47 可知,95% 可信限下限为 1.09 时,期望病例数为 4 例,要达到调查结果中期望有 4 例胃癌患者出现,则有 $4:X=20:10$ 万的比例式式成立,故 $X=4/20×10$ 万 $=20\,000$ 人,即要在 95% 可信限上获得该地区胃癌现患率的样本估计数据,至少应抽样调查 20 000 人。但在实际工作中,可适当增加样本含量,以免估计的患病率与实际情况存在误差。为简化起见,可粗定为放大随机抽样样本量的 1/2。

2. 抽样方法 抽样可分为非随机抽样和随机抽样,随机样本须遵循随机化原则,即保证总体中每个个体都有已知的、非零概率被选为研究对象,以保证样本的代表性。若样本量足够大、调查数据可靠、分析正确,则可以将调查结果推论到总体。

(1) 单纯随机抽样(simple random sampling):也称简单随机抽样,就是使研究人群中的每一个体都有同等机会被抽中而成为研究对象。简单随机抽样是最简单、最基本的抽样方法。

常用的做法是对每个研究对象逐一编号,然后用随机数字表、抽签或通过计算机随机等方法抽取研究对象。如某班级有 100 名学生,需要从中随机抽取 30 名参加某项活动。第一步先将 100 名学生逐一编号(0～99);然后查随机数字表,从任意行任意列的一个随机数字开始向任意方向依次读取 30 个随机数,每个随机数取末位两位数组成,有相同的数则跳过。所读取的这 30 个随机数对应的是被随机抽中学生的编号。

单纯随机抽样是其他所有抽样方法的基础,不需专门工具,对于小样本调查研究其应用简便、易行。缺点是不适于样本量很大的研究,因为抽样前调查者需要知道全部被调查对象的名单及编号,当样本量相当大时,工作量很大,很难做到。这种方法也不适用于那些个体差异很大的研究对象的抽样,因为在这种情况下,需要大样本量才有代表性。在抽样比例较小、样本量也较小时,用此法所得样本的代表性较差。

单纯随机抽样的抽样误差,即样本平均值的标准误,可反映调查的精确度,并可估计总

体参数。对于定量指标的误差,其计算公式如下:

$$s_{\bar{x}} = \sqrt{\left(1 - \frac{n}{N}\right)\frac{s^2}{n}}$$ (式 5 - 30)

式中,$s_{\bar{x}}$ 为样本均值标准误;S 为标准差;n 为样本大小;N 为总体人数。

由上式可看出,样本均值的随机误差与调查资料的变异(标准差)大小成正比,与样本大小的平方根成反比。

若计算样本率的误差时,其计算公式如下:

$$s_P = \sqrt{\left(1 - \frac{n}{N}\right)\frac{P(1-P)}{n-1}}$$ (式 5 - 31)

式中,s_P 为样本率的标准误;P 为调查计算出来的阳性率或患病率;n 为该组的调查人数;N 为总体人数。

随机误差越小,样本均值越接近总体的均值。可通过分层抽样的方法即通过减少调查资料的变异,增大样本量及通过恰当地区分调查对象的特征等方法来减少标准误。

(2) 系统抽样(systematic sampling):又称机械抽样,是按照一定顺序,机械地每隔若干单位随机抽取一个单位的抽样方法。作系统抽样时先要决定按什么比例抽样,以及从哪个单位开始抽样。例如,总体有 50 000 个单位,决定抽取 1 000 个单位,则抽样比例为每 50 个单位中抽一个。抽样不一定从 1 开始,可以从 1~50 号中随机抽出 1 个作为起点,以后每隔 50 个号再抽一个。

系统抽样的优点有:①可在不知道单位数的情况下进行。例如,想抽取一年中所有新生儿的一个样本,不必准确了解一年中新生儿数量,可以根据估计而确定抽样间隔。②在现场中较易进行。③样本是从分布在总体内部各部分的单元中抽取的,分布比较均匀,代表性较好。缺点是:倘若总体中各单位分布呈周期性趋势,而样本抽取间隔恰好与此周期或其倍数吻合,则可能使样本产生偏差。例如,疾病的时间分布、季节性、调查因素的周期性变化等,若忽视这种规律,就会使结果产生偏倚。

系统抽样标准误的计算可用单纯随机抽样的公式代替,进而估计样本量。

(3) 分层抽样(stratified sampling):是指先将总体按某种特征(如年龄、性别或疾病严重程度)分为若干次级总体(层),然后再从每一层内进行单纯随机抽样,组成样本。

分层抽样又分为按比例分层抽样和最优分配分层随机抽样。按比例分配(proportional allocation)分层随机抽样各层内抽样比例相同,如每层均抽 10% 的研究对象;最优分配(optimum allocation)分层随机抽样,是按特定要求或针对各层的特点,在不同层抽取样本的比例不同。如在一个较大地区调查儿童身体发育的某项指标情况,可划分经济条件好、中、差等几个层,再按各层比例确定抽样的数量。这样就可使每层中观察值的变异度小些,样本的代表性加强,多层间还可作比较分析。

分层抽样的优点:①分层抽样的精确度比单纯随机抽样要高,因为研究前先将研究人群分层,并要求各层内的个体差异越小越好,而层间差异越大越好,所以可提高整个样本的精确度,抽样误差比单纯随机抽样小;②若精确度为一定时,其样本量也较单纯随机抽样小;③各层之间很容易对比;④为适应研究目的,所抽取的各层样本量可作调整。

分层抽样的缺点是,所获结论仅适用于分层条件相同的其他对象。另外,因抽样的需要,抽样前要有完整的研究人群的所需资料,所以也增加了工作的难度。

(4) 整群抽样(cluster sampling):是从总体中随机抽取若干群组,抽取其中部分群组作为观察单位组成样本,这种抽样方法称为整群抽样。若被抽到的群组中的全部个体均作为观察单位组成样本,称为单纯整群抽样(simple cluster sampling)。例如,要了解某市中学生的健康状况,从该地 10 所中学中随机抽取 3 所中学,对抽取的 3 所中学中的全部学生均进行调查,这就是整群抽样。若通过对已经抽取到的 3 所中学再次抽样后调查部分个体,称为二阶段抽样(two stages sampling)。

整群抽样的特点有:①易于组织、实施方便、可以节省人力、物力;②群间差异越小、抽取的群组越多,则研究的结果精确度越高;③抽样误差较大,故通常在单纯随机抽样样本量估算的基础上再增加 1/2。

当样本量一定时,这四种抽样方法中整群抽样的抽样误差最大,分层抽样的抽样误差最小。研究者可以结合这些抽样方法的优缺点,以及具体研究情况,综合考虑采用何种抽样方法合适。

(5) 多级抽样(multistage sampling):又称多阶段抽样,抽样分两次以上完成,可以在各阶段单独使用上述方法,也可各种方法结合使用,是大型调查时常用的抽样方法。其实施过程为:先从总体中抽取范围较大的单元,称为一级抽样单元(primary sampling unit,PSU)(如省、自治区、直辖市),再从每个抽得的一级单元中抽取范围较小的二级单元(县、乡、镇、街道)……依此类推,最后抽取其中范围更小的单元(如村、居委会)作为调查单位。

使用多级抽样时,应注意各阶段的连续性。多级抽样可以充分利用各种抽样方法的优势,克服各自的不足,并能节省人力、物力。缺点是在抽样前要掌握各级调查单位的人口资料及其特点,有时十分困难。

(五) 资料收集

在横断面研究中,在设计时就应明确资料的收集方法,收集资料的方法一经确定,在整个实施的过程中就不能改变,必须先后一致,以保证研究资料的同质性。资料收集过程中要注意,暴露(特征)的定义和疾病的诊断标准均要明确和统一。

1. 确定拟收集资料的内容 现况研究最基本的内容是调查对象有无某种疾病或特征,并尽可能以分级或定量方法进行调查。此外,为了说明分布状况和相关因素的作用,需收集社会、环境因素等其他资料。

根据资料的特点,具体收集方法有两种:一是由调查人员对调查对象或其生物样本进行直接观察、检查、测量或计数来取得资料,如血糖、血脂检测,舒张压、收缩压等测量;二是通过(询问)调查收集资料。调查表(questionnaire)是横断面研究询问调查收集资料的主要手段。拟定收集的资料一般包括以下几个方面。

(1) 个人的基本情况:年龄、出生日期、性别、民族、文化程度、婚姻状况、家庭人口数及结构组成、家庭经济状况等。

(2) 职业情况:具体工作性质、种类、职务、从事该工作的年限、与职业有关的特殊情况等。

(3) 生活习惯及保健情况:饮食情况、吸烟、饮酒、个人对自我保健的重视程度及开展情况、医疗保障条件、体育锻炼情况等。

（4）妇女生育情况：月经史、生育史、使用避孕药物及激素的情况等。

（5）环境资料：生活环境和工作环境的某些数据，最好是客观的、数量化的指标。

（6）人口学资料：抽样总体的人口数、按不同人口学特征分组的人口数，以便计算各种率，如患病率、感染率等。

2. 调查员培训　调查之前应对参与调查的人员，以及参与检验或检测人员按照标准的方法进行统一培训，确保收集资料方法和标准的一致性。这是保证收集资料准确性的重要环节。

3. 资料的收集方法　在现况研究中，资料的收集一般有三种方法：①通过实验室测定或检查方法获得，如血糖、血脂等检测；②编制调查表对研究对象进行调查，进而获得暴露（特征）或疾病的相关资料；③利用常规资料。具体可采用：①常规登记和报告，利用疾病报告登记，体检记录，医疗记录或其他现有有关记录的资料；②专题询问调查与信函调查，根据调查目的和疾病种类制订调查表；③临床检查及其他特殊检查有关资料，收集各种医学检查数据和为特殊目的进行的检查，如就业、入学、入伍前体格检查等。

编制调查表收集资料的方式，通常有信访调查、面访调查、电话访问及自填式问卷调查四种。

（1）信访（mail questionnaire）：即通过邮寄信件、发送电子邮件或其他通讯方式将调查表送达被调查对象，然后由被调查对象自行填写后再寄回给调查人员。近年，随着网络的发展，网上调查的方式应用也越来越广。信访调查的优点是节约时间、节省人力和物力，对涉及个人隐私或不宜公开问题的回答比面访更方便、准确；主要缺点是易存在被误解或被忽略不答的问题。采用信访调查，有些人往往不返回调查表，应答率较低，从而导致偏倚。一般来说，受过良好教育或对调查内容比较感兴趣者，应答率较高。

（2）面访（face to face interview）：又称为访问调查或访谈，由调查员对被调查对象进行个别交流，面对面地调查。这是一种最原始、最常用的资料收集方法，具有应答率高、获得信息完整性好等优点，适用于比较复杂的调查表。但是，面访也具有费时、费力，以及面访偏倚等缺点。

（3）电话采访（telephone interview）：通过电话交流的方式获得调查信息。近年来，随着通信工具日益普及，这种资料收集方法也越来越多地被采用。电话采访具有费用低、匿名效果好的优点，但是，遇到敏感问题时会出现单方终止应答的可能。

（4）自填式问卷调查（self-administrated questionnaire）：即由调查者组织被调查对象，集中发给问卷，在相同环境下进行自答。优点是调查者可对问卷进行必要的解释说明，实施方便，节省时间且应答率高。缺点是要求被调查对象相对集中于某处，这在实际调查工作中较难做到；此外，还要求被调查者具备一定的文化水平。此方法多用于文化程度较高的群体，如大学生等。

（5）基于网络平台的问卷调查：调查问卷在线发布，调查对象使用移动上网设备（如手机，便携上网设备）等通过网络在线方式完成问卷填写。优点是能快速及时获得问卷应答的相关数据；缺点是使用人群受限（可使用移动设备上网，并对问卷条目能正确理解的人群），问卷条目或内容过长时无法把握问卷应答的应答率及问卷应答的真实性。

三、资料的整理与分析

资料整理与分析也是横断面调查的重要步骤之一,是指将收集到的原始资料或数据进行整理和分析,从而提出疾病或健康状况的分布特征,并在此基础上提出病因、影响预后因素等可能的因果关系假设。

（一）资料的整理

1. **资料核对** 如上所述横断面研究的资料常来源于自填或询问的调查表,由于调查、数据录入失误等原因导致未经核对的资料出现差错在所难免。在进行资料的整理和分析前,首先必须核查这些资料,以确保资料的完整性和准确性。资料的核查可采用人工检查和计算机核查两种方式。而利用计算机进行逻辑性核查更加方便、快捷。

在进行资料核查时,应核对所收集的原始资料是否符合原设计要求,有无重复或缺项,能否加以弥补。对一些关键性项目缺乏的资料要剔除,而对缺失非关键性变量的资料可不剔除,仅在分析缺失变量时作减少样本例数来处理。要检查每个变量值的合理性,检查数值是否有差错或异常。如性别可编码成男为"1"和女为"2",若出现任何表示性别的其他记录值将被视为错误或可疑。在核对中发现任何可疑的数值均应与原始资料进行仔细核对,必要时重新调查。最后还要计算资料的应答率,一般不应低于90%,否则有可能给资料分析带来偏倚。

2. **资料整理** 对流行病学资料而言,最有用的归纳总结是频数列联表。列联表是指对研究对象按研究所感兴趣的因素（变量）分组列成频数表,这种表格可能包含了所有相关的资料信息。利用此列联表可对调查表资料进行效应估计。通常将性质相同的观察个体合在一组,以揭示组内的共性,将性质不同的个体分开,以揭示组间的差异性或相似性。分组可分为质量分组和数量分组两种形式。质量分组是指按事物的性质、特征或类型分组。如疾病分类、研究人群按性别、职业、民族、文化程度分类;实验室检查结果按阳性与阴性分类。数量分组是指在质量分组的基础上,再按变量值的大小来分组。如年龄、身高、体重、血压等均是根据量的变化来分析事物的差别和规律。

整理好的资料可进一步计算统计指标和进行统计分析。

（二）资料分析

根据横断面研究的定义可见其分析的核心内容为患病率,及暴露因素与疾病的关联性分析。

1. **患病率分析** 横断面研究最常用的分析指标是患病频率,如患病率、感染率、抗体阳性率、病原携带率等,以及某些特征的流行率（如吸烟率、饮茶率等）。对于调查所得到的数值变量资料,如身高、体重、年龄、血压值、血糖值等,可以计算这些数据的均数、标准差、标准误和95%置信区间等。

2. **三间分布描述** 横断面研究将疾病或健康状况按不同人群、地区和时间进行描述,分析患病率等指标在分布上的差异及影响因素,可提出病因假设。

（1）人群分布的描述:按照人群特征包括年龄、性别、民族、社会经济状况、教育程度、职业、兴趣爱好、宗教信仰、婚姻状况等描述疾病或健康状况的分布差异,从而认识疾病的流行特点及可能的影响因素,提出病因假设。

通过疾病或健康人群分布描述,发现不同特征人群疾病患病率等指标之间的差异,有助于提出可能与人群患病相关的危险因素,寻找病因线索;还可据此确定高危人群,有利于疾病的一级预防。

(2)地区分布的描述:即描述疾病或健康状况在不同行政区域、不同地理环境,以及不同住所之间的差异。

(3)时间分布的描述:即以年、季、月、周、日或时等时间单位,描述疾病或健康状况的发生和变化趋势。

(4)三间分布综合描述:即按时间—地区、地区—人群、时间—人群等不同进行分组描述分析,对疾病或健康状况分布进行综合性描述,以全面揭示疾病或健康状况的现象和规律。

3. 关联性分析　横断面研究可以根据研究对象的某些性质进行分组比较,通常可将研究对象的性质分为暴露与结局两个方面,因此一方面可以根据研究对象是否暴露于某因素分为暴露组和非暴露组,另一方面,也可以根据研究的结局如是否患病分为病例组和非病例组(表5-48)。

表5-48　横断面研究的资料整理表

暴露因素	患病	非患病	合　计
有暴露	a	b	a+b
无暴露	c	d	c+d
合　计	a+c	b+d	a+b+c+d

(1)"率"的计算:根据资料整理表,可以分别计算病例组与非病例组某因素的暴露率,如肝癌组与非肝癌组的饮酒率;或者分别计算暴露组与非暴露组中某病的患病率,如饮酒组与非饮酒组中肝癌的患病率。然后比较两组"率"是否存在差别。

(2)显著性检验:判断两组"率"是否存在差别,要进行统计学显著性检验,可用四格表χ^2检验或校正χ^2检验公式进行,以说明两组"率"的差异是否具有统计学意义。如果两组"率"的差异具有统计学意义,则说明暴露与疾病之间存在统计学关联。

(3)关联性估计:可以应用分析性研究中的效应估计方法,对暴露与疾病的关联性进行分析。

• 现患比(prevalence ratio, PR):即暴露人群的患病率与非暴露人群的患病率之比,以说明该因素暴露人群某病的患病率是非暴露人群该病患病率的多少倍。计算公式:

$$PR = \frac{a}{a+b} \bigg/ \frac{c}{c+d} \qquad\qquad (式5-32)$$

PR值可以推测暴露的危险度,当$PR>1$,提示暴露因素可能为疾病的危险因素,PR值越大,推测该因素暴露者患病的危险度越大;$PR<1$,提示暴露因素可能为保护因素,PR值越小,推测该因素的保护作用越强;$PR=1$时,推测该因素的暴露与患病无关。

例如,在某项慢性阻塞性肺疾病(chronic obstructive pulmonary disease, COPD)的现况研究中,吸烟与COPD患者的资料整理如表5-49。

表 5-49 慢性呼吸道疾病与吸烟的现况调查资料整理表

吸烟史	现患者	非 COPD 患者	合 计
有	152	12 100	12 252
无	38	13 400	13 438
合计	190	25 500	25 690

$$PR = \frac{a}{a+b} \Big/ \frac{c}{c+d} = \frac{152}{12\,252} \Big/ \frac{38}{13\,438} = 4.428 \approx 4.4$$

即,推测吸烟人群患慢性呼吸道疾病的危险度为非吸烟者的 4.4 倍。

• 现患优势比(prevalence odds ratio,POR):即病例人群与非病例人群之间暴露率的比值,同样用以推测暴露人群患病的危险度为非暴露者的多少倍。

计算公式:

$$POR = \frac{ad}{bc} \tag{式 5-33}$$

同样,POR 值可以推测暴露的危险度,其意义与 PR 值相同。

基于上例计算 POR:POR = ad/bc = (152 × 13 400)/(12 100 × 38) = 4.429 ≈ 4.4

即,推测吸烟人群患慢性呼吸道疾病的危险度为非吸烟者的 4.4 倍。

4. 剂量反应关系分析 横断面研究资料还可以根据暴露水平的高低进行分级比较和趋势 χ^2 检验。从表 5-50 中可以推测,随着每日吸烟量的增加,吸烟者患慢性呼吸道疾病的危险度也增大,存在剂量反应关系。

表 5-50 吸烟与慢性呼吸道疾病患病率(%)的剂量反应关系

暴露水平	吸烟量(支/天)					
	0	1~10	11~20	21~30	31~40	≥40
年龄调整患病率	15.00	29.80	34.30	42.30	61.10	75.30
现患比(PR)	1.00	1.99	2.29	2.82	4.07	5.02

以上是横断面研究的单因素分析,在此基础上,还可以进一步用多因素分析方法,如多元线性回归、logistic 回归等进行分析。

5. 资料分析中应注意的问题

(1)患病率的影响因素:患病率的高低除了与发病率有关外,还受许多因素影响,如病程的长短、诊断水平和报告率等。资料分析时,还应注意探讨并说明是否存在这些影响患病率的因素。

(2)调查资料的可比性:在进行不同暴露组之间患病率比较时,除了研究因素外,其他相关因素之间要均衡可比。例如,比较吸烟与非吸烟组冠心病患病率差别时,吸烟与非吸烟组饮酒情况要基本一致,否则就不具可比性。

(3)结果的解释:横断面研究所具有的特征决定了其在确定暴露与疾病的因果联系上受到限制。因此,在一般情况下,横断面研究所揭示的暴露与疾病之间的统计学关联不能成为因果推断依据,而只能作为病因研究的线索或假设。至于暴露与疾病之间因果联系的推断,必须进一步用分析性研究或实验性研究等流行病学方法进行验证。

四、常见偏倚及其控制

横断面调查常见的偏倚分别介绍如下。

(一) 选择偏倚

主要因抽样方法选择不当,未恪守随机抽样原则,样本含量估计不精确,使所选样本的代表性差,从而产生偏倚。抽样方法和抽作样本的单元一旦确定以后,不可随意变动或用他人代替。

出现选择偏倚的另一个原因是调查对象的依从性(compliance)差或各种原因回避问题的无应答,造成了不应答偏倚,一般认为这种偏倚的应答率低于80%。

(二) 信息偏倚

指在收集调查信息时所发生的系统误差,这种偏倚主要来自调查对象、调查者和仪器检测手段三个方面。

调查对象对个人的暴露史记忆不清或者认为与己无关、不被介意的回忆偏倚(recall-bias)和对所调查的问题不了解、回答不准确或出于顾虑而回避实情造成报告偏倚(reporting-bias)。

信息偏倚也可来自调查者,对调查对象的询问和检查不能同等对待,持有个人的意愿而失去调查的客观性。因仪器不准确、操作不规范,缺乏实验室质量控制而产生的系统误差,又称为测量偏倚(measurement bias)。信息偏倚控制不外针对以上原因,严格执行计划,培训调查员,并进行培训质量考核,必要时可预调查,及时修改调查表,统一询问问题的方式等,减少信息偏倚的产生。

现况研究中需着重强调以下几点:严格遵照抽样方法的要求,确保抽样过程中随机化原则的实施;提高研究对象的依从性和受检率;正确选择测量工具和测量方法,包括调查表的编制等;组织好研究工作,调查员一定要经过培训,统一标准和认识;做好资料的复查、复核等工作;选择正确的统计分析方法,注意辨析混杂因素。

五、优点和局限性

(一) 普查的优点和局限性

1. 优点

(1) 研究对象易于确定,由于调查对象为某一特定人群的全体成员,不存在抽样误差。

(2) 能发现普查人群中的全部病例并给予及时的治疗。

(3) 能提供疾病分布情况和流行因素或病因线索,即通过普查能了解该地区某病的全貌。

(4) 能普及相关的医学和卫生保健知识。

(5) 一次调查可观察多个因素和一个或多种疾病的关系,以节省人力、时间和费用,如可同时调查慢性支气管炎、肺结核、肺癌、肺心病、肺气肿等。

2. 局限性

(1) 所获资料比较粗,准确性较差。

(2) 不适于患病率低和检查方法复杂的疾病调查。

（3）普查涉及人群范围比较大，调查费时、费力（人力、财力和物力），成本高。

（4）由于普查对象多、调查时限短，难免漏诊、误诊，且无应答率较高。

（5）由于组织工作难度大，参加调查的人员多，掌握调查技术和检验方法的熟练程度不同等，质量不易控制。

（6）由于工作量大，很难进行深入细致的调查。

（7）普查只能获得现患资料，得出现患率，不能得到发病率资料。

（二）抽样调查的优点及局限性

1. 优点

（1）与普查相比，省时、省力、成本低。

（2）调查范围相对较小，工作易于细致，调查质量较易控制，获得结果快，而且应答率较高。在流行病学调查中占有重要的地位，是较常用的方法。

2. 局限性

（1）不适用于患病率很低的疾病调查。因为小样本不能供给所需的资料，但是如果样本量大到总体的 75% 时，则不如直接进行普查。

（2）抽样调查由于是调查部分样本，所以不适用于那些变异过大的资料的调查研究。

（3）抽样调查的设计、实施比较复杂，资料分析也有一定难度。

（4）存在抽样误差和偏倚。

（5）这种调查方法使重复和遗漏不容易发现。

（6）该方法不能满足普查普治的工作要求。

（王安辉　赵亚双）

第八节　叙　述　性　研　究

一、概述

叙述性研究（descriptive study）是流行病学研究方法中最基本的研究类型。研究者将既成事实的现有临床资料，加以叙述描写，统计分析，得出结论。论文形式包括病例分析、个案报道、专题评述、专家经验和编者的话等。

二、特点

叙述性研究可用于探讨疾病病因、分析疾病诊断手段、评价疾病防治措施的效果、判断疾病预后的相关因素等。特别是新发疾病临床资料的叙述性研究报道，有重要的临床参考价值。叙述性研究可为分析性研究或试验性研究提供进一步研究的方向和思路。例如，人感染 H7N9 流感病毒病例的发现，就是通过对特殊病例临床表现的分析总结，再经过基础医学的研究，从而发现新的病原体（*N Engl J Med* 2013；368：1888 - 97. DOI：10. 1056/NEJMoa1304459）。又如，乳腺癌与 *BRCA1/2* 基因的关系，也是由于临床观察发现家族性乳腺癌患者中 *BRCA1/2* 基因突变的比率高，从而经过进一步研究证实二者之间的关联性。这些叙述性研究帮助临床工作者在实践中发现问题，提出假设，为后续的前瞻性临床诊治研究或基础医学研究提供重要的信息和探讨方向。但因叙述性研究的主观性，研究结论往往不容易重复验证,其结果的论证力较弱。

三、设计模式

叙述性研究包括种类较多,可大致分为"从果到因"和"从因到果"两种模式。

(一)"从果到因"的设计模式

"从果到因"的叙述性研究,属回顾性的研究范畴,是从已知的结果中分析可能存在的病因或干预手段的效果。常见于临床对于某些特殊疾病现象的观察,回顾追溯其可能存在的致病因素,从而总结成文。

如对临床确诊的 111 例 H7N9 感染患者的临床特征描述(*N Engl J Med* 2013;368:2277-85. DOI:10.1056/NEJMoa1305584),为临床诊疗及预后的判断提供了重要参考资料(表 5-51、表 5-52)。

表 5-51　111 例 H7N9 感染患者的特征

特征		数值
年龄		
	中位数(范围)岁	61(3~88)
	0~4 岁人数(%)	1(0.9)
	5~14 岁人数(%)	1(0.9)
	15~49 岁人数(%)	28(25.2)
	50~64 岁人数(%)	34(30.6)
	≥65 岁人数(%)	47(42.3)
性别		
	女性人数(%)	35(31.5)
接触活禽		
	最近 2 周接触活禽人数(%)	62(55.9%)
潜伏期	中位潜伏期(四分间距)天	5(2~8)
住院	住院人数(%)	109(98.2)

注:*N Engl J Med* 2013;368:2277-85. DOI:10.1056/NEJMoa1305584。

表 5-52　111 例 H7N9 感染患者的临床特征及结局

变量		例数(%)
并发症		
	肺炎	108(97.3)
	急性呼吸窘迫综合征	79(71.2)
	休克	29(26.1)
	急性肾损伤	18(16.2)
	横纹肌溶解症	11(9.9)
治疗		
	分离培养细菌	29(26.1)
	使用奥司他韦或帕拉米韦	108(97.3)
发病至使用抗病毒时间		
	0~2 天	11(9.9)
	3~5 天	32(28.8)

（续表）

变量		例数（%）
	≥6 天	65(58.6)
吸氧治疗		111(100)
机械通气		
	非侵入性机械通气	31(27.9)
	侵入性机械通气	65(58.6)
临床结局		
死亡		30(27.0)
	难治性低氧血症	22(73.3)
死因	休克	1(3.3)
	急性心力衰竭	2(6.7)
	继发细菌或真菌感染	3(10)
	心律不齐（失常）	2(6.7)

（二）"从因到果"的设计模式

由因到果的叙述性研究,是从疾病的可能致病因素观察其致病效应,或者干预措施的疗效,可属回顾性的,亦可属前瞻性的。但后者因无对照组,更没有随机化,其论证力较弱。

例如,某医院回顾分析了 1995 年 11 月至 1999 年 7 月共 64 例接受了根治性放疗的宫颈癌,5 年后生存人数为 52 人,五年生存率为 81.25%(52/64)。宫颈癌病例接受根治性放疗的临床资料结果提示:接受根治性放疗后可能提高宫颈癌患者的五年生存率。

四、优缺点

（一）优点

（1）容易实施,可收集大量资料,节省人力财力,短期可获得结果,是分析性研究和试验性研究的基础。

（2）不影响干预方式,无伦理争议问题。

（二）缺点

（1）不设置对照组,结果缺乏可比性。

（2）无法控制偏倚和混杂等因素的干扰,重复性差,因此,研究的论证强度较弱。

（王安辉　郭红燕）

第六章　临床科研对象的选择原则与方法

　　研究对象是开展科学研究的基本要素。开展临床观察性和干预性研究无不是选择一组样本(sample)人群作研究对象,当然从理论上讲研究某种疾病、纳入全部病患最为理想,可以取得完整、无一遗漏的结果,这样似乎避免了抽样误差,然而却因研究对象数量庞大、无形中增大了系统误差的风险。如果局限在医院范围内,即使收集一个时期内所有该病的病例,也不可避免地存在着集中性或入院率偏倚,必然会影响患病人群的代表性、进而影响研究的科学性。所以临床科研在选择研究对象时,必须明确定义研究对象:即样本的来源、选择研究对象的方法和条件,以及研究所需要的样本含量,最后还要审视样本对总体的代表性等。

第一节　研究对象的来源

　　组成临床科研样本的研究对象来源可来源于社区人群中的筛查病例,也可来源于医院就诊的患者,还包括暴露或未暴露于某些可疑致病危险因素的健康人群等。现就通常的来源分述如下。

一、社区人群

(一)传染病报告

　　新中国成立之初就依法规定了传染病的报告制度,责任报告人发现传染病患者或疑似者,依法填写传染病报告卡,按规定的时限逐级上报疾病预防控制(卫生防疫)部门,于是可从这些部门或隔离治疗单位取得样本,有利于疑难传染病的防治研究。如我国政府已将新型冠状病毒所致非典型肺炎(SARS)、近期内多个省地发生的手足口病列为法定传染病,可为这些传染病的监测、防止复燃和流行,以及开展血清流行病学的调查研究提供样本来源。这种样本来源的数据质量和研究价值取决于传染病报告的漏报率和订正报告的实施情况。

　　2020 年 1 月 20 日国家卫生健康委员会决定将 COVID-19 纳入法定传染病乙类管理,但采取甲类传染病的预防、控制措施,所有病例都应立即通过传染病信息系统进行报告,每个病例个案信息都由当地医院和疾病预防控制中心人员输入系统,包括流行病调查并收集了可能的暴露信息。

(二)疾病报告登记

　　主要指一些慢性病的发病与死亡报告。20 世纪 70 年代末期开始,我国陆续建立一批专病登记队列,如上海、北京等城市即实施了肿瘤登记;20 世纪 80 年代初期天津市开展高血压、冠心病、脑卒中、肿瘤等四病联防联治项目;浙江省也随后在全省范围内建立心血管病防治体系,逐渐形成了以社区为基础的慢性病防治模式。近年来,国家卫生部门正在逐步推行建设社区卫生服务中心,使卫生服务下沉,强基层,补短板,特别慢性病社区综合防治、社区诊所取得的基线资料,为常见病的研究提供了丰富的样本来源和足够数量的新病例,同时可得到个体危险因素和环境致病因素的信息,有利于对一些起病缓慢且隐匿的疾病临床科研。但鉴于疾病报告网络与体系正在建设之中,为充分满足研究的需要,还有待于完善。

(三)疾病监测

为制订预防和保健措施,预测疾病的流行趋势,考核其防治效果而长期连续地调查、收集和分析人群中疾病的动态分布和影响因素称为疾病监测(surveillance of diseases)。国外疾病监测始于 20 世纪 40 年代的美国疾病控制中心(CDC),我国的疾病监测可认为始于 20 世纪 50 年代初期的传染病监测。1980 年以后形成体系并扩大了疾病的监测范围即由原中国医学科学院流行病研究所牵头在全国 13 省、市、自治区建立的疾病监测点,至今已有 71 个点,1 000 万人口,监测的范围和病种仍在不断延伸和扩大。其后是京、津、冀地区 120 万人心血管病监测的 MONICA 计划。疾病监测要求进行发病与死亡报告,计算发病率、死亡率等人群疾病负担指标,同时要收集与发病有关的个体危险因素和实验室的各项检测数据,为专题研究提供了条件。

(四)普查和筛查

在发病率或患病率较高的地区和人群中,采用简便易行、真实性强的检测手段做疾病普查(census)或筛查(screening),所发现的病例可作为研究的样本来源或线索,例如,在流行地区进行血吸虫病的普查,自 1979 年后的全国 3 次高血压调查,在高危人群中进行乳腺癌、食管癌、原发性肝癌、鼻咽癌等肿瘤和 HIV/艾滋病的筛查,2002 年中国居民营养与健康状况调查等等。普查和筛查可以在短时间内取得基线特征较齐同的足够数量的新病例,从中又可得到可比性较好的对照,是一种比较理想的样本来源。然而,一般普查和筛查要耗费相当大的人力和财力,普查和筛查是否切实可行,取决于成本-效益等卫生经济学评价而定。

(五)现场

这里所指的现场是疾病发生、暴发、流行所在的空间范围,可以是城乡社区或学校、工矿、企业、宾馆、医院不等。传染、中毒常以疾病的突发事件出现,时间短暂,调查研究者需亲临现场,就地取得样本病例,例如,2005 年,四川省 12 个地市所发生的人感染高致病性猪链球菌暴发流行,采用现场研究查明了病原、血清型别,并以现场的病例进行了病例-对照研究,阐明了传播因素及其联系的强度。现场研究的特点是以新发病例或新感染者为主,同时也为调查研究提供了即时的环境条件,但由于疾病过程短暂,边调查边进行医疗、卫生等处理,一般前瞻性研究受到一定的限制。

COVID-19 疫情暴发以来,我国政府迅速行动,进行了广泛的社会隔离,包括隔离检疫(quarantine)、增加社会距离或称社会隔离(social distancing)、隔离感染者(isolation of infected populations),这些措施有效防止了有症状和无症状病例的传播,从而使流行病趋于平缓,并推迟高峰期的发生。更大范围的社会隔离也为卫生服务提供了时间来治疗已有患者和增加卫生服务能力,从长远来看,也为开发疫苗和治疗方法提供了时间。截止到 2020 年 6 月 28 日上午,全球累计 COVID-19 确诊病例超 1 000 万例(10 075 175 例,其中中国 85 190 例),中国采取的应对措施卓有成效,对于许多已发生 COVID-19 传播的国家具有示范意义。

2019 年 12 月 31 日起,全国各级 CDC 联合开始了 COVID-19 调查,广大卫生防疫人员奔赴一线,开展流行病学调查,追溯所有病例的感染来源、密切接触者信息,判断疫情传播代际和传播链;采集确诊病例和无症状感染者基本信息、发病与就诊、危险因素与暴露史、实验室检测、密切接触者信息等。

二、医院和专门防治机构

(一) 医院

医院是临床科研对象来源的主要场所,可涉及门诊及住院患者。医院的技术力量强、设备齐全,短时间内可以得到足够数量、依从性好的病例和对照,又便于质量控制,历来不少病因学研究的突破和药物疗效的评价均来自医院内研究,医院及其所积累的病例成为临床医师从事科学研究不可多得的有利条件,但是容易发生选择偏倚,应知晓它对总体代表性的不足。

(二) 专门防治机构

我国针对某些严重危害人群健康的疾病如结核病、性病、地方病、寄生虫病、麻风病等设立了专门的防治机构。对危害工矿企业职工健康的职业病设立专门的防治系统,以及针对妇幼健康与疾病的妇幼保健系统。通过经常性的防治掌握了本部门或本系统的发病资料,成为这些特定疾病调查研究理想的样本来源。但由于收治病种的单一性,应用范围受到一定的限制。

(三) 健康查体中心和社区卫生服务中心

为了适应人们健康意识和需求的提高,近年来全国各省市普遍以医院为依托成立了健康查体(体检)中心,并由此健康管理学应运而生。设立健康查体专门机构可以发现新的、早期病例和近来备受关注的临床前期者,成为实现疾病防治结合的一个平台。大多又为集体接受查体,有着职业相近、经济和文化相似的背景,成为一些专题研究和随访研究较理想的样本来源,但由于接受查体的机会不均等,不能与来源社区人群的一个随机样本相等同。另外,随着我国医疗卫生体制改革的逐步深入,成立了大量的社区卫生服务中心,相继建立了以电子健康档案为核心的健康管理信息系统,但目前还处在不断完善之中。

三、真实世界数据库

随着医疗大数据涌现,也为开展临床科研提供了来自真实世界的数据源,目前大致可归纳为以下几种。

1. 健康信息系统(health information system,HIS) 包括基于社区的电子健康档案系统和基于医院的病历/健康档案(结构化和非结构化的病历),记录患者/社区人群人口学特征、临床特征、诊断、治疗、实验室检查、安全性和临床结局、转诊等信息。

2. 疾病/产品登记系统 ①特定疾病(常见慢性病)患者的数据库,来源于医院的疾病人群登记建立队列(专病队列数据库);②来自移动设备端的数据,应用医用移动设备,如可穿戴设备,检测受试者获得的相关数据;③患者报告结局数据,如由患者自行填报/评估或测量随访数据。

3. 医保系统数据库 包括患者基本信息、医疗服务、诊断、处方、结算/赔付和计划保健等结构化数据(商保)。

4. 死亡登记数据库 由医院、疾病预防控制中心和户籍管理部门联合确认的死亡登记所形成的数据库。

5. 自然人群队列及其组学相关数据库 国内已经建立或正在建立的自然人群队列,以及组学相关数据库。采集患者的生理学、生物学、健康、行为和可能的环境相互作用的组学相关信息，如药物基因组学、代谢组学和蛋白质组学的数据库。

6. 其他专用数据库　如①国家药品不良反应监测哨点联盟（China ADR sentinel surveillance alliance，CASSA）利用医疗机构电子数据建立药品及医疗器械安全性的主动监测与评价系统；②产品上市前后开展的系列临床试验数据库；③国家免疫规划数据库等。

第二节　样本的抽样方法

由于疾病、临床及患者的复杂多样性，临床上不可能将被研究的疾病之所有患者或累积到足够数量时才开始研究，只能是通过抽取一定数量的样本开展研究。为尽量减少抽样误差对研究结果的影响，应按设计的要求计算最适的样本量，保障研究结果做到在质与量两个方面较为真实、可靠地反映出总体即目标人群的特征，为认识疾病和评价防治效果等提供可信的依据。在临床科研中，对样本的抽取非常重要。无论采用何种方法抽取一定的样本量，均应按照科学的设计方案限制机遇（chance）因素对研究结果的影响，即由机会（机遇）造成虚假的肯定或否定结论，然而机遇在临床科研中是不可能完全避免的，通常把出现假阳性（第一类错误）限定在小于 5%（$\alpha < 0.05$）的水平上，将可能出现的假阴性（第二类错误）限定在不超过 10%（$\beta < 0.1$）或不超过 20%（$\beta < 0.2$）的水平上，这意味着得出具有阳性结果的把握度（$1 - \beta$）达 90% 或 80% 以上。为此，常用的样本抽样方法如下。

一、个体随机抽样

（一）入选个体的随机抽样

当合格的对象较多而需要的样本量又有限时，可从合格的研究对象中做个体随机抽样，通常采用随机数字表法来完成单纯随机抽样。

（二）入选病例的随机抽样

在回顾性临床科研中，常利用医院病历资料或病例登记册选择病例，假如目标病种的病例数量较多而需求的样本量有限时，也可采用单纯随机或系统抽样的方法，从一定时间范围的总体病例中或病例登记册抽取所需的样本。

（三）分层随机抽样

在一项研究课题中，当目标疾病的病型、病情不同有可能影响研究结果时，为了保证组间的可比性，需要先按病情轻、中、重的不同或其他特征分层后再随机抽样。另外，在多个医院协作进行的临床科研可因医院级别不同而使所收治的同种患者的病情与病程参差不齐，为保证所抽取样本能反映目标疾病的临床特征全貌，亦可按上述特征分层后再随机抽取样本。

二、整群随机抽样

在开展涉及社区人群健康问题的大型研究中，往往需要的样本量很大，方能反映整体的真实情况，事实上又不可能对整个社区人群进行调查研究。因此，可对社区人群按群体单位作群组/整群随机抽样，然后对被抽取群组的全部个体进行调查研究，借以反映总体的临床特征和健康状况。这种群组单位可以是行政建制，如县、乡、村或市区、街道办事处、居委会，也可以是工厂、车间、班组等，依样本量还可做多阶段逐级整群抽样。

三、系列样本

在一些所需样本量不大的临床科研中,或者病例本身稀少,此时可按照计算的样本量,依患者就诊的先后连续性纳入,即患者就诊的先后顺序纳入组成合格的样本,直至满足样本量为止。为保证抽取样本的随机原则,非患者主观原因,不得随意更改进入样本的顺序。

四、非随机抽样

非随机抽样带有极大的随意性,易产生偏倚如选择偏倚等,很难保证研究质量和所得结果的真实性(validity),所以一般不宜采用非随机抽样。推荐使用"限制"方法控制非研究因素的影响,有条件地应用非随机抽样,如突发的或发病原因不明的疾病、发病率低的疾病,在限定地区,规定详尽合理的纳入标准与排除标准的情况下,非随机地抽取样本病例。艾滋病(AIDS)发生与流行的早期,在美国加州曾采用类似的方法研究当时病因不明、传播途径不清又引起社会反响强烈的艾滋病。SARS发生与流行的早期,对病原学、传播途径、治疗原则、病死率所见各异,与当时的病例样本量小又仅来源于本院的非随机样本不无关系。所以这种组成样本的方法,存在选择偏倚的风险,研究结果外推性(generalizability)也受到限制。

第三节 诊 断 标 准

选定研究对象的首要条件是必须符合疾病的诊断标准,它是纳入研究对象时不容含混的前提,又是保证研究质量及其真实性的基础。

一、诊断与疾病诊断

诊断(diagnosis)的词义是把一个事物与另一个事物区分开来。疾病诊断是认识疾病达到确定疾病具有独立性的一个过程,包括病因学诊断、病理组织学和病理生理学诊断等,这为临床治疗和预后的判断及决策提供可靠的依据。

二、疾病诊断标准的制订

(一)制订依据

临床科研中所选定的研究对象一定要依据诊断标准(diagnostic standard)加以确诊。凡属国际疾病分类所划分的疾病都有着相应的科学诊断标准,而诊断标准的制订又受着科学和认识水平的限制,所以任何疾病诊断标准的制订都是随着科学的发展和人们对疾病认识水平的提高而逐步完善、日趋合理的。如从1978年算起,至今40多年来我国对高血压诊断标准曾有几次修订与更改,现执行的是由世界卫生组织/国际高血压协会(WHO/ISH)所确定的标准。糖尿病亦是如此,我国采纳了同年WHO咨询专家与国际糖尿病联盟(DF)所制订的糖尿病诊断标准。

诊断标准可大致分为两种情况:金标准诊断、临床诊断。其中,凡属特异性强且被解剖、病理,以及医学生物学研究肯定的临床诊断称为诊断的金标准(gold standard),如具有病理学小于肿瘤、分子生物学(染色体或基因异常的遗传性疾病)、病原学(传染病)、免疫学(免疫性疾病)、影像学(冠心病冠状动脉造影)等的诊断,常用于诊断/筛查试验的评价和疾病的预后研究等。另外一种情况为临床诊断标准，凡缺乏金标准诊断者，可按临床发病特点、临床症状、体征和实验室检查，由相关专家商讨和提议，推荐到全国学科专业学会上讨论制订出诊断，如风湿热、类风湿、肺心病、脂肪肝等诊断。

此外，根据临床病情特点，以及治疗与预后的不同，而将疾病作分型或分级予以相应地诊断，如糖尿病的分型、脂肪肝的分类、高血压的分级等。

在制订疾病诊断标准时应注重参考国际上的通用标准，如心肌梗死和高血压、糖尿病，取得诊断标准的一致，便于国际间的比较和交流。事实上，因见解不同，国情或民族的人文背景不同，某些疾病的诊断标准尚存有差别，如近来不论临床医学还是预防医学都十分关注的代谢综合征（metabolic syndrome，MS），曾有 4 种诊断标准或工作定义即 WHO(1999)美国 ATP-111(2004)、我国专科学会推荐的 CDS(2004)与 IDF 的共识定义(2005)等。于是近年来我国对不同地区、人群患病率及其分组检出率调查研究的同时，又对不同诊断标准间的真实性与一致率进行了评价，期望得到适于国人的诊断标准。当然，MS 是否是一个临床的独立疾病及其实际意义仍存有不同的学术见解。

（二）国际疾病分类

疾病诊断是表明一种疾病在解剖、病理形态和病理生理上都有它相对独立的特征，能够实现疾病的分类。国际疾病分类（international classification of diseases，ICD）是国际通用的疾病分类，我国已于 20 世纪 80 年代开始采用，并由北京协和医院编译、培训实施。

国际疾病分类始于 1893 年，最初是一个疾病死亡分类，至 1976 年第九次修订(ICD-9)形成了一个科学、合理的分类系统，充分考虑到临床的需要、医疗评价和健康保险统计。1991 年又完成了 ICD-10 英文修订版，将原来的 17 章扩充到 21 章，建议各成员于 1993 年采用，成为了较长时间使用的版本。

（三）临床前期的判定

达到临床诊断只是表明疾病已处于疾病自然史的临床期，随着医学科技的进步，日益发现临床体征及（或）实验室检测虽未达到诊断水平但确有极大可能或风险发展成为临床期，处于临界状态，称为临床前期。按广泛而又准确的涵义应视为"亚健康"，例如，空腹血糖损害(IFG)、糖耐量减低(1GT)划归为糖尿病前期(pre-diabetes)，正常血压高值（120/80～139/89 mmHg）美国称为高血压前期(pre-hypertension)，血清胆固醇、低密度脂蛋白胆固醇均存有边缘升高的问题等。

疾病防治应有超前意识，寓意于创新，才能降低发病率、病死率、提高治愈率、生存质量等，使疾病预防与控制的研究目的达到最高境界。目前对疾病临床前期的研究开始受到广泛关注，因为它正是疾病防治的最佳时机，中医界称为"治未病"。

（四）诊断标准是确定研究对象的首要条件

选择研究对象的条件是多方面的，首要的是必须符合疾病的统一诊断或判定标准，若不把研究对象限定在统一的诊断标准之上，研究结果将出现偏差，过高或过低地估计某种因素与某种结局间的联系，失去应有的价值，所以对一项研究成果的评价首先就是审视研究对象是否按统一诊断标准确定和选择。

疾病诊断所采用的检验方法和仪器的型别也应符合诊断标准的规定。选择对象原则上应为金标准诊断的病例，特别是对于诊断性试验。

第四节 纳入与排除标准

符合统一诊断标准是选择研究对象的首要条件,然而,符合诊断标准的对象却不一定都符合研究设计的要求,这是因为临床科研对象的病情轻重、病程长短、有无并发症等方面存在差异,同时其心理状态、文化和社会背景也不尽相同,使得临床科研在探讨某一种因素的同时,还可能伴有诸多影响研究结果的非处理或非研究因素。因此,在选定研究对象时还应制订纳入和排除标准,以从中选出符合研究设计要求的合格对象(eligible subject),从而使研究因素相对单一,排除某些非研究因素的影响,确保研究的质量,并为重复试验或进一步研究提供基础。

一、纳入标准的制订

按照研究设计和科学假设,以及暴露或干预因素研究拟达到的目的,在明确诊断标准的基础上,还需要制定符合课题要求的纳入标准(inclusion criteria)。

纳入标准旨在从复杂的患病群体中,选择临床特点相对单一、人口学具有共性的对象进行研究,同时也决定研究结果的推广应用范围。例如,在西欧和以色列等9个国家、703个医疗中心所进行的治疗高血压为目标的干预研究(INSIGHT,1994年9月至1999年7月)。鉴于钙拮抗剂对高血压伴有糖尿病患者的疗效,各临床试验结论不一,为进一步验证是否与药物的作用机理有关,以血管紧张素转换酶抑制剂(ACEI)为对照,研究了硝苯地平控释片(nifedipine)对伴有糖尿病高血压患者的降压效果。受试对象的纳入标准为:①白种人,年龄66~80岁;②血压>150/95 mmHg(20.0/12.7 kPa)或收缩压>160 mmHg(21.3 kPa);③至少伴有一种心血管病危险因素(家族史、高胆固醇血症、吸烟、左心室肥厚、心肌梗死史、糖尿病等)。

特别是对于多中心临床试验,各个承担研究单位,应恪守统一的纳入标准选择研究对象。纳入标准的制订应简明扼要,不宜过于苛刻,否则会影响研究结果的外推性。此外,在纳入研究对象时还应尽可能选择新患病的病例,病程短、尚未受到各种治疗与干预措施的影响,以减少偏倚的发生。

二、排除标准的制订

如上所述,临床科研受研究对象的来源、病情、社会经济地位、心理状态,以及接受诊治措施的种种治疗因素的影响。只有纳入标准还不能更好地控制临床上千变万化的多种非研究因素,为防止这些因素的干扰、提高研究结果的可靠性(reliability),应根据研究目的,以及干预措施特点,进一步制订相应的排除标准(exclusion criteria),使之能够真实地反映研究因素的效应。例如,ACEI用于治疗慢性心力衰竭是临床治疗的一大进展,但由于对其降压效果和可能的肾功能损害存有疑虑,同时还存在用量不足等问题。为此,由北京市西拉普利(cilazapril)治疗心力衰竭协作组牵头开展了一项 ACEI 大剂量治疗的临床试验,在确定NYHA(纽约心功能分级)Ⅱ~Ⅳ级、收缩压>90 mmHg(12.0 kPa)、左心室射血分数<45%等纳入标准的同时,进一步制订了排除标准:①心脏瓣膜疾病;②不稳定心绞痛;③急性肺水肿;④血肌酐>177 mmol/L;⑤对 ACEI 药物过敏;⑥双侧肾动脉狭窄;⑦血清氨基转移酶超过正常上限 3 倍。如此,通过该临床试验可以针对药物的应用范围、适应证和禁忌证及其疗效等得到清晰又肯定的答案。

其次,有药物过敏或不良反应者,病情危笃随时有可能发生意外者亦应予以排除。除非专业研究需要,一般孕妇也不宜列为新药治疗评价的研究对象,保证研究的安全性。

未签署知情同意书(informed consent form)的研究对象必须排除在外,保证研究的可行性。

第五节 样本量对总体代表性的影响因素

为合理选择研究对象、确保研究结果的真实性,对下列样本代表性影响因素要采取切实可行的措施予以控制。

一、样本量

既然临床科研只能抽取部分患者为观察单元/单位构成一定数量的研究样本,所抽取的样本应力求充分代表总体的特征。其中样本量大小是影响其代表性的重要因素之一。

临床科研的样本量应是最适的样本大小,即按照总体客观存在的性质与特征、研究者可承受的误差风险而确定的最少样本量。这里要避免两个极端:样本量过小,往往使检验效能偏低,结论缺乏充分的依据;反之,样本量过大,会造成人力、时间和经济的过度耗费。虽然当前的临床科研有人提倡大样本的前瞻性随机对照试验,以获得真实性良好的研究结果,但毕竟受到多种因素的制约,难以推广应用。所以,只有设计良好的最适样本量,既能使样本统计量能够真实地估计总体效应的大小及其范围;同时,又能保证临床科研的可行性。有关样本量估算方法详见本书相关内容。

二、随机原则

为使研究样本能反映总体的基本性质和基本特征,选择研究对象应遵循随机的原则,这里包括两种随机方法,一是随机抽样(random sampling),二是随机分配(random allocation)。随机抽样是按随机的原则从总体内抽取若干个病例、个体或群组作为样本,总体内每个单元有同等机会或概率被抽作样本,使样本框架(sampling frame)能够符合总体构成特征。随机分组是将入选的研究对象随机分配到试验组或对照组,每个研究对象都有同等机会进入试验组或对照组,两组的临床特征和影响预后的一些未知因素能够均衡地分布,具有良好的可比性,必要时还需做均衡性检验。

三、无应答和失访

无应答(non-response)是指因研究对象或研究者的种种原因造成了研究对象对调查问题的不予回答,因而失去这一部分研究对象的信息。产生无应答的原因很多,比较常见的有调查对象不了解调查的意义或存有戒备、恐惧心理而拒绝回答,也可因调查者所采用的调查方法、技巧、态度不当而引发。无应答现象的出现往往有特定的原因,其对研究结果的影响不容忽视,无应答偏倚(non-response bias)可使研究结果失去真实性。因此,在临床科研中应设法将不应答人数控制在允许范围之内,一般认为应答率(response rate)至少在 80% 以上;同时,要注意应答率不能与有效问卷率混为一谈。

失访(fail to follow-up)与无应答相似,也是影响样本代表性的一个重要因素。失访常见于前瞻性研究,由于此类研究随访时间长,观察人数又多,因人口的迁移、流动、死亡等原因导致一部分研究对象的失访。通常失访率应控制在 10% 以内。

总之,为确保研究结果的真实性和可靠性,应针对无应答和失访发生的种种原因,采取相应的措施或设法补救,力争将其影响控制在允许范围之内。

四、依从性

依从性(compliance)是指受试者对治疗/干预措施和需要控制的其他因素的依从与执行程度。依从性好坏直接影响研究或试验结果的真实性,一旦造成不依从的事实,将难以排除其对结果的影响。一般可通过询问、服用药物量的计算、临床反应和药物代谢产物的测定等方法进行依从性评价,这些评价方法的可行性和可靠性有着不同程度的限制。

无应答或失访可直接损失受试人数,实际上降低了样本量,偏离了所得统计量对总体参数的正确估计。对于依从性而言,虽然不像无应答或失访对研究结果的影响那么直接,但同样因对治疗/干预措施、研究方案的不依从而影响研究结果的真实性,研究质量降低。

提高依从性的关键在于研究设计时对研究对象的来源和选择方法的确定。一般来讲,来源于医院的依从性好于社区人群,而医院的住院患者优于门诊患者。一项临床试验在选择受试对象时,事先讲明意义和利害关系,征得本人同意,签署知情同意书等均有利于提高依从性,也符合医学伦理要求。

此外,在临床科研的其他环节如 CRF 表的设计、数据采集的方式方法、药物的剂型、给药的途径等也会影响受试者的依从性。

五、选择偏倚

研究对象入选过程中所发生的系统误差称为选择偏倚(selection bias),会严重影响样本代表性。常见的选择偏倚分述如下。

(一) 入院率偏倚

因患者入院的机会不同而产生的偏倚称入院率偏倚(admission-rate bias),是由 Berkson (1946)提出并加以论证的,所以又称 Berkson 偏倚。

临床科研的场所常选在医院,又以同一所医院居多,同种疾病的患者是否入该院治疗,以及进入哪一所医院并不是随机的,受到患者本人和医院双方许多因素的制约,如患者的经济、病情、交通、福利,以及医院的技术、设备、规模、声誉等。所以来自同一个医院的样本并不是无偏倚的样本,对研究结论的解释宜慎重。为了提高样本代表性,在研究设计阶段就应防止选择偏倚的发生,如病例-对照研究从不同等级的多个医院选取病例;从社区人群中经普查或筛查选择部分病例;设多个对照组,最好设一组社区人群随机抽样的对照组,可最大限度地防止入院率偏倚。

(二) 现患-新病例偏倚

现患-新发病例偏倚(prevalence-incidence bias)是 Neyman 于 1955 年在利用现患病例进行病例-对照研究时提出的,所以又称 Neyman 偏倚。较多见于对慢性病的病例-对照研究中。研究对象选自现患病例,实际上是该种疾病的幸存者,而未包括该病的死亡病例,以及病程短、不典型或处于潜伏期的病例。一些慢性病的现患病例大多病程长,生活习惯或行为可因干预而改变或得到改善,长期的治疗也会降低某些危险因素的暴露水平,如高胆固血症的控制、戒烟等。与队列研究相比较,病例-对照研究易将现患病例纳入作为研究对象,往往低估危险因素与疾病的联系,容易造成假阴性的因果推断。为减少这种偏倚的发生,应力求从普查或筛查时发现的新发病例中随机抽取研究对象,是防止现患-新发病例偏倚的一种可行措施。

(三) 检出症候偏倚

临床患者往往是出现了不适症状方去医院,而同一症候可为因不同的疾病所致(如发热、头痛、出血、白细胞增多、肝脾肿大),不同疾病也会有相同的症候重叠出现(如各个系统的感染都会有发热、白细胞增多,胃溃疡和肝硬化都会发生呕血等)。此外,症候轻微或处于潜伏期的患者,也不一定到医院就诊,因此,凡从医院内选择的研究对象就有可能发生检出症候偏倚(detection signal bias),以至研究结论不能完全反映总体的全貌,甚至造成虚假的联系。例如,有回顾性研究报道,女性激素避孕药物是引起女性子宫内膜癌的危险因素,后经前瞻性研究否定了这一结论。为什么会造成上述虚假的因果联系呢? 这是因为服用了女性激素药物易发生阴道出血的症候,促使患者到医院就诊,例行妇科检查,增加了发现子宫内膜癌的机会,于是得出两者存在因果联系的虚假结论。若能以普查、筛查或疾病监测所发现新病例作为研究对象,可防止检出症候偏倚的发生。

(丁士刚　吕　明)

第七章 临床科研对象组间基线的均衡性
分析与控制方法

临床科研中的基线(baseline)是指处理措施实施之前,被研究对象的基本情况。与之相关的均衡性原则是指除了处理因素不同外,其他对观察结果有影响的因素应尽量一致或均衡。如在临床试验中,两组间的比较,不单是两组观察结果间的分析对比,还要考虑在试验开始之前,两组的基线数据是否具有可比性,只有两组的基线数据均衡,才能保证分析结果的可靠性和科学性。进行基线均衡性分析,必须要有完整的基线资料,如年龄、性别、种族、社会经济特征、病程、病情(轻型、中型、重型)、危险因素或影响预后的因素、并发症等。

第一节 基线资料的均衡性分析

在临床科研中,无论是进行研究方案设计、论文撰写还是对科研论文进行评阅,均应对研究对象的基线资料或是文献中提供的基线资料进行分析,以便明确纳入的研究对象的特征、两组间的可比性及其对结果内部真实性和外部真实性的影响程度。

一、基线资料的界定及其范围

基线资料包括研究对象人文特征、各种临床特征和可能影响预后的因素,其来源于病史询问、体格检查和实验室检查,按照研究性质与病种的不同要求,所测定的资料数据可以是数值变量资料,也可以是分类变量资料,如病情的轻、中、重或疾病的临床分期或是否暴露于非研究的危险因素等。无论哪种类型的基线资料,原则上试验组与对照组应满足均衡性,只有两组间的基线均衡,才有可能说明组间结局指标的差异是由不同的干预措施造成的。

一般来讲,随机对照试验中的随机化分配可使试验组与对照组研究对象在各项基线资料的分布基本平衡,但也不是绝对的,尤其是小样本研究,不能保证两组的基线完全一致。基线状况在一定程度上反映了随机化的好坏,不能认为随机分配后,治疗组和对照组的资料就一定平衡,随机分配只能降低选择偏倚的风险。因此,有人认为随机分组后,可不作基线的可比性分析,这种看法是不恰当的。例如,一项心肌梗死后应用阿司匹林治疗的大型临床科研中,有 4 500 例的大样本,经随机分配后作基线资料分析时,发现试验组仍然具有较多的危险因素(*JAMA*,1980,243:661-669)。

二、如何进行基线的均衡性分析

了解基线资料是否有统一的制订标准,是否有统一的测量方法,是否进行了随机分组,是否考虑了基线资料的变异情况、两组资料进行统计学分析时是否有统计学意义等,这些都是基线均衡性分析需要考虑的内容。

基线资料的可比性在非随机对照研究中更为重要,因为其中可能包含了很多人为的偏倚。评估两组间的可比性,最简单的方法是比较两组间(或多组间)有关变量是否分布均匀。但需确定某项变量是否与结果或预后有关,不宜将与结局可能相关的变量进行组间均衡化,否则将不能发现该变量与结局的关联。比较的因素不宜安排过多,否则分组很难达到平衡一致。

目前基线资料可比性的检验方法常用的是假设检验。基线资料的比较,依据数据类型、数据分布、样本量大小和试验设计,合理选择统计学方法。例如,在胃食管癌的治疗研究中[*N Engl J Med*,2006,355(1):11-20],用随机方法分组,第一组250例,第二组253例。对分组后的一般资料及病灶情况作了基线的均衡性分析(表7-1)。

表7-1　基线资料的均衡性分析

特征变量	术前化疗组($n=250$)	单纯手术组($n=253$)
年龄		
<60 岁	108(43.2%)	104(41.1%)
60~69 岁	91(36.4%)	95(37.5%)
≥70 岁	51(20.4%)	54(21.3%)
性别		
男性	205(82.0%)	191(75.5%)
女性	45(18.0%)	80(31.6%)
WHO PS 评分		
0 分	169(67.6%)	173(68.4%)
1 分	81(32.4%)	80(31.6%)
肿瘤部位		
胃部	185(74.0%)	187(73.9%)
下食管	37(14.3%)	36(14.2%)
食管胃交界处	28(11.2%)	30(11.9%)
肿瘤最大直径		
0~3.9 cm	50(30.9%)	61(33.3%)
4.0~7.9 cm	79(48.8%)	87(47.5%)
8.0~11.9 cm	29(17.9%)	24(13.3)
12.0~15.9 cm	2(1.2%)	8(4.4%)
>16.0 cm	2(1.2%)	3(1.6%)
未知	88(35.2%)	70(27.7%)

以上两组的基线资料比较,各项指标经统计学分析,得到 $P>0.05$,说明在实施治疗之前两组基本情况差别无统计学意义,组间具有可比性。这样的基线可比性分析结果或基线特征描述在一项临床科研中是必须报告的。

第二节　基线资料均衡性的控制方法

基线资料均衡性的控制方法包括在研究设计阶段进行随机、分层、匹配,或在数据分析阶段进行亚组分析或采用多因素模型进行调整等。均衡性的主要控制方法如下。

一、设计阶段控制均衡性的方法

(一)随机化

分组随机化是将符合入选标准的研究对象随机分配到试验组或对照组,每个入选对象均有同等机会进入试验组或对照组,在样本量足够大的情况下,通过随机可使两组研究对象的人文特征、疾病特征、临床特征和影响预后的一些未知因素能够均衡地分布,组间基线资料具有良好的可比性。

必要时可考虑分层后随机分组。在临床科研中,不论是随机分组,或非随机对照试验,对影响治疗结果的主要危险因素或影响预后的预后因素,有时组间不可能分布平衡,因而会使基线资料出现差别。为避免上述情况的发生,在设计阶段研究者应将重要的危险因素或预后因素作为分层因素,将患者进行分层后,再进行分组。例如,了解术后放射治疗宫颈癌的研究中,两组患者的临床期别、病理类型、年龄等在两组间均衡分配,但未考虑有无淋巴结转移(宫颈癌的临床分期未规定淋巴结转移情况),而淋巴结转移是一项影响预后的重要因素,倘若淋巴结转移在两组间分布不均衡,将影响最后结论的可靠性和科学性,所以应将有无淋巴结转移先分层,然后再做随机分配,这样就可以保持两组基线的平衡。

(二)规范受试对象的纳入排除标准

基线资料均来自受试对象,如果选择不当,两组之间的基线就会有很大的差别,因而制订合理的研究对象纳入排除标准,是保证基线一致的第一步。

研究对象的选择标准,在有明确的诊断标准(金标准)的前提下,要根据研究课题的性质制订相应的纳入/排除标准,这样就可使纳入的研究对象具有一致的条件。如对于常见疾病高血压的诊断标准,2017 年美国高血压指南提出高于 130/90 mmHg 即为高血压的这一新的诊断标准[*Circulation*,2018,138(17):e484 – e594]。在高血压相关的研究中,则需明确高血压的诊断标准及其依据,以明确研究对象的纳入条件。

(三)制订统一的检测标准

为使基线能真实反映研究对象的实际情况,必须制订统一的检测标准。例如,一次血压测定结果是否能反映真正的血压水平?如果是多次测定,到底哪一次应作为基线数据?是以最低的为准还是以平均血压为准?测定血压在什么时间为妥、有无统一规定?在研究开始前,都应制订统一的检测标准,这样对降压药的疗效评估结果才是可靠的。

(四)防止"向均数回归"现象

测定个体的某些生物学数据,往往不恒定,例如血压、脉搏等,但经多次测定很少出现极限值,而是趋向于该数据的均数,在统计学上称为"均数回归"(regression to the mean)。因此,所测定的数据离总体均数越远,则数据变异的倾向性就越大;换言之按初选标准选择研究对象时,越接近极限值的研究对象,在以后的测定时,向均数回归的程度就越大。例如,研究者拟评价降压药的效果,仅测量一次血压,就将舒张压高于 95 mmHg 的病例纳入试验组,给予药物治疗,结果大多数患者均有下降。在分析时应考虑到有均数回归现象的干扰,在试验组不应单纯以治疗前、治疗后的血压测量值进行比较,而必须与对照组血压下降的幅度来作比较,才能说明药物真正疗效。在高血压研究中,为减少"向均数回归"现象的影响,有两种方法:其一,初选纳入病例中,不选用近极限值的病例;其二,是多次测定血压(不是连续测定),只纳入第 2 次或第 3 次舒张压超过 95 mmHg 的患者,这样可更客观地评估高血压患者的真实治疗效果。

(五)减少基线资料的变异

当测定基数数据后与处理措施执行之间,相隔时间不宜过长,否则在此期间有些数据可能发生改变。待结果分析时,研究者将难以确定这些改变是研究对象在措施执行前发生的,还是执行措施的结果。如一项对降糖药的研究,在录入基线资料时采用第一次测量空腹血糖的结果 11 mmol/L,如果经过 2 周后才开始进行口服降糖药治疗,在这 2 周内,患者注意饮食控制及体育锻炼,那么可能在口服降糖药前空腹血糖就已降至 9 mmol/L,最后统计结果可能夸大降糖药的效果。

倘若在取得基线资料后、在开始实行处理措施前这段时间内,患者已经产生了不良结局,如患者将接受某类型手术,在手术前 3 例患者已死亡,若此 3 例发生在分组之前,可将此 3 例排除,不作为研究对象;如果发生在分组之后,但治疗措施尚未开始,则此 3 例患者应保持在相应组内,作无效处理。

需要注意的是,在某些特定的、可能引起基线变异的时期测得的数据结果是不宜作为基线资料的。如卵巢癌的患者肿瘤标志物 CA12-5 水平会升高,但是炎症也可能轻度升高,就不宜将患者炎症期所测得的数值作为基线资料。

二、统计阶段控制均衡性的方法

基线不均衡的处理也可在统计分析阶段进行。如上所述,假如在基线均衡性分析中,发现有个别或少数几个指标在组间不均衡(假设检验有统计学意义),在分析主要结局指标及次要结局指标时应予以控制,如使用多元统计方法、倾向评分方法等。

倾向评分法是近年来新出现的一种处理基线不均衡、减少混杂偏倚的方法,其在真实世界研究中的应用越来越广泛。倾向评分法(propensity score method)最早于 20 世纪 80 年代由 Rosenbaum 和 Rubin 提出。2000 年之后,这一方法日益受到人们的关注,越来越多的研究者将倾向评分法应用到临床流行病学、健康服务评价、卫生技术评估等诸多领域。

倾向评分(propensity score,PS)是指在一定协变量条件下,一个观察对象可能接受某种处理(或暴露)因素的可能性,即将多个不均衡变量进行降维综合为一个变量(倾向评分)。通过平衡两对比组的倾向评分可有效均衡协变量的分布,达到控制混杂偏倚的目的。

总之,在进行临床科研前,应明确基线的重要性及其对结论的影响,无论是否随机分组,均须要对试验组及对照组基线资料进行均衡性、可比性检验,以保证研究结果的科学性及可靠性。

(丁士刚)

第八章 临床科研设计与实践中常见的偏倚因素

任何临床试验性或观察性研究都会不可避免地受到有关偏倚(或称偏差)的影响,并且这些影响会在研究的不同阶段和环节中发生,从而影响研究结果的真实性(validity)。因此,为了获得真实可靠的研究成果,保证研究的高质量和高水平,应充分认识影响研究质量的有关偏倚因素,并从研究设计、执行和总结分析的整个过程中,制订防止偏倚的有关针对措施。

第一节 概 述

一、偏倚

当临床科研的结果与其真实值之间出现了某种偏离的现象,即称为偏倚(bias)。偏倚具有一定的方向性,可使研究结果高于或低于真实值。例如,研究者选择病情较轻、治疗反应及依从性均较好的病例进入观察组,则其观察效果总会比真实结果要好。反之,如果进入观察组的晚期重病例较多,造成与治疗组间的不均衡,其结果必然会比真实的结果差。可见,偏倚是影响临床科研质量的重要因素之一,但它又是可防可控的。因此,认识和分析偏倚,研究控制偏倚因素的方法和策略,具有极其重要的意义。

二、偏倚产生的原因

偏倚可出现在临床科研的各个阶段,有很多原因引起:如由研究者或研究对象的主观原因所致,也可因某些尚未了解而未予以重视的因素引起。例如,一项有关绝经后妇女激素替代治疗的随机对照开放性研究,未采用盲法,研究的结局观察指标主要为一些绝经后的主观自觉症状,对照组采用已上市使用多年的结合雌激素软膏进行干预,相对于口服新型中成药胶囊的试验组,对照组的研究对象知晓其所用药物的情况,更易于记录下良好的更年期症状改善情况。这种由研究对象的主观原因造成测量性偏倚,可高估对照药物的疗效,而低估试验药物的疗效,可能得出试验药物无效的"假阴性"结果。另一项有关口服避孕药物静脉血栓栓塞风险的病例-对照研究中,所纳入的对照组有相当一部分人是静脉血栓栓塞患者的亲朋好友。由于她们对静脉血栓栓塞有所认知,可能会影响其生活方式。例如,对照组人群可能更加注重控制体重等高危因素,降低静脉血栓发生的风险,而使结果向口服避孕药物增加静脉血栓栓塞风险的方向偏移,夸大了口服避孕药物增加静脉血栓的风险值。

三、机遇

机遇(chance)又称概率(probability),是指某一事件发生的可能性大小。当某一事件的出现是由概率的影响而发生时,就称为机遇。试以抛掷硬币为例,由于出现正面或反面的结果是相互排斥的(mutually exclusive),出现正面就绝不可能同时有反面出现。倘若无限制地抛掷下去,会发现正面和反面出现的次数会逐渐接近,最终达到各占一半。换句话说,出现正、反面的概率均是 50%。但是当抛掷的次数有限时,会发现两者出现的次数有明显差异。如抛掷 10 次后,可能会出现正反面比为 3:7,甚至 1:9 的悬殊结果。出现这种现象就是受机遇的影响。它并非由要观察的内容所决定的(如抛掷的高度、方向等),而是由结果出现的概率本身造成的,故称机遇。机遇的大小常用 P 来表示,范围 0 到 1(或 0~100%)。0 表示事件不可能出现,1 表示必然事件,其间则表示事件发生的概率。在临床科研时,不可能在某一疾病所有患者群进行观察,而只能抽样进行。这就与抛掷硬币一样,会因抽样人数有限,使不同临床特点的患者被抽取的机会不相同,即使再用随机分配的方法,亦无法做到观察两组对象的均衡。因此,机遇又称为抽样误差或随机误差,严格说,只要无法对患者全体进行观察,就不能避免机遇的影响。实际临床科研中,强调观察人数要达到基本要求的样本量,主要就是要保证将机遇的影响控制在可接受的允许范围。如统计学上的 $P < 0.05$ 或采用95% 置信区间,即是要求因机遇影响而出现假阳性错误的概率不超过 5%。这是对研究结果真实性的基本要求。

四、偏倚与机遇

机遇与偏倚是影响临床科研质量的两大要素,直接影响到临床科研结果的重复性和真实性。机遇和偏倚存在于任何一种类型的研究中,亦对临床科研的各个阶段均存在影响。两者常同时存在,对其研究和加以区分的目的,是因为两者控制的方法不尽相同。

理论上偏倚是可以通过完善的设计,正确客观的衡量观察,以及适当的分析方法来加以避免或清除。其中,严格的随机对照研究,对已知和未知偏倚因素的控制是最有效的。如果偏倚一旦发生,并对结果产生了影响,虽可加以分析,但已无法消除和纠正。对偏倚的控制应在研究设计之初就应防患于未然。

机遇是任何抽样研究都无法避免的。虽然经适当的研究设计,特别是扩大样本的数量可以减少其影响,并由统计学方法估计其大小,限制其在容许范围内。只要不是建立在整体人群上的观察研究,机遇影响是无法避免的。

现以血压测定为例,显示偏倚和机遇的关系及区别(图 8-1)。用袖带式直立血压计测定血压,虽严格注意测定的各种条件,当反复测定时,所得的血压值不会完全相同,总是在一定的范围内上下波动,这就是机遇的影响。而由袖带式血压计测得的数据与直接由动脉内

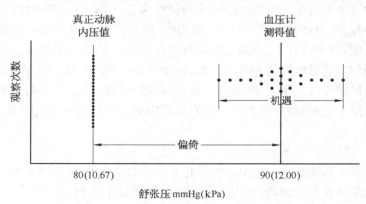

图 8-1　偏倚与机遇的关系及区别

测得的数值,会有一定差值。如以动脉内测得值作为真值,则用袖带血压计测得的数值与它的差值就是偏倚。

第二节　偏倚常见类型

偏倚按其在临床科研过程中出现的阶段,可归纳为 3 种主要的类型:选择偏倚(selection bias),主要发生在研究病例招募的初始阶段。测量偏倚(measurement bias),发生在临床科研观察过程中,对观察组及对照组的观察力度存在差异而人为造成观察结果的差异。混杂偏倚(confounding bias),发生在对观察结果的分析阶段。由于混杂因素的存在,使研究结果偏离真实情况,可通过统计学方法进行纠正。

一、选择偏倚

在研究的初始阶段,由于研究者的偏见或厚此薄彼,有意识地去选择符合自己预期的研究对象,不正确地组成了观察组及对照组,使两组患者在观察开始时就已存在除诊疗措施以外的差异。由于研究前的基线状况不一致,而直接导致最终结果的不同,这种现象并非诊疗措施的真正效果;或是由于研究设计方案缺陷,使研究对象不能充分代表总体目标人群,也使研究结果偏离真实值。现举例说明如下。

(一)组成成员偏倚

英国百万妇女研究(million women study,MWD)在 1996 年至 2001 年纳入 120 万名 50~64 岁英国妇女进行队列研究,调查多类肿瘤的发病率、死亡率及其危险因素。研究每 3 年对妇女进行一次乳房照片检测,结果表明:激素替代治疗增加妇女患乳腺癌的风险。然而,该队列研究在起始阶段并未排除已患乳腺癌的患者,研究第 1 年所检出的乳腺癌不可能是激素替代治疗所致,故研究结果受偏倚因素的影响,可能高估了激素替代治疗的乳腺癌风险。

(二)诊断信息偏倚

在选择纳入观察病例时,可因某种与观察内容无直接关系的症状或体征,加速或促成本病的发现,而误判为因果关系。例如,某研究观察绝经后妇女服用雌激素与子宫内膜癌发生的关系。结果显示服用雌激素可增加子宫内膜癌的发生,并将服用雌激素定为发生子宫内膜癌的危险因素。后经分析发现,服用雌激素可引起绝经后妇女不规则的子宫出血,而子宫出血作为一种诊断信息,可使其及时就诊而增加了发现子宫内膜癌的机会。当以刮宫或手术确定为子宫内膜癌为纳入对象时,再分析其是否服用雌激素,则未发现两者有明显因果关系(表 8-1)。

表 8-1　对同一批患者按两种方式研究绝经后妇女服用雌激素与子宫内膜癌的关系

组别	以阴道出血纳入观察病例 子宫内膜癌			以病理诊断纳入观察病例 子宫内膜癌		
	有(名)	无(名)	合计(名)	有(名)	无(名)	合计(名)
服用雌激素	45	7	52	59	42	101
未服用雌激素	72	110	182	89	106	195
	117	117	234	148	148	296

OR = 9.8　　　　　　　　　　　　*OR* = 1.7

二、测量偏倚

测量性偏倚发生在对观察组及治疗组进行测量观察的过程中。由于研究人员对两组的观察强度和频度存在差异，或者试验人员对试验非规范化操作，或影像学医师对影像学资料的判断或量化存在差异，导致最终的评价结果偏离真实的情况。现举例予以说明。

（一）疑诊偏倚

两项巢式-病例对照研究分别应用美国和英国的人群数据库资料进行口服避孕药静脉血栓栓塞风险的研究，发现：含屈螺酮的口服避孕药的血栓风险高于含左炔诺孕酮的口服避孕药。然而，此类数据库资料在验证静脉血栓诊断的正确性方面存在弊端，例如，数据库中的部分妇女仅凭小腿肿胀即判定为静脉血栓，而未采用超声等检查手段加以确认。同时在美国和英国，人们被舆论灌输了屈螺酮较易引发静脉血栓的观念。这种先入为主的观念使临床医师更容易对屈螺酮使用者进行血栓的筛查，更细致、更频繁地仔细搜集静脉血栓的证据，增加了发现病例的机会，人为造成两组的差异。因此，前述研究结果可能受疑诊偏倚的影响，夸大了含屈螺酮口服避孕药物的血栓风险值。前述英国百万妇女研究在研究过程中，激素替代治疗者进行乳房照片检测的频率也较对照者高，因此，也增加了乳腺癌患者的发现机会。

疑诊偏倚（diagnostic suspicion bias）亦常发生在临床病理学家或影像学家对检查结果的解释和判定环节。对某些不太肯定的发现，他们会受到已知的临床情况的影响，做出符合临床要求的解释，故亦称期望偏倚。例如，一结肠癌术后 3 年的患者，右卵巢再次发现一巨大的囊实性肿块，予以手术切除后行病理检查，结果表明为腺癌，但免疫组化结果难以判定其肿瘤来源，故病理科医师结合其既往病史，推断其可能为继发性卵巢癌，原发灶可能来源于肠道。然而，该病例的临床表现不支持其为肠道来源的继发性卵巢癌，该病例的肿瘤单发于一侧卵巢，且呈囊实性，与通常所知的肠道来源的继发性卵巢癌不同，后者易发于双侧卵巢且为外观多呈肾形的实性肿块。

（二）沾染性偏倚

沾染性偏倚（contamination bias）亦发生在临床科研的观察阶段。由于对照组成员意外地服用了观察组的药物，导致两组最后的结果差异缩小。亦可能因观察者已知哪些是观察组的患者，而给予了更多的关照和咨询，直接提高了诊疗的反应。或由此关照使被观察者会采用一些影响疗效的协同措施，导致疗效偏离了真实的结果。对后一类情况称之为干扰性偏倚（co-intervention bias）。例如，来曲唑和克罗米芬促进多囊卵巢综合征患者排卵的对照研究中，部分研究对象因对生育的迫切需求，而同时自行服用了促排卵的中药，从而对研究结果产生了干扰。

三、混杂偏倚

混杂偏倚（confounding bias）简称混杂，虽可存在于整个临床科研中，但却在临床科研结束后的资料分析阶段被发现。由于同时存在两种以上影响最后结果的因素混杂在一起，可能错误的判定最终结果是由某一单一因素引起，由此会夸大其效果。混杂亦可因某种降低疗效的因素存在，而使最终疗效减小。也有可能将没有作用的混杂因素错误地判定为有效。从严格的定义上，混杂因素本身应是一种独立的危险因素，既与研究因素相关，同时也与最终结局有关。例如,美国妇女健康启动(women's health initiative,WHI)研究结果表明:雌孕激素联合治疗方案增加绝经后妇女患乳腺癌的风险。该研究纳入 50～79 岁的绝经后妇女,平均 63～65 岁。然而,年龄越大,心血管疾病和乳腺癌的风险本身也就越高。许多妇女在进入研究时已处于上述疾病的亚临床状态。因此年龄是影响该研究结果的一个重要的混杂因素。再如,一项队列研究调查服维生素 E 能否减小心肌梗死的危险。结果见表 8 - 2。

表 8-2　心肌梗死发生与维生素 E 的关系研究

组别	心肌梗死	
	有(名)	无(名)
服用维生素 E	400	600
未服维生素 E	600	400

$$RR = 0.67$$

研究结果提示服用维生素 E 者,发生心肌梗死的相对危险度较低,乃为心肌梗死之保护因素。但研究者同时调查了此组人群吸烟的情况,结果显示在未服用维生素 E 组中吸烟者明显高于服用维生素 E 组(可能对健康更重视),再观察吸烟与心肌梗死的关系如下(表 8 - 3)。

表 8-3　吸烟与心肌梗死的关系分析结果

组别	使用维生素 E 组 心肌梗死		未使用维生素 E 组 心肌梗死	
	有(名)	无(名)	有(名)	无(名)
吸烟	240	30	580	300
不吸烟	160	570	20	100
	$RR = 3.64$		$RR = 3.88$	

结果显示,无论是否服用维生素 E,吸烟者均有发生心肌梗死的较高危险。如控制吸烟因素再分析维生素 E 与心肌梗死的关系如下(表 8 - 4)。

表 8-4　维生素 E 与心肌梗死的关系分析(吸烟分层后)

组别	吸烟者 心肌梗死		不吸烟者 心肌梗死	
	有(名)	无(名)	有(名)	无(名)
服用维生素 E	240	30	160	570
未服维生素 E	580	300	20	100
	$RR = 1.32$		$RR = 1.27$	

显示服用维生素 E 并非为心肌梗死的保护因素,在此研究中吸烟成为重要的混杂因素。如以吸烟作为观察的危险因素,其结果见表 8 - 5。

表 8-5 吸烟与发生心肌梗死的关系分析

组别	心肌梗死	
	有(名)	无(名)
吸烟	820	350
不吸烟	180	670

$$RR = 3.38$$

结果显示吸烟者发生心肌梗死的危险,至少较不吸烟者高 3 倍。

混杂作为一种偏倚可以预防和控制,在设计阶段对重要混杂因素应通过纳入/排除标准或制订适当的配对因素予以控制;而对于未知的混杂因素则可通过严格的随机分组,使组间之影响互消;如未能幸免而影响最终结果,可通过分层分析或校正分析方法进行处理。现以分层分析(Mantel-Haenszel 法)举例说明。某一病例-对照研究结果显示口服避孕药与心肌梗死有关,具体结果见表 8-6。

表 8-6 口服避孕药与心肌梗死的关系分析

组别	心肌梗死		
	有(名)	无(名)	合计(名)
口服避孕药	29	131	160
未服避孕药	205	1 655	1 860
合计	234	1 786	2 020

计算其 Crude $OR = \dfrac{ad}{bc} = \dfrac{29 \times 1\,655}{205 \times 131} = 1.79$

因考虑心梗与年龄有关,年龄可能为重要混杂因素,故按年龄分层分析见表 8-7。

表 8-7 口服避孕药与心肌梗死的关系分析(按照年龄分层)

组别	25~29 岁组 心肌梗死		30~34 岁组 心肌梗死		35~39 岁组 心肌梗死		40~44 岁组 心肌梗死		45~49 岁组 心肌梗死	
	有(名)	无(名)	有(名)	无(名)	有(名)	无(名)	有(名)	无(名)	有(名)	无(名)
口服避孕药	4	62	8	33	5	22	6	9	6	5
未服避孕药	2	224	12	390	20	378	70	362	101	301
合计	292		443		425		447		413	

按 Mantel-Haenszel 公式计算:

Adjusted OR 为:$OR_{MH} = \sum \left(\dfrac{a_j d_j}{N_j} \right) \bigg/ \sum \left(\dfrac{b_j c_j}{N_j} \right)$

$$= \dfrac{\left(\dfrac{4 \times 224}{292}\right) + \left(\dfrac{8 \times 390}{443}\right) + \left(\dfrac{5 \times 378}{425}\right) + \left(\dfrac{6 \times 362}{447}\right) + \left(\dfrac{6 \times 301}{413}\right)}{\left(\dfrac{62 \times 2}{292}\right) + \left(\dfrac{33 \times 12}{443}\right) + \left(\dfrac{22 \times 20}{425}\right) + \left(\dfrac{9 \times 70}{447}\right) + \left(\dfrac{5 \times 101}{413}\right)}$$

$$= 4.79$$

结论为 crude OR(1.79) $\neq$ adjusted OR,表明有混杂存在,且年龄为重要的混杂因素。

进一步可计算 crude OR 值是否在 adjusted OR 的 95％置信区间内,以判定两者差异有无统计学意义。如有统计学意义,则说明混杂确实存在(表 8-8)。

aOR_{MH} 的可信区间: $aOR^{\left(1\pm\frac{Za}{\sqrt{\chi^2_{MH}}}\right)}$

分层前: $\chi^2_{MH} = \dfrac{(\mid a - Ea \mid - 0.5)^2}{Va}$

分层后: $\chi^2_{fMH} = \dfrac{(\mid \sum a - \sum (Ea) \mid - 0.5)^2}{\sum (Va)}$

表 8-8 病例-对照分析表

	组别	病例	对照	$\sum$
暴露因素	有	a	b	m_1
	无	c	d	m_2
	合计	n_1	n_2	N

$\sum a$ 为分层后各四格表中 a 之和,Ea 为 a 格的期望值 $\dfrac{m_1 n_1}{N}$,$\sum (Ea)$ 为分层后各四格表计算的 Ea 之和,$\sum (Va)$ 为分层后和四格表计算 Va 之和,Va 为四格表中的方差值 $= \dfrac{m_1 m_2 n_1 n_2}{N^2(N-1)}$

代入前式计算 $\chi^2_{fMH} = 41.09$

aOR 的 95％置信区间为: $4.79^{\left(1\pm\frac{1.96}{\sqrt{41.09}}\right)} = 4.79^{(1\pm0.3057)}$,即 $2.97 \sim 7.73$。因 $cOR = 1.79$,不在 aOR 95％ 置信区间之内,表明差异有统计学意义,显示有混杂存在。

以上是按偏倚的出现和发现时间进行分类,并举例说明其特点。在临床科研中,已报道有多达 30 种以上不同特点的偏倚存在,充分显示了偏倚存在的普遍性。鉴于偏倚可对临床科研结果产生严重影响,因此预防和控制偏倚具有重要的意义。

第三节 预防和控制偏倚的策略

偏倚可发生在临床试验的全部过程中,如未能防控则无法纠正和克服,造成整个临床科研结果偏离真实性,从而完全失去其应用价值。因此,应充分认识各类偏倚的特点,采取针对性的防控措施,使之对临床试验结果的影响减到最小,力求最终结果的真实可靠。常用控制偏倚的方法如下。

一、设计方案的选择

在研究初始,组成具有良好可比性的观察组和对照组十分重要,亦是控制偏倚最关键的阶段。采用随机对照试验的研究方案,特别是将适合的研究对象分层后再随机分配入组,可以确保观察组及对照组在基线特征上保持相似。若再加以双盲方法下进行观察测量,则可最大限度地避免偏倚的影响。实现观察组及对照组良好的基线可比性,以及对两组病例衡量观察上的均衡性,是采用随机双盲临床试验获得真实结果的保证,亦是此种设计方案论证强度最高的原因。

实际上,临床受到诸多因素限制,作随机对照试验是有一定难度的。虽然其对防止偏倚因素的影响最好,而采用何种临床试验的方案,更重要的是取决于试验的目的及需要解决的问题。

队列研究虽为前瞻性的临床观察方法,因较难达到观察队列与对照的均衡可比性,受混杂干扰等影响的机会亦较多,难于控制偏倚因素的影响。除非加上其他的防控措施,如严格的纳入标准、匹配队列组成等增加可比性的方法。例如,美国在 12 万余名护士中进行队列研究,探讨牛奶与乳腺癌发病的关系,追踪从 1980 到 1996 年,其中有效的研究人数为 88 691 人,其间共 3 482 人发生乳腺癌,未发现牛奶摄入量与乳腺癌相关联。该项目纳入护士这一特殊人群进行研究,研究对象的依从性较其他研究对象好。

回顾性的病例-对照研究,如选择对象和匹配合理,资料收集完整可靠,采用正确的统计分析方法,仍可能限制偏倚因素的影响,或通过分析将混杂因素显示出来。

叙述性研究难以完全避开偏倚因素的影响,其结果很少有实际应用价值。除非是观察临床上对常规治疗未能改善、预后严重的病例,显示观察的干预措施明显改善了预后,如病死率显著降低。此种较强大的治疗效果则较少受到偏倚的影响。

二、严格限制的纳入标准

如为确保观察、对照组间的可比性,特别是在无法纳入足够数量的病例时,常会采用严格的纳入标准,将研究对象限制于较典型的、对治疗反应及依从性好的病例,在有经验的专家的密切监控下,即一种较理想的试验情况进行观察,使临床科研接近于典型的假设验证性试验。该类试验虽易于实施,但研究结果的外部真实性有限。

对纳入研究的观察对象明确地限制在某一特定范围内,特别要注意对最终治疗效果影响较大的一些重要因素,如年龄、性别、病程、病情、文化教育水平等。纳入对象的限制,可明显减小观察组和对照组间的差异,限制和消除偏倚的影响。但这种严格的限制使观察的结果,只能代表某一组特定的人群,常不能反映疾病不同病情患者的全貌。换言之,虽然得到了对比组患者的较真实结果,但仍未能显示此种措施的真正总体疗效。即随着限制条件的增多,使整个临床科研愈来愈接近的功效性试验。例如,前述美国妇女健康启动的研究对象平均 63～65 岁。由于年龄越大,心血管疾病和乳腺癌的风险也就越高。50 岁妇女多种疾病的绝对风险仅为 60 岁妇女的一半,是 70 岁妇女的 1/4。因此,该研究结果难以推广到 50 岁年龄组妇女这一激素替代治疗的常用人群范围。

三、盲法衡量及观察结果

盲法是最有效地防止测量性偏倚的方法。因为观察者和被观察者都不知晓两组患者各自接受的是何种治疗药物,亦不可能按意向进行干预。即使可能有某种沾染或干扰发生,但它在两组观察者中的发生频度和强度亦是相似可比的。例如,在临床科研中为避免病理学家或影像学家判定结果的主观影响,最好的方法是让其在不知晓临床诊治情况下做出客观的判定。

四、匹配

匹配是在病例-对照研究中最常用的方法。对观察组的对象,按相同的特点选择其对照组的成员。匹配因素主要是对疾病的发生、转归、预后密切相关的因素,诸如性别、年龄、病情等。理论上匹配的因素越多,则对子内的个体差异越小,越有利于观察。但实际研究中匹配过多会造成对象选择困难,使研究无法找到足够的匹配者而难于开展。匹配亦难以做到观察组与对照组的完全相似(理论上只有无遗传变异的单卵双胎能达到近乎完全相似),其间总会存在一些差异,虽不同程度地影响最终结果,匹配的因素都是已知的一些因素,而对那些潜在的、未知的因素(如个体对某种药物的反应性)因事先无法知道,亦无法匹配。因此,匹配只能尽可能地减少偏倚对最终结果的影响。

五、标准化法

标准化法采用校正因素,平衡观察组与对照组中影响最终结果的某一混杂因素,使之达到接近真实的结果。例如,观察某所县级医院与一所省级医院颅脑外伤的病死率,结果发现如表8-9。

表8-9　某县级和省级医院颅脑外伤的病死率比较

病情	省级			县级		
	例数(名)	死亡数(名)	病死率(%)	例数(名)	死亡数(名)	病死率(%)
重	500	30	6	400	24	6
中	400	16	4	800	32	4
轻	300	2	0.67	1200	8	0.67
合计	1200	48	4	2400	64	2.6

初步结论为县级医院的脑外伤病死率低于省级医院。进一步分析发现,如按不同病情分别统计,两级医院的脑外伤病死率并无差别。而造成两医院总病死率差异是由其患者的组成不同所致,显然由于县级医院的轻病例较多,直接造成总病死率偏低,即所谓的组成成员偏倚所致。标准化法即是将其不同病情的脑外伤患者按标准比例计算,如轻、中、重各占1/3,或轻型1/5、中重型各占2/5,使病例的组成完全一致。按此计算的结果如下。

省级医院病死率为 $=(30/500\times1/5)+(16/400\times2/5)+(2/300\times2/5)=3.07\%$

县级医院病死率为 $=(24/400\times1/5)+(32/800\times2/5)+(8/1200\times2/5)=3.07\%$

标化结果显示,两医院脑外伤病死率的标准化率并无差异。

六、分层及分层分析

分层方法亦是控制偏倚的重要手段。在研究初始,采用分层随机可使观察组和对照组组成更加相似,有效防止选择性偏倚。而在统计阶段的分层分析,既可显示不同临床特点的患者的真实效果,又能显示出重要的混杂因素。

(康德英　许良智)

第九章　临床科研资料的来源与收集方法

临床科研资料的收集要贯穿于临床科研的全过程。在设计之初，要根据研究目的，合理设计资料收集表；在组织与实施阶段，进行全程监测与质量控制，有针对性地收集数据资料，确保临床科研资料的收集质量与数据完整，避免数据资料的大量缺失；在研究完成后，又要利用选定的统计方法进行数据整理、核实与清理。研究者应学会对繁杂的临床科研数据资料进行系统的归纳和整理，以便从中去粗存精，去伪存真，减少"噪度"信息，得到有价值的测试结果，是临床科研必不可少的技能。

第一节　临床科研资料的来源

应用临床流行病学的基本原理和方法，收集疾病病因及危险因素、疾病诊断、疾病转归和评价防治效果等方面资料是临床科研的核心工作；严格控制原始数据的收集质量、熟悉收集方法（来源）和资料性质，以及不同类型间相互转换、完善数据管理，以确保资料完整性、准确性和一致性，是临床科研的基本要求，也是衡量临床科研工作者的基本素质之一。

临床科研资料的主要来源如下。

（一）临床试验和实验研究信息

1. 临床试验（clinical trial）　是指在人体进行的试验性研究，如临床试验。以人体作为受试者的试验是医学进步的基础。任何新药、制剂、器械在广泛应用于临床之前，应先行动物实验，证明其安全、有效；后在健康志愿者中进行剂量爬坡或一个疗程的耐受试验，证明人体能够耐受，并给出临床上能应用的安全剂量，最后在患者身上观察功效。临床试验属于干预性研究，是通过对比试验组与对照组的效应差异来评价干预措施效果的一类研究方法。临床试验需要设计专门的病例报告表（case report form，CRF），全面系统地收集相关资料。

2. 实验（experiment）　是指在动植物进行的实验性研究。在实验研究中，研究者可以主动地安排实验因素，控制实验条件，从而排除非实验因素的干扰。实验过程中需要填写实验记录表，全程记录实验结果及相关信息。

（二）日常医疗卫生工作记录

医院的日常医疗工作中有各种记录，如医院门诊和住院病历、入院与出院诊断、死亡报告，以及实验室检查、病理、影像报告等。主要为某项工作需要而专门设置，若这类资料能诊断明确、记录详细、数据可靠，也可用于研究疾病临床特征、评价防治效果。但在使用医院病案资料时，应注意以下几个方面问题。

（1）基于医院的病案统计，一般不能计算发病率或患病率、死亡率。这是因为医院求诊者均是患者，而患病率以受检人数做分母，发病率、死亡率则以某地某年平均人口数为分母，而且很难从医院获得发病人数、患病人数的完整数据。

（2）比较不同医院的门诊、住院患者的差异时应慎重。这是因为大型医院接受危重、疑难杂症、难于治疗的患者居多，而在小型医院或基层医院轻型患者比例较大。直接比较时应首先进行标准化处理。

（3）即使在同一医院同一科室，在不同时期同一病种的疗效也可能不同。这种差异既可能是疾病在人群中流行所致人体免疫能力变化引起的，也可能随时间推移诊疗技术条件不断改善、诊疗理论不断发展所致。

（4）由于不同医院的病案、病历要求不同，记载的详细程度和标准也各有不同。做医院间比较时应加以注意。特别是随着各类卫生信息系统的建立，包括基于社区的电子健康档案系统和基于医院的病历/健康档案（结构化和非结构化的病历），记录患者/社区人群人口学特征、临床特征、诊断、治疗、实验室检查、安全性和临床结局、转诊等信息。由于各家医院的数据标准、接口不一，比较前应进行标准化、归一化处理。

（5）某单个医院门诊、住院患者的基本构成，不一定能代表当地居民中各种患者的实际分布情况，这主要与医院性质、级别、服务半径及患者就诊意愿等有关。

（三）现场调查

临床科研经常需要借助现场调查探索某病病因或评价某疗法远期效果等。如 2005 年 5 月至 2005 年 6 月，四川省 12 个地市所发生的人感染高致病性猪链球菌暴发流行，采用现场研究查明了病原、血清型别。2019 年 12 月底 COVID-19 疫情暴发，迅速开展的现场流行病学调查对明确诊断，快速隔离传染源，及时阻断传播途径等发挥了举足轻重的作用。现场研究的特点是以新发病例或新感染者为主，同时也为调查研究提供了即时的环境条件，在现场调查中，需制订调查计划，拟订调查表，研究者被动地观察研究对象，为尽量减少干扰，或通过分组来控制。现场调查为试验提供线索，而试验成果则需通过现场实践加以验证。鉴于调查对象数量大，而参与调查工作人员又多，为使调查结果可靠，在正式调查前，应对调查表的可行性、信度、效度分析；同时培训调查人员，以规范统一。而调查结束后，还需认真审核调查表、评价调查质量，并实施可靠性分析。

（四）报告卡与报表资料

常见报告卡包括：肿瘤发病与肿瘤死亡报告卡、出生报告卡、死亡报告卡、传染病发病报告卡等。应避免漏报、重复报告。常见报表有：卫生部印发的卫生工作基本情况年报表、医院工作年报表、传染病月（年）报告表、疫情旬（月、年）报表、病伤死亡年报表、职业病报表等。年度报告资料常以年鉴的形式出现，如 20×× 年中国卫生年鉴。同时建有大型数据库，如法定报告传染病数据库、国家免疫规划数据库等。

（五）疾病监测与预警资料

为预测疾病的流行趋势，考核其防治效果而长期连续地调查、收集和分析人群中疾病的动态分布和影响因素称为疾病监测。例如，我国已建立 145 个城乡疾病监测点，监测人口达 1 000 万以上，系统地开展了传染病、寄生虫病、心脑血管病、出生缺陷、恶性肿瘤及残疾等的发病、死亡监测的登记报告工作，监测的范围和病种仍在不断延伸和扩大。又如京、津、冀地区 120 万人心血管病监测的 MONICA 计划等。疾病监测要求进行发病与死亡报告，计算发病率、死亡率等人群疾病负担指标，同时要收集与发病有关的个体危险因素和实验室的各项检测数据，为专题研究提供了条件。如国家药品不良反应监测哨点联盟（China ADR sentinel surveillance alliance，CASSA）利用医疗机构电子数据建立药品及医疗器械安全性的主动监测与评价系统。

（六）健康体检资料

目前,在中国一些医院已相继设立了健康检查中心,积累了大量人群的健康体检资料;另外在一些建立职工健康档案的单位,也保存有定期体检资料;此外,还有参加人寿保险时的健康检查资料,以及孕产妇的围产期保健资料等。随着我国医疗卫生体制改革的逐步深入,成立了大量的社区卫生服务中心,相继建立了以电子健康档案为核心的健康管理信息系统。设立健康查体专门机构可以发现新的、早期病例和近来备受关注的临床前期者,成为实现疾病防治结合的一个平台。大多接受体检者,其职业相近、经济和文化相似,成为一些专题研究和随访研究较理想的资料来源。2017 年我国启动了"中国百万级自然人群大型健康队列"的国家重点研发计划,在我国华东、华南、西南、西北、东北、华中和京津冀七大区域开展这一国家项目,旨在提升疾病防控水平、保障重点人群健康、强化健康风险因素控制。

（七）其他来源资料

一些临床科研,还需要收集医学领域以外相关数据资料,如测量发病率、死亡率等指标时,所需的人口基数,要向当地公安部门联系获取;又如研究控烟策略时,有时要向有关部门联系,收集诸如烟叶生产、农用化肥销售等方面的数据资料等;再如研究多囊卵巢综合征(PCOS)是否与环境激素暴露有关时,还要收集气象、环境(空气、水源、土壤)监测数据资料等。

第二节　临床科研数据资料的收集

一、设计专门的资料收集表

根据研究内容,设置基本条目和备查条目,形成专门的资料收集工具,如调查/研究记录表、CRF 表等。基本条目是指与研究目的密切相关、不可或缺的内容。备查条目是质量控制的一些项目。在临床科研中,还可适当增加一些备选条目,以便尽可能多地收集信息。

若填写项目或回答问题较多时,可以采用一人一表的格式,每份表只填写一个研究对象的所有相关内容;若项目较少时,可采用一览表的形式,即在一份表内同时填写多个研究对象的相关信息。临床科研资料收集的重点应集中于 PIO 类指标,如研究对象特征指标(population/patients,简写 P),干预或暴露测量指标(intervention/exposure,简写 I 或 E)以及结(局)测量指标(outcome,简写 O)等。这些指标可大致归为以下四种类型:①单纯生物学指标,即临床常用的一些硬指标,如病死率、不良事件发生率、痊愈率、复发率,以及其他一系列有关人体生化、生理学指标等临床传统观察指标。②健康相关生存质量及其衍生指标,随着疾病谱及医学模式的转变,一些全面反映患者健康与生存状态的指标,如 HRQL、QALYs、DALYs 等应运而生,并在临床科研中得到广泛应用。③临床经济学指标,如直接医疗成本、间接医疗成本等一系列费用指标,可用于成本效果分析(CEA)、成本效益(CBA)分析、成本效用(CUA)分析等。④人口特征指标,包括性别、年龄、种族、职业、教育程度及其他一些社会经济学指标等。

二、临床科研数据资料的采集方法

在确定了临床科研资料的收集范围与内容后,通过何种途径、方法收集则成为关键,这也直接决定了数据收集的质量好坏。采集方式主要有直接观测与访谈等。直接观测是指研究人员直接到现场对观察对象进行观察或测量,得到相关数据信息,如临床科研中有关体检及实验室资料的收集就采用这种方式,直接观测得到的数据较为客观真实。

访谈法需要研究对象的配合,通过研究对象自己回答问题来完成资料的收集。常见的访谈方式有:①面对面(face to face)访谈法,研究人员在现场,通过研究对象自己填写或口头问答完成数据的收集;②电话访问法,研究人员通过电话问答的方式收集信息,但该法有时会因电话变更、调查内容过多,依从性较差,可能出现较高的失访率;③信访法,以普通邮件或电子邮件的方式,将表格直接寄给研究对象,填好后寄回,本法虽然节省人力、物力与财力,但收集质量和依从性难以保证,应答率最低。

三、质量控制

质量控制措施实际上应贯穿于临床数据资料的收集、整理全过程。在资料收集过程中,一些混杂因素会影响数据的收集质量。例如,患者自身的症状与体征在资料收集时不稳定,处于剧烈变化之中,像第一次测定的血压值为 148/88 mmHg,而一周后为 158/80 mmHg。又如对自诉症状重复测量时,回忆性偏倚可导致两次测量结果不一致。同时资料收集者(包括测量者、调查者)本身也可能带来偏倚,特别是在测量临床软指标(如生存质量等)时,其态度的好坏与提问方式等都将影响到患者是否能如实回答问题。此外测量工具(或仪器)本身也可能因系统误差导致结果失真,特别是在大规模多中心临床试验中,若各中心实验室条件不一,使用的仪器、试剂与度量衡单位不统一,会造成数据混乱,直接影响结果的真实性。

因此,需要采取一系列质控措施,如对资料收集人员进行严格的培训,制订统一标准与操作规程,采用盲法测量,选择信度与效度俱佳的测量工具等,以保证原始资料的收集质量。录入数据时,同样应采取质量控制措施,如制订严格的录入规范和说明、双输法录入等,以确保数据录入的准确可靠。

第三节　临床科研数据资料的整理

准确合格的数据是确保统计分析结论真实可靠的前提。为此,在使用记录、调查表收集资料时,应做到记录正确、完整,便于计算机录入;录入数据时,应认真复核,避免数据缺失、错误。

一、临床科研资料的检查与整理

(一) 核查

填好记录、调查表后,先行目测检查:①从专业与统计学方面检查是否有缺项、差错,如性别、病名,数据末尾数字是否一致。②范围检查,如调查肝癌,看表中是否有非肝癌患者,如肝炎患者,为减少漏查,一般应答率要求在 95% 以上。③逻辑检查,如用出生日核对年龄。尤其要注意以下几个方面问题。

(1) 记录的项目一定要为研究所需:做到必要项目无遗漏、设置项目无冗余。一般先进行预观察(调查)、预分析,以验证所收集的资料是否合乎要求。

(2) 各项目定义无歧义,答案应清楚明晰:例如,调查籍贯时,应明确调查的是"自己出生地",还是"自己的祖籍是哪里人"。

（3）项目设置应尽量选用闭合式问题，如是非题或选择题，一般不用开放式问题。

（4）数量变量指标用阿拉伯数字填写，小数点及计量单位亦应同时标注；非数量指标也应标识有关的统计规定，如"饮酒量"应标注"g/d"。

（5）用计算机整理、分析资料：输入数据前做一次全面系统检查，若为数值变量则直接输入，对非数值变量，可按性质或特征先进行量化赋值，如性别，男为 1，女为 0；文化程度，文盲为 0，小学为 1，中学为 2，大学以上为 3；必要时，需对量化过程加以说明。

（6）对于已做观察（调查）但无确切数据的情况，应按事先规定填写，不宜用空格表示。

（7）注意数据的精度和有效数字：如体重以 kg 为单位，一般精确到小数点后第 2 位；小数点后的位数可按"4 舍 6 入 5 奇进"处理，如，6.75 中 5 前是奇数，则取 6.8；6.85 中 5 前是偶数，则取 6.8。

（8）记录、调查表应尽量用不褪色的笔填写清晰、工整，以利于原始数据资料的长期保存。

（二）整理

1. 数据的手工整理　先要识别资料性质与设计类型。在资料核查后，设计出一整套整理表，如频数表、交叉表，后清点有关人数，整理表格。必要时可进行数据转换，如将数值变量转化为等级资料；对性别、文化程度等实施量化赋值等，为进一步统计分析作准备。

2. 数据的计算机整理　数据的手工整理现已被计算机管理所取代。计算机整理工作往往与统计分析同步进行，但数据转换、指标数量化需在分析前完成。

二、临床科研资料的管理与分析集划分

（一）临床科研资料的管理

当前临床科研资料的数据管理也全部用计算机完成，对收集到的临床科研数据，为方便管理，常借助现成的数据库管理软件，如 *Access*、*Excel*，以及 *EpiData* 等，建立数据库，进行无纸化数据管理。建库应首先构建数据库结构，统一定义字段及属性。字段又称变量，反映了研究对象的某种共同属性，如患者年龄、性别、身高、体重、血压等。定义字段包括确定字段名、字段属性（如字符型或数字型等）与字段大小。结构建好后，就可开始录入数据。通常将一个研究对象的所有字段信息称为一个记录，n 个记录就构成了一个数据库。数据经过以上检查无误后，即可实施统计分析。建好的数据库可用光盘、USB、移动硬盘等贮存，便于汇总交流、查询、补充、修改、连接等。对于特别重要的数据文件应打印保存。具体有如下要求。

（1）利用数据管理系统建立数据文件：数据检查无误后在相应地数据库管理系统下建立数据文件。要求各项目的变量名、记录与原始表格尽量一致。

（2）双输法录入数据：两名输入员利用数据结构相同的数据文件，同步独立完成同一批数据的录入。

（3）输入数据比对：用计算机对上述两份数据比较、核对、纠正输入错误。

（4）对录入数据进行范围与逻辑检查，确保数据质量。

（5）进一步将数据文件与原始记录、调查表目视核对。

（6）数据锁定：经上述处理，统计分析前将最后数据文件用媒体封存。

（7）稽查：当对某些数据的准确性存有疑问时，需作进一步检查——稽查。数据稽查一般随机抽查 10％病例或对照、或观察例数，并逐一核对观察值。一般要求主要观察指标不能有错，次要指标错误率控制在 0.3％以下。若差错率超出允许范围，则要打开已锁定数据文件，重新校检所有数据。

研究数据资料的保留年限有明确规定。例如，研究者应保存临床试验资料至试验终止后 5 年；申请者应保存临床试验资料至试验药物被批准上市后 5 年。

（二）分析数据集划分

分析数据集（analysis set）指专用于某项临床科研且经审核特定的统计分析资料。分析集应在设计阶段事先确定。纳入哪些患者进行分析，这是临床试验结果分析必须考虑的问题，也就是"分析集"问题。临床试验的分析集，要求所有患者或观察对象均经过随机且符合入组标准。然而，一切都符合试验方案要求，且无失访和无任何缺失数据，这在实际试验中很难做到；对那些违反（偏离、违背）方案的病例或观察对象是否应纳入分析，需慎重考虑。在设计阶段，就应考虑如何减少失访和不依从，同时要阐述出现违反方案的具体类型、频数及其处理方法，以及对试验结果的可能影响等。

1. 分析数据集的种类

（1）意向性分析数据集（intention to treat set）：不考虑依从性，将所有经随机分组的患者全部纳入随访、评价和分析。该法保持了随机化结果，符合随机原则。但在实际操作中有一定的难度，如患者随机后无记录，特别是患者并未接受任何试验药等，很难处理。

（2）全分析数据集（full analysis set，FAS）：是指尽可能遵循意向性治疗原则并以合理方式尽量将所有随机病例纳入分析。

（3）符合方案数据集（per protocol set，PPS）：是指全分析集中与方案高度相符的病例，又称"有效病例"（valid cases）、"效力"（efficacy）样本或"可评价"病例等。在何种情况下将病例排除，应在设计方案中事先予以说明；同时在分析前就应讨论确定数据缺失的处理方式。

（4）安全数据集（safety set）：无论患者是否符合方案，只要患者应用一次所在组的药物，都要纳入安全性分析。

2. 分析集的具体应用　在临床试验相关的三种假设检验中，全分析集和符合方案集的作用有所不同。例如，优效性假设检验，一般用全分析集作主要分析集，检验结果较为保守；若使用符合方案集，有可能高估疗效；而对于等效性或非劣效性假设检验，使用全分析集的结果一般并不保守。

第四节　临床科研资料的分析前准备

在统计分析之前，还需要进行一些准备工作，如评估欲分析的数据质量，发现数据有无缺失和异常；同时应结合研究目的，设计统计分析方案，选择恰当的分析方法，以减少统计分析的盲目性。

一、赋值与定量化

资料整理的重要环节就是赋值与定量化。对于数值变量资料，像血脂、血糖水平本身就已被准确测量，不存在赋值和定量化问题，只是当有缺失值时，才需做相应处理。对于分类变量资料,则需要重新赋值。如对有序多分类资料,可根据实际测量尺度采用等间距或非等间距赋值(如临床疗效分类中,无效为 0,有效为 1,显效为 2,痊愈为 3)。而对无序多分类资料,就要复杂一些,需采用哑变量方法赋值。例如,研究中涉及黄种人、白种人、黑种人三个种族,不能直接将黄种人、白种人、黑种人依次赋值为 1、2、3。这是因为三个种族并无等级之分,但在赋值后反而人为出现不同级别。对此,可通过设置两个哑变量加以解决,如规定凡是黄种人,哑变量 1 赋值为 1,余为 0;凡为黑种人,哑变量 2 赋值为 1,余为 0。转换结果如表 9-1。

表 9-1 哑变量赋值

原来分类	哑变量赋值	
	哑变量 1	哑变量 2
黄种人	1	0
黑种人	0	1
白种人	0	0

哑变量的设置个数为分类个数减 1。如 ABO 血型包括 A、B、AB、O 四种类型,需要设置 3 个哑变量。

二、数据质量的评价

统计分析前,需要从整体上把握数据的基本特征,以及质量,发现有无极端值与异常值等。

(一) 极端值、异常值与缺失值

极端值(extreme value)又称离群值,是指那些远离大多数测量值的极端数值,要么极大,要么极小。这些值会直接造成结果不稳定,甚至夸大或歪曲结果,得到错误结论。特别是在小样本的临床科研中,极端值的作用尤为明显。判断极端值是否为异常值,需结合临床或专业知识,异常值常为临床专业知识无法解释的测量值。

缺失值(missing value)是指因种种原因不能得到观测指标的具体测量值,出现数据缺失。评判临床科研中数据缺失的影响大小,应视缺失属性而定。缺失主要分三种,一种为完全随机缺失,缺失与干预类型和结局好坏均无关,缺失的出现是完全随机的;另一种称为随机性缺失,如临床试验中试验组与对照组均可能出现缺失值,缺失比例相近,缺失与临床干预措施无关,若缺失比例不超过 10%,对结果影响不大;还有一种则称为非随机性缺失,例如,药物的副作用过大,造成患者的大量失访,此时试验组与对照组的缺失比例会不同,缺失一旦发现与干预措施有关,会对结果造成较大的影响。

(二) 如何发现与识别极端值、离群值

发现与识别极端值、异常值通常使用统计描述的方法,如定量描述、统计图表等,可清晰揭示数据资料的基本特征与变化趋势,同时结合临床知识,又可以发现与识别其中的极端值、离群值。若根据一般常识与临床病理生理学知识,发现数据资料中极端值不合常理,则应高度重视。如在一项临床科研中,患者的收缩压在 400 mmHg 以上,则应视为异常值。又比如某一个变量的标准差过大或者某些观察值偏离均数 3 倍标准差以上,则说明观察单位间变异较大,应进一步核实,判断是否为异常值。另外,使用统计图表也可直观地发现极端值。

(康德英　陈　彬)

第十章　如何正确选择与应用统计学方法

统计学是处理数据变异的一门科学与艺术。以概率论为基础、统计推断为主要内容的现代数理统计学,已被广泛应用于教育、社会、经济、金融、农业、工业/工程技术、物理、管理、生物医学、心理学、信息学等众多领域。其中,统计学在生物医学研究中的应用已有百余年历史。应用临床流行病学的基本原理和方法,围绕疾病病因及影响因素、疾病诊断、预后和防治效果评价等临床问题展开临床科研,在此过程中定会产生大量复杂的数据,这些数据资料的收集、整理、处理与分析,构成了临床科研的核心。借助统计学方法可以帮助研究者对繁杂的临床科研数据资料进行系统的归纳和总结,以便去粗存精、去伪存真,得到有价值的结果,是临床科研不可或缺的工具。

第一节　临床科研资料的收集与整理

在临床科研中,数据资料的收集与整理均非常重要。原始数据的真实可靠,是临床科研成功的重要保证。

一、临床科研的数据来源

临床科研的数据来源很多,例如,病历、病例报告表(case report form,CRF)、调查表或问卷、专题调查与实验记录、实验室检验数据、统计报表、年鉴等均可为研究所用。

病历作为重要的临床工作记录,同时也是临床科研的重要数据来源。收集病历信息时应特别注意收集的质量,做到如实、全面、可靠。CRF 表一般为临床科研专门设计,要结合研究目的而"量身定做"。如果研究对象是社区患者,则需要根据研究方案与目的,设计专门的调查表或问卷,供资料收集之用。这些研究量表是由系列观察指标组成的,既有一般性指标,又有特异性观察指标。这些指标的设置不是盲目的,同时在测试过程中也要遵循一定的科学原则。

二、临床科研中的指标设置与测试要求

观察指标是指能反映临床科研有效性和安全性的观察项目。统计学中常将观察指标称为变量,分为数值变量和分类变量。在设计之初应明确定义并设置相应观察指标,一旦确定,不宜随意修改。

(一) 主要指标和次要指标的设置

临床科研中的主要指标又称主要结局指标,是与研究目的有内在联系的,确能反映有效性或安全性的观察指标。主要指标应在研究设计阶段确定,通常不超过两个,若存在多个主要指标时,在设计方案中,应同时考虑控制Ⅰ类错误的方法(α 检验水准的再分配)。主要指标应根据研究目的选择易于量化、敏感度好、客观性强、客观的,且在相关研究领域已有公认的标准。目前包括三大类:临床/生物学指标(病死/复发/残疾、生化等)、生存质量及相关指

标,以及卫生经济学指标等。次要指标是指与研究目的相关的辅助性指标。在研究方案中，也需明确次要指标的定义，并对这些指标在解释研究结果时的作用，以及相对重要性加以说明。次要指标数目也应适当，不宜过多。

（二）单一指标与复合指标的设置

临床科研设计时，若难以确定单一的主要指标，可按预先确定的计算方法，将多个指标组合构成一个复合指标。如临床上采用的量表就是一种复合指标。复合指标被用作主要指标时，组成这个复合指标的单个指标倘若有临床意义，也可同时单独进行分析。

（三）全局综合评价指标的设置

全局综合评价指标是将客观指标和研究者对受试者疗效的总印象有机结合的综合指标，它通常是有序等级指标。用全局综合评价指标来评价整体有效性或安全性，一般都有一定的主观成分包含在内。如果必须将其定义为主要指标时，应在研究方案中有明确判断等级的依据和理由。全局综合评价指标中的客观指标一般应该同时单独作为主要指标进行分析。

（四）替代指标的设置

当无法直接测定临床效果时，考虑使用替代指标用以间接反映临床效果或临床结局。替代指标应与临床效果存在内在关联，同时能用生物学作用机制加以解释，最好能具备两者一致性的研究背景作为支撑。

（五）数值变量资料与分类变量资料的相互转化

根据临床评价的需要，有时需将数值变量资料转换为二分类或多分类变量资料，如根据一个测量指标改变程度等于或超过某一数值时作为分类的界值。但由于转换过程中会损失部分信息，导致检验效能有所降低，此类转化应慎重。

三、临床科研资料的记录与数据管理

数据质量是统计分析的根本，否则再好的统计学方法也不能弥补数据上的缺陷。为此，在记录、测试、收集资料时，应做到正确、完整，便于计算机录入；在录入数据时，应认真复核，避免数据缺失、错误。

质量控制应贯穿于临床数据资料的收集、整理与分析的全过程。在资料收集过程中，一些混杂因素会影响数据的收集质量。如在测量临床软指标（如生存质量等）时，其态度的好坏与提问方式等都将影响到患者是否能如实回答问题。此外测量工具（或仪器）本身也可能因系统误差导致结果失真，特别是在大规模多中心临床试验中，若各中心实验室条件不一，使用的仪器、试剂与度量衡单位不统一，会造成数据混乱，直接影响结果的真实性。因此，需要采取一系列质控措施，如对资料收集人员进行严格的培训，制订统一标准与操作规程，采用盲法测量、重复测量，选择信度与效度俱佳的测量工具等，以保证原始资料的收集质量。

录入数据时，同样应采取质量控制措施，如制订严格的录入规范和说明、双输法录入数据等，以确保数据录入的准确可靠。

第二节 临床科研统计分析的基本要求

使用适宜、正确的统计方法是统计结论真实可靠的重要保证。统计分析主要包括两个方面：统计描述和统计推断。临床科研中数据分析所采用的统计分析方法和统计分析软件应是国内外公认的，统计分析应建立在正确、完整的数据基础之上，采用的统计模型应根据研究目的、研究方案和观察指标等而定。基本要求如下。

一、统计描述

一般多用于人口学资料、基线资料和安全性资料的统计描述，同时也可对主要指标和次要指标等进行统计描述。描述方法包括统计图表（如频数表、直方图、箱体图、线图等）和定量指标。如对于数值变量资料，常用统计描述指标有均数 $\overline{X}$、中位数 M、几何均数 G 等集中趋势指标以及标准差 SD、四分位间距（interquartile range，IQR）等离散趋势指标。而对于分类变量资料主要有率、构成比、相对比、相对危险度等。统计指标、统计图表的选择取决于资料的性质及研究目的等。

二、统计推断

统计推断旨在用样本信息推断总体特征，包括参数估计和假设检验。大多临床科研中，综合考虑研究目的、资料类型、设计类型、样本大小、资料分布类型、数据结构、特定条件等因素，首先选择一些常规统计学方法进行假设检验，如数值变量资料间比较的 t 检验、单因素方差分析、秩和检验，分类变量资料比较的 χ^2 检验等。这些方法都有一定的应用条件限制，若强行使用，可能会出现一定的问题，甚至得出错误的结论。此时可进一步考虑使用一些较为复杂的统计分析方法加以补充，如多元回归分析（包括多元线性回归、logistic 回归、COX 风险比例模型），聚类分析和判别分析，主成分分析与因子分析等。这些多元统计方法通过降维处理和线性简化，可使复杂问题简单化。但这些方法同样对数据资料有一定的要求，如要满足独立性、线性、服从某种函数分布等，倘若临床科研的观察指标存在多重共线性和协同关系等，易造成回归模型失效，结果变的不可靠。特别是对以下几种类型指标的分析应慎重选用统计分析方法。

（一）主观性/隐匿性指标

应选择能够处理主观指标和潜隐变量的统计方法。在临床科研中，人文关怀可能会干扰实际效应的观测，直接影响分析结果。如医患行为会影响安慰剂效应，研究者会影响干预效应的准确评价，如霍桑效应等。对主观指标的处理，一些传统的统计方法，如 t 检验、方差分析、一般线性回归模型等，常因应用条件限制而不能使用，可参考生存质量资料的分析方法，使用 Markov 模型、多水平模型（multilevel model）、质量-数量 Cox 回归分析、结构方程模型（structural equation model，SEM）、时间序列模型等方法。

潜隐变量（latent variable）是相对显性变量而言，是指那些不可直接测量或观察、但客观存在的变量，如一个人的智商（IQ）、逻辑分析能力等。常规的一些方法，如判别/聚类分析、多元线性回归模型等，适合分析关系结构简单、一维独立的线性关系，无法处理具有多维复杂结构的潜隐变量资料，可考虑使用结构方程模型（structural equation model，SEM）、潜隐结构分类分析（hierarchical latent class analysis，HLCA）等。根据显性变量与潜隐变量的资料类型，又可组合为以下四类情况：①显、隐变量均为计量资料时，考虑使用结构方程模型 SEM/因子分析（factor analysis）；②显、隐变量均为分类变量资料时，考虑使用潜隐分类分析（latent class analysis，LCA）；③显性变量为数值变量资料、潜隐变量为分类变量资料时，考虑借用教育学中的项目反应理论（item response theory，IRT）；④显性变量为分类变量资料、潜隐变量为数值变量资料时,考虑潜隐轮廓分析(latent profile analysis,LPA)。现使用较多的是结构方程模型(SEM),它是一种建立、估计和检验因果关系模型的方法,可同时处理显性变量和潜隐变量。利用测量模型建立显性观察指标与潜隐变量之间的关系,用潜隐结构模型探讨潜隐变量与潜隐变量之间的关系。鉴于上述分析比较复杂,一般统计分析软件难以处理,可使用 SAS、R、WinBugs、M+PLUS 等专用统计分析软件。

(二)纵向或重复测量数据

重复测量设计是对每个研究个体分别在不同的时点多次测量的一类研究方式。由于每个个体的各测试点并不独立,而是按固定顺序排列的,其中测试时点间距既可以等间距,也可间距不等。分析这类纵向重复的数据资料,可考虑使用重复设计方差分析(repeated measure ANOVA)、线性混合效应模型(linear mixed effect model,LMEM)。若反应变量为分类变量资料,考虑使用广义线性混合模型(generalized linear mixed effect model,GLMEM)或广义估计方程(generalized estimating equations,GEE)。这些处理纵向研究数据的统计模型,可对符合正态分布、二项分布、Poisson 分布等特定分布的应变量进行模型拟合。因在模型中对随机误差项的方差—协方差结构加以定义,解决了同一对象不同测评时点间的相关问题,同时借助固定效应项可对多个协变量(影响因素)的作用加以分析,从而避免了多次重复使用 t 检验或 χ^2 检验、导致 I 型错误率增大的问题。其中广义线性混合模型为广义线性模型与线性混合效应模型的扩展,建模灵活,应变量资料类型不限,数值变量资料或分类变量资料均可适用,在处理高度相关数据、过度离散数据,以及异质数据方面,能力突出。

(三)多指标联合分析

鉴于临床效果多靶点特性,在研究设计阶段,常联合设置多个观察指标,以反映整体性及其变化规律;在分析阶段,同样需从整体观出发,对多指标联合分析,考虑使用多元方差分析(MANOVA)、轮廓分析(profile analysis)等。不宜多次重复使用单变量假设检验,否则会增大 I 型错误率。

对多维、多次重复、多阶复杂数据的统计分析,可考虑使用多水平模型(multilevel model),分析和处理具有层次结构特征的纵向数据资料。若将时间序列引入多水平模型,可使具有相互关联的变量作为一个整体来进行建模,能有效表达系统内变量间相互影响的动态机制,并提高了变量预测的精度。若进一步测量分析潜隐变量,可考虑使用上述的潜隐结构分类分析(HLCA)。

第三节 常用统计学方法的正确抉择原则

无论是单个临床科研还是基于多个临床科研的系统评价,均涉及一些常用的统计学方法,不同类型、不同条件下的资料分析所选用统计学方法有所不同。若方法选用不当,会直接影响结论的真实可靠。本节阐述了常用统计学方法的选择原则与要求,至于具体的公式和运算程序则需参考有关医学统计学专著。

一、统计描述方法的正确选择

(一)数值变量资料的统计描述

一组数值变量资料的描述包括集中趋势和离散趋势。集中趋势的描述,可选用均数、中位数、几何均数、众数等。具体应考虑其满足何种方法的适用条件(表10-1、表10-2)。

表10-1　数值变量资料集中趋势的描述指标

指标	作用	适用条件
均数	描述一组资料的平均水平或集中趋势	正态或近似正态分布
中位数	描述一组资料的平均水平或集中趋势	偏态或分布类型未知或两端无界限
几何均数	描述一组资料的平均水平或集中趋势	对数正态分布、等比资料

对数值变量资料的离散趋势描述,可选用标准差、极差、四分位间距等(表10-2)。

表10-2　数值变量资料离散趋势的描述指标

指标	作用	适用条件
标准差	描述一组资料离散的程度	正态及近似正态分布
四分位数间距	描述一组资料离散的程度	偏态分布或分布类型未知
极差	描述一组资料离散的程度	偏态分布或分布类型未知

无论是集中趋势还是离散趋势,其描述指标选择应结合数据资料的具体分布类型。然而,大量的研究表明,有相当一部分数据资料在不符合正态或近似正态分布的情况下,仍错误选用均数±标准差,造成误导。

(二) 分类变量资料的统计描述

分类变量资料的统计描述列于表10-3。

表10-3　分类变量资料的常用描述指标

指标	表达方式	意义
率	事件发生例数/观测总例数	分析事件发生的强度和频率
构成比	单类事件发生例数/多类事件的例数总和	总事件数中各类事件所占比重
相对比	甲指标与乙指标的比值	发生甲事件与乙事件相比的倍数值

对于分类变量类证据,其统计描述常用率和比(构成比和相对比)。例如,临床科研中常用的事件率(event rate),如复发率、病死率、致残率、有效率等,用这些率表示事件发生的强度和频率;也可利用构成比表达事件发生的相对比重,如出血性脑卒中在脑卒中患者中所占的百分比;相对比的应用则更为丰富,如性别比等。此外,由率及比等可进一步衍生出一些重要临床指标,如一组某一事件率(死亡、有效、副作用)与另一组相应事件发生率相比而产生的绝对危险降低率(absolute risk reduction, ARR),以及 NNT 等。其中 NNT 是与对照组比较,新的措施需要处理多少病例才能获得 1 例最佳结果(number needed to treat, NNT)。有关这些指标的具体计算与意义,参见相关章节,这里就不再赘述。

二、统计推断方法的正确选择

统计推断旨在用样本信息推断总体特征,包括参数估计和假设检验。统计推断方法的正确抉择常与研究目的、资料类型、设计类型、样本大小、分布类型、数据结构、特定条件综合分析等有关。

（一）研究目的及资料类型

研究目的不同，相应的统计分析方法不同。研究目的主要包括以下几个方面：①参数估计，包括参数的点估计与区间估计，常见参数有总体均数、总体率、总体标准化率、总体相对危险度等；②比较，一般假设检验方法，如 t 检验、u 检验、方差分析、χ^2 检验等可用于差别比较；③筛选主要影响因素，可供选用的方法有逐步回归分析、logistic 回归等；④相关分析，包括直线相关、等级相关、复相关、典型相关，以及行列有序分类资料的相关分析等；⑤校正与控制混杂因素，可选用协方差分析、M-H 分层分析等；⑥因果关系分析，选用通径分析等；⑦预测、预报分析，选用回归分析等。

同时方法的选择应进一步结合资料类型，资料类型不同，选用方法各异。①两样本均数比较的资料，可选用 t' 检验、t 检验、u 检验等；②多个样本均数间比较的资料，可用方差分析，若有统计学意义，需进一步做两两比较；③两个或多个样本率间比较的资料，可供选择的方法较多，包括 χ^2 检验、确切概率法、Poisson 回归等；④有序分类变量资料，分析可能需要借助非参数统计方法，如秩和检验；⑤多因素、多指标的资料，可选用多元分析，如对于多组多指标数值变量资料，考虑使用多元方差分析或调整检验水准方差分析；⑥遗传研究资料，选用遗传相关数理统计方法，如 Hardy-Weiberg 吻合度检验，两样本基因型频率比较可用一般 χ^2 检验，两样本基因频率比较，选用理论频数与实际频数比较的 χ^2 检验等。

（二）设计类型及样本大小

不同的设计方案对应着不同的统计方法。例如，①对行列有序列联表的相关分析，选用一般 χ^2 检验、χ^2_{cs} 检验、等级相关分析；②配对设计的数值变量资料，则需选用配对 t 检验，符号秩和检验，配伍组设计的方差分析等；③配对设计的二分类变量资料，若目的为推断检验结果有无关系，采用一般 χ^2 检验，若进一步推断结果有无一致性，用 Kappa 检验，若推断检验结果是否不同，则需专用的配对 χ^2 检验（McNemar 法）。

很多统计方法的应用条件与样本大小有关。①对于数值变量资料，如小样本（一般 $n<40$）的两样本均数比较用 t 检验，虽为小样本但若总体标准差已知，可用 u 检验；再如多元分析要求 n 至少为观察指标数的 $5\sim10$ 倍。②四格表两样本率比较，当 $n<40$ 或 $T<1$ 时，用确切概率法；当 $1<T<5$ 时，用 χ^2 检验校正公式或确切概率法。③R×C 表 χ^2 检验应用条件，$T>5$，容许 $T<5$ 的格子数小于总格子数的 $1/5$，不能有任何格子 $T<2$。④Poisson 分布的正态近似法条件是总体均数 $\lambda \geqslant 20$。⑤二项分布正态近似法，$np \geqslant 5$ 或 $n(1-p) \geqslant 5$ 等。

（三）数据结构

多因素分析时，应首先考虑其数据结构。①若应变量与自变量均明确，可选用回归分析，如应变量为数值变量时，选用多元线性回归分析；当应变量为两分类或多项分类变量时，选用 logistic 回归。②不分应变量与自变量时，可供选择的方法较多，需进一步结合分析目的加以抉择。若以减少指标为目的，但又尽可能不损失或少损失信息时，可选用主成分分析、因子分析；若类别清楚，选用判别分析；当类别不清楚时，选用聚类分析。③当变量间有因果关系时，用通径分析、结构方程模型等。④随访资料中无终检数据，研究两水平、多水平的应变量与其影响因子间关系时，选用回归分析。⑤多个分类变量的统计分析可用对数线性模型，分析主效应、交互效应，从而揭示分类变量间潜在的复杂关系。

（四）资料分布类型与及特定条件

许多统计方法都以抽样分布作理论基础。如两样本均数比较时，小样本时，抽样分布符

合 t 分布,用 t 检验;大样本时,抽样分布服从正态分布,使用 u 检验或 Z 检验。

同时很多统计方法都有一些特定应用条件,如两组成组资料比较的 t 检验,当例数较小时,要求两组来自正态分布的总体且方差齐性;而多组成组资料比较时,首选方差分析,当不满足其特定应用条件时,考虑使用秩和检验等。

总之,在临床科研中应从资料各方面特征出发,综合考虑设计类型、资料类型、样本大小等要素,提出适宜的方法。此外,为使临床科研在统计学方面具有创新,可选用:①新出现的统计方法;②该学科尚未使用的统计方法;③无商用软件的统计方法等。

三、基于数值变量资料的常用统计方法

基于数值变量资料的不同分布类型,选用相应的统计描述方法:①属于正态分布的数值变量资料,直接选用均数±标准差;②不服从正态分布或对数正态分布者,则选用中位数及四分位间距(表 10-1、表 10-2)。对于统计推断方法的选择同样如此。

(一) 假设检验方法的正确抉择

对于数值变量资料,应综合分析目的、设计类型、样本量,以及是否满足正态性与方差齐性等应用条件(表 10-4),合理选用假设检验方法。

表 10-4　数值变量资料比较的常用假设检验方法

分析目的	应用条件	统计方法
单个样本与已知总体均数比较	n 较小,样本来自正态总体	t 检验
	$n>40$ 或者>100 以上;或例数较小,但总体标准差已知	u 检验
两组成组资料比较(完全随机设计)	$n>40$ 或者>100 以上	u 检验
	n 较小,来自正态且方差齐性总体	成组设计的 t 检验
	否则,选用	成组设计的秩和检验
两配对资料比较(配对设计)	配对差值服从正态分布	配对设计的 t 检验
	否则选用	配对设计的秩和检验
多组资料的比较(完全随机设计)	各组均来自正态总体且方差齐性	成组设计的方差分析
	否则选用	成组设计的秩和检验
配伍资料的比较(配伍设计)	各组均来自正态总体且方差齐性	配伍设计的方差分析
	否则选用	配伍设计的秩和检验

在临床科研中,为消除某种(些)混杂因素的影响,常采用配对设计。例如,试验组和对照组的研究对象分别按照性别、年龄、病损程度进行 $1:1$ 或 $2:1$ 比例配对,这种形式为异体配对。另外一种形式是同体配对,如自身前后对照试验,分别测量同一个体干预前与干预后的一些观测指标。对此,应按照配对统计方法处理,取其差值进行统计分析。如治疗前 SBP 测量值为 $162\,mmHg$,治疗后为 $132\,mmHg$,其配对的前后差值为 $30\,mmHg$,像这种配对资料,其价值远优于非配对的、成组设计,真实性更好。因此,所采用的统计分析方法也有别于成组资料。

(二) 参数及其置信区间估计

置信区间(confidence interval, CI)又称可信区间,是按一定的概率$(1-\alpha)$去估计总体参数所在的范围,包括准确度和精度两种属性。其中,准确度是指区间内包含总体参数的可能性,如总体均数的 95% 置信区间,其准确度为 95%,意味着在该估计区间范围内有 95% 的

可能性包含总体均数;或者说从总体中做 100 次随机抽样,得到 100 个置信区间,那么理论上有 95 个置信区间包含被估计的总体均数。精度是指置信区间的宽度,宽度越小,则精度越高。精度与样本量和准确度均有关,样本量越大,精度越高;在样本量固定的情况下,准确度越高,精度越差;99% 置信区间较 95% 置信区间的精度差,反之亦然,因此,多数统计分析软件常选用 95% 置信区间作为默认值。当然也可根据实际需要,选用 90% 或 99% 置信区间。

数值变量资料的置信区间估计需要样本均数、标准差、样本量等数据信息。如在一项临床试验研究中,为探讨传统康复疗法对脑卒中患者预后的改善效果,将 39 例患者纳入研究,半年后测量功能恢复评分为 35.6±28.11 分,可借助公式 $(\bar{x} - t_{\alpha,\nu}s/\sqrt{n}, \bar{x} + t_{\alpha,\nu}s/\sqrt{n})$ 估计置信区间。本例 95% 置信区间:$35.6 \pm 2.024 \times 28.11/39^{1/2}$,下限为 $35.6 - 9.1 = 26.5$(分),上限为 $35.6 + 9.1 = 44.7$(分)。

置信区间具有统计推断的功能,且与假设检验相比,置信区间能提供更多的信息。如两组样本均数比较的数值变量资料,若两组均数差的 95% 置信区间不包括 0,说明两总体均数差别有统计学意义,反之,无统计学意义。同时置信区间还能显示差别的程度,并由此可判断出差别程度有无实际价值或临床意义,但置信区间无法提供确切概率(P 值)。

四、基于分类变量资料的常用统计方法

(一) 关于分类变量资料的统计描述

对于分类变量资料,其统计描述常用率和比(表 10-3)。由于其定义和计算都很简单,是临床科研中常用的一类指标,如病死率、治愈率、感染率等。

使用这类指标,应注意避免两类错误:一是以比代率,即误用构成比描述某病发生的强度和频率,如直接用某病的患者数除以就诊人数(或人次)得到"某病患病率"或"某病发病率",计算这些率需要人口数据。二是把不同率混用,如将患病率与发病率、死亡率与病死率等混用。有关这些指标的具体计算与意义,参见本教材的相关章节,这里就不再赘述。

(二) 统计推断方法

1. 假设检验方法 基于不同的研究类型与资料特点,选用相应的统计方法。对于:①双向无序分类变量资料,若比较多个样本率(或构成比),可用行(列表资料的)χ^2 检验;若分析两个分类变量之间有无关联,以及关联密切程度时,可用行列表 χ^2 检验及 Pearson 列联系数[sqrt(χ^2/χ^2+n)]进行分析。②单向有序资料,若分组变量(如年龄、不同剂量组)有序,而结果变量(如传染病的类型)无序、旨在分析不同组结果构成情况时,可用行×列表 χ^2 检验进行差别分析;分组变量(如不同治疗组)无序,而结果变量有序(如疗效按等级分组),比较不同组别疗效,应用秩和检验。③若两个分类变量皆为有序且属性相同时,如两实验室、两人用同一检测方法检测同一批样品的测定结果,其研究目的通常是分析两实验室、两人测量结果的一致性,此时宜用一致性检验或称 Kappa 检验。④双向有序、属性不同资料,若分析不同年龄组患者疗效之间有无差别时,可把它视为单向有序表资料,选用非参数检验,若分析两个有序分类变量间是否存在相关关系,宜用 Spearman 相关分析;若分析两个有序分类变量间是否存在线性变化趋势,宜用线性趋势检验。

现将分类变量资料的常用统计分析方法及其应用条件汇总如下(表 10-5)。

表 10-5 分类变量资料比较的常见假设检验方法

分析目的	应用条件	统计方法
两组率或构成比的比较（成组设计）	$n \times p > 5$ 且 $n \times (1-p) > 5$	二项分布 u 检验
	$n > 40$ 且最小 $T > 5$	四格表 χ^2 检验
	$n > 40$ 且 $1 < T < 5$	校正四格表 χ^2 检验
	$n < 40$ 或 $T < 1$	确切概率法
配对资料比较（配对设计）	$b+c > 40$	McNemar 检验
	$b+c < 40$	校正 McNemar 检验
多组率或比资料比较（成组设计）	少于 1/5 格子的 $1 < T < 5$	行×列表 χ^2 检验
	若有 $T < 2$ 或有多于 1/5 的格子 $1 < T < 5$	确切概率法

注：n 为样本例数，p 为阳性事件发生率，T 为理论频数。

这些假设检验方法的应用条件大多与样本含量和设计方案有关。设计方案不同，如配对设计与成组设计，所选用的方法是不同的。

2. 二分类变量资料的区间估计 分类变量的置信区间估计，需要事件发生率、样本量等数据信息，并按照组数不同选用相应的公式。

（1）单组率的 95% 置信区间：当 n 足够大，且 np 与 $n(1-p)$ 均大于 5 时，则单组总体率的 $1-\alpha$ 的置信区间：$p \pm u_\alpha \sqrt{\dfrac{p \times (1-p)}{n}}$，其中 p 为样本率，n 为样本含量。例如，用某降压药治疗 60 例高血压患者，其中 24 例有效，有效率为 40%。此例，$p = 0.4$，$n = 60$，则有效率 p 的 95% 置信区间为：$0.4 \pm 1.96 \times \sqrt{\dfrac{0.4 \times (1-0.4)}{60}}$，其下限 0.276，上限为 0.524。

当样本率 $p < 0.30$ 或 $p > 0.70$ 时，对百分数采用平方根反正弦变换，即：$y = \sin^{-1} p^{1/2}$，或 $\sin y = p^{1/2}$，则总体率的 95% 置信区间：$y - u_\alpha \times s_y$，$y + u_\alpha \times s_y$，其中 $s_y = (820.7/n)^{1/2}$（以角度表示）或 $s_y = (1/4n)^{1/2}$（以弧度表示）；后再通过变换，计算置信区间。如调查社区居民的高血压患病情况，共检查 4 553 人，257 人检出高血压，患病率为 5.64%，计算其 95% 置信区间。

本例 $u_{0.05} = 1.96$，$y = \sin^{-1}(0.056\,5)^{1/2} = 0.239\,9$（以弧度计），$s_y = [1/(4 \times 4\,553)]^{1/2} = 0.007\,41$，则 95% 置信区间：$(0.239\,9 - 1.96 \times 0.007\,41,\ 0.239\,9 + 1.96 \times 0.007\,41) = (0.225\,4,\ 0.254\,4)$。$P_L = \sin^2(0.225\,4) = 0.049\,9$；$P_U = \sin^2(0.254\,4) = 0.063\,3$。故该社区高血压患病率的 95% 置信区间为（4.99%，6.33%）。

（2）两组率比较的 95% 置信区间：两组率的差值为率差或绝对危险降低率（absolute risk reduction，ARR），$ARR = p_2 - p_1$，其置信区间为：$ARR \pm 1.96 \times SE_{ARR}$，其中 $SE_{ARR} = \sqrt{\dfrac{p_1 \times (1-p_1)}{n_1} + \dfrac{p_2 \times (1-p_2)}{n_2}}$。如在某临床试验中，甲组治疗 125 例，病死率为 12%，乙组治疗 120 例，病死率为 25%，如表 10-6。则 $ARR = p_2 - p_1 = 0.25 - 0.12 = 0.13$，$ARR$ 标准误为 $\sqrt{\dfrac{0.12 \times 0.88}{125} + \dfrac{0.25 \times 0.75}{120}} = 0.049$，因而 95% CI 为 $0.13 \pm 1.96 \times 0.049$，下限为 3.4%，上限为 22.6%。

表 10-6 临床试验两组的病死率分析

组别	结果		合计(名)	病死率(%)
	死亡(名)	存活(名)		
甲组	15(a)	110(b)	125(n_1)	12
乙组	30(c)	90(d)	120(n_2)	25

（3）如果计算上例的相对危险度（relative risk，RR）及其 95% CI，过程如下。

相对危险度$(RR) = p_1/p_2$，服从对数正态分布，先进行对数转换：$\log(RR)$，则其标准误

$$SE_{\log RR} = \sqrt{\frac{1}{a} + \frac{1}{c} - \frac{1}{n_1} - \frac{1}{n_2}}。$$

本例 $RR = 0.12/0.25 = 0.48$，则 $\ln(RR)$ 的 95% $CI = -0.734 \pm 1.96 \times$

$\sqrt{\frac{1}{15} + \frac{1}{30} - \frac{1}{125} - \frac{1}{120}} = -1.31 \sim -0.167$，经反对数转换，最终 RR 的 95% CI 为 0.272 ∼ 0.846。

RR 用于病因/危险因素研究表示因果关联强度时，如队列研究中的暴露组不良事件发生率高于非暴露组，则 $RR > 1$；若暴露组与非暴露组发生率一致，则 $RR = 1$；如果暴露组不良事件发生率低于非暴露组，则 $RR < 1$，这意味着暴露因素反而是有益的"保护因素"。进一步考核其 95% 置信区间，若不包括 1，则表示结果有统计学意义；而 RR 的 95% CI 包括"1"时，表示结果无统计学意义。对于 95% CI 的实际意义与统计学意义的综合判断见表 10-7。

表 10-7 相对危险度(RR)及其 95% CI 判断

RR	95% CI	结果
$RR > 1$	上、下限均>1	危险因素且有统计学意义
$RR = 1$	包括 1	无实际价值及统计学意义
$0 < RR < 1$	上、下限均<1	保护因素且有统计学意义

（4）NNT 及其 95% 置信区间。NNT 是指与对照组相比，需要治疗多少病例才能获得 1 例最佳结果（number needed to treat，NNT），其 95% 置信区间不能直接计算，可利用 ARR 及其置信区间上、下限的倒数估算而来。本例 NNT$=1/ARR=1/0.13=7.7$，其 95% 置信区间上限为 $1/0.034=29.4$，下限为 $1/0.226=4.4$。

（5）相对危险降低率 RRR 及其 95% CI 不能直接计算，它用 1 减去相对危险度的 95% CI 值推算出，以上例：$RRR = 1 - RR = 1 - p_1/p_2 = 1 - 0.12/0.25 = 0.52$，$RRR$ 的 95% 置信区间为 0.154 ∼ 0.728。

五、分层分析与亚组分析

在临床科研中，有时为观察某个新治疗措施的效果，直接比较试验组与对照组的整体分析，差异不具备统计学意义，倘若按病情程度等重新进行分层分析或亚组分析，则可能发现亚组结果有重要临床与统计学意义。例如，对颅脑血肿患者施以 A、B 两种不同手术方式，并比较临床疗效。A 组与 B 组各有 490 例，尽管 A 术式从临床意义上要优于 B 术式，然而假

设检验发现 $P=0.08$，按照 $\alpha=0.05$ 水准，整体比较并无统计学意义。当按颅内 CT 片所定量的出血灶大小（小量、中量和大量出血）分层，仍以死残率作为终点指标，再次进行分层分析后，会发现小量与中量出血灶组 A 式与 B 式手术的死残率差异无统计学意义，而在大量出血组 A 术式则显著优于 B 术式，进一步依据出血量分层的 logistic 分析结果发现，A 组死残风险仅为 B 组的 70%；出血量每增一个等级，则死残风险平均为原等级的 1.9 倍，且具有临床与统计学双重意义（$P<0.05$）。可见，对于一些临床科研，分层分析有时对判断最佳证据的质量也是有所帮助的。但要注意亚组分析应在研究设计之初就应预设，否则事后分析会增大 I 型错误率。

六、基于多个研究结果的汇总分析方法

单个临床科研由于样本量往往有限，难免会受到机遇因素的干扰和影响。倘若有多个类似的临床科研，当干预措施相同、设计方案又一致时，就可将这些临床科研集中起来，在严格评价的基础上，进行综合量化分析，从而获得更为精确可靠的量化结论，这种方法就称为 meta 分析（meta-analysis），在本专著中另有专章论述。

这里要强调的是任何系统评价/meta 分析，一定要有明确的解决某个临床问题之目的，要有严格的设计和计划，纳入的原始研究文献一定是高质量的研究成果，千万不要采用低质量的研究文献来做这一工作，否则，会以讹传讹，造成误导。此外，作这项工作的实施者除了需要掌握系统评价的方法外，还应具备良好的临床专业知识、经验和临床思维方法。与单个临床科研的要求一样，基于多个研究的汇总分析，其统计方法也要做到正确抉择。

（一）描述指标的选择

1. 二分类变量资料　结果描述可以选用比值比（OR）、相对危险度（RR）等相对指标，也可选择绝对危险度（RD）、NNT 等绝对指标。这些结果描述指标各有优缺点，其中 OR 使用广泛，在样本分布及模型拟合上有一定统计优势，但 OR 有可能被曲解，且与其他统计量相比，稳定性差。RR 与 OR 同为相对测量值，当结果事件罕发时，两者数值接近，常被用于估计合并效应量；而 RD、NNT 为绝对测量值，反映了基线危险度，以及干预后危险度的改变量，能提供更多的信息，与临床关系密切，可用于直观描述某种卫生保健服务的效果。但由于其置信区间可能随基线危险度变化而变化，不宜用于合并效应量的置信区间估计。此外，NNT 通过 RD 计算得到，常与时间因素有关，只有当所纳入研究的随访时间均相同时，才能做合并分析。因此，结果描述与汇总分析所用的统计量，可以不同。当然，理想的结果表达最好是相对指标（如 OR、RR）和绝对指标（RD、NNT）同时报告。

2. 数值变量资料（连续性变量资料）　目前数值变量资料的结果表达仍采用均数±标准差形式。应用此类证据时，要警惕可能出现的偏态数据及其潜在的影响。数据资料是否呈偏态分布，最简单的判断方法就是计算均数与标准差的比值，若该比值小于 1.64 及以下时，说明标准差过大，该组数据可认定为正偏态。合并效应量可以选均数差和标准化均数差。选均数差（mean difference，MD）的最大的好处就是合并结果有自然单位，易于理解和解释。当结果变量所采用的尺度或度量单位不一致时，其合并效应量表达宜采用标准化均数差（standardized mean difference，SMD），但应慎重解释此类结果。

3. 个体患者资料　若能直接获得个体患者资料（individual patients' data，IPD），可与统

计师联系,重新分析这些原始数据,并根据具体数据类型,选用适当方法加以描述。

（二）系统评价中汇总分析方法的抉择

尽管有很多汇总分析方法可供选择,但选用哪一种模型,以及如何处理异质性等,仍存在一些争议。目前较为一致的看法是在决定是否进行汇总分析,以及采用哪种模型,应综合考虑以下几个方面内容。

首先应结合异质性检验结果和效应量的分布假设,合理选择随机效应模型或固定效应模型实施汇总分析。其中异质性分析尤为关键,当存在较为明显的临床异质性时,最好不要进行合并分析,应设法弄清异质性的来源,如干预因素、研究对象、结果测试指标,以及研究质量等方面是否存在不同,必要时考虑进行亚组分析和敏感度分析。

其次,与随机效应模型相比,利用固定效应模型检验合并效应量的假设是否成立,其结果是稳健的。合并效应量的假设检验若有统计学意义,则表明至少其中一个原始研究的效应量是有意义的。同时应注意无论异质性是否存在,利用固定效应模型估计的结果只是所纳入研究效应量的加权平均值。相对于固定效应模型,随机效应模型是假设研究的效应量不固定,但服从某种分布,一般假定为正态分布。研究间效应量的变异大小可用组间方差加以测量,并以此调整权重,即较小样本量的研究在合并分析中给予较大权重,较大样本量研究结果所占的权重适当减小。然而由于小样本研究的质量普遍较差,且易受发表性偏倚的影响,因此,应慎重选择随机效应模型。在实际应用中,可同时采用两类模型分别计算结果,与固定效应模型结果相比,随机效应模型的估计结果更保守一些(即置信区间较宽、P 值增大)。若无异质性,两个模型的合并分析结果应该一致;当异质性检验有统计学意义且假设研究间效应量不固定、但服从正态分布时,应选择随机效应模型的估计结果,倘若异质性过大,应进行亚组分析或 meta 回归分析。

另外不同模型均有多种估计算法,如何操作可以向统计师寻求帮助。尽管固定效应模型的估计方法多,但估计结果间差别一般不会太大;而随机效应模型的估计方法较少,目前依以基于方差倒置法(inverse variance,IV)和 MH 法的 DerSimonian-Laired 校正为主(表 10-8)。

表 10-8 常用统计方法一览表

数据资料类型	合并统计量	模型	方法
二分类变量	OR	固定效应模型	IV 法、Peto 法、Mantel-Haenszel 法
		随机效应模型	DerSimonian-Laired 法
	RR	固定效应模型	Mantel-Haenszel 法、IV 法
		随机效应模型	DerSimonian-Laired 法
	RD	固定效应模型	Mantel-Haenszel 法、IV 法
		随机效应模型	DerSimonian-Laired 法
数值变量资料	均数差 (MD)	固定效应模型	IV 法
		随机效应模型	DerSimonian-Laired 法
	标准均数差 (SMD)	固定效应模型	IV 法
		随机效应模型	DerSimonian-Laired 法
个体患者资料(IPD)	OR	固定效应模型	Peto 法

第四节 临床科研中常用多因素分析方法

一、概述

疾病从其发生、发展、干预到其最终的转归,是十分复杂的病理生理过程,受生物、心理、社会环境及经济等诸多因素的综合影响。因此,为了获取影响疾病发生、干预效果、预后等相关因素的证据,采用多因素分析是必要的。

多因素分析又叫多变量分析或多元统计方法(简称多元分析),在临床科研中被广泛地用于病因与危险因素、诊断试验、防治效果,以及对疾病的预后分析等方面。鉴于医学现象的复杂多变性,如疾病发生、病情变化往往受到多种因素的支配,而各种因素间亦存在千丝万缕的内在联系和相互制约,客观上需从多因素考虑,应用多因素分析,可将临床科研又推向一个崭新的阶段!

由于多因素分析涉及的变量多、计算复杂、工作量大,常需要临床医师与统计师通力合作,从研究设计开始,按照课题性质、测量因素、指标、拟达到分析目的等,合理选用统计分析方法。

(一) 多因素分析的应用范围

多因素分析的应用范围很广,主要包括:①分析因素间相互依存关系,如多元线性回归、逐步回归分析、主成分回归、logistic 回归、COX 回归、判别分析等;②分析因素间相互关系,如主成分分析、因子分析、典型相关分析等;③筛选影响疾病发生的主要危险因素以及判断危险因素的影响程度,如逐步回归分析、逐步判别分析、logistic 回归、COX 回归分析等;④判断多组多指标数值变量资料是否存在差异,如多元方差分析等。

(二) 多因素分析需注意的问题

多因素分析应注意样本量是否足够。为尽量减少机遇因素的影响,通常要求样本量应为纳入分析自变量个数的 5~10 倍;此外,还应注意相关自变量的赋值与标准化问题。分类变量及数值变量都可作为自变量纳入,但在分析前应按要求转换为标准数据,建立相应的数据库。对于无序多分类变量资料,最好采用哑变量赋值。

二、多元线性回归

多元线性回归(multiple linear regression)是研究一个应变量与多个自变量在数量上的依存关系,多元线性回归一般表达式为:

$$\hat{Y} = b_0 + \sum_{i=1}^{m} b_i X_i$$

式中 Y 为应变量,b_i 为第 i 个变量的回归系数,X_i 为第 i 个变量,b_0 为常数项。

(一) 多元线性回归用途

1. 描述与分析影响因素 可用来定量描述影响疾病发生、预后等因素间的数量关系(病因学研究、预后研究)。即一个结果变量与多个自(独立)变量之间的线性依存关系。

2. 估计与预测 通过自变量筛选,探索能够预测结果变量的最佳自变量组合模型。如利用心脏的横径、纵径和宽径估计心脏表面积。

3. 统计控制 指利用回归方程进行逆估计,即给应变量 Y 指定一个确定的值或者在一定范围内波动,通过控制自变量来实现。如脑肿瘤的射频治疗,先建立脑皮质毁损半径与射频温度及照频时间的回归方程。毁损半径＝a＋b₁×射频温度＋b₂×照频时间。在毁损半径一定情况下,通过调整射频温度或照频时间来加以控制。

（二）注意事项与应用条件

（1）样本量要足够,一般至少为自变量个数的 $5\sim10$ 倍以上。

（2）自变量个数与数值可随机变动,也可人为设定,允许度量衡单位不一致；自变量可以是数值变量资料、分类变量资料、等级资料。

（3）基本条件：①应变量与每个自变量间具有线性关系；②应变量满足独立性（应变量 Y 观测值间相互独立）；③残差 e 服从正态分布$(0, \sigma e)$；④满足等方差性。

三、logistic 回归分析

logistic 回归（logistic regression）是一种研究两水平或多水平的应变量与影响因素间曲线关系的回归分析。logistic 回归方程为：$\log it(p) = \beta_0 + \sum_{i=1}^{m} \beta_i X_i$

或以概率形式表达：$p = \dfrac{1}{1 + e^{-(\beta_0 + \sum_{i=1}^{m} \beta_i X_i)}}$

（一）logistic 回归用途

（1）估计影响因素的相对危险度或比值比：当发病率、死亡率等小于 10% 时可用比值比近似估计相对危险度。

（2）识别影响因素是危险因素还是保护因素：当回归系数是正值时,$EXP(\beta) > 1$,显示该因素是危险因素；当回归系数是负值时,$EXP(\beta) < 1$,显示该因素是保护因素。

（3）逐步 logistic 回归分析可用来筛选影响因素。

（4）比较标准回归系数大小可看出各因素的相对重要性。

（5）预测预报,根据模型计算各受试者发病概率或复发概率,做预测预报之用。

（二）注意事项

（1）模型要求观察对象相互独立,故不适用于传染病、遗传性疾病或家族聚集性疾病的病因学研究。

（2）要求大样本：一般观察例数至少为自变量个数的 $5\sim10$ 倍,严格来讲是应变量各个水平下的例数均为自变量个数的 $5\sim10$ 倍。

（3）各因素可以是数值变量、无序分类变量或有序多分类变量资料：自变量是分类变量时分析结果易解释,有时需将数值变量变换为分类变量。

（4）病例-对照研究设计有配对设计与非配对设计,前者有 $1:1$ 配对、$1:C$ 配对（一般 $C \leqslant 4$）、$m:n$ 配对等多种形式,可采用条件 logistic 回归分析；后者有二分类 logistic 回归分析、多项分类（有序或无序）logistic 回归分析,可采用非条件 logistic 回归分析。条件 logistic 回归方程通常无常数项。注意配对设计中,若对照组所有变量值均大于（或小于）病例组时,最大似然估计不能计算参数估计值。

（5）模型假设检验有似然比检验、Wald 检验、Score 检验等，在大样本条件下，三种检验方法的结果一致。

四、COX 风险比例回归模型

（一）概述

COX 回归（COX's regression）又叫 COX 回归模型，是英国统计学家 DR. COX(1972)提出的一种半参数的比例风险模型（proportional hazard model）。目前已成为生存分析中最常用的多因素回归模型，以生存、复发、缓解等时间的顺序作为分析基础。COX 回归模型表示为：$h_i(t \mid X) = h_0(t)\exp(\beta_1 X_1 + \beta_2 X_2 + \cdots + \beta_m X_m)$

其中 $h_0(t)$ 是在时间 t 时相应的自变量 $X_j(j=1, 2, \cdots, m)$ 均处于 0（或标准）状态下的风险函数，$\beta_j(j=1, 2, \cdots, m)$ 为回归系数，$h_i(t \mid X)$ 为第 $i(i=1, 2, \cdots, n)$ 个患者生存到时间 t 的风险函数。上述模型还可进一步转化为：

$$\ln[h_i(t \mid X)/h_0(t)] = \beta_1 X_1 + \beta_2 X_2 + \cdots + \beta_m X_m$$

式中 β_j 的意义与 logistic 回归相似。回归系数用最大偏似然法估计，当回归系数为正值时，表示该因素的存在会使风险增加；当回归系数为负时，表示该因素是保护因素。

（二）用途

COX 回归能处理生存资料中特有的终检值，不要求估计资料的基本生存函数的类型，可处理分布未知的资料；应变量 $h_i(t \mid X)$ 是不可观测的，但随时间变化，可以计算相对危险度。临床上常用来研究：①疾病过程，如潜伏期、病程的研究；②疗效转归，如疾病的缓解、恢复、复发、死亡等过程，③效应过程，如药物生效时间等；④预测，如患者的疗效、预后预测等。在肿瘤临床科研中最为常用。

（三）资料要求

（1）每个受试者各项因素或指标，特别是生存或缓解、复发等时间尽可能齐全。

（2）样本量至少为观察指标个数的 5~10 倍，阳性事件数不低于 50 例。所有因素的各水平组应有足够的观察例数，一般用调和平均数表示因素内各水平观察例数的比例，若调和平均数值较小者可考虑因素水平适当合并，有人建议调和平均数小于 15 的因素直接剔除。

（3）实施因素或指标应量化：若研究因素过多，考虑变量筛选，用单因素 COX 回归分析将 χ^2 值较小的因素剔除。

总之，多元线性回归、logistic 回归、COX 风险比例模型分析等三种多元回归模型形式相似，不同之处在于应变量（Y 变量）的资料类型，若 Y 为数值变量资料，考虑使用多元线性回归分析；若 Y 为分类变量，特别是二分类变量资料，考虑使用 logistic 回归模型；若 Y 为时间变量且有截尾/终检值时，则优先考虑 COX 风险比例模型。这三种多元分析模型中，对自变量未做特别规定，既可为数值变量资料，也可以是分类变量资料。需要特别注意的是当自变量为无序多分类资料时，分析前要进行哑变量处理，以利于结果的正确分析与解释。

多因素分析所获得结果还应计算回归系数的 95% 置信区间，用以判断结果的精确程度。由于其计算过程一般较为复杂，需要借助专门的统计分析软件。

第五节 统计分析结果的正确解释与评价

一、统计分析结果的正确表达

完整的统计分析结果应同时包括假设检验与参数估计结果。假设检验是以统计量的抽样分布为理论依据,根据统计量与自由度的大小来确定 P 值。P 值则是在由检验假设所规定的总体中做随机抽样获得等于及大于(或等于及小于)现有统计量的概率,再通过与检验水准 α 比较,做出组间总体参数是否有差异的结论。以 t 检验为例,若 $P \leqslant \alpha$,说明两总体均数间的差异有统计学意义,$P > \alpha$,表明差异无统计学意义。若 P 值在 α 附近时,应具体表明确切概率值。假设检验只能表明差别有无统计学意义,但不能说明差别的程度,以及是否实际意义。置信区间能提供更多的信息,既能表明差别有无统计学意义,又能显示差别程度,并由此结合临床专业知识判断有无临床价值或实际意义,但置信区间不能提供确切概率。

因此统计结果的正确表达应是 P 值与置信区间相结合,两者同时报告。

二、正确解释统计结果

(一)统计结论具有概率性

统计结论不能绝对肯定或否定,统计推断可能出现 Ⅰ 型或 Ⅱ 型错误(表 10-9)。

表 10-9 假设检验中的 Ⅰ、Ⅱ 型错误

真实情况	假设检验结果	
	拒绝 H_0	不拒绝 H_0
事实上 H_0 成立	α	推断正确
事实上 H_0 不成立	推断正确	β

真实情况是总体参数间无差别(H_0 成立),但统计推断出有差别(拒绝 H_0),推断结论与真实情况不符,则犯了错误,称之为 Ⅰ 型错误,大小用 α 表示,相反则推断正确;若真实情况是总体参数间有差别(H_0 不成立),统计却推断出无差别(不拒绝 H_0),结论与真实情况不符,则也犯了错误,称之为 Ⅱ 型错误,大小用 β 表示。

因此当 $P \leqslant \alpha$,差别有统计学意义(或称阳性结果)时,有可能犯 Ⅰ 型错误;当 $P > \alpha$,差别无统计学意义(或称阴性结果)时,有可能犯 Ⅱ 型错误。Ⅰ 型错误、Ⅱ 型错误、样本含量三者密切相关。当样本含量固定不变时,Ⅰ 型错误率降低,Ⅱ 型错误率将增加,反之亦然;样本含量增加时,可使 Ⅰ、Ⅱ 型错误率同时降低。

(二)无统计学意义结果(阴性结果)与有统计学意义结果(阳性结果)同样重要

特别是在样本含量偏小,出现阴性结果时,要格外注意,有可能犯了 Ⅱ 型错误,得到假阴性结果。因此在临床科研中,若得到阴性结果(无统计学意义)时,应评价结果的真实性,方法之一就是考察检验效能(power)。检验效能是指事实上总体参数间确实存在差别,推断正确(假设检验拒绝 H_0)的可能性大小,用 $(1-\beta)$ 表示。若检验效能为 0.8,是指当总体参数间确有差别时,做 100 次假设检验,其中 80 次能检验出有差别。

检验效能的计算,实际上是由样本含量估算公式演化而来,有兴趣者可参阅本书第 6 章,以及相关统计参考书。

三、统计学意义与临床意义的综合评价

临床科研的最终的目的是创造最佳研究证据,为临床实践服务(表 10 - 10)。因此一个临床科研仅有统计学意义是不够的,还应结合临床专业知识,考察其临床价值。例如,在高血压干预研究中,结果测量指标为收缩压的降低值,在样本量足够大(如超过 20 000 例)时,即使两组的差异仅为 2 mmHg,结果仍可能有统计学意义,但 2 mmHg 的临床意义却不大。又比如在一个临床科研中,差异有临床价值,即便无统计学意义,也应重点关注,必要时需要扩大样本量,进一步研究。

表 10 - 10　临床意义与统计学意义评价判断表

统计学意义	临床意义	结果评价
有	有	可取
有	无	临床价值不大
无	有	？继续
无	无	不可取

四、统计分析结果的真实性评价原则

(一)研究方案的设计是否科学合理
对照设置是否合理？组间的均衡性是否满足？是否随机？随机方案是否隐匿？

(二)统计分析结果是否全面
在临床科研中的利弊结果应同时报告,不能报喜不报忧。这里"利"主要指疗效,"弊"指副作用(或不良反应)与费用等,无论假设检验结果如何,都应如实报告;除报告主要研究结果外,还应报告失访或(和)未纳入分析的研究对象数量与原因。

(三)统计分析方法的选择是否合适
数据资料是否满足应用条件？选择的方法与分析目的是否匹配？

(四)是否考虑了混杂与偏倚因素并纳入分析
混杂与偏倚直接影响结果的真实性,造成真实效应低估及假阴性结果。对于能够准确测量的混杂因素,可采用多元统计分析方法加以控制;对于不能够准确的混杂因素,则需要通过严格的设计加以控制,如分层、配对或盲法及隐藏等。

(五)结果解释是否综合考虑了统计学意义与临床价值

(六)统计结果的适用性如何
在临床科研中,统计分析结果实际反映了效应的平均水平,个体效应可能高于或低于平均水平,因此在推广应用时,忌生搬硬套,要注意分析整体与有关亚组情况。

(任鹏伟　康德英　陈　彬)

第十一章　临床科研计划书撰写的原则与方法

临床科研计划书或称课题标书是临床科研工作的第一道工序,是保证临床科研工作顺利开展并取得成功的必要条件。那种认为"不必撰写临床科研计划书即可做好临床科研"或认为"临床科研是走一步看一步"的看法或做法都是不正确的。自实施科研拨款制度改革后,国家及地区各级科研主管部门和相关单位都引入招标竞争机制、基金合同制,因此在申请科研基金之前,都必须撰写完整的临床科研计划书,也称科研投标的标书。

第一节　临床科研计划书撰写的基本原则

一、熟悉课题申报流程

正式撰写计划书、填报申请书之前一定要先明确目的、熟悉课题申报流程。以国家自然科学基金医学科学部课题申报为例,大致分为 6 大步骤:申报者了解申请信息→申报者填写《申报书》向依托单位提出申请→依托单位择优遴选,呈报资助部门→资助部门受理及形式审查→专家评议(函评、网评、会评)→批准立项/资金到位。这其中申报者仔细阅读当年的招投标指南、充分了解申报信息非常关键,可以避免少走弯路、甚至是无用功。如 2020 年国家自然科学基金医学科学部指南中,鼓励对重要科学问题进行系统性、原创性研究;鼓励基础医学和临床医学相结合的转化医学研究;鼓励利用多学科、多层面、多模态,从分子、细胞、组织、器官、整体及群体等开展深入、系统整合医学研究;鼓励在已有工作基础上提出具有创新思想的深入研究;鼓励与其他领域融合的多学科交叉研究;鼓励开展新的疾病动物模型的创建;鼓励开展实质性的国际交流与合作研究。这些鼓励的内容实际上就是资助重点和优先倾斜方向,应逐字逐句、认真推敲、领会精神。

二、讲究填报技巧和策略

国家自然科学基金标书需填报:①封面/基本信息;②立论依据;③研究方案;④研究条件与基础;⑤经费预算;⑥预期结果、计划进度、阶段目标。标书评审也是围绕如下要点:①科学意义和应用前景,着重评议项目的研究价值;②学术思想的创新性;③研究内容是否合适,研究重点是否突出,所选择的关键问题是否准确;④总体研究方案是否合理,是否可行;⑤项目组成员的研究能力、研究基础、人员组成、实验条件等。

如果一份标书具有:题意新颖、效益明确、研究方向符合、完成可能性大、申请资金适度、手续完善等系列特点,获得资助的机会将大幅度提高!

为此,标书填报要讲究技巧,既要满足科学性,即科学假说合理;同时又要注重文学性,即标书层次要分明、论证要严谨、说理要清楚、文体要流畅、图表要简明。

第二节　临床科研计划书撰写的主要内容

临床科研设计报告的撰写要符合投标的要求。一份完整的临床科研设计报告书应包括如下内容：立项依据、科研目的、科研假设、设计方案、研究对象、样本大小计算、干预措施、研究因素和研究方法、资料收集和分析、研究质量控制、创新点、预期结果、前期研究基础（预试验）、时间进度、申请人介绍、经费预算等，最后撰写计划书的摘要，以下将逐一阐述相关内容。

一、立项依据或研究的背景资料

立项依据应提供课题的背景资料（research background）。这是临床科研设计报告书中最重要的部分之一，作为计划书的核心和灵魂，所占篇幅较大，一般要求 2 000～4 000 字左右。书写之前要查阅大量的文献资料，须详尽掌握近年来国内外该研究领域的信息和研究动向，确保研究题目是最新的、无过多重复的、有研究价值的。同时要十分明确"想从该研究中获得什么结论"。

首先，必须阐明所研究的疾病负担，是否是常见病、多发病、危害人民健康较大的疾病，这是选题的原则之一，因此要将所研究疾病的疾病负担阐述清楚，如计算所损失的伤残调整寿命年（disability-adjusted life years，DALY），以及疾病负担排位等（参见本书的第二、四章）。

其次，要阐明该病的研究现状，国内外的研究动向，尚存在什么问题，通过文献复习可以对拟开展课题进行准确定位。该病是处于国际先进水平还是国内领先水平，该病种还存在哪些悬而未决问题，拟开展的课题是解决这些问题中哪些具体方面。不要泛泛而谈该研究领域的背景资料，应具体结合拟研究的课题本身，特别是介绍与本课题相关的背景内容。

再次，必须讲清楚本研究课题的意义，讲清所研究的临床问题是什么？是有关诊断方法、治疗措施、病因研究还是预后的研究？文献中对该领域的论述如何？国内外对该问题研究的进展以及深度和广度怎样？哪些方面已有定论，哪些方面尚有争议，有待于进一步研究。本课题主要是解决哪方面的问题？研究重点是什么？这些问题的解决对临床理论和实践方面的意义和价值？是否有预期的经济效益和社会效益？如果已有一定的科研假设，应当详细描写假设的科学依据等。如开展临床治疗性研究，按照《赫尔辛基宣言》必须有动物实验证实有效、安全方能用于人体试验，这方面的文献证据是否足够？任何临床科研都要以不能损害患者利益为基本原则。要有足够的应用于人体治疗的生物学依据，包括药代动力学资料等。如已有其他的临床科研，必须写明这种治疗方法的临床意义如何，最好将下列指标的分析结果写在立题依据中，包括：①相对危险降低率，通常要在 25%～50% 或 50% 以上才能认为有临床意义；②绝对危险降低率，其值越大，临床意义也越大；③需要治疗多少具有发生此类危险性患者病例，才能获得 1 例最佳结果（number needed to treat，NNT）。可用这三个指标来衡量这种治疗方法的临床意义如何，此外，还应当包括临床经济价值如何，进而说明该治疗方法有无研究价值。

总之，在立项依据这部分必须将该课题研究的重要性、该课题研究的理论意义和实践意义，以及处于国际和国内的水平讲清楚，使人们了解该课题研究的必要性和重要性。

立项依据部分的最后要列出最新的主要参考文献，一般在 15～30 篇，若有课题小组成员发表的相关文献宜尽量列入其中。

二、研究目的

研究目的（research objectives）要具体明确，忌过多过杂。同时为吸引人最好将研究目的用最简洁的文字列出。例如，"调查再生障碍性贫血的发病率和发病因素""比较三种铁剂治疗缺铁性贫血的疗效和不良反应""评价血清运铁蛋白受体在铁缺乏症中的诊断价值"等。可分门别类将主要研究目的和次要研究目的逐一列出。主要研究目的不宜过多，一般以 1～2 个为宜。

三、研究假设

科研计划书中研究假设（research hypothesis）的撰写非常重要，因为整个科研的开展过程实际就是论证科研假设的过程。科研假设的书写，可分无效假设（H_0）和备择假设（H_1）分别列行书写，例如，某课题"雷公藤多苷治疗成人晚发自身免疫性糖尿病的疗效研究——随机、安慰剂对照、双盲临床试验"采用治疗前后 C 肽差值作为主要观察指标，其科研假设书写如下。

H_0：雷公藤多苷组治疗前后 C 肽的差值＝对照组治疗前后 C 肽的差值。

H_1：雷公藤多苷组治疗前后 C 肽的差值优于对照组治疗前后 C 肽的差值。

研究假设也就是拟解决的关键科学问题，也可以用最简短的 1～2 句话表达，例如，"研究雷公藤多苷治疗成人晚发自身免疫性糖尿病的疗效，观察治疗前后 C 肽差值有无变化"，但不如用 H_0 和 H_1 表达清晰。

四、设计方案

设计方案（design）首先应该简明地描述研究什么，包括研究设计类型、研究参加者、暴露、研究策略、干预或治疗和结局。例如，重工业区和非工业区居民肺功能下降的"观察性研究"，外周血管移植患者局麻和全麻发生术后肺炎感染率的"随机临床试验"。设计方案常用一句话描述（1H4W）：怎样、何时、谁、在哪儿、进行什么研究（how，when，who，where，what）。

详细的设计方案中包括设计方案类型、研究地点、研究对象、伦理、样本量、干预方法、主要观察指标、次要观察指标、资料收集和统计、技术路线图、关键技术和可行性分析等，通常占整个标书的最大篇幅，约 4 000～8 000 字，要求详细、规范、可行。

（一）设计方案类型

描写临床科研课题设计的基本方案常需应用下列名词或术语：干预试验或临床试验，随机对照、非随机同期对照或历史性对照，前后对照、交叉对照试验或安慰剂对照，单盲或双盲，横断面研究或诊断试验研究，病例-对照研究或队列研究，成本-效果分析或成本-效用分析等（参见本书第五章）。

（二）研究地点

科研计划书中必须将研究地点/场所（setting）写清楚，是在教学医院进行的研究课题，或在市级医院、区级医院或社区卫生服务中心进行研究，是在住院患者中进行研究或门诊患者中进行研究，是否系多中心研究，如是则须写清楚有哪些单位参加。因为研究场所不同，可影响研究结果。一般教学医院的研究资料可靠,诊断明确,但集中的病例常是疑难杂症,轻型的病例较少。门诊病例常依从性差,住院病例则依从性较可靠,这些均可直接影响研究结果。

(三) 研究对象

科研计划书必须写明目标人群、样本人群、纳入标准、排除标准及患者入组时的一般资料等;还必须描写研究对象(patients/participants),即患者的来源,系从三级医院来或基层医疗机构中来,或是从社区人群中来,如是门诊患者或是住院患者。这些患者是怎样入选为研究对象的,是连续纳入或是随机抽样,还是随便选择的;是否选用志愿者? 入选患者的诊断标准是什么,是公认的标准或自己制订的? 排除标准是什么? 对入选的标准要做具体规定,包括性别、年龄、民族及一般临床特征。如设对照组,则须描写对照组的来源和条件。如采用随机分组,则要详细说明随机化的具体方法,是简单随机化、区组随机化或分层随机化。如何进行随机化方案的隐藏? 如采用配对方法来平衡观察组和对照组非处理因素,则必须说明配对条件和比例。若是人群抽样调查,则要描写该人群的人口资料,抽样人群占整个人群的比例等。最后,还要叙述为减少选择偏倚所采取的控制措施(参见本书第四、五章)。

例如,前述课题"雷公藤多苷治疗成人晚发自身免疫性糖尿病的疗效研究"其研究对象书写格式。

目标人群:湖南长沙地区处于非胰岛素依赖型糖尿病(NIDDM)的成人晚发自身免疫性糖尿病(LADA)患者。

样本人群:凡符合以下纳入标准,且志愿参加者。

纳入标准:①糖尿病诊断须符合1999年WHO糖尿病诊断标准;②发病年龄>14岁;③起病6个月内无酮症;④谷氨酸脱羧酶(GAD)抗体阳性或胰岛细胞抗体(ICA)阳性;⑤空腹C肽>200 pmol/L。

排除标准:①继发性糖尿病及线粒体基因糖尿病;②合并严重的系统性疾病及感染;③最近2个月服用免疫调节剂;④对雷公藤过敏;⑤白细胞减少和血小板减少;⑥肝、肾功能异常;⑦妊娠及哺乳期妇女。

(四) 伦理

伦理(ethics)是医务人员对被研究者的职业道德。所有以人为对象的研究必须符合《赫尔辛基宣言》和国际医学科学组织委员会颁布的《人体生物医学研究国际伦理指南》原则:即尊重人格、公正和力求使受试者最大限度受益和尽可能避免伤害。伦理委员会与知情同意书是保障受试者权益的主要措施。人体试验方案需经伦理委员会审议同意并签署批准意见后方能实施。人体试验的科研计划书应附有伦理委员会签署的批准同意书及知情同意书的全文,后者应写明受试者参加试验是自愿的,在试验任何阶段有权随时退出而不会遭到歧视或报复,其医疗待遇与权益不受影响,参与试验及在试验中的个人资料均应保密,写明试验目的,试验的过程与期限,检查操作。受试者预期可能的受益和可能发生的风险和不便,并应告知受试者可能被分配到试验的不同组别,如发生与试验相关的损害时,受试者将获得治疗和适当补偿。如采用双盲法,则须有专人监督整个临床试验,在临床试验过程中受试者发生的问题都应及时报告和处理。对于对照组的受试者,除了试验因素之外,其他任何治疗、护理及观察条件,应保证与试验期受试者享受同等待遇和关照,要同等重视其安全。

安慰剂对照,要视疾病的特点、性质而定,勿滥用以防损害医德及危害患者。对计划书的内容,均应按要求实事求是撰写,不能有任何虚假不道德的行为(参见本书第三章)。

(五)样本大小的确定

正确估算样本量(sample size estimation)是临床科研设计中的一项重要内容。若样本量过少,往往容易得假阴性结果,检验效能低,影响结论正确性;若样本量过大,会增加临床科研的难度,造成不必要的人力、物力、时间和经济上的浪费。样本大小计算就是要在保证科研结论具有一定可靠性的条件下,确定的最小观察例数。

样本量计算方法可借助于公式或查表法或统计软件。样本大小的估计取决于下列因素:①第一类错误概率 α,有单侧与双侧之分,α 越小所需样本越大,一般取 $\alpha=0.05$ 为宜;②第二类错误出现的概率 β,$(1-\beta)$ 即为检验效能——把握度(power),β 为单侧,$(1-\beta)$ 是证实备择假设 H_1 正确的能力,一般 β 定为 0.1 或 0.2,β 值越小,检验效能越大,样本数量也越大;③允许误差 δ 或差值,一般根据文献报道,依据预试验与研究实际要求由研究者自行规定,此规定应合理;④总体标准差或总体率 π,一般是查阅文献或做预试验所得,亦可做合理的假设。也要将计算样本大小的公式列在标书中。计算出的样本大小,还应考虑失访等因素,适当增加 $10\%\sim20\%$ 为宜。

(六)干预方法

必须详细介绍研究中的干预措施(intervention),如治疗性研究中所使用的干预药物的药名,不仅要写出化学名,还要写出商品名,生产厂家、批号批次等,有些中药还要写出产地。治疗方案如剂量、疗程、用药途径、注意事项都必须明确规定。治疗前的条件也要明文规定,如需要停用有影响的其他药物要多少时间方可进入试验等。在干预过程中遇到的不良反应如何处理,以保证试验顺利进行。在什么情况下停止试验也要写清楚,以便于执行。

如用安慰剂对照,需要介绍安慰剂的制备情况,如何保证和研究药物一样,包括外形及味道等。采用盲法要讲清是单盲或双盲,盲法如何实施。

介绍干预方法时还需要介绍在干预试验过程中如何提高研究对象的依从性,如何衡量依从性,采用何种测定方法衡量依从性等。

(七)观察指标

观察指标有哪几项,为什么设置这些观察指标,随访周期多长,一共几次,如何记录观察结果。如观察指标是实验室项目应详细描写试验方法,包括所使用仪器的型号、出厂号及地址,试剂的全称、商品名、生产厂家,以及试剂如何应用,多少剂量,试验操作方法,如系成熟的试验方法,则应注明该方法的出处,如是研究者创造的或修改过的应写明操作步骤。如研究变量是暴露因素或危险因素,应写明这些研究因素的定义,如"吸烟"是采用 Doll 与 Hill 的标准,"月经过多"是采用的依据月经周期长短、持续时间、有否血块、应用卫生巾数量等的自定义标准。此外,还必须写明如何提高观察指标的真实度和可靠度,是否采用盲法判断结果,有无相应的质控措施等。

终点指标最好采用客观的指标,对终点指标应该应用公认的判断标准,如治愈、缓解、有效或生存率等都必须写出具体判断标准。一些中间替代指标,如心律失常的减少、血脂、血压的降低等,并不能替代终点指标如心血管疾病的发生或脑卒中等,选择时要慎重。

研究观察指标应该明确分为主要观察指标和次要观察指标,根据主要研究指标来确定样本量和患者招募方案,次要研究指标是一些感兴趣的问题,但不是主要研究问题。例如,研究来那度胺作为多发性骨髓瘤自身造血干细胞移植后维持治疗的疗效,主要观察指标为无进展生存期(PFS),次要观察指标为客观反应率、无事件生存期(EFS)、总体生存期(OS)。PFS 定义为从随机化开始到疾病进展或任何原因死亡的时间跨度。EFS 定义为从随机化开始到疾病进展、发生第二原发肿瘤或任何原因死亡的时间。OS 定义为从随机化开始到任何原因的死亡的时间。

(八) 资料收集和分析

资料和数据的收集方法应详细介绍,是通过医院已有的病史资料或制订调查表直接向患者询问调查? 如是采集实验室数据,应介绍标本采集方法和时间,以保证实验室数据采集的正确性,如被检对象某些情况可影响检测结果,则应采取相应措施以控制这些影响因素。在科研计划书后应附有该课题研究所用的调查表和观察表,并且要附有填写这些调查表的须知,及计算机编码的说明。如进行询问调查,应注明调查者,对调查者是否经过培训,并且在科研设计报告之后应附调查须知,对如何减少调查时询问者偏倚做出必要规定。如是临床经济学分析,须说明这些费用数据的来源,直接成本和间接成本的计算方法和过程。

盲法可以减少测量偏倚。在流行病学和观察性研究中尽管没有治疗分组,但如果研究者知道某些危险因素或其他影响结果的关键因素,可能在结局的判断上存在偏倚。避免这种情况发生的最好方法是对判断结局的研究人员施盲,即不提供所有无关的信息给他们,只提供判断结局的标准。

对数据处理和分析要注明采用何种软件进行数据处理? 正态分布资料和非正态分布治疗分别采用什么统计学方法,是选用单因素分析或多因素分析? 对混杂偏倚,是采用分层分析或是 logistic 回归模型进行多变量分析? 生存数据采用 Log-rank 分析和 COX 回归等。

五、质量控制

科研计划书应对课题研究的条件进行分析,包括研究人员的素质和经验,技术力量是否雄厚,实验室条件和仪器设备是否可以胜任本研究,研究质量可否保证。此外,尚须说明为完成本研究还有哪些薄弱环节会影响科研质量,特别是可能产生的偏倚有哪些? 对选择偏倚、测量偏倚、混杂偏倚等宜逐项进行讨论,并提出克服这些薄弱环节和防止这些偏倚出现所采取的措施,从而保证科研实施过程的质量。随机分组可以减少选择偏倚,盲法可以减少测量偏倚,配对、分层、多因素分析可以控制混杂偏倚等(参见第八章)。

六、预期结果

科研计划书中应阐明预期的研究结果(planned outcomes)。当课题完成后获得的研究结果和预期结果有出入,则须分析其原因。预期结果除了包括研究结果外,还包括经济效益、社会效益和人才培养。

七、前期研究基础或预试验

包括前期研究、已发表的相关论文和工作条件。

科研设计能否获得预期结果,在书写科研设计报告时是难以预测的。因此,为保证科研工作能按要求顺利进行,有必要安排一个预试验。预试验(pilot study)是采用少量研究样本,按照计划书上所规定的要求进行操作,以发现计划书上制订的各种实施项目是否切合实际,核实样本的估计是否合适等。经过预试验发现问题,然后再来修改科研计划书,使之更切合实际。对科研计划书上预试验一项,要详细介绍已经取得的成果、存在的问题、希望解决哪些困难,准备采用什么具体措施来解决这些问题和困难。

如果已经有相关的论文被发表,一定要列出并作简单介绍,放上重要的图表,使评阅人认可前期工作,并认为研究设计内容可以正确实施和获得可靠的预期结果。

工作条件包括已具备的实验条件,尚缺少的实验条件和拟解决的途径,包括利用国家实验室、国家重点实验室和部门重点实验室等研究基地的计划与落实情况。

八、管理和时间安排

在科研计划中,对主要科研人员职责,尤其是项目负责人的职责必须明文规定。对收集与管理资料、记录科研试验日志等均应有明确的分工。如系协作课题,协作部门应订立科研协作合同书,写明各自在科研实施中的任务分工,课题进展中各自的职责,成果的享有及论文发表排名次问题等,以保证科研工作顺利执行。

在科研的内容、方法、指标明确后,可根据工作量大小来安排总进度和年度计划进度,阶段小结时间和总结时间等,以便主管部门查验。

九、经费预算

科研经费是进行科研工作必不可少的条件,我国是发展中国家,各种科研基金经费都不会多,往往不足以购置较多大型仪器设备。因此科研基金往往资助那些有条件的单位,因此申报时需要写明申请科研经费单位现有仪器设备,特别是课题所需的各种仪器设备。如国家自然科学基金会要求将经费预算(budget)项目包括:①科研业务费包括收集资料、统计分析和参加学术会议交流等支出;②实验材料费,包括试剂、购买动物和检验费等;③仪器设备费,只允许添置小型仪器及一些消耗品;④实验室改装费,即为完成本课题实验室要作某些改装所花费的费用;⑤协作费,和外单位或本单位其他实验室协作需支付协作费;⑥劳务费,给直接参与实验的人员、研究生的费用;⑦管理费,指院校科研管理部门所要提取的科研管理费。

十、申请人简介

包括申请人和项目组主要参与者的学历(从大学本科开始)和研究工作简历,近3年来已发表的与本项目有关的主要论著目录和获得学术奖励情况及在本项目中承担的任务。论著目录要求详细列出所有作者、论著题目、期刊名或出版社名、年、卷(期)、起止页码等;奖励情况也须详细列出全部受奖人员、奖励名称等级、授奖年度等。

突出科研工作经历和成果,已发表的论文特别是SCI论文收录情况。让评阅者评议后认为申请人有强大的组织能力和科研能力,课题成员小组有能力完成课题,获得预期结果。

十一、计划书摘要

多数标书要求撰写摘要,并有字数限定,如国家自然科学基金项目的摘要要求小于400字符。虽然摘要放在标书的最前面,但应该完成整个标书撰写后最后写摘要,提纲挈领地总结研究内容。摘要撰写内容包括:前期研究基础,在此基础上提出研究问题或假设,通过哪些方法来验证研究假设,预期研究结果,研究意义和价值。

十二、其他注意事项

撰写标书前要仔细阅读课题申请指南,符合指南的要求和理解其精神,然后再写标书。以下是一份成功的申请书的必备条件,在写申请书前、后均应该仔细核对是否做到了,做到了就离成功不远了。

（1）科学假说合理、提出问题正确。

（2）充分了解资助机构的性质及招投标指南信息。

（3）具备良好、稳定的合作团队。

（4）申请书的表达准确、书写无误。

（5）已具备并强调了前期工作基础。

（6）研究方案和技术路线可行。

（7）获得院校学术专家委员会的同意。

（8）对自己的研究有信心、成果可期。

撰写标书或科研计划书不是一蹴而就的,应围绕上述 8 项条件逐一、反复检查与修改、完善,力求不留遗憾。

（王小钦 康德英）

第十二章　临床科研论文的撰写与投稿

科研论文是描述科学研究成果的书面报告。撰写科研论文是科研工作者的主要工作内容之一,科研论文的质量也是评价其学术水平的重要依据。通常来说,从研究生开始,科研论文写作将伴随科研工作者学术生涯的全过程。因此,学习如何撰写优秀的科研论文可以说是科研工作者终身的功课。本章主要介绍临床科研论文撰写与投稿的原则、要点和注意事项。需要强调的是,和其他任何写作一样,坚持不懈的写作是写好临床科研论文的唯一方法。

第一节　临床科研论文的结构与撰写要点

科研论文的目的是交流新的科学发现,因此科研论文写作无需华丽的辞藻和夸张的修辞手法。撰写科研论文应遵循"ABC"原则:表述准确(accurate)、简洁(brief)、清楚(clear)。此外还应注意行文逻辑严密。一篇好的临床科研论文通常应该清楚地回答以下4个问题:"你做了什么?""为什么要做?""你是怎么做的?""你的研究结果对现有科学体系有何贡献?"。临床科研论文有其标准格式(尽管不同学术期刊对科研论文的要求在细节上可能存在差异),写作时应遵循相应的格式。本节将简述临床科研论文的基本结构,并分别阐述临床科研论文各部分的撰写要点。

一、临床科研论文的结构

典型的科研论文通常分为以下内容:题目(title)、作者署名(author list)、摘要(abstract)、关键词(keywords)、引言(introduction)、研究方法(methods)、研究结果(results)、讨论(discussion)、结论(conclusion)、致谢(acknowledgements)、利益冲突(conflicts of interest)、参考文献(references)、补充材料(supplementary materials)。其中引言、研究方法、研究结果、讨论是科研论文的正文部分,合称为IMRAD架构。绝大多数"论著"(original article)类型的临床科研论文都可以按照上述结构来组织撰写,但不同学术期刊对每个部分的要求可能有差异,在开始撰写论文前研究者应该认真阅读计划投稿期刊的"作者须知"(guide for authors),并严格遵照执行。

临床科研论文的结构和撰写顺序见表12-1。

表12-1　临床科研论文的结构和撰写顺序

内容	论文呈现顺序	建议撰写顺序
题目	1	9
作者署名	2	14
摘要	3	7

（续表）

内容		论文呈现顺序	建议撰写顺序
关键词		4	8
引言		5	6
研究方法		6	1
研究结果	研究结果文本	7	3
	统计图表	8	2
讨论		9	4
结论		10	5
致谢		11	10
利益冲突		12	11
参考文献		13	12
补充材料		14	13

二、如何撰写论文标题

标题是科研论文的标签，其重要性不言而喻。标题是科研论文被阅读得最多的一部分，甚至可能是唯一的一部分。标题选择不当，可能直接导致论文在数据库中被错误标引，因而失去潜在的读者。因此，对于论文标题中应该字斟句酌。有些不具有明确意义的词汇应该删减，例如，"observations on""investigations on""a study of"等。此外，作为论文标题时，位于句首的冠词（"an""a""the"）可以省略。

论文标题的撰写应该放到正文完成后进行。撰写科研论文的标题时应遵循"DEF"原则：陈述式表述（declarative）、富有吸引力（engaging）、目标明确（focused）。好的论文标题应该以最少的字数充分描述科研论文的精髓，因此最好在全文撰写完成后再着手草拟标题。论文标题通常不必以完整的句式出现，而是概括论文精要的短语。标题应该体现论文的亮点，例如，如果你完成了一项随机对照试验，在标题里注明"randomized controlled trial"是一个明智的选择。此外，当前对于不同类型的临床科研都有相应的报告规范。有些报告规范对标题里面应该包含的信息也有相关规定，研究者在撰写标题时可以参考。例如，《系统评价和meta分析优先报告的条目：PRISMA声明》中明确规定，题目中应该注明本论文是系统评价还是meta分析，或者两者兼有。

注意：标题中应该尽可能避免英文缩写、化学式、专有名词和术语。此外，大多数学术期刊通常对标题的字数有限制，投稿前应该明确并遵从。例如，*Journal of Cachexia, Sarcopenia and Muscle* 规定标题应少于15个单词或120个字符。

有些期刊还要求作者提供"眉题"（running title 或者 running head），即放置于页眉的简短标题。"眉题"是对论文标题的进一步精炼，通常有更严格的字数限制。例如，*Journal of the American Medical Directors Association* 规定"眉题"应少于45个字符。

三、如何署名

临床科研通常是由一个团队完成的，撰写临床科研论文也是如此。那么团队成员应该按照何种顺序署名呢？通常，第一作者是在研究中起主导作用的人或主要撰写人，其他作者按照对研究贡献大小依次罗列。如果期刊允许的话，有时还可以注明多个作者对某篇论文的贡献相等(即"共同第一作者",joint first author)。研究团队中的资深教授或研究负责人通常作为通讯作者排在作者列表的最后。通讯作者负责论文投稿,提交修改意见,并回答读者的提问。通讯作者既是一种荣誉也是一种责任。

需要强调的是,所有作者都应该对研究的设计、执行和撰稿有实质性贡献。同样的,所有作者都需要对论文的真实性共同负责。作者应是:①参与选题与设计,或参与资料的分析和解释者;②起草或修改论文中关键性的理论或其他主要内容者;③能对编辑部的修改意见进行核修,在学术界进行答辩,并最终同意该文发表者。有些人员对研究虽有贡献但不宜作为作者列出,而应该在致谢部分予以感谢。例如,只是提供了研究的部分数据,并未深入参与研究;或者为研究提供了技术上或设计上的参考意见。

越来越多的期刊要求在投稿时明确说明所有作者对论文的具体贡献,例如,谁参与了研究设计? 谁采集数据? 谁分析数据? 谁参与论文撰写? 有些期刊将这些信息随论文一起刊发,有些期刊则只是保存在投稿系统备查。

除作者名称外,大多数医学期刊还要求提供作者的学位缩写,例如,医学博士(MD)、博士(PhD)、硕士(MS)、公共卫生硕士(MPH)、学士(BS)等。此外,还需要提供每个作者的工作单位、地址和电子邮件地址,既方便编辑和读者联系,也有利于在姓名相同的情况下准确识别作者。

由于大多数学术期刊的审稿过程采用"双盲"方法(参见本章第二节),作者列表通常应该位于"封面页"(title page),正文中不应包含作者及所在单位的信息。

四、如何撰写摘要

摘要(abstract)是科研论文的精简版。尽管摘要位于科研论文的开始部分,但就撰写顺序而言,通常在论文正文撰写完成后才开始写摘要。好的摘要能体现论文的创新性,能让读者迅速而准确地了解论文的基本内容,并确定其是否与他们的兴趣相关,从而决定是否进一步阅读全文。同样,期刊编辑和同行评审专家也通过摘要来判断论文是否值得继续审阅。此外,撰写优秀的会议摘要(meeting abstracts)也是参加国际学术会议的必要条件。因此,摘要对于科研论文而言也是至关重要的。

摘要通常分为两种:叙述性摘要(descriptive abstract)和结构性摘要(structured abstract)。结构性摘要通常包含研究背景(background)、研究目的(objective)、研究方法(methods)、研究结果(results)和结论(conclusion)等 5 个部分,每个部分都与正文中的内容相呼应。其中,"研究背景"和"研究目的"一般用 1~2 句话概括,有些期刊将"研究背景"和"研究目的"合而为一,统称为"研究目的"。"研究方法"主要介绍设计方案、研究对象、干预方法、主要和次要观察指标等。"研究结果"部分包括纳入分析的人数、主要观察指标及相应的具体数据、重要的不良反应。"结论"中不写具体数据,而是对研究结果的概括总结。摘要中的所有内容都必须来源于论文正文,不能出现正文中没有的内容,通常也不包含图表和参考文献。此外,摘要中尽量避免使用缩写,如果同一词组反复出现,可以用缩写,但第一次出现的缩写必须给出全称。

也有些期刊要求摘要包括目的(objective)、设计(design)、研究场所(setting)、研究对象(participants)、干预措施(interventions)、主要结果的测量方法(main outcome measures)、结果(results)及结论(conclusion)等 8 个部分。叙述性摘要通常由一段文字构成,尽管在呈现形式上未分为上述多个部分,但内容和叙述顺序仍与上述结构性摘要一致。

不同的学术期刊对摘要都有字数限制,通常是 250 字,但也有例外,例如,《JAMDA》规定摘要不能超过 300 字。研究者应该根据学术期刊的"作者须知"中的相关要求撰写摘要。

五、如何选择关键词

关键词(keywords)的作用是给学术论文加上相应的标签,以便读者检索文献。因此关键词应该与文章主要研究内容密切相关,对临床科研论文而言关键词应尽可能使用美国国立医学图书馆编制的《医学主题词表》(MeSH)中的词汇,若 MeSH 中检索不到相应的主题词,也可以使用临床常用的自由词作为关键词。

通常期刊会要求作者提供 3~5 个关键词。在论文发表并被数据库收录后,关键词直接决定论文被检索到的可能性,因此应该根据论文内容谨慎选择。在本专业领域里广为人知的英文缩写可以作为关键词(如 COPD),但不太常用的英文缩写则不宜作为关键词。

多数期刊将关键词放在摘要后呈现,但有些期刊会要求将关键词放在封面页(title page)。

六、如何撰写引言

引言(introduction),有些期刊也称为研究背景(background),是科研论文正文的第一部分,但并不意味着撰写科研论文时必须从引言部分开始。事实上,将引言部分作为正文的最后一部分进行撰写可能更佳,因为此时你已经写完结果和讨论,更清楚地知道如何将读者引导到研究中来。

引言是为了交代研究的背景以便于读者在不查阅其他资料的条件下就能充分理解和评估论文的结果。引言应重点说明两个问题:"为什么开展本研究?"和"为什么本研究很重要?"。引言还应简明扼要地告诉读者研究目的是什么。

引言的结构通常呈"漏斗形":从研究问题的整体状况过渡到具体的研究问题。撰写引言通常按照以下步骤进行:①整体而言,研究的内容为什么重要;②通过简要回顾相关文献,明确现有研究的缺陷与亟待解决的问题;③在引言的最后一段清楚地陈述本研究的目的。

为了便于专业领域以外的读者能够正确理解你的论文,引言部分应该对重要的专业术语和缩写进行必要的说明。此外,如果你的科研论文在此前曾经以会议摘要的形式发表过,通常应该在引言部分陈述并引用该摘要,以提供给读者真实全面的信息。

最后,撰写英文论文时引言中的大部分内容应该用一般现在时。

七、如何撰写研究方法

研究方法(methods),也称为"材料和方法"(materials and methods),是正文的第二部分,但有些学术期刊要求将方法学部分放在文章结尾处。在实际撰写过程中,这部分通常是最先开始撰写的。建议在临床科研实施过程中即可开始撰写这部分内容,而不是等到研究结束才着手撰写,因为研究者此时对研究方案非常熟悉,撰写起来事半功倍。注意:撰写英文论文时研究方法部分通常应该使用过去时。

科学研究的一个重要特征就是具有"可重复性"(reproducibility)。为了让读者能够重复你的研究,需要在研究方法部分详细描述实施研究的过程和重要细节。这些信息也有助于读者评估所用方法是否恰当,进而推断研究结果是否可靠。此外,当你的论文经过同行评审时,审稿人通常会仔细阅读研究方法部分。如果审稿人对你的研究方法产生怀疑,不管你的研究结果多么新奇,审稿人都会建议拒绝你的稿件。

对于临床科研而言,在研究方法部分应该详细报告以下内容。

1. 研究对象

(1)研究对象入选的方法:即如何从目标人群选入样本人群,撰写时应使用下列名词:随机样本(random sample)、基于人群的样本(population-based sample)、转诊样本(referred sample)、连续样本(consecutive sample)、志愿者样本(volunteer sample)及方便样本(convenience sample)。明确样本人群除了用来估计抽样误差外,还能帮助读者了解论文结论的适用范围。

(2)诊断标准和纳入/排除标准:如有公认诊断标准应注明诊断标准的具体名称并提供参考文献,不可笼统地冠以“全部研究对象符合全国统一诊断标准”等。另外需注意纳入排除标准不是“互补”关系。例如,“纳入 65 岁以上老年人,排除 65 岁以下老年人”是不正确的。排除标准是从符合纳入标准的人群中排除具有某些特征的个体,例如,“纳入 65 岁以上老年人,排除高血压、糖尿病和脑梗塞患者”。

(3)入选研究对象的样本数:通常应写出计算样本量的具体方法和依据。根据研究类型和结局指标的类型不同,具体计算公式各异,可采用 PASS 软件计算。

(4)研究对象的分组方法:是否随机分配,采用何种随机分配方法:简单随机、区组随机或分层随机,切不可简单地写“随机分组”。如果采用了随机分配,还应写明是否隐藏随机分配方案及相应的方法。

2. 设计方案

(1)基本设计方案:例如,治疗性研究应使用“随机对照试验”“非随机对照试验”“交叉对照试验”“前后对照试验”“双盲”“安慰剂对照”等名词,诊断研究应使用“金标准对照”“盲法”等名词,预后研究应使用“前瞻性队列研究”“回顾性队列研究”等名词,病因研究应使用“随机对照试验”“队列研究”“病例-对照研究”“横断面研究”等名词,描述性研究应使用“病例分析”“普查”“抽样调查”等名词,临床经济学分析应使用“成本-效果分析”“成本-效用分析”“成本-效益分析”等名词。

(2)研究场所:如“社区”“医院”“门诊”“养老院”等。

(3)试验的措施及执行方法应详细阐述:用于患者的药物应写明化学名、商品名、生产厂名,并详细说明每日剂量、次数、用药途径和疗程;试剂应写明生产厂家名;试验方法如系原创应详细阐述,如为经典方法则不必详细阐述,但应提供参考文献,必要时在补充材料中进一步阐述。研究使用的仪器须注明型号及生产厂名。

(4)资料收集方法:应写明采集人员、采集时间、采集工具,以及是否使用盲法。具体参见本书第九章。

(5)测量指标及判断结果的标准:主要观察指标和次要观察指标要明确。确定暴露及疗效标准都应基于国际公认的标准,例如,“临床环境”“生存时间”“客观缓解”都需明确定义并提供参考文献。

(6)控制偏倚发生所采用的措施:参见本书第八章。

3. **统计方法**　统计方法的选择参见本书第十章。对于常用的统计方法(如 t 检验和方差分析)可以不提供参考文献,但如果采用了不常用的统计学方法(如 Bonferroni 校正)则应该提供相应的参考文献。通常还应写明使用的统计软件和假设检验的显著性水平。

八、如何撰写研究结果和相关图表

研究结果(results)是科研论文应该重点阐述的核心部分,因为研究结果是科研论文为世界贡献的新知识,也是整篇论文价值的核心体现。研究结果的呈现应该清晰、简洁、客观、准确,重点突出有代表性的结果,而不是事无巨细的罗列数据。研究结果应该和研究方法相呼应,研究方法中提到的所有测量方法和结局指标都应该在研究结果里有所体现和反映,否则可能被认为是选择性报告(selective report)。注意:研究结果是呈现研究者原创数据及其分析结果的地方,不能引用参考文献。

对于临床科研论文而言,首先应报告纳入人群的特征,包括:样本量、失访人数、年龄、性别及其他重要人口学特征,对于不同类型的临床科研,都有相应的报告规范对这部分内容提出具体要求。例如,对于随机对照试验而言,CONSORT 声明要求提供受试者分组、随访和数据分析的具体情况并画出流程图。其次应该报告分组情况,比较组间除研究因素以外的其他临床基线情况(baseline)。再次报告主要研究结果,例如,对随机对照试验而言报告试验组与对照组比较的相对危险度(RR)和 95% 可信区间(CI)。对诊断性试验而言报告敏感度、特异度、预测值、似然比及受试者工作特征(ROC)曲线。具体参见本书第十章。

研究结果通常会使用统计图表来呈现数据。不论是统计图还是统计表,都应该具有"自证性"(self-explanation),即能够提供足够的信息使读者不阅读正文也能理解其含义。因此,统计图表里涉及的缩写、专有名称或者特殊统计方法都应在图表的脚注里给予详细说明。每一个统计图表都应在正文适当的位置进行标注。注意:图表中已经呈现的信息不能在结果中用文字重复描述,而只需总结图表中的规律或代表性数据即可。

临床科研使用统计表格通常以三横线表(顶线、表头线、底线)的格式呈现,包括表头、表格主体、脚注等内容(图 12-1)。表格主体中的横标目表示研究项目、纵标目表示横标目的

Table 1
Characteristics of Men and Women According to Obesity and Dynapenia Status　　表头

	Nondynapenia/Nonobesity	Dynapenia Alone	Obesity Alone	Dynapenic-Obesity
Men	n = 128	n = 68	n = 43	n = 17
Age, y	71.8 ± 6.8	71.8 ± 7.2	69.8 ± 5.6	71.2 ± 6.6
BMI, kg/m²	21.8 ± 2.0*·‡	20.9 ± 2.4*·†	26.8 ± 1.7‡·§	27.4 ± 1.7‡·§
WC, cm	80.2 ± 6.6*·‡	78.8 ± 6.4*·†	90.6 ± 6.5‡·§	92.0 ± 5.0‡·§
Handgrip strength, kg	33.5 ± 5.7*·‡·§	19.8 ± 6.7*·†	36.9 ± 5.7‡·§	21.2 ± 6.9*·‡
Current smoker, %	36.7	27.9	32.6	11.8
Current drinker, %	25.8	33.8	37.2	17.6
Physical activity ≥30 min/d, %	60.2	58.8	58.1	52.9
Sum of chronic diseases, 0–8	1.4 ± 1.2	1.3 ± 1.1	1.7 ± 1.0	1.7 ± 1.1
Women	n = 175	n = 100	n = 64	n = 21
Age, y	70.1 ± 7.2	70.8 ± 6.8	69.9 ± 6.1	67.6 ± 5.8
BMI, kg/m²	21.6 ± 2.2*·‡	21.6 ± 2.0*·†	27.1 ± 2.5‡·§	27.3 ± 2.5‡·§
WC, cm	76.6 ± 7.3*·‡	76.8 ± 8.7*·†	88.4 ± 10.4‡·§	89.5 ± 6.7‡·§
Handgrip strength, kg	21.4 ± 5.0‡·§	10.5 ± 4.2*·†	23.0 ± 5.6‡·§	13.1 ± 3.5*·‡
Current smoker, %	0.6	0.0	1.6	0.0
Current drinker, %	4.6	4.0	4.7	4.8
Physical activity ≥30 min/d, %	63.4	58.0	65.6	61.9
Sum of chronic diseases, 0–8	1.6 ± 1.3	1.5 ± 1.1	1.8 ± 1.1	1.7 ± 1.1

缩写备注

Categorical variables are presented as prevalence, whereas continuous data are presented as the unadjusted mean ± SD. For categorical variables, logistic regression models were used to identify any group difference among the 4 groups. For continuous data, general linear models were used to identify difference among the 4 groups, and Bonferroni post hoc analyses were used to identify any group differences. Significance was accepted at P < .05.　　统计方法

*Significantly different from obesity alone.
†Significantly different from dynapenic-obesity.
‡Significantly different from nondynapenia and nonobesity.
§Significantly different from dynapenia alone.　　脚注

图 12-1　典型的临床科研统计表

各个统计指标。横标目列在表的左侧,纵标目列在表的上端。表格中的数据分组应该具体明确,例如,不能使用"组1""组2"等表述,而应该清楚标明"肥胖组""超重组""正常组",并同时在脚注里注明"肥胖""超重""正常"的定义分别是什么。注意:不同的期刊对统计表格的要求不同,例如,行距、脚注符号等。一些期刊要求作者在正文里面第一次提到的地方嵌入表格,另一些期刊要求作者将表格放在正文结尾处,也有期刊要求将表格作为单独的文件提交。因此,研究者在投稿前必须按期刊的"作者须知"对统计表格进行相应的修改。

常用的统计图有直条图、圆形图、百分直条图、线图、直方图、点图等。具体选择哪种统计图需根据数据类型和统计学方法而定,参见本书第十章。统计图比统计表更便于理解与比较,但统计图通常不包含具体数据,所以不能完全代替统计表。大多数时候,同一组数据既可以用统计图呈现,也可以用统计表呈现。此时,作者可根据写作目的自行选择,如果想强调具体数据,则采用统计表;如果想直观地强调组间差异,则采用统计图。

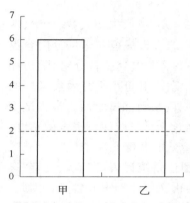

图 12 - 2　纵坐标应从 0 点起始

统计图的标题应置于图片下方。常见的统计图有纵轴和横轴之分,两轴应有标目,标目需注明单位。横坐标自左至右,纵坐标自下而上,尺度必须等距,数值一律由小到大,通常纵坐标必须从 0 点起始(对数图及点图等除外)。若纵坐标不以 0 作起点,则可能直观上夸大组间差异(图 12 - 2)。

当分组较多时,使用彩色的统计图可能更加清晰(图 12 - 3A),但大多数期刊会对彩图单独收取版面费,此时可以考虑采用灰阶图(图 12 - 3B)。如果你投稿的期刊只有电子版,显然彩图是更优的选择。

不同的期刊对图片格式(通常为 TIFF、JPEG、EPS 或 PDF 格式)和图片大小均有严格要求,投稿前应该阅读期刊的"作者须知",并修改图片与之保持一致。

最后,撰写英文论文时,研究结果部分通常应该使用过去时。但是当描述某个图表的内容时应该用一般现在时。

九、如何撰写讨论

讨论(discussion)通常被认为是科研论文最难写的一部分。即使研究结果真实有趣,很多论文也因为讨论撰写不佳而被拒稿,因为讨论部分的明显缺陷说明作者对研究领域的现状并不熟悉,进而有理由推断其研究方案可能并不具有创新性和重要性。

讨论应该与研究结果呼应,但并非复述研究结果。对于临床科研而言,通常可以从以下角度进行讨论:①概括重要的研究结果,尤其是创新性发现;②研究结果与既往相关研究结果的异同及原因;③探讨研究结果的可能理论依据或潜在机制,但推论应该基于证据和事实;④研究结果对临床实践的潜在意义;⑤有待解决的问题和未来的研究方向;⑥研究的优点和缺陷,尤其是可能存在的偏倚、偏倚的来源,以及偏倚可能对研究结果产生的影响。注意:讨论部分的陈述应该基于研究结果,绝不能为了凸显意义重大而夸大研究结果。

讨论还应该与引言相呼应。引言提出当前本研究领域所面临的问题,而讨论部分则指出我们的研究结果从何种角度回到了该问题。前面我们提到引言的结构类似"漏斗形",从

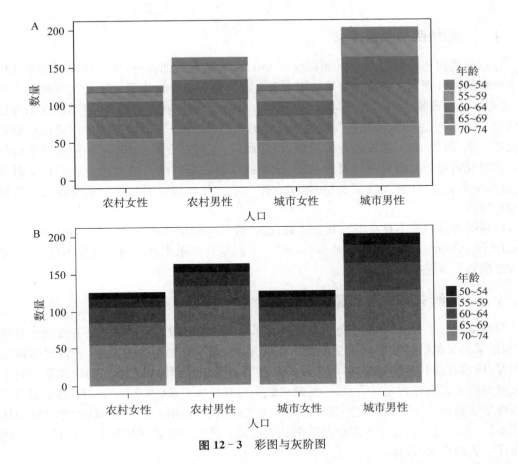

图 12 - 3　彩图与灰阶图

本研究领域的宏观视角过渡到面临的具体问题；讨论则恰恰相反，呈"倒漏斗形"，从具体问题的解决过渡到对研究领域的意义。讨论部分不应该出现新的概念或术语，这些内容应该放到引言部分呈现。

十、如何撰写结论

多数学术期刊将论文的结论（conclusion）单独列出，也有部分期刊将其作为讨论的一部分，置于最后一段。结论是对研究结果的概括，应该由研究结果直接推导而出，而不能超过研究结果的范围。结论部分还可以阐释研究结果对临床实践的意义和对未来研究的启示。撰写英文论文时研究结果通常用一般现在时。

十一、如何撰写致谢

致谢（acknowledgments）部分通常需要感谢那些对研究做出了贡献但尚不能定义为"作者"的人，例如，提供某些研究需要的设备、统计方法指导或者帮助做语言润色的人。注意：在致谢部分列出相关人员的名单必须征得当事人的同意。

致谢部分通常还包括研究经费的资助机构和课题编号等信息，并且应说明研究资助机构是否参与研究的设计、实施、数据分析和论文撰写等环节。

十二、如何撰写利益冲突

尽管有些期刊将利益冲突(conflicts of interests)放在致谢部分,大多数期刊仍将其作为一个单独的部分列出。利益冲突是指用于资金或其他利益导致作者无法站在客观的立场设计、实施或报告研究。利益冲突通常包括以下内容：①研究有无赞助商,赞助额度和赞助商在研究中的角色；②研究者是否与研究中涉及的药品、试剂或仪器设备的生产或经销企业存在财务关系,例如,购买相关企业的股票,担任顾问,或者接受其他津贴(如差旅费或讲演津贴)；③研究者是否与研究中涉及的药品、试剂或仪器设备的生产或经销企业存在非财务关系,包括个人关系(如家人或朋友)和学术合作关系。并详细说明这些关系可能引发的潜在利益冲突。

如果所有作者都不存在潜在利益冲突,也必须在这部分声明,例如,"all authors have no conflict of interest, financial or otherwise"。不同期刊要求作者声明的内容不同,只需要严格按照期刊要求进行声明即可。

十三、如何引用参考文献

参考文献(references)是论文的重要组成部分。参考文献应该是已经公开发表的科研论文,如果某篇文献已经被期刊接受但尚未正式发表,则不宜列为参考文献,若该文献确实非常重要,应该在期刊名称后添加"in press"或者"forthcoming"标识。不同的学术期刊对于参考文献的格式要求存在差异,对参考文献的数量也有严格要求(通常在 20~50 篇),研究者在投稿前应该根据目标期刊的"作者须知"对参考文献做相应的修改。引用的参考文献应该具有代表性,尽可能不引用学术声誉差的期刊。注意：研究者应该严格控制"自引"(即引用自己既往发表的论文)数量。

在参考文献管理软件问世前,编制参考文献是非常耗时且极易出错的过程。目前已经有很多参考文献管理软件可供选择,如 *EndNote*、*Citavi*、*Reference manager*、*RefWorks*、*Mendeley*、*Zotero* 等,研究者可根据自己的需求选用。利用参考文献管理软件可以方便地插入参考文献,软件可根据用户选择的期刊自动生成相应格式的参考文献。以 *EndNote* 为例,用户安装 *EndNote* 后,软件会自动在 *Word* 软件内添加"*EndNote*"插件。用户在撰写论文的过程中如果需要插入参考文献,只需在 *EndNote* 软件里选择相应的文献,然后在适当的位置点击"Insert Citation"即可实现。如果参考文献的格式与期刊要求不符,用户可以在"Style"下拉菜单选择相应的期刊名称(图 12-4),软件即可自动调整参考文献格式。如果软件没有内置相应的期刊,用户只需在 *EndNote* 网站搜索相应期刊,然后下载"Output Style"即可。

十四、如何准备补充材料

越来越多的期刊开始通过电子方式发布论文的补充材料。为了避免误导读者,通常将最重要的研究结果放在结果部分描述,而将其他的统计图表或原始数据作为补充材料。此外,补充材料也可以是研究方法的进一步阐释(例如,测量方法的细节描述),也可以是由于数量限制而无法在论文中罗列的参考文献。有些期刊还要求在补充材料里提供伦理委员会批件或知情同意书。补充材料通常以 DOCX、DOC 或者 PDF 格式在投稿时上传电子投稿

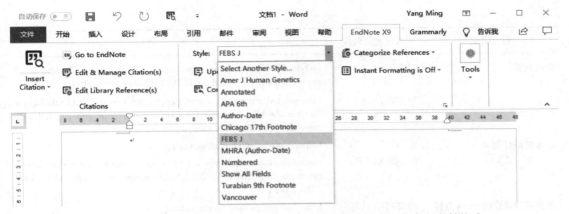

图 12‐4　通过 *Word* 软件里的 *EndNote* 插件选择目标期刊的参考文献格式

系统即可。有些期刊还要求上传原始研究数据,此时应注意删除可能泄露受试者个人隐私的相关信息。总之,不同的期刊对于补充材料的内容和提交方式有不同的规定,研究者在准备补充材料时需要认真阅读期刊的"作者须知"。

十五、撰写临床科研论文的伦理问题

在临床科研的设计和实施阶段要注意伦理问题,取得伦理委员会的批准和患者的知情同意。撰写临床科研论文过程中也要注意伦理问题。首先要确保论文数据的真实性,严禁伪造和篡改数据;其次要杜绝剽窃(plagiarism),剽窃不仅影响个人学术声誉,而且可能违法;再次要杜绝重复发表(double publication),重复发表已经被明确认定为学术不端行为,严重影响个人学术声誉,浪费出版资源;最后要避免一稿多投,因为有可能导致重复发表的问题,并浪费编辑和同行评审专家的时间。

十六、不同类型临床科研论文的报告规范

许多国际组织针对不同类型的临床科研制定了相应的报告规范,以提高临床科研论文的报告质量,研究者可以在撰写论文时作为参考。事实上,越来越多的国际期刊要求投稿的论文遵守相应的报告规范。表 12‐2 总结了当前各种类型临床科研对应的报告规范,供读者在撰写临床科研论文时参考。

表 12‐2　各类临床科研的报告规范

研究类型	报告规范名称	来　　源
随机对照试验	CONSORT	http://www. consort-statement. org
诊断性试验	STARD	http://www. stard-statement. org
预后研究	TRIPOD	https://www. equator-network. org/reporting-guidelines/tripod-statement/
观察性研究	STROBE	https://www. strobe-statement. org
非随机研究	TREND	https://www. cdc. gov/trendstatement/
病例报告	CARE	http://www. care-statement. org/
卫生经济学研究	CHEERS	consolidated health economic evaluation reporting standards (cheers) statement. BMJ. 2013;346: f1049.

（续表）

研究类型	报告规范名称	来　源
定性研究	SRQR	standards for reporting qualitative research：a synthesis of recommendations. Acad med. 2014；89(9)：1245-1251.
	COREQ	consolidated criteria for reporting qualitative research (COREQ)：a 32-item checklist for interviews and focus groups. int j qual health care. 2007；19(6)：349-357
临床科研计划书	SPIRIT	https://www.spirit-statement.org/
	CONSORT-P	preferred reporting items for systematic review and meta-analysis protocols (PRISMA-P) 2015：elaboration and explanation. BMJ 2015. 349：g7647.
随机对照试验的 meta 分析	PRISMA	http://www.prisma-statement.org
观察性研究的 meta 分析	MOOSE	Meta-analysis of observational studies in epidemiology — A proposal for reporting. The meta-analysis of Observational Studies in Epidemiology(MOOSE) group. JAMA 2000,283(15)：2008-2012
诊断性试验的 meta 分析	QUADAS-2	quadas-2：a revised tool for the quality assessment of diagnostic accuracy studies. Ann intern med, 2011,155：529-536
基因危险度预测研究	GRIPS	strengthening the reporting of genetic risk prediction studies：the grips statement. Ann intern med, 2011,154：421-425
临床实践指南	AGREE	http://www.agreetrust.org/resource-centre/agree-reporting-checklist/
	RIGHT	http://www.right-statement.org/

第二节　临床科研论文的投稿要点

通常,完成临床科研论文的撰写后,需要寻找本专业领域合适的学术期刊投稿,以期发表。有学者认为没有发表的论文不能称为"科研论文",只有在经过同行评审(peer review)并被学术期刊正式发表以后才成为"科研论文"。由于不同的学术期刊对科研论文的格式要求不同,投稿过程也不尽相同。在此仅介绍投稿过程的原则和注意事项。

一、如何选择投稿期刊

选择合适的投稿期刊直接决定了科研论文的命运。如果选择不当,可能导致论文发表延迟或者被埋没在不合适的期刊中无人问津。尽管多数研究者喜欢在科研论文完成后再选择期刊投稿,更明智选择是在开始撰写科研论文前即选择好计划投稿的期刊。因为这样可以提前明确论文的受众,从而使撰写过程更加有的放矢。此外,不同的学术期刊对于科研论文有不同的要求,尤其是摘要字数、正文字数、参考文献和图表的格式和数量等方面都有不同的规定,因此在开始撰写前选好目标期刊还可以节约修改论文格式的时间。

如果你计划向被 Science Citation Index Expanded(SCIE)数据库收录的期刊(以下简称 SCI 期刊)投稿,那么 Web of Science 网站提供的 *Journal Citation Reports* 提供了所有 SCI 期刊的影响因子(impact factor, IF)和其他重要信息,可以作为投稿参考。某期刊 2017 年的影响因子指该期刊 2015—2016 年所发表论文被引用的总次数除以该期刊 2015—2016 年发表论文总数。影响因子在一定程度上反映 SCI 期刊的学术影响力,影响因子越大提示该期刊的学术影响力越大。注意：不同学科领域的影响因子差别很大，不宜跨学科进行比较。例如，2017 年肿瘤领域所有期刊的影响因子中位数为 3.19，而外科学领域仅为 1.81，但不能据此说明肿瘤学领域的期刊比外科学领域好。另外，影响因子只反映科研论文被引用的情况，不能反映期刊其他方面的影响力，例如，期刊对临床决策或国家政策的影响力。通过 *Journal Citation Reports* 检索不同学科领域的 SCI 期刊并按照影响因子排序，即可找到在目标领域有学术影响力的重要期刊。研究者应该熟悉自身所在学科领域的重要期刊，这些期刊也是投稿时的首选目标（图 12 - 5）。

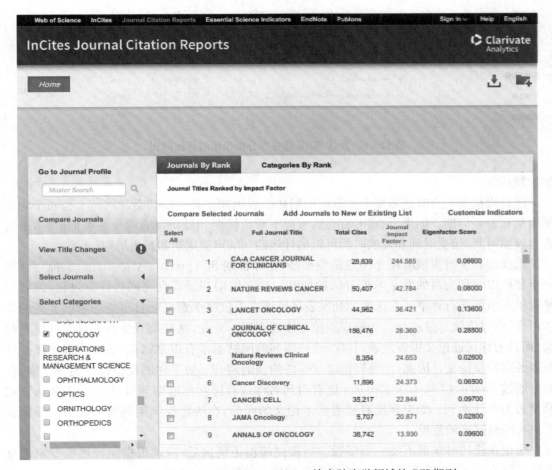

图 12 - 5　通过 *Journal Citation Index* 检索肿瘤学领域的 SCI 期刊

另一个常用的方法是通过 Web of Science 的 SCIE 数据库检索与欲撰写论文类似的已发表文献，点击"分析检索结果"，然后按照"来源出版物"排序，即可查看哪些期刊对相关研究领域的内容感兴趣，综合考虑这些期刊的影响因子和学术声誉，即可找到投稿的目标。例如，欲撰写老年人衰弱综合征与死亡风险的相关研究，即用"frailty AND older adults AND mortality"为检索式，检索 SCIE 数据库，然后依次点击"分析检索结果"和"来源出版物"，即可查看当前发表相关论文最多的那些期刊（图 12 - 6）。

此外，还可以查看那些你计划引用的参考文献来源于哪些期刊，这些期刊也可能是理想

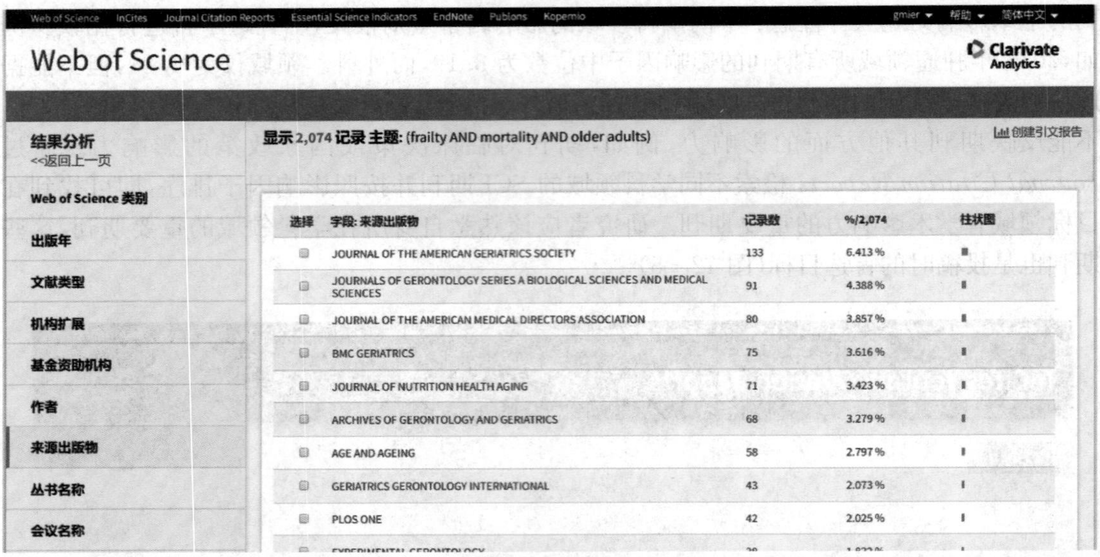

图 12-6　通过 SCIE 数据库分析投稿的目标期刊

的投稿对象。

选择投稿期刊有时还需要考虑审稿周期和出版周期。有些期刊会在网站上公布平均审稿周期和发表周期。如果没有相关信息，可以下载目标期刊最新发表的一些类似研究，通过查看投稿时间、接受时间和发表时间可以估计该期刊的审稿周期和发表周期。

选择期刊进行投稿时还要注意避免那些"掠夺性期刊"（predatory journals）。掠夺性期刊指那些以营利为目的而学术信誉低的期刊。掠夺性期刊通常没有同行评审过程（或者只是提供虚假的同行评审），在这些期刊发表科研论文不仅毫无意义而且可能影响研究者的学术声誉，所以应该尽量避免。如何识别掠夺性期刊呢？首先，这些期刊常常通过邮件进行约稿，而且向你保证论文可以发表；其次，这些期刊的网站通常有很多错误，也没有提供既往已发表的高质量论文。因此，不要轻信通过邮件约稿的期刊。如果你的投稿目标是 SCI 期刊，最好通过 *Journal Citation Reports* 检索期刊名称或者国际标准期刊号（ISSN）以确认该期刊是否为 SCI 期刊。如果你没有发表学术论文的经验，在决定投稿期刊前最好征求导师或其他有经验同事的意见。

切记在任何时候都不要一稿多投。当接到编辑拒稿信后，应该根据同行评审专家的意见认真修改论文，然后再选择另一个期刊开始新一轮投稿。

二、如何按期刊要求准备相关资料

在正规期刊的网站总是可以找到详尽的"作者须知"（instructions for authors 或者 guide for authors），如果某期刊网站没有作者须知或者作者须知很简单，则应该警惕该期刊是否为掠夺性期刊。"作者须知"通常会详细列出该期刊所发表的科研论文需要满足的格式和投稿过程，研究者在投稿前应该仔细阅读，并使自己的稿件符合相关要求。

阅读"作者须知"时应重点关注以下问题：①该期刊关注的研究领域是什么，是否与你的稿件内容相契合？②正文和摘要的字数限制是多少？③是否提供投稿范文？④稿件应包含几部分内容,是否有每部分的撰写指南,字号、字体、行间距、页边距、对齐方式有无规定? ⑤图表的数量是否有限制,图表的样式有何要求,图片大小和文件格式有何要求? ⑥参考文献的格式和数量有何要求? ⑦稿件的准备方式,例如,图表是插入正文中提交还是作为单独文件分别提交?

通常临床科研论文投稿时需要准备以下资料:投稿信(cover letter)、封面(title page)、正文(manuscript)、表格(tables)、图片(figures)、附件(supplementary materials)。有时,表格和图片会被要求附在正文后面进行提交,而不是作为单独文件提交。

最后,正式投稿前别忘了对所有文档进行语法检查和拼写检查。

三、如何撰写投稿信

绝大多数期刊在投稿时需要附"投稿信"(cover letter)。投稿信的第一段通常写论文题目、作者和投稿期刊。第二段论述研究的重要性和创新性,这部分是说服编辑将稿件送外审的重要内容。此外,通常需要声明论文为原创,没有剽窃和一稿多投,所有作者都有资格被列入作者名单,没有任何其他符合作者标准的人被排除在外,所有作者都阅读了论文全文,对其真实性负责,并同意投稿。投稿信还需声明所有作者的潜在利益冲突。如果论文的内容以前曾经作为会议摘要发表,也需要在投稿信里声明。

有时,期刊还会要求在投稿信里列出推荐的同行评审专家和联系方式,以及不适合作为同行评审专家的名单。编辑通常会从作者给出的同行评审专家中挑选部分专家,并另行挑选其他一些专家,共同进行评议。

四、如何投稿

在开始投稿前要明确著作权的问题。著作权是指复制、销售和出版文学艺术作品的合法权利。如果你的论文被期刊接受,你需要签署一个协议将论文著作权转移给出版社〔对于开放性获取(open access)期刊而言,你也许能保留著作权,只转移部分权利给出版社〕。另一方面,如果你的论文里面包含有其他已经发表的插图或数据等内容,也必须征得有相应著作权的出版社同意。

当前绝大多数学术期刊采用在线投稿的方式。如果某期刊要求通过电子邮件投稿,应警惕"掠夺性期刊"的可能性。如果你已经完全按照目标期刊的"作者须知"准备好全部所需文件,那么投稿过程将非常简单。尽管不同期刊的电子投稿系统存在差异,但通常都包括以下内容:投稿类型(原始研究、综述、病例报告等)、论文题目、作者及联系方式、摘要、关键词、图表数量、著作权转让声明、上传文件。完成上述所有步骤后系统将会自动生成 PDF 清样供审校,如确认无误后点击提交即可完成投稿。电子投稿系统通常会自动发送一封电子邮件确认已经收到稿件。在此过程中尤其需要注意:上传到电子投稿系统里的作者顺序和单位需要与封面页中的内容完全一致。

五、审稿过程

当期刊收到论文后,编辑(或执行编辑)会按照以下步骤审核稿件。

(1)初步审核论文是否符合该期刊所涉及的研究领域,如果不是,你将很快收到拒稿信(rapid rejection)。此时写信与编辑辩论是毫无意义的,只能更换投稿杂志。

（2）如果论文的主题适合该期刊，编辑会进一步对论文进行形式审查，即检查论文是否严格按照期刊的要求撰写。如果不是，编辑会将论文驳回，待研究者修改后重新提交。此时研究者应该谨慎对待，仔细研读"作者须知"并认真修改后再次提交。如果再次草率提交则很可能被拒稿。

（3）如果通过形式审查，编辑将决定是否将论文送"外审"，即交由相关领域专家进行同行评审。有些期刊会将到达这一步的所有论文送外审，另一些期刊（尤其是收稿量巨大的期刊）将由编辑根据论文的创新性和重要性决定哪些送外审。如果编辑决定不送外审，你也将很快收到拒稿信。

（4）如果论文被送外审，编辑将决定审稿专家。通常一篇论文会由两名专家进行同行评审，但有些期刊会挑选三名以上的专家进行同行评审。如《Cochrane Database of Systematic Reviews》通常由 5～7 名专家进行同行评审。同行评审的过程通常是"双盲"的，即投稿人不知道同行评审专家是谁，反之亦然，以保证评议结果的客观和公正。

（5）收到外审反馈意见后，编辑将独立决定论文的命运："接受（accepted）""小修（minor revision）""大修（major revision）"或者"拒稿（rejected 或者 unacceptable）"。

六、如何回复审稿意见

事实上，只有约 5% 的稿件不经过修改就被正规的学术期刊接受，绝大多数作者收到的都是修稿信或拒稿信。如果你收到邮件要求对论文做小修，那么你的论文很有可能在修改后被接受。如果论文被要求做大修，仍然有较大的机会在修改后被接受。因此应该认真对待审稿意见。

通常应该根据同行评审专家提出的修改意见对论文的不足之处逐条修改，并使用 *Word* 软件的"修订"功能保留修改痕迹。注意：有些期刊要求不使用 *Word* 软件的"修订"功能，而使用其他方式标注修改内容（例如，使用红色字体或者黄色背景）。还有些期刊要求提供两个版本的修改稿，一个版本保留修改痕迹，另一个版本删除修改痕迹。研究者必须完全遵照编辑邮件中的要求执行。此外，研究者还需要按照问答的方式对专家意见逐条回复，除明确回答做了哪些修改外，还应注明修改内容在正文中页码和行号，以便专家和编辑核查。

有时研究者可能对同行评审专家的修改意见并不认同，此时可以反驳专家意见，但必须提供客观证据支持自己的观点。注意：永远不要反驳编辑的意见。在回复审稿意见的过程中，应该处处体现对专家和编辑的尊重。即使要反驳专家的某些审稿意见，也不能表现出敌对态度，而必须对专家无偿的审稿工作表示感谢和尊重。

注意：编辑通常会在邮件里设定论文的返修时间。研究者必须在此期限内完成论文修改，否则修改的论文必须作为新的稿件重新提交，经历一轮新的审稿流程。如果确定不能在期限内完成修稿，则应该尽快回复编辑，申请延长修稿时间并说明理由。

（杨 茗　陈小玫）

第二篇　实践与进展

第十三章　临床科研中的文献检索与分析评价

对临床医师而言,不论是临床决策或者临床科研均离不开文献检索。临床决策时需要尽快找到可靠的循证证据来解决临床问题,因此需要检索以 *UpToDate* 临床顾问和 *DynaMed* 为代表的"循证证据整合库";临床科研时需要追踪本专业领域的最新进展,把握本领域的研究现状和热点,对感兴趣的研究内容进行综述或系统评价,寻找国内外同行正在开展的类似研究,这些均需要文献检索和分析。本章介绍临床科研中可能用到的文献检索和分析评价。

第一节　如何通过文献检索追踪最新研究进展

生物医学领域是 21 世纪最活跃的研究领域之一。临床医师要养成终身学习的习惯,掌握获取最新医疗信息的能力,才能确保知识和技能与时俱进。就临床实践和临床科研而言,及时追踪国际上本专业领域的最新研究成果是临床医师的现实需求。

国际上有哪些最新的临床实践指南发布? 本专业的权威期刊最近发表了哪些内容? 既往曾经检索过的研究领域有哪些新的研究问世? 这些问题均可通过定期在不同的数据库或网站实施相应的文献检索来获取答案。然而对于繁忙的临床医师而言,定期遍历所有重要的医学期刊或数据库显然难以完成。基于"简易信息聚合"(really simple syndication,RSS)技术可高效地在单个网页界面(或手机应用)实现上述所有功能。

一、RSS 定义

"简易信息聚合"(RSS)技术是一种网页文件的格式规范,主要用于需要经常更新内容的网站,例如,数据库、期刊、新闻、博客等。由于 RSS 的主要用途是将网页的标题、摘要或其他内容按照用户设定的需求推送(feed)给用户,因此 RSS 有时也称作 Feed。大多数医学数据库和期刊网站都支持 RSS。当用户在支持 RSS 的网站或数据库"订阅"感兴趣的内容后,一旦有符合订阅要求的数据或内容更新,系统均会将这些内容通过 RSS 阅读器自动推送给用户。

RSS 技术特别适合将多种信息源聚合在一个界面呈现给用户。RSS 在网站上通常标识为 ❤ 。著名医学论坛"丁香园"的 RSS 入口如图 13-1。通常,点击 RSS 标记会进入一个显示为乱码的网页(图 13-2),读者不必理会,只需复制该网页的 URL 网址即可,这就是该网站的 RSS 源。

二、如何使用 RSS

使用 RSS 首先需要一个 RSS 阅读器。RSS 阅读器可以是网页版,也可以是计算机软件或者手机应用(APP)。常用的 RSS 阅读器有: *Feedly*(包括网页版和手机 APP)、*Inoreader*(包括网页版和手机 APP)、*Palabre*(手机 APP)、*PRESS*(手机 APP)、*Reeder 3*(包括苹果

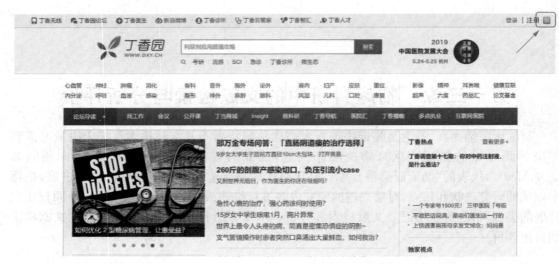

图 13-1　"丁香园"网站的 RSS 入口

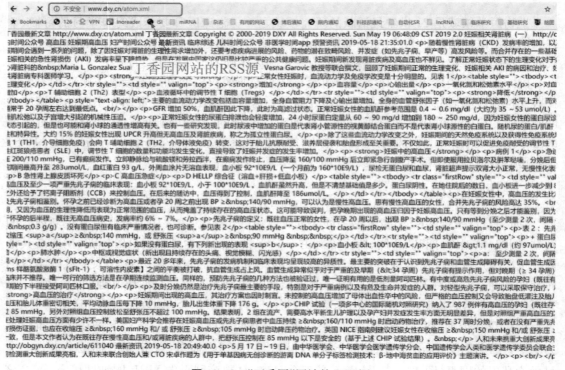

图 13-2　"丁香园"网站的 RSS 源

电脑软件和手机 APP)、*Feeder.co*(网页版)等。

其次需要通过 RSS 阅读器订阅自己感兴趣的 RSS 源。订阅方法有两种。

(1) 通过 RSS 阅读器直接搜索感兴趣的 RSS 源。如,欲通过 Feedly 订阅 *Lancet* 期刊,直接点击 Feedly 网页下方的"ADD CONTENT"按钮,在弹出的检索框里输入"Lancet"并回车,选择"The Lancet"并点击"FOLLOW",即完成对 *Lancet* 期刊的订阅(图 13-3)。此后每

当 *Lancet* 期刊出版新的一期，均会将题目和摘要自动推送到 Feedly。未阅读的新内容在 Feedly 界面会加粗显示，同时提示未读内容的数量。若阅读过程中对某条内容感兴趣，可加标签"Read later"，以便日后查询和复习（图 13 - 4）。此外，Feedly 还提供手机 APP，订阅内

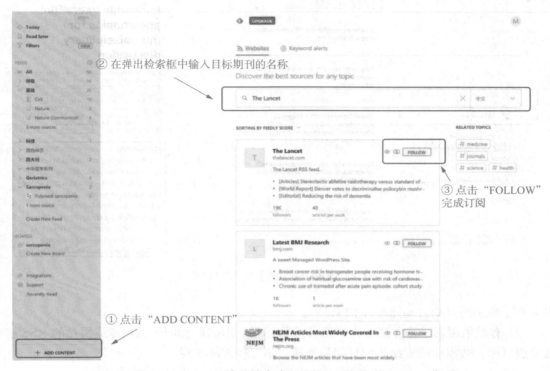

图 13 - 3 通过 Feedly 直接搜索感兴趣的 RSS 源订阅《Lancet》期刊

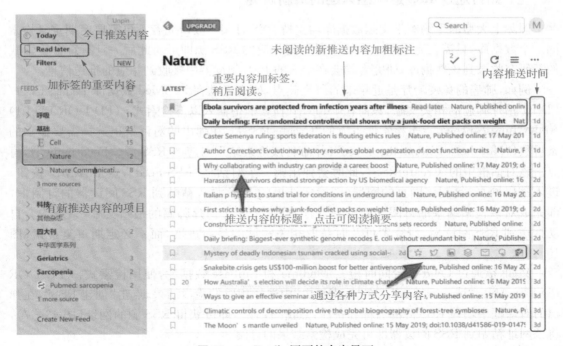

图 13 - 4 Feedly 网页的内容界面

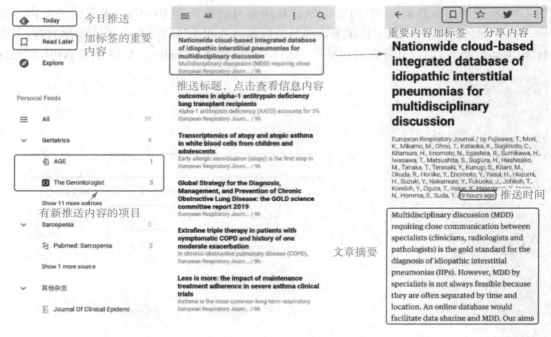

图 13 - 5　Feedly 的手机 APP 界面

容会在手机和网页端自动同步（图 13 - 5）。

（2）有时采用第一种方法搜索不到目标 RSS 源，则可通过期刊、数据库或网站的 RSS 链接完成订阅。数据库检索结果的订阅只能通过第二种方法实现。

三、如何通过 RSS 追踪感兴趣的最新研究

国际上大型的生物医学文献数据库均支持 RSS 订阅。故研究者不再需要定期重复检索同一个数据库，只需在完成第一次检索后订阅相应的 RSS 源即可。此后一旦有符合检索式的新研究收录到该数据库，研究者均会在个人的 RSS 阅读器中接收到相应的推送信息。

例如，肺癌的免疫治疗是近年来的研究热点，研究者欲在 PubMed 数据库中订阅 PD-1/PD-L1 治疗肺癌的相关文献，只需在 PubMed 检索框中输入以下检索式：（PD-1 OR PD-L1）AND "lung cancer"，点击检索框下方的"Create RSS"。在弹出的对话框里选择需要显示的条目数（"Number of items displayed"）并命名该检索结果对应的 RSS 源（"Feed name"），再点击该对话框中的"Create RSS"，此时会弹出第二个对话框"RSS Feed"，点击"XML"按钮，进入乱码网页，复制该网页的网址（即检索结果的 RSS 源），粘贴到 RSS 阅读器的订阅框，即完成对该检索结果的订阅。此后一旦有 PD-1/PD-L1 治疗肺癌的最新文献，系统均会自动推送到 RSS 阅读器，研究者可及时获取相关领域的最新进展，而不必定期重复检索（图 13 - 6）。

又如，欲通过 Ovid 平台同时检索 Medline 和 Embase 数据库，使用检索式：（PD-1 OR PD-L1）AND "lung cancer"。在"检索历史"中选择相应的检索结果，点击"创建 RSS"，在弹出的对话框中填写 RSS 源的名称和备注，点击"保存"，即可获得 RSS 源的网址（图 13 - 7），将该网址粘贴到 RSS 阅读器即可完成检索结果的订阅。

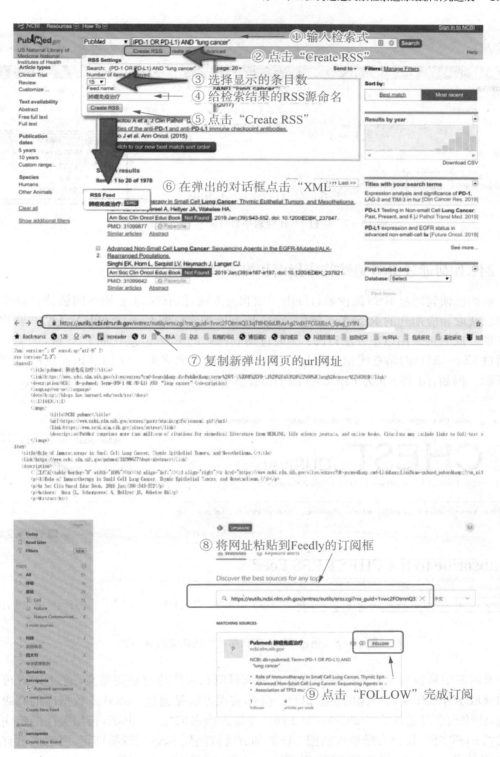

图 13-6 订阅 PubMed 数据库的检索结果

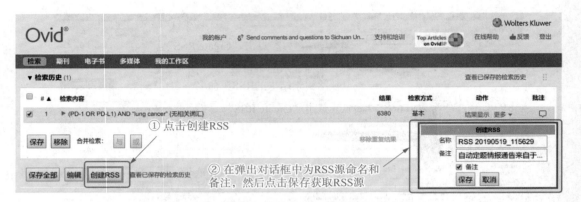

图 13-7 通过 Ovid 检索平台订阅检索结果的 RSS 源

四、如何通过 RSS 追踪临床指南和权威杂志的最新信息

前面已谈到通过 RSS 阅读器订阅电子期刊的方法,但有时通过 RSS 阅读器自身搜索功能难以获取相应期刊的 RSS 源。例如,通过 Feedly 搜索订阅 *Chest* 期刊,就无法获取相应的 RSS 源。此时可采用以下方法订阅:①通过期刊网站的 RSS 链接获取 RSS 源,图 13-8 展示通过 *Chest* 期刊网站查找相应的 RSS 源;②通过国外大多数大学图书馆提供的外文期刊 RSS 源。例如,图 13-9 为 EBLING 图书馆提供的医学类期刊 RSS 源。

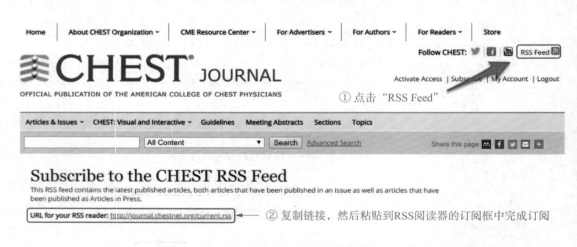

图 13-8 通过 *Chest* 期刊网站查找相应的 RSS 源

及时获取最新临床指南的相关信息对临床科研和实践均有重要意义,通过 RSS 可率先自动获取国外临床实践指南的更新信息。具体实现方法是通过 PubMed 数据库的高级检索功能,将检索字段选择为"Publication Type"并输入检索词"guideline",再用关注的疾病名称检索"Title"字段,将检索结果按照图 13-6 的方法订阅到 RSS 阅读器即可。例如,欲订阅关于肺癌的临床指南,只需使用检索式:guideline [Publication Type] AND lung cancer [Title]检索 PubMed,再生成并订阅相应的 RSS 源(图 13-10)。

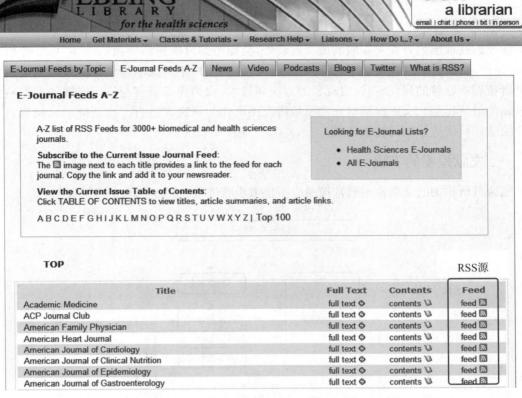

图 13-9 EBLING 图书馆提供的医学类期刊 RSS 源

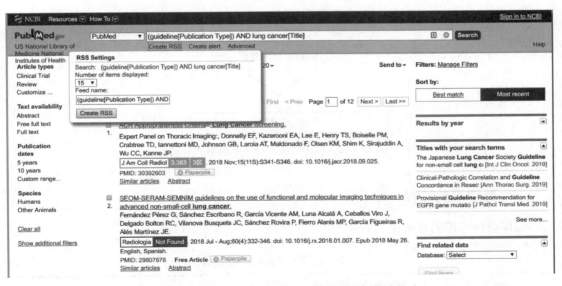

图 13-10 通过 PubMed 数据库检索并订阅临床指南

第二节 临床科研如何检索文献

除及时获取国内外相关领域的最新进展外,临床医师可能还需要撰写综述、系统评价或 meta 分析,编制临床指南,设计和撰写临床科研,这些均离不开文献检索。文献检索可帮助研究者梳理本领域的研究现状,发现新的方法和技术,找到现有研究与临床实践的差距从而启发新的科研思路。文献检索得到的原始研究还可作为研究者进行二次研究的原材料。本节介绍临床科研应该如何检索文献。

一、文献检索的步骤

临床科研相关的文献检索通常按照以下检索步骤进行(图 13-11)。

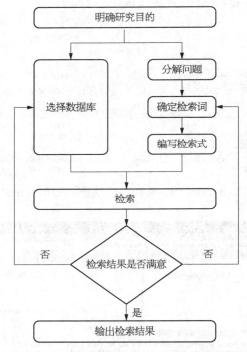

图 13-11 临床科研进行文献检索的步骤

二、数据库的选择

临床科研常用的数据库见表 13-1。

表 13-1 临床科研相关的医学文献数据库

类型	数据库名称	网 址
经典数据库	Medline*	https://www.pubmed.nchi.nlm.nih.gov
	Embase	https://www.embase.com

（续表）

类型	数据库名称	网　址
区域性数据库	CENTRAL	https://www.cochranelibrary.com
	CBM(中国)	https://www.sinomed.ac.cn/
	知网(中国)	https://www.cnki.net/
	维普(中国)	https://www.cqvip.com/
	万方(中国)	https://www.wanfangdata.com.cn/index.html
	KoreaMed(韩国)	https://www.koreamed.org
	医中志(日本)	https://www.jamas.or.jp
各专业领域数据库	BNI(护理)	https://www.proquest.com/products-services/bni.html
	MANTIS(康复)	https://www.ovid.com/product-details.865.html
	AMED(康复与姑息医学)	https://www.ovid.com/product-details.12.html
	PEDro(康复)	https://www.pedro.org.au/
	OTseeker(康复)	https://www.otseeker.com
	IPA(药学)	https://www.ovid.com/product-details.109.html
	PsycNET 检索平台(心理)	https://psycnet.apa.org
引文数据库	ISI WOS	https://www.webofknowledge.com
	SCOPUS	https://www.scopus.com
	中国科学引文数据库	https://sciencechina.cn/
学位论文数据库	ProQuest Dissertation & Theses Database	https://www.proquest.com/products-services/dissertations/
	万方学位论文数据库	http://c.wanfangdata.com.cn/Thesis.aspx
会议论文数据库	CPCI-S	https://www.webofknowledge.com
	OCLC FirstSearch	https://firstsearch.oclc.org
	中国知网会议论文数据库	https://www.cnki.net
	中国万方会议论文数据库	https://c.wanfangdata.com.cn/Conference.aspx
灰色文献数据库	Open Grey	http://www.opengrey.eu/
	NTiS	http://www.ntis.gov/
	PsycEXTRA	http://www.apa.org/pubs/databases/psycextra
在研数据库	Clinical Trials	https://www.clinicaltrials.gov
	WHO ICTRP	https://www.who.int/clinical-trials-registry-platform
	ISRCTN	https://www.isrctn.org/
	中国临床试验注册中心	https://www.chictr.org.cn
	UMIN CTR	https://www.umin.ac.jp/ctr/

注：* 全球有 20 多家出版商获准发行 Medline，这里仅提供了最常用的通过 PubMed 检索 Medline 的网址。

　　医学文献数据库的选择主要根据研究目的而定。如果计划二次研究（如系统评价或 meta 分析），则应该全面检索临床医学相关的原始研究数据库。通常的原则是"3＋N"模式，即检索三大经典医学文献数据库（Medline、Embase 和 CENTRAL），联合数个研究领域特有的专业数据库（如心理领域的 PsycNET）。若研究疾病在某些国家和地区高发，还应考虑检索当地数据库（如欲撰写弥漫性泛细支气管炎相关的系统评价，因该病在韩国和日本相对高发，还应检索 KoreaMed 和医中志）。

　　若设计临床科研，则可检索三大经典医学文献数据库和（或）Web of Science 网站的 SCIE 数据库，目的是检索相关的经典综述和已发表的类似研究。同时还应检索在研数据库

（如 Clinical Trials 网站），以便了解国际上现有正在进行中的类似研究，既有助于完善研究设计，也有助于规避重复研究。此外，检索会议论文数据库也有助于发现近期在国际会议上出现的新方法或新技术，为研究设计拓展思路。

若计划选择一个新的领域作为研究方向，既往又缺乏相关研究背景，则建议首先检索引文数据库（如 SCIE 和 SCOPUS 数据库），通过引文分析（或文献计量学），理清该领域的现状、发展趋势、研究热点和经典文献。

若已经有明确的研究方向和计划，但不清楚其中某些具体研究方法，则应检索学位论文数据库，因学位论文的方法学描述通常更为详尽。

三、研究问题的分解

检索前应按照特定的思维模型分解计划研究的问题，这有助于理清思路和确定检索词。临床科研中最常用的模型是"PICOS 模型"（表 13-2）。其中 PICO 分别是临床科研问题的各部分要素，一个好的临床科研问题应该能够概括出这 4 个要素对应的信息。而"S"（study）指若要解决该问题，最佳设计方案应是何种临床科研类型。如干预性临床科研对应的最佳设计方案是随机对照试验（RCT），诊断性临床科研对应的则为诊断性试验。

表 13-2　PICOS 模型

项目	中文名称	举例
P：population 或 problem	研究对象或研究人群	成人急性淋巴细胞性白血病患者 社区居住的老年人 有久坐习惯的中老年女性
I：intervention 或 indicator	干预措施或研究内容	药物洗脱支架 福辛普利 生活方式干预 肌骨超声
C：comparison 或 comparator	对照组	普通支架 氨氯地平 患者教育 CT 或 MRI
O：outcomes	结局指标	急性冠状动脉综合征事件发生率 降压达标率 5 年生存率 病死率
S：study type	研究类型	随机对照试验 前瞻性/回顾性队列研究 病例-对照研究

四、检索词的确定

通常选择 PICOS 模型中各项目（尤其是 P 项和 I 项）对应的重要特征词作为检索词。介词（of、on、with 等）和冠词（an、a、the）通常不作为检索词。确定某个词语是不是特征词需要结合具体的临床背景，例如，欲检索"弹力袜对于有久坐习惯的女性患者是否可以预防下肢深静脉血栓?"的相关证据,"女性"应该作为特征词纳入检索,因为女性患者更容易发生下肢深静脉血栓。而对男女发病率和预后无差异的疾病,女性就不再是特征词。

注意:检索词应是规范的临床术语。临床常用词语不一定是规范术语。例如,"慢阻肺"和"慢性阻塞性肺病"均是临床常用词汇,但规范术语应是"慢性阻塞性肺疾病"。

确定某个检索词后,还应考虑该词的不同表述方式。例如,older adults、older persons、older people、older residents、elderly people、elderly persons、elderly adults、elderly residents、the elderly、the seniors、the elders、geriatric people、geriatric adults、geriatric persons、geriatric residents 等单词表述均是"老年人"。故在检索时应尽可能考虑到某个概念的全部表述方式。借助医学主题词表(MESH)中的"Entry terms"功能,可帮助我们确定与某个检索词的不同表述方式。例如,慢性阻塞性肺疾病除"chronic obstructive pulmonary disease"之外,还有何种表述方式呢?通过 PubMed 数据库检索以"chronic obstructive pulmonary disease"为检索词检索 MESH,参看"Entry terms"即可发现慢性阻塞性肺疾病还有"chronic obstructive airway disease""chronic obstructive lung disease""COAD"等多种表述方式(图 13-12)。

注意:并非所有的检索词均有对应的主题词,故并非所有检索词都能通过上述方法找到相关近义词。但在阅读检索结果的过程中经常会发现一些检索词的不同表述方式,可考虑将这些词语加入检索策略中,以提高查全率。

确定英文关键词时还需考虑以下因素。

1. 注意英式英语和美式英语的差异 例如,"accident and emergency"和"emergency room"均表示急诊室。

2. 注意不同的拼写方式 例如,anemia 和 anaemia。

3. 注意新旧术语兼顾 例如,mongolism 和 down syndrome。

4. 注意临床常用语与医学术语兼顾 例如,stroke 和 cerebrovascular accident。

5. 注意考虑英文缩写 例如,chronic obstructive pulmonary disease 和 COPD。

五、检索式的编写

编写检索式即将确定好的检索词用特定检索语法组合起来。注意:即使表达相同的含义,不同的检索平台所使用的检索语法也不尽相同,故初学者面对复杂的检索式常感到困惑。

总体而言,临床科研涉及的检索方法可分为两大类,即主题词检索和自由词检索。这两类检索各有优势,通常同时采用这两种检索方式,再将结果组合起来。

下面分别介绍这两类检索。

(一)主题词检索

主题词是一种规范化的检索语言。主题词通常按照概念大小被编排成树形结构,越靠近左侧对应的概念越大,内涵上包含了其右侧紧邻的主题词,这种结构称为主题词表(图 13-12)。美国国立医学图书馆编制的《医学主题词表》(MESH)是医学领域应用最广的主题词表,而 Embase 数据库也有自己的主题词表,称为 EMTREE。

日常使用的自然语言对同一个概念常有多种表述方式(同义词、近义词、拼写变异词、缩写等),但在同一个主题词表中其对应的主题词是唯一的。故当使用主题词检索时,键入一个主题词则若干个相关词汇对应的题录均被检出,极大地提高了查全率和查准率。

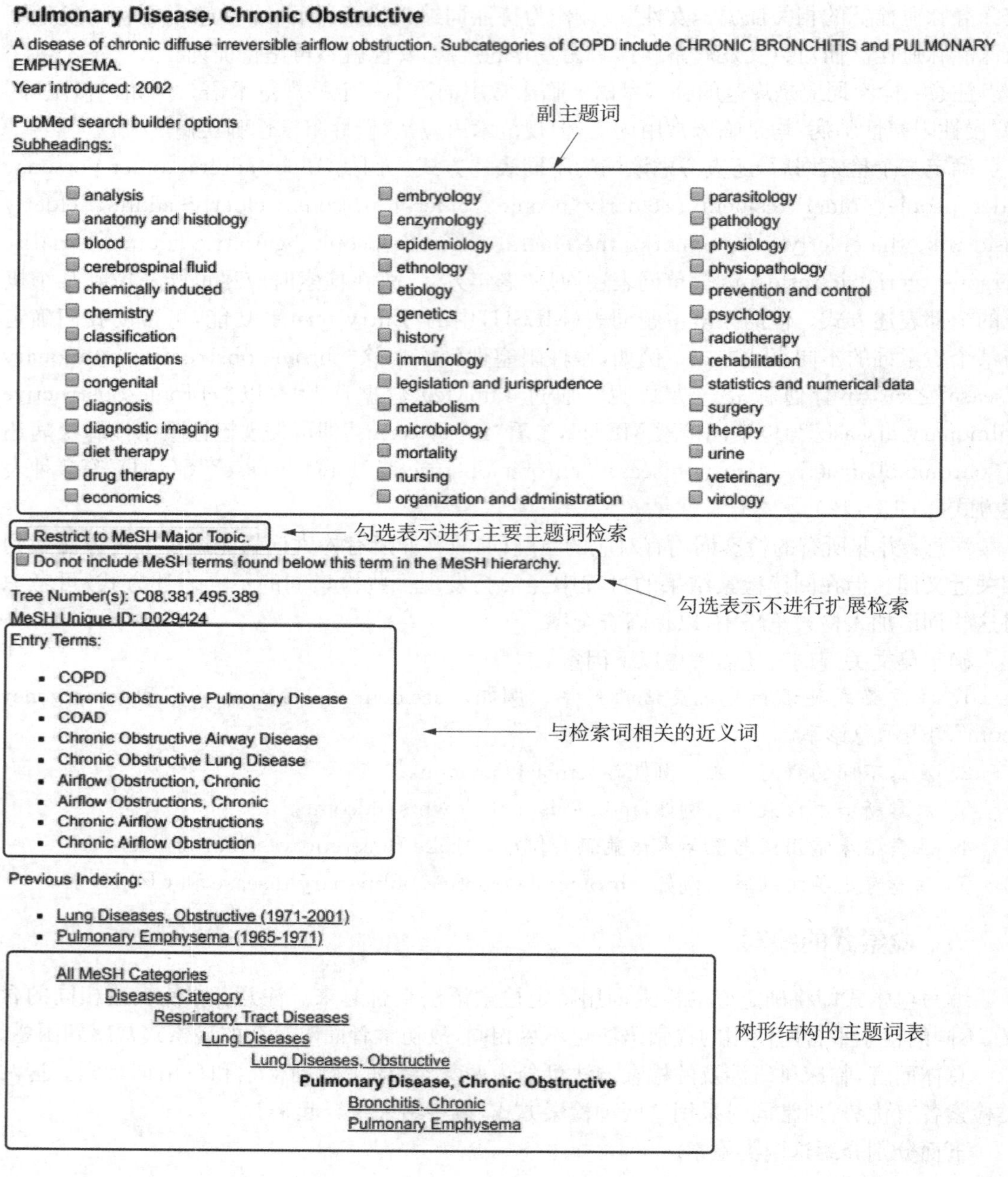

Pulmonary Disease, Chronic Obstructive

A disease of chronic diffuse irreversible airflow obstruction. Subcategories of COPD include CHRONIC BRONCHITIS and PULMONARY EMPHYSEMA.

Year introduced: 2002

PubMed search builder options
Subheadings: 副主题词

- analysis
- anatomy and histology
- blood
- cerebrospinal fluid
- chemically induced
- chemistry
- classification
- complications
- congenital
- diagnosis
- diagnostic imaging
- diet therapy
- drug therapy
- economics

- embryology
- enzymology
- epidemiology
- ethnology
- etiology
- genetics
- history
- immunology
- legislation and jurisprudence
- metabolism
- microbiology
- mortality
- nursing
- organization and administration

- parasitology
- pathology
- physiology
- physiopathology
- prevention and control
- psychology
- radiotherapy
- rehabilitation
- statistics and numerical data
- surgery
- therapy
- urine
- veterinary
- virology

☐ Restrict to MeSH Major Topic.   ◄── 勾选表示进行主要主题词检索
☐ Do not include MeSH terms found below this term in the MeSH hierarchy.

Tree Number(s): C08.381.495.389   勾选表示不进行扩展检索
MeSH Unique ID: D029424

Entry Terms:

- COPD
- Chronic Obstructive Pulmonary Disease
- COAD
- Chronic Obstructive Airway Disease   ◄── 与检索词相关的近义词
- Chronic Obstructive Lung Disease
- Airflow Obstruction, Chronic
- Airflow Obstructions, Chronic
- Chronic Airflow Obstructions
- Chronic Airflow Obstruction

Previous Indexing:

- Lung Diseases, Obstructive (1971-2001)
- Pulmonary Emphysema (1965-1971)

All MeSH Categories
　　Diseases Category
　　　　Respiratory Tract Diseases
　　　　　　Lung Diseases   树形结构的主题词表
　　　　　　　　Lung Diseases, Obstructive
　　　　　　　　　　Pulmonary Disease, Chronic Obstructive
　　　　　　　　　　　　Bronchitis, Chronic
　　　　　　　　　　　　Pulmonary Emphysema

图 13 - 12　PubMed 的 MESH 检索界面

　　注意：不同的主题词表对同一概念编制的主题词可能不同，例如，阿司匹林在 MeSH 中对应的主题词是"aspirin"，在 EMTREE 中对应的主题词则是"acetylsalicylic acid"。

　　根据词语在主题词表中的位置，某主题词左侧紧邻的主题词称为其"上位词"（概念内涵更广），而右侧所属的所有主题词称为其"下位词"（概念内涵更窄）。上位词和下位词只是一个相对的概念，例如，图 13 - 12 中"Pulmonary Disease, Chronic Obstructive"既是"Lung

Disease，Obstructive"的下位词，同时又是"Bronchitis，Chronic"和"Pulmonary Emphysema"的上位词。在进行主题词检索时，为避免漏检，可同时检索目标主题词包含的所有下位词，这种方法称为"主题词扩展检索"（expand search）。在 PubMed 数据库，系统默认进行扩展检索，若不想扩展检索，需在 MESH 检索界面勾选"Do not include MeSH terms found below this term in the MeSH hierarchy."（图 13‑12）。但有些数据库恰恰相反，默认不进行扩展检索，若想进行扩展检索，应该用特殊的语法标明。例如，在 Ovid 检索平台检索"sarcopenia/"表示进行主题词检索，但无扩展检索；而"exp sarcopenia/"表示进行主题词扩展检索（其中 exp 即为 expand search 的缩写）。

主要主题词是指该主题词是某文献描述的要点或主题。进行主要主题词检索与主题词检索比较可进一步提高查准率。PubMed 检索平台中，主要主题词标识为"MeSH Major Topic"，其实现方法是勾选"Restrict to MeSH Major Topic"（图 13‑12）。主要主题词检索也可扩展下位词，称为"主要主题词扩展检索"。

主题词表还规定了对每个主题词进行分类限定的词，称为副主题词（Subheadings），也叫限定词（qualifiers）。副主题词对某一主题词的概念进行进一步限定。不同主题词所包含副主题词的数量和内容均不相同，读者只需根据检索目的选择即可（图 13‑12）。

（二）自由词检索

除主题词检索外，其他检索方法均是使用未经规范的自然语言检索，故统称为"自由词检索"。主题词检索虽有以上优势，但仍需要与自由词检索配合使用。主要有以下几点原因：①只有部分数据库支持主题词检索；②部分自由词无对应的主题词；③数据库最新收录的文献往往还未来得及标引主题词，故使用主题词检索可能漏检最新文献。

进行自由词检索时，常用的检索方法包括：字段检索、词组检索、截词检索、布尔逻辑运算、邻近位置检索等（表 13‑3），读者可根据实际情况酌情选用。

表 13‑3 自由词检索常用的检索方法

检索方法	数据库或检索平台	常用检索符号	含义	检索式举例
字段检索	Ovid	. ab.	在摘要字段检索	anaemia. ab.
	Embase. com	：ab	在摘要字段检索	aneamia：ab
	PubMed	［ab］	在摘要字段检索	aneamia［ab］
	Ovid	. tw.	在"文本词"字段检索	aneamia. tw.
	PubMed	［ti］	在题目字段检索	aneamia［ti］
词组检索	通用	""或''	引号里面的单词必须同时存在且前后位置和顺序相同才符合检索要求	"chronic obstructive pulmonary disease"
截词检索	大多数数据库，如 PubMed	＊	只要截词符＊前面的词根相同即符合检索要求	pulmona＊
	Ovid	$	只要截词符$前面的词根相同即符合检索要求	pulmona $
邻近位置检索	Ovid	ADJx	代表连接两个词语之间的词语数量小于等于 x，且两词语前后顺序固定	pulmonary ADJ3 hypertension
	Embase. com	NEAR/x	代表连接两个词语之间的词语数量小于等于 x，默认 NEAR 的缺省值为 15，且两词语前后顺序任意。注意：在包含 NEAR 运算符的检索式中不能使用 AND 运算符	pulmonary NEAR/10 hypertension

（续表）

检索方法	数据库或检索平台	常用检索符号	含义	检索式举例
逻辑运算符	通用	AND	A AND B：同时满足 A、B 两个条件才符合检索要求	pulmonary AND infections
		OR	A OR B：满足 A 或 B 之一条件即符合检索要求	retina OR eye
		NOT	A NOT B：满足条件 A 且排除 B 条件才符合检索要求	hypertension NOT pulmonary
优先检索	通用	（ ）	括号里面的内容在逻辑上优先执行	Lifestyle AND（management OR Modification）

看上去很复杂的检索式均由上述基本检索方法组合而成。例如，图 13-13 是苏格兰校际指南网络制订的通过 Ovid 检索平台在 Medline 数据库检索随机对照试验的检索式。每一句检索式均由上述基本的检索方法构成。读者平时可多阅读这些由检索专家制订的检索式，有助于快速掌握检索式的编制要领。Cochrane Database of Systematic Reviews 数据库收录的系统评价所使用的检索式均经过检索专家审核，是学习医学文献检索式的好资源。

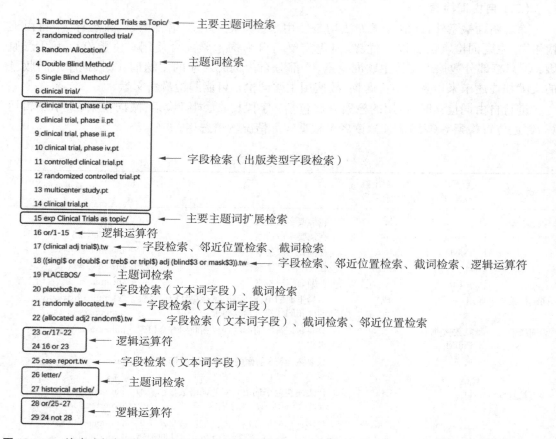

图 13-13 检索式解析（苏格兰校际指南网络制定的通过 Ovid 检索平台在 Medline 数据库检索随机对照试验的检索式）

六、检索策略的调整

初步检索后需评估检索结果是否达到预期目的。通常很难一次检索即得到理想结果，往往需要调整检索策略。若检索结果过多且包含许多无关文献，可考虑按以下方法调整检索策略：①将"主题词扩展检索"修改为"主要主题词检索"；②主题词检索时考虑选择适当的副主题词限定检索结果；③使用词组检索；④增加 PICOS 中的 C 项、O 项和 S 项对应的重要特征词作为检索词，并与原检索式用 AND 组合；⑤限定出版文献类型和出版时间。若检索结果过少，未能找到目标文献，可考虑以下方法：①增加检索的数据库（注意选择合适的数据库）；②自由词检索时增加检索词的同义词、近义词或相关词汇，并与原检索词用 OR 组合；③主题词检索时注意扩展下位词；④字段检索时考虑适当增加检索字段。

第三节　如何评价临床科研文献

临床科研文献的评价主要包含以下三方面内容：①真实性评价（研究结果是否真实可靠？）；②重要性评价（研究结果有多大的临床意义和实用价值？）；③适用性（研究结果用于临床实践的可行性如何？）。本节分别简介原始研究文献和二次研究文献的评价原则。

一、如何评价原始研究文献

临床医学领域的原始研究主要包括病因、诊断、干预（包括治疗和预防）、预后等研究类型。其评价的基本原则见表 13-4。

表 13-4　原始研究文献的评价原则

评价项目	病因学研究	诊断试验	治疗性研究	预后研究
真实性	◆ 除暴露的危险因素/干预措施外，其他重要特征在组间是否可比 ◆ 结果测量是否客观或采用盲法 ◆ 是否随访了所有纳入的研究对象，随访时间是否足够长 ◆ 研究结果是否符合病因的条件	◆ 诊断试验是否与金标准进行独立、盲法比较 ◆ 研究对象是否包括了各型病例 ◆ 新诊断试验结果是否影响金标准的使用	◆ 研究对象是否随机分配 ◆ 基线是否可比 ◆ 随访时间是否足够长 ◆ 纳入的所有研究对象是否均进行了随访并纳入结果分析 ◆ 是否采用盲法 ◆ 患者接受的其他治疗方法是否相同	◆ 研究对象的代表性如何 ◆ 是否为疾病的同一时期 ◆ 随访时间是否足够长 ◆ 是否采用客观标准判断结果 ◆ 是否校正了重要的预后因素
重要性	◆ 暴露因素与结果的关联强度如何 ◆ 关联强度的精确度如何	◆ 是否报告了诊断试验的似然比或提供了相关数据资料	◆ 治疗措施的效应大小如何 ◆ 治疗措施效应值的精确性如何	◆ 研究结果是否随时间改变 ◆ 对预后估计的精确性如何
适用性	◆ 研究结果是否可应用于当前患者 ◆ 患者发生疾病/不良反应的危险性如何 ◆ 患者对治疗措施的期望、选择和价值观如何 ◆ 是否有备选的治疗措施	◆ 诊断试验的重复性如何 ◆ 能否满意用于当前患者 ◆ 诊断试验结果能否改变患者结局	◆ 研究结果是否可用于当前患者 ◆ 治疗措施在本医院能否实施 ◆ 患者从治疗中获得的利弊如何 ◆ 患者对治疗结果和治疗方案的价值观和期望是什么	◆ 研究中的研究对象是否与当前患者相似 ◆ 研究结果是否能改变对患者的治疗决策和能否向家属解释

（一）真实性评价

真实性（validity）评价是评价的核心。真实性指该研究本身的研究方法是否合理、统计分析是否正确、结论是否可靠、研究结果是否支持作者的结论等。若真实性有缺陷，则无需谈论其他方面的价值和意义。

（二）重要性评价

一旦研究结果被证实是真实可靠的，需要进一步对其展开重要性（importance）评价。重要性指研究结果本身是否具有临床价值。重要性评价主要是综合评估结局指标自身的重要性及其估计结果的实际价值等。不同的研究问题其评价标准和指标有所不同。例如，治疗性研究可采用相对危险降低率和绝对危险降低率等判断其临床价值，而诊断试验则应用特异度、敏感度、似然比等指标，具体参见本书第十章。

（三）适用性评价

适用性（applicability）评价是指研究结果针对不同人群、不同地点和具体病例的推广应用价值。适用性评价主要考虑当前病例与文献中研究对象的特点是否相似，还应考虑患者价值观对证据应用的影响。适用性评价可以参考以下工具。

1. "PROGRESS"评测清单 "PROGRESS"评测清单提出了 8 个可能影响适用性的因素：地点 P（place，如乡村或城市）、种族 R（race）、职业 O（occupation）、性别 G（gender），宗教信仰 R（religion）、教育程度 E（education）、社会经济状况 S（social-economic status）和社会环境 S（society，如邻里的支持与帮助）。将所获研究文献逐一按上述 8 大要素进行比对，可得到相关研究的适用性评价结果。

2. INCLEN/KMP 适用性评价工具 INCLEN/KMP 协作组（international clinical epidemiology network，knowledge management project，INCLEN/KMP）根据不同临床科研类型提出相应的适用性评价工具。例如，专门用于评价随机对照试验适用性的工具（表 13-5），设置了 4 个条目，分别考察研究疾病特征、患者特征、并发症和组间可比性对研究结果的影响。

表 13-5 随机对照试验适用性评价工具

标准	解释	评价技巧
研究疾病是否存在生物学差异，导致不同的治疗效果	疾病可能在名称上相同，实际上在生物学上有很大不同。例如，与津巴布韦共和国相比，菲律宾的疟疾患者对治疗的敏感性有所不同；黑种人高血压患者与白种人相比，治疗效果可能有差异	查找有关病生物学与病因学方面的描述性研究证据
患者是否存在生物学差异从而影响治疗效果	即使疾病的生物学特征相同，不同患者的治疗效果存在差异。如患者在药物代谢方面可能存在遗传差异	查找描述不同患者治疗效果差异性的研究证据
患者是否存在并发症以致显著影响治疗效果	即使疾病的生物学特征与患者的治疗效果相同，但由于患者存在一些并发症也会影响诊断或治疗效果。例如，营养不良患者的接种免疫效果差	查找有关疾病并发症影响诊断或治疗效果的描述性研究证据
目标人群中未治患者的阳性事件发生率是否与研究中的对照组不同	基线危险度不同，将导致绝对危险度、NNT、成本效果等估计值变化显著	从现有临床试验、队列研究或流行病调查结果中查找目标人群阳性事件的基线发生率证据

二、如何评价二次研究文献

二次研究包括系统评价、临床实践指南、卫生技术评估等,在此仅以系统评价为例加以阐述。

(一) 真实性评价

系统综述的真实性评价需兼顾两方面:一是考虑所纳入原始研究的自身质量;二是考虑二次研究过程,如检索、筛选、汇总等环节是否科学严谨。也可选用一些经典评价工具,如OQAQ、AMSTAR 等。其中 OQAQ(overview quality assessment questionnaire)量表是评价系统综述真实性的常用工具,它主要针对系统综述中易产生偏倚的几个关键环节进行评价,包括:①围绕研究问题是否采用了检索策略查找原始文献? ②文献检索是否全面系统? ③是否报告文献的纳入标准? ④可能出现的文献选择偏倚是否被避免? ⑤是否报告了纳入文献的质量评价标准? ⑥是否采用合理方法评价纳入文献的真实性? ⑦是否报告文献结果的汇总分析方法? ⑧针对研究问题,纳入文献结果的汇总分析是否合理? ⑨最终结论是否有数据或分析结果支持? ⑩对该系统综述质量的总体评分是多少?

(二) 重要性评价

一旦二次研究结果被证实是真实可靠的,需要进一步对其重要性展开评价,主要包括对结局指标及其效应量的评价。

1. 结局指标重要性评价 主要围绕结局指标自身的重要性及其估计结果的实际价值等进行综合评估。例如,GRADE 工作组建议采用三类 9 级法判断结局指标对患者的重要程度。第一类(7~9 级)为临床决策必须考虑的关键且重要结局;第二类(4~6 级)代表重要但非关键结局;第三类(1~3 级)为不太重要的结局。这些结局指标重要性的具体分级见表13-6。例如,肾功能衰竭伴高磷血症患者接受降磷治疗可能发生以下结局事件:因病死亡、发生心肌梗死、骨折、因软组织钙化导致的疼痛,以及出现腹胀等不良反应。重要的关键指标有三个:死亡、心肌梗死、骨折,而腹胀等不良反应对医患双方的影响均不明显,为不重要指标。

表 13-6 结局指标重要性分级表

重要性	重要性分级	决策价值与意义	结局指标
关键且重要指标	9	影响决策的关键要素	因病死亡
7~9 级	8		心肌梗死
	7		骨折
重要但非关键指标	6	影响决策的重要	
4~6 级	5	但非关键因素	疼痛
	4		
不重要指标	3	对决策者和患者影响	腹胀
1~3 级	2	不大的因素	
	1		

2. 结果重要性评价 在确定重要结局指标的基础上,继续考核效应量大小及其精度,进而围绕效应量从统计学意义和临床意义两方面进行综合判断。具体有以下几种情况:①当效应量无临床意义时,即使 P 值再小,也无临床应用价值;②当某种研究结果既有临床意义,

又有统计学意义时,即能做出重要性结论;③仅有临床意义而无统计学意义时,不能盲目否定其临床价值,应计算其Ⅱ型错误或检验效能;④若研究结果既无临床意义,又无统计学意义,则其重要性可忽略。

(三)适用性评价

若将上述真实性好且有重要临床价值的研究结果在临床实践中加以应用和推广,同样应结合自己患者的实际病况和接受意愿、现有医疗条件和知识技能水平,以及社会经济状况的承受能力等,对其临床适用性展开评价,如计算其成本-效果(cost-effectiveness)、成本-效益(cost-benefit),以及成本-效用(cost-utility)等,使成本低、效果佳的研究成果,得以推广应用。

值得注意的是,当前高质量的研究文献多来源于发达国家,其人种、社会环境、经济水平、医疗条件乃至生物学因素等与发展中国家差异较大。故评价其适用性,更要结合不同的国情、种族及患者特点,切不可生搬硬套,要具体问题具体分析,方能正确决策。

(杨 茗 卢 静 康德英)

第十四章　系统评价与 Meta 分析

临床科研多数规模较小,纳入研究对象数量有限,针对同一种疾病的同一或同类干预措施文献资料的数量有时较多,质量良莠不齐,结论也不尽一致。如何从浩如烟海的医学文献资料中快速、高效获得所需信息,进行科学决策,已成为我们面临的巨大挑战。如早产儿往往有可能宫内发育不良,特别是肺发育未成熟,早产儿死亡率和呼吸窘迫综合征的发生率高。有专家提出对可能早产的孕妇使用激素,可促进胎儿的肺发育。为了明确对可能早产的孕妇使用激素是否能减少早产儿的死亡率和呼吸窘迫综合征的发生率,查询有关资料,发现有 7 个高质量的 RCT,其中 5 个结果为阴性(使用激素未能减少早产儿的死亡率和呼吸窘迫综合征的发生率)、2 个结果为阳性,作为一名妇产科医师,面对有早产危险的孕妇,该作何决策? 传统方式是:既然多数研究都认为此干预措施无效,则肯定不会选择此治疗方式。但要科学回答这个问题,不能单纯采用"投票表决"的方式,而应针对此问题,全面、系统地收集相关研究文献,认真选择、严格评价和科学分析相关研究资料,得出综合可靠的结论,此即系统评价(systematic review, SR)。

因此,本章将重点阐述系统评价及 meta 分析的方法及其相关的质量分析和评价原则。供读者参考和应用。

第一节　概　　述

一、基本概念

(一) 系统评价

系统评价是一种全新的文献综合评价方法,指针对某一具体临床问题(如临床、卫生决策、基础医学、医学教育等问题),系统、全面地收集全世界所有已发表或未发表的临床科研,采用临床流行病学严格评价文献的原则和方法,筛选出符合质量标准的文献,进行定性或定量合成(meta-analysis, meta 分析),得出可靠的综合结论。系统评价可以是定性的(定性系统评价, qualitative systematic review),也可以是定量的(定量系统评价, quantitative systematic review)即包含 Meta 分析过程,系统评价的整个制作过程公开透明,具有良好的重复性。

系统评价非常明确的研究过程使其具有良好的重复性,可为某一领域和(或)专业提供大量新信息和新知识。但因其是对原始文献的二次综合分析和评价,质量受原始文献质量、系统评价方法及评价者本人专业知识、认识水平和观点的制约。故阅读系统评价的观点和结论时一定要谨慎,不能盲目被动接受。

(二) Cochrane 系统评价

Cochrane 系统评价是 Cochrane 协作网的评价人员按照统一工作手册(*Cochrane*

Reviewers' Handbook），在相应 Cochrane 评价小组编辑部的指导和帮助下所完成的系统评价。因 Cochrane 协作网有严密的组织管理和质量控制系统，严格遵循 Cochrane 系统评价者手册，采用固定的格式和内容，统一的系统评价软件（*RevMan*）录入和分析数据、撰写系统评价计划书和报告，发表后根据新的研究定期更新，有完善的反馈和修改机制，因此 Cochrane 系统评价的质量比非 Cochrane 系统评价质量更高，被认为是评价干预措施疗效的最好信息资源（best single source）。

Cochrane 协作网的 56 个系统评价小组是制作和保存系统评价的基本单元，根据具体的健康相关研究主题分组如高血压组、急性呼吸道感染组等。Cochrane 系统评价目前主要针对干预性研究、诊断试验、预后研究、方法学研究、教育和公共卫生领域相关问题开展相关系统评价。

（三）meta 分析（meta-analysis）

1976 年 meta 分析（meta analysis）由心理学家 Glass 首次命名，国内翻译为荟萃分析、汇总分析，其定义目前仍有争议。Huque 及多数专家认为："meta 分析是一种统计分析方法，将多个独立、可以合成的临床科研综合起来进行定量分析。"但若无明确、科学的方法去收集、选择、评价临床科研资料，仅单纯采用统计方法合成多个临床科研并不能保证结论的真实性和可靠性。

目前"系统评价"与"meta 分析"两个术语常被混用，但系统评价不一定包括 meta 分析过程，而 meta 分析也不一定是系统评价。

（四）文献综述（review）

又称为叙述性文献综述（narrative review）或传统文献综述（traditional review），由作者根据特定目的或兴趣，针对某一领域、专业或研究专题，搜集大量相关文献资料，在广泛阅读和理解的基础上，采用定性的方法，综合分析、归纳整理和提炼该领域的研究现状、最新进展、学术见解或建议，做出综合性介绍和阐述的学术论文，可为某一领域或专业提供大量新知识和新信息，以便读者在较短时间内了解某一专题的研究概况和发展方向，解决临床实践中遇到的问题。但这种传统文献综述，往往受限于专家个人的知识和信念，缺乏客观方法，故存在一定局限性。读者在接受或应用这类证据时，宜持谨慎态度。

二、进行系统评价的原因

系统评价包括 meta 分析是一种重要的科研方法，其产生的原因如下。

（一）应对信息时代的挑战

每年约有 400 万篇生物医学文献发表在 3 万多种生物医学杂志上，年增长率约为 7%。一个内科医师需要每天不间断地阅读至少 19 篇本专业文献才能基本掌握本学科的新进展和新研究结果。需要大量信息进行科学决策的临床医师、研究人员和卫生决策者往往陷入难以驾驭的信息海洋中。系统评价采用系统检索，严格选择和评价的方法，去粗取精、去伪存真，合成既真实可靠又有临床应用价值的信息，可直接为各层次的决策者提供科学依据。

（二）及时转化和应用研究成果

由于疾病谱的变化，对多因素疾病如恶性肿瘤、心脑血管疾病和各种慢性疾病的治疗方法的评估，需要尽量开展大样本临床试验，特别是随机对照试验（RCT）。但大规模的 RCT 需要消耗大量的人力、财力和时间，往往超过一个单位的承受能力，可行性差。而现有的临床科研虽然数量多,但多为小样本,单个试验的结果难以提供较为全面、准确和推广应用价值大的研究结果。

因此,用系统评价方法合成多个质量较高的同质临床试验结果可将其综合的有效措施及时转化和用于临床实践与决策。如采用累积性 meta 分析回顾性分析链激酶静脉溶栓治疗急性心肌梗死(AMI)的临床试验,1973 年,8 个 RCT(2 432 例患者)的 meta 分析即证明链激酶静脉溶栓能有效降低 AMI 患者的总死亡率($P=0.01$), 1978 年,25 个 RCT(34 542 例患者)的 meta 分析,$P=0.001$(包括 GISSI-1 和 ISIS-2),1986 年 $P=0.0001$,但直至 1987 年链激酶静脉溶栓才在传统综述和教科书中推荐常规用于治疗急性心肌梗死。临床应用比 meta 分析结果整整晚了 14 年! 试想如能早用可挽救多少 AMI 患者的生命? 对此 1994 年 Murphy 等指出:1973 年以后的大型临床试验,即使没有医德问题也是多余的,且耗费大量经费。

(三) 提高统计效能

针对同一临床问题的研究非常多,但因疾病诊断标准、纳入研究对象的标准、测量结果方法、治疗措施和研究设计等的差异,结果可能不一致,甚至相互矛盾。系统评价或 meta 分析在合成资料时,不是根据阴性或阳性研究的个数多少决定哪种治疗措施有效,而是充分考虑了各研究样本量大小和研究质量后得出一个综合结论。如对上述可能早产的孕妇使用激素的例子,尽管纳入的 7 个高质量临床试验中只有 2 个试验结果有统计学意义,但对 7 个临床试验进行定量系统评价,以增加样本含量和统计效能后,总的结果却有统计学意义,即肯定糖皮质激素能有效降低新生儿死亡率。

系统评价还有专门减少偏倚影响的方法,可提高研究结果的可靠性和准确性。

三、系统评价与叙述性文献综述的区别与联系

系统评价和叙述性文献综述均是对临床科研文献的分析和总结,目前多为回顾性、观察性的研究,也可为前瞻性系统评价。回顾性的系统评价受临床科研质量的制约,因而易受系统偏倚、随机误差的影响。因此,确定一篇综述为叙述性文献综述,还是系统评价,以及其质量、价值如何,主要取决于是否采用科学的方法以减少偏倚、混杂因素的影响。

叙述性文献综述常常涉及某一问题的方方面面,如糖尿病的病理、病理生理、流行病学、诊断方法及预防、治疗、康复的措施,也可仅涉及某一方面的问题如诊断、治疗等。系统评价或 meta 分析均为集中研究某一具体临床问题的某一方面,如糖尿病的治疗或康复,具有相当的深度。因此,叙述性文献综述有助于了解某一疾病的全貌,而系统评价则有助于了解某一具体疾病的诊治。两者的主要区别如下(表 14-1)。

表 14-1 系统评价和传统文献综述的比较(Petticrew 2001)

项目	高质量的系统评价	传统文献综述
确定研究题目	有明确的研究问题和研究假设	可能有明确的研究问题,但经常针对主题进行综合讨论,而无研究假设
检索相关文献	力求找出所有发表或未发表研究以减少发表偏倚或其他偏倚的影响	通常未尝试找到所有相关文献
筛选合格文献	清楚描述纳入研究类型,可减少因作者利益出现的选择性偏倚	通常未说明纳入或排除相关研究的原因

（续表）

项目	高质量的系统评价	传统文献综述
评价文献质量	评价原始研究的方法学质量，发现潜在偏倚和纳入研究间异质性来源	通常未考虑研究方法或研究质量的差异
合成研究结果	基于方法学最佳的研究得出结论	通常不区别研究的方法学质量而下结论

四、系统评价分类

系统评价本身只是一种研究方法，并不限于 RCT 或仅对治疗措施的疗效进行系统评价。笔者对系统评价和 meta 分析分类如下（表 14-2）。

表 14-2　系统评价和 meta 分析的分类

分类方法	类　　型
研究领域	基础研究、临床科研、医学教育、方法学研究、政策研究等
临床问题	病因、诊断、治疗、预后、卫生经济学等
原始研究类型	临床试验：随机和非随机对照试验 观察性研究：队列研究、横断面研究、病例-对照研究、个案报道 定性/质性研究
纳入研究的方式和数据类型	前瞻性 meta 分析/回顾性 meta 分析、累积性 meta 分析、网状 meta 分析、个体病例资料 meta 分析、系统评价再评价等
是否采用统计学方法	定性系统评价、定量系统评价

第二节　系统评价的方法

系统评价一方面能够通过对多个有争议或相互矛盾的小型临床科研采用严格、系统的方法进行评价、分析和合成，解决争议或提出建议，为临床实践、医疗决策和今后的研究导向；另一方面，如果进行系统评价或 meta 分析的方法不恰当，也可能提供不正确的信息，造成误导。因此，系统评价的方法和步骤的正确与否，对其结果和结论的真实性、可靠性起着决定性的作用。

为了顺利进行研究，同开展原始临床科研一样，系统评价也需要精心策划、明确研究目的和制订详细实施计划。

一、系统评价开始前的准备

（一）时间投入

完成 1 篇系统评价所需时间受多种因素影响，很难确切回答。一般针对中国的系统评价者，影响因素包括初筛的文献量、纳入系统评价的文献量、中英文文献的比例、评价者对系统评价方法的熟练程度等。完成 1 篇纳入 20 个研究的系统评价大概需要专职工作 2~3 个月。纳入研究越少、英文文献比例低，可能需要的时间相对少些，反之亦然。但完成 1 篇 Cochrane 注册的系统评价，不仅受系统评价者自身和文献量的影响，还受不同 Cochrane 评价小组工作效率的影响，大概需要专职工作 12~18 个月。

（二）人员组成

1 篇系统评价至少由 2 名作者完成，以保证在文献筛选、质量评价和数据提取过程中由 2 人独立完成，有不同意见时讨论后达成一致，增加发现问题的机会。1 篇系统评价的作者中应包括题目所涉及的专业人员、熟悉研究方法和统计学的方法学人员，鼓励初学者与有制作经验者合作，保证研究的顺利进行。

（三）经费

制作系统评价和 meta 分析所需经费有限，主要用于人力资源、获取全文文献和必要的耗材。

二、系统评价流程

针对不同研究问题的系统评价其基本方法和步骤相似，但在文献检索策略、数据库选择、文献质量评价方法、原始文献中数据提取及统计分析等具体内容上有差异。生产系统评价的基本过程一般分 4 个阶段、9 个基本步骤（表 14-3）。

表 14-3　系统评价流程

4 个阶段	9 个步骤
第一阶段：确定系统评价题目	确定题目（title）
第二阶段：制订系统评价方案	撰写系统评价研究方案（protocol）
第三阶段：完成系统评价全文	检索文献
	筛选文献
	评价文献质量
	提取数据
	分析和报告结果
	解释结果，撰写报告
第四阶段：更新系统评价	更新系统评价

三、系统评价方法

目前，多数系统评价是针对医疗实践中面临的疾病病因、诊断、预防、治疗、不良反应和预后等临床问题，而治疗措施疗效和安全性的系统评价方法最完善。下述步骤和方法主要针对制作临床问题的系统评价进行阐述。

（一）确定系统评价题目

制作系统评价的主要目的是为医疗和卫生决策提供依据，因此，系统评价的选题应遵循"三有一无"的原则。①有意义，所选题目应解决或回答医疗和卫生领域关注的重要问题，能改变我们对某些问题的认识、改变或更新当前临床实践指南，或者规范临床实践行为。②有争议，系统评价特别适合回答某些有争议或有疑虑的医疗和卫生问题，如针对同一临床问题的研究较多，但结论不一致，靠单个临床科研结果难以确定，或在临床应用过程中存在较大争议等问题的探讨。如血清尿酸水平升高是否增加糖尿病、高血压、脑卒中和缺血性心脏病等的发生风险？ B 超和核磁共振诊断和鉴别子宫肌瘤和子宫肉瘤的准确度如何？ 血清尿酸水平升高是否为高血压患者的不良预后因素？ 乳腺癌筛查的利弊如何？ ③有研究，系统评价多数是对现有研究的再次分析、评价和总结，若无针对某个问题的原始研究，如何开展评估？因此,所选题目应有一定数量、较高质量的原始研究。④无重复,这是一个相对的概念,是指要避免不必要的重复。若针对某一有争议的问题目前尚无相关系统评价,这样的选题当然最好。但某些热点、有争议的问题虽已有发表的系统评价,但因纳入研究数量有限、质量较差,当前证据尚不能明确回答,随着新研究的发表进行更新也非常必要。同样,某些系统评价并未全面回答某些有争议的问题,再重复也是有意义的。如评价联合使用质子泵抑制剂和氯吡格雷与心血管事件和死亡的关系,早期的系统评价因纳入研究有限,将质子泵抑制剂作为同类药进行评估。是否所有质子泵抑制剂都有此不良反应呢？所以后期的系统评价不仅分析同类药的影响,还分析了不同质子泵抑制剂与心血管事件间的关系是否有差别,这对临床合理选择药物提供了更有价值的依据。

为避免重复,首先应进行全面、系统的检索,了解针对同一临床问题的系统评价/meta 分析是否已经存在或正在进行。若有,质量如何,是否已过时(如发表后有较多新的研究出现等)？若现有的系统评价/meta 分析已过时或质量差,则可考虑进行更新或做一个新的系统评价。

系统评价解决的问题很专一,涉及的研究对象、设计方案、干预措施或暴露因素和结果指标需相似或相同。因此,确立题目时应围绕研究问题明确 PICOS 要素,如针对治疗性研究的 PICOS 要素包括以下几项。

P(participants/patients),研究对象的类型：所患疾病类型及其诊断标准、研究人群的特征和所处环境。

I(intervention),研究的干预措施及实施细节。

C(comparison),进行比较的措施及实施细节。

O(outcomes),主要研究结果的类型：包括所有重要的结果(主要结果和次要结果)及严重的不良反应。

S(study design),研究的设计方案：如随机对照试验和(或)非随机对照试验、队列研究、病例-对照研究。

这些要素对指导检索、筛选和评价各临床科研,收集、分析数据及解释结果的应用价值均十分重要,必须准确、清楚定义。

系统评价研究的问题原则上必须在制订计划书和收集文献前就确定,以避免作者根据原始文献的数据信息和结果临时改变系统评价的题目及内容,导致结论偏倚。但因多数系统评价是对现有文献资料的分析和总结,受原始文献及其质量的制约,若不了解与题目相关的资料信息和内容则难以确定一个好题目,因此这是一个矛盾。在系统评价的过程中若要改变题目或评价内容,必须明确说明原因及动机,并相应修改查询和收集文献的方法。

若生产 Cochrane 系统评价,确定题目后需要在相关评价小组填表注册,以避免重复。注册需要填写所在系统评价小组的系统评价申请表(review proposal form),各系统评价小组申请表的内容和格式不完全一致,由各系统评价小组自行制订。内容主要包括：立题依据、系统评价目的、研究入选标准(基于 PICOS 要素)、研究团队成员的信息和制作系统评价的经历、经费资助情况、有无利益冲突问题、预计完成计划书和系统评价全文的时间等。完成注册表后提交给相应系统评价小组,能否成功注册由系统评价小组请相关临床专家和方法学专家讨论决定。

（二）制定系统评价研究方案和注册

详细陈述生产系统评价的全过程，即撰写系统评价研究方案，不是浪费时间，而是有助于高质量顺利完成系统评价。因此，确定系统评价题目后，需要制订详细的方案，内容包括系统评价的题目、背景、目的和方法（包括文献检索及策略、合格文献选择、文献质量评价、数据收集和分析等方法）。

Cochrane 系统评价题目注册成功后一般要求 6 个月内完成系统评价方案。方案撰写完成后也要提交给系统评价小组评审，合格后会发表在 Cochrane 图书馆。杂志上发表系统评价不要求发表研究方案，但系统评价和 meta 分析的报告规范（preferred reporting items for systematic reviews and meta-analyses，PRISMA）中有一个条目就是要求写明是否有系统评价研究方案？ 如有，何处能获得？ 要求提供注册信息和注册号。某些杂志在系统评价投稿时也要求作者提供系统评价研究方案的信息。除 Cochrane 系统评价外，注册非 Cochrane 系统评价并给予注册号的机构不多，如 Centre for Reviews and Dissemination research projects、PROSPERO International prospective register of systematic reviews 和 The Joanna Briggs Institute protocols & work in progress。注册系统评价研究方案有助于：①避免重复进行针对同一题目的系统评价；②提高系统评价的透明度，避免根据收集到的文献信息不合理地修改系统评价的方法和结果（post hoc decisions），导致偏倚如选择性报告结果偏倚等；③完善系统评价研究方案，减少正式生产系统评价时方法学上的问题。

（三）检索文献

系统、全面收集所有相关文献资料是系统评价与传统文献综述的重要区别之一，可减少因检索文献的代表性不够影响公正、全面评估某一临床问题。为避免发表偏倚（publication bias）和语言偏倚（language bias），应围绕要解决的问题，采用多种渠道和系统的检索方法。除发表的论著外，还应收集其他尚未发表的内部资料及多语种的相关资料。

检索文献应确定检索词、制订检索策略和选择数据库或可能的数据源，不同类型临床问题有所不同，建议由系统评价者和信息专家共同决定。若是 Cochrane 评价小组注册的系统评价，多数小组均有信息专家负责检索，可请求他们帮助或协助。

除利用文献检索的期刊工具及电子光盘检索工具（Medline、Embase、SciSearch、Registers of Clinical Trials）外，系统评价还强调通过与同事、专家和药厂联系以获得未发表的文献资料如学术报告、会议论文集或毕业论文等；对已发表的文章，由 Cochrane 协作网的工作人员采用计算机检索和手工检索联合的方法查询所有的随机对照试验，建立了 Cochrane 对照试验中心注册库（Cochrane Central Register of Controlled Trials，CENTRAL）和各专业评价小组对照试验注册库，既可弥补检索工具如 Medline 等标识 RCT 不完全的问题，也有助于系统评价者快速、全面获得相关的原始文献资料。

为有效管理检出的文献，特别是当文献量较大时，一般需要借助文献管理软件如 *EndNote*、*Reference Manager*、*ProCite* 等管理文献题录、摘要信息、全文等，便于剔重、浏览、筛选和排序等，也有助于撰写文章时编写参考文献格式和插入参考文献等。

（四）筛选文献

筛选文献是指根据研究方案拟定的纳入和排除标准，从收集到的所有文献中检出能够回答研究问题的文献。例如，以"静脉硫酸镁治疗急性心肌梗死"为例，若确定研究对象为急性心肌梗死患者，不考虑梗死的部位、患者性别、年龄，干预措施为静脉使用硫酸镁与安慰剂比较,主要研究结果为 35 天内的病死率,设计方案为 RCT,则所选研究文献必须符合上述条件。而口服硫酸镁或静脉滴注硫酸镁与其他药物进行比较、结果为心肌梗死 35 天后的病死率或非 RCT 文献资料等均不能纳入。

文献资料的筛选分三步(图 14-1)进行:①初筛,根据检出的引文信息,如题目、摘要剔除明显不合格的文献,对肯定或不能确定的文献应查出全文再行筛选;②阅读全文,对可能合格的文献资料,应逐一阅读和分析,以确定是否合格;③与作者联系,一旦被排除的文献将不再录用,因此若文中提供的信息不全面、有疑问和有分歧的文献应先纳入,通过与作者联系获得有关信息后再决定取舍。

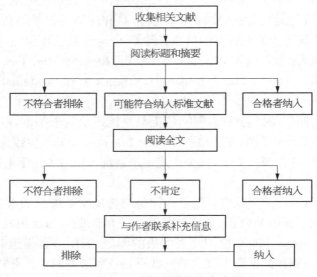

图 14-1 选择文献的基本步骤

文献筛选过程应采用流程图展示,列出检出的文献总量、根据题目和摘要排除的文献量、获取的全文文献量、阅读全文后排除的文献量及原因分类、纳入研究数量、提供主要结局指标研究数量等,详细要求请参见 PRISMA 声明。

文献筛选以研究为单位,而非以发表的研究报告为单位。同一研究可能被化整为零而发表多篇文献(每篇文章报告部分结果,内容不重叠或部分重叠),或不同随访期(短期和长期)的结果分别报告或多重发表(内容和数据基本相似)。筛选时务必根据研究目的进行选择,避免将同一研究发表的多篇内容和数据相同的文献重复纳入,增加某一研究在系统评价中的权重。

文献筛选要设计筛选表和筛选说明,且由两人独立筛选,避免相关文献被排除的可能性。

(五)评价文献质量

多数系统评价是针对已完成的研究进行二次评估,原始研究的质量直接影响系统评价结果和结论的真实性和可靠性。因此,评估纳入系统评价的原始研究在设计、实施和分析过程中防止或减少系统误差(或偏倚)和随机误差的程度,以分析和解释纳入研究质量对结果的影响至关重要。研究质量评价应包括:①内部真实性(internal validity),指单个研究结果接近真值的程度,即受各种偏倚因素如选择偏倚、实施偏倚、失访偏倚和测量偏倚的影响情况；②外部真实性（external validity/generalizability），指研究结果是否可用于研究对象以外的其他人群，即结果的实用价值与推广应用的条件，主要与研究对象的特征、干预措施的实施方法及条件和结果的选择标准密切相关。

评价文献质量和偏倚风险的方法较多，可采用单个条目、清单或一览表和量表评分，但缺乏共识。针对不同临床问题如治疗、病因、诊断和预后的系统评价，进行系统评价的基本步骤虽然相似，但其纳入研究的设计类型和实施方法并不相同。故纳入研究的质量评价工具和方法也差别明显。

治疗、预防、康复等干预措施疗效和安全性的系统评价多数纳入 RCT 为主，评价 RCT 质量的工具很多。1995 年 Moher 等人鉴定出 9 种清单和 60 余种量表，分别有 3～57 个条目，需要花 10～45 分钟完成。由于这些评价方法易受文献报告质量的影响，包括一些与内部真实性无关的信息，且量表评分受主观因素制约，因此，Cochrane 协作网推荐采用由相关方法学家、编辑和系统评价员共同制订的"Cochrane 偏倚风险评估"工具。目前为第二版（version 2 of the Cochrane risk-of-bias tool for randomized trials，RoB 2），从 5 个维度评价 RCT 的偏倚风险，即随机化过程产生的偏倚、偏离预期干预产生的偏倚、缺失结果数据产生的偏倚、测量结果产生的偏倚和选择性报告结果产生的偏倚（详见 *Cochrane* 手册第 8 章）。

诊断准确性研究（diagnostic accuracy studies）质量评价的工具较多。2005 年 Whiting 等系统评价了诊断试验的质量评价工具，鉴定出 90 种清单或量表，但均不是通用工具，涉及的条目数和内容各不相同。Cochrane 协作网的诊断试验准确性系统评价方法学组推荐采用改良的 QUADAS 清单评价诊断试验的方法学质量。QUADAS 清单是基于已有的影响诊断试验结果真实性、重要性和适用性的研究证据，采用严格的专家共识方法制订的通用评价工具，2003 年发表的 QUADAS 清单共 14 个条目，针对诊断试验准确性研究的偏倚风险、可靠性和报告质量。2006 年 Cochrane 协作网诊断试验准确性系统评价方法学组采用其中 11 个条目评价诊断试验准确性系统评价纳入研究的偏倚风险。2011 年修订为 QUADAS-2 包括 4 个维度，即研究对象选择、诊断试验、金标准及诊断试验和金标准进行的流程和时序，分别从偏倚风险和适用性进行评估。

非随机研究（non-randomized studies，NRS）的设计方案有多种，如①非随机同期对照试验；②队列研究；③病例-对照研究等，受偏倚影响情况也有差别，故目前尚无一种通用的非随机研究偏倚评价工具。Deeks 等系统收集了评价非随机研究的工具 193 种，鉴定出 6 种适用于系统评价的工具，但并非每种非随机研究方案均适合。目前已针对不同研究问题的非随机研究研发出相应的偏倚风险评估工具。

1. 非随机干预性研究的偏倚风险评估工具（a cochrane risk of bias assessment tool：for non-randomized studies of interventions，ACROBAT-NRSI）　Cochrane 协作网的 NRS 方法学组从 2008 年启动、2011 年修订、2014 年 9 月在 Cochrane 年会上正式推出，2016 年正式发表在英国医学杂志（ROBINS-I：a tool for risk of bias in non-randomised studies of interventions），适用于评估干预措施的队列研究、病例-对照研究、半随机对照试验和其他非随机同期对照研究。该工具包括 7 个维度，分别针对干预措施实施前（2 个，混杂导致的偏倚和选择研究对象的偏倚）、干预措施实施中（1 个，测量干预措施的偏倚）和干预措施实施后（4 个，违背原定干预措施、数据缺失、结果测量和选择性报告结果导致的偏倚），前 3 个维度与随机对照试验偏倚风险评估工具不同，后 4 个与 RCT 偏倚风险评估工具相似。

2. 病因学研究的偏倚风险评估工具　2 种工具最常用,分别是"downs and black instrument"和"newcastle-ottawa scale(NOS)"。前者包括 29 个条目,需要具有相当的流行病学知识且费时,某些条目难以用于病例-对照研究。后者已被 Cochrane 协作网的非随机研究方法学组用于培训中,只包括 8 个条目,简单易用,分别针对病例-对照研究和队列研究。

3. 预后因素研究的偏倚风险评估工具(quality in prognosis studies,QUIPS)　由 Cochrane 的预后方法学组制订并于 2013 年发表,包括 6 个维度,分别针对研究对象、研究对象失访、预后因素测量、结果测量、混杂因素和统计分析与报告。

4. 预测模型研究的偏倚风险评估工具(a tool to assess the F\ risk of bias and applicability of prediction model studies:PROBAST)　2015 年在 Cochrane 年会上发布,2019 年正式发表,包括 4 个维度,分别为研究对象、预测因子、结局指标和统计分析。

(六) 提取数据

数据提取是指采用手写或计算机录入方式将需要提取的信息填入数据提取表,即从原始研究的全文或者研究者提供的资料中收集相关数据的过程。但此过程不仅是从原始文献中摘抄信息,还涉及数据的处理或换算(如有的研究中血压用 kPa 为单位,而有的用 mmHg 为单位;当数据为连续变量时,需要提取均数和标准差,但有的研究中为标准误等),这是系统评价结果分析的基础,研究数据提取的完整性和质量直接影响数据分析。在阅读全文提取数据前要精心设计数据提取表,以保证重要、有意义的信息和数据不被遗漏,否则反复修改提取表和反复提取信息会增加不必要的工作量。

不同题目的系统评价需要提取的数据信息不尽相同,要充分反映研究问题的独特性,但有些基本信息是一致的,包括:①研究基本信息,如纳入研究的题目和编号、引文信息、提取者姓名、提取日期等;②研究基本特征,如研究的合格性、研究的设计方案和质量、研究对象的特征和研究地点、研究措施或暴露因素的具体内容、结局指标测量方法等;③研究结果,如随访时间、失访和退出情况、数据资料如治疗性研究中计数资料应收集每组总人数及事件发生率、计量资料应收集每组研究人数、均数和标准差或标准误等。而诊断试验准确度研究中要收集敏感度、特异度或能计算相关指标的原始数据信息。

Cochrane 干预措施系统评价手册列出了需要提取的相关内容(表 14 - 4),可供参考。

表 14 - 4　Cochrane 干预措施系统评价手册推荐提取项目

Information about data extraction from reports
- √ Name of data extractors, date of data extraction, and identification features of each report from which data are being extracted

Eligibility criteria
- √ Confirm eligibility of the study for the review
- √ Reason for exclusion

Study methods
  Study design:
  - Parallel, factorial, crossover, cluster aspects of design for randomized trials, and/or study design features for non-randomized studies
  - Single or multicentre study; if multicentre, number of recruiting centres
  - √ Recruitment and sampling procedures used (including at the level of individual participants and clusters/sites if relevant)

（续表）

√ Enrolment start and end dates; length of participant follow-up

√ Details of random sequence generation, allocation sequence concealment, and masking for randomized trials, and methods used to prevent and control for confounding, selection biases, and information biases for non-randomized studies

√ Methods used to prevent and address missing data

Statistical analysis:

√ Unit of analysis (e. g. individual participant, clinic, village, body part)

√ Statistical methods used if computed effect estimates are extracted from reports, including any covariates included in the statistical model

√ Likelihood of reporting and other biases

√ Source(s) of funding or other material support for the study

Authors' financial relationship and other potential conflicts of interest

Participants

√ Setting

√ Region(s) and country/countries from which study participants were recruited

√ Study eligibility criteria, including diagnostic criteria

√ Characteristics of participants at the beginning (or baseline) of the study (e. g. age, sex, comorbidity, socio-economic status)

Intervention

Description of the intervention(s) and comparison intervention(s), ideally with sufficient detail for replication:

● Components, routes of delivery, doses, timing, frequency, intervention protocols, length of intervention

● Factors relevant to implementation (e. g. staff qualifications, equipment requirements)

● Integrity of interventions (i. e. the degree to which specified procedures or components of the intervention were implemented as planned)

● Description of co-interventions

● Definition of 'control' groups (e. g. no intervention, placebo, minimally active comparator, or components of usual care)

● Components, dose, timing, frequency

● For observational studies: description of how intervention status was assessed; length of exposure, cumulative exposure

Outcomes

For each pre-specified outcome domain (e. g. anxiety) in the systematic review:

● Whether there is evidence that the outcome domain was assessed (especially important if the outcome was assessed but the results not presented;)

● Measurement tool or instrument (including definition of clinical outcomes or endpoints); for a scale, name of the scale (e. g. the Hamilton Anxiety Rating Scale), upper and lower limits, and whether a high or low score is favourable, definitions of any thresholds if appropriate

● Specific metric [e. g. post-intervention anxiety, or change in anxiety from baseline to a post-intervention time point, or post-intervention presence of anxiety (yes/no)]

● Method of aggregation (e. g. mean and standard deviation of anxiety scores in each group, or proportion of people with anxiety)

● Timing of outcome measurements (e. g. assessments at end of eight-week intervention period, events occurring during the eight-week intervention period)

● Adverse outcomes need special attention depending on whether they are collected systematically or non-systematically (e. g. by voluntary report)

Results

√ For each group, and for each outcome at each time point: number of participants randomly assigned and included in the analysis; and number of participants who withdrew, were lost to follow-up or were excluded (with reasons for each)

√ Summary data for each group (e. g. 2×2 table for dichotomous data; means and standard deviations for continuous data)

√ Between-group estimates that quantify the effect of the intervention on the outcome, and their precision (e. g. risk ratio, odds ratio, mean difference)

√ If subgroup analysis is planned, the same information would need to be extracted for each participant subgroup

Miscellaneous

√ Key conclusions of the study authors

√ Reference to other relevant studies

√ Correspondence required

√ Miscellaneous comments from the study authors or by the review authors

所有的数据资料均要输入系统评价管理软件(review manager，RevMan)，以便进行文献结果的分析和报告。

（七）分析和报告结果

分析收集到的资料应包括以下两种。

1. 定性分析(non-quantitative synthesis)　定性分析是采用描述方法，将纳入的每个临床科研特征按研究对象、干预措施或暴露因素、研究结果、偏倚风险和设计方法等进行总结并列成表格，以便浏览纳入研究的情况、研究方法的严谨性和不同研究间的差异，计划定量合成和结果解释。定性分析是定量分析前必不可少的步骤。

2. 定量分析(quantitative synthesis)　定量分析包括异质性检验、meta 分析和敏感性分析。

（1）异质性检验(heterogeneity test)：系统评价或 meta 分析将多个研究结果合成为一个效应值，不同研究间不可避免存在差异即异质性。异质性分 3 类：①临床异质性(clinical heterogeneity)，指不同研究中研究对象、干预措施或暴露因素和结果测量等存在的差异；②方法学异质性(methodological heterogeneity)，指试验设计和质量在不同研究中存在的差异；③统计学异质性(statistical heterogeneity)，指不同研究中效应指标存在的差异，是临床异质性和方法学异质性导致的结果。异质性检验是指对不同原始研究间结果的变异程度进行检验。检验结果若有统计学意义，应解释可能的原因并考虑合成各纳入研究结果是否恰当。

确定异质性有两种方法：①作图观察各研究结果的效应值和置信区间是否有重叠，若置信区间差异太大，则放弃合成分析或分析异质性原因后再考虑是否合成；②卡方检验(Q test，chi-square test)，在此基础上借助 I^2 定量估计异质性大小，I^2 越大、异质性越大。Cochrane 协作网建议采用百分率区分异质性的严重程度（详见 *Cochrane* 手册），如 0~40% 表示异质性可能不重要，30%~60% 表示有中度异质性，50%~90% 表示有显著异质性，75%~100% 表示有很大异质性。

（2）meta 分析：根据临床问题、资料类型及评价目的选择效应量并对其进行定量合成分析。如治疗性研究中，分类变量可选择比值比(odds ratio，*OR*)、相对危险度(relative risk，*RR*)、危险度差值(risk difference，*RD*)和需要治疗多少病例才能获得 1 例最佳结果(number needed to treat，NNT)等作为效应量表示合成结果。对连续性变量，当采用相同度量衡单位测量结果时应选择均数差(mean difference，*MD*)；而当结果测量采用不同度量单位，如疼痛评分在不同研究中采用不同的量表时，则应选择标准化均数差(standardized mean difference，*SMD*)。用 meta 分析合成结果时，可选择固定效应模型(fixed-effect model，FEM)或随机效应模型(random-effect model，REM)，结果采用森林图(forest plot)表示。

（3）敏感性分析(sensitivity analysis)：指改变某些影响结果的重要因素如纳入标准、偏倚风险、失访情况、统计方法(FEM 或 REM)和效应量的选择（比值比或相对危险度）等，以观察异质性和合成结果是否发生变化，从而判断结果的稳定性及其程度。

（八）解释结果，撰写报告

系统评价的目的是帮助患者、公众、医师、管理者和决策者进行卫生决策，是提供信息和辅助解释结果，而不是做出推荐意见。因此，清晰陈述研究结果、深入讨论和明确的结论是系统评价的重要部分。解释和报告系统评价结果时必须基于研究结果，内容应包括以下几种。

1. 总结和解释结果　　总结和解释 meta 分析结果时,应同时考虑干预措施的利和弊,结果的点估计值和 95% CI。点估计值主要表示效应值的强度和方向,而 95% CI 则反映效应值的变动范围和精确性,二者结合可提供更全面的信息,有助于解释结果的临床价值。

2. 评价证据的总体质量　　Cochrane 协作网采用证据质量和推荐强度分级系统(Grading of Recommendations Assessment,Development and Evaluation,GRADE)分级和评估系统评价的总体质量。2004 年该系统由包括 WHO 在内的 19 个国家和国际组织、67 名专家(包括临床指南专家、循证医学专家、各个标准的主要制定者及证据研究人员)共同成立的 GRADE 工作组循证制定出的国际统一的证据质量分级和推荐强度标准,分别于 2008 年正式在 BMJ 期刊系列发表 5 篇文章,2011 年再次完善、更新并在临床流行病学期刊系列发表 22 篇文章,为使用 GRADE 方法生产结果者和使用 GRADE 结果者提供了详尽指导。GRADE 质量评价系统将系统评价的证据质量分为高、中、低、极低 4 个等级,并根据纳入研究的总体偏倚风险、研究结果的一致性、证据的直接性、结果的精确性和是否存在发表偏倚 5 个因素降低随机对照试验的质量级别,根据效应值大小、是否存在剂量-效应关系和所有可能存在的偏倚因素低估了效应值或提示结果无效是一种假象 3 个因素升高观察性研究如队列研究的质量级别。

3. 证据的适用性　　在确定系统评价结果的应用价值时,如治疗性问题,首先应考虑干预措施对患者的利弊,其次应考虑系统评价纳入研究中的研究对象是否与当前患者情况相似?是否存在生物学、社会文化背景、依从性、基础危险度、病情和价值观等方面的差异。

4. 系统评价的局限性　　针对系统评价在文献检索的全面性、纳入研究质量、系统评价方法的可重复性、统计分析方法和是否存在发表偏倚等方面问题,阐述系统评价存在的潜在局限性。

5. 结论　　系统评价的结论包括对临床实践和未来研究的意义两部分。在确定这两方面意义时,要考虑证据的质量、干预措施的利弊、患者的价值和喜好及卫生资源的利用,旨在帮助医务工作者和决策者正确选择和应用,为进一步的研究指明方向。

(九) 更新系统评价

系统评价的更新是指系统评价发表后,定期收集新的原始研究,按前述步骤重新分析、评价,以及时更新和补充新的信息,完善系统评价。Cochrane 系统评价要求每 2 年更新 1 次,杂志发表的系统评价并不要求原作者定期更新。但若发表的系统评价无确切结论,或针对该题目的新研究不断出现时,也可考虑是否有必要更新系统评价。

第三节　Meta 分析

一、概述

Meta 分析是一种定量合并方法。定量合并分析的想法最早是由统计学家 Karl Pearson 在 1904 年提出,但直到 1955 年才得以在临床科研中具体应用。G. V. Glass 于 1976 年在教育研究中正式将这类对文献进行综合研究的方法冠以"meta-analysis"。其中"meta"为希腊词,有"after""more comprehensive""secondary"之意。中文译名较多,有 meta 分析、荟萃分析、综合分析、元分析、二次分析等。其中以"meta 分析"最为常用。meta 分析通过对多个同类独立研究结果的汇总和合并分析,可以达到增大样本含量、提高检验效能之目的;同时也可提高效应量的估计精度;特别是当多个研究结果不一致或都无统计学意义时,用 meta 分析可得到更加接近真实情况的统计结果。

系统评价(或系统综述)中的汇总分析分为定性与定量分析两种。如果纳入的原始研究缺乏有效数据或者研究结果间差别过大,那么就无法进行定量评价,只能得到定性描述结果;相反,若条件允许,可考虑进行定量评价:meta 分析。meta 分析是将两个或多个相似研究结果进行定量综合分析的一类方法。广义上包括提出问题、检索相关研究文献、制订文献纳入和排除标准、描述基本信息、定量综合分析等一系列过程。狭义上,meta 分析则专指系统评价中的定量分析。

因此,在一个系统评价中可以选用某个结局指标进行一次 meta 分析,也可选用多个结局指标实施多个 meta 分析。事实上,由于纳入研究的质量、设计类型、资料类型,以及方法学等限制,只有部分系统评价可以进行定量分析。

二、Meta 分析的基本步骤

Meta 分析包括纳入研究的数据提取及结果汇总、异质性检验、合并效应量估计及假设检验等基本步骤。

(一) 数据提取

按照统一设计的数据提取表,系统收集所纳入研究的重要信息,如样本量、分析方法、主要结果变量、设计方案、发表年份、具体实施时间及地点、质量控制措施等。数据是否准确可靠,尤为关键,它是 meta 分析的基础。因此在收集与提取数据时,应广开渠道,通过多途径收集,有时需要进行数据转换,以确保数据全面完整;同时,采取有效的质控措施,如多人同步提取数据,采用双输法录入数据并对数据进行核查。在此基础上,方可实施 meta 分析。

(二) 数据类型及其效应量的表达

目前可用于 meta 分析的数据资料主要有 5 种类型:①二分类变量资料最为常见。如描述临床结局时,选用存活、死亡、复发或不复发等;②数值变量/连续性变量资料,如血压值、血糖、CD4/CD8 等,往往有度量单位,且能够做到精确测量;③等级资料/有序多分类变量资料,即将某种属性分为多个类别,类与类间有程度或等级上差异,如疗效判定用痊愈、显效、有效、无效等表示,以上三类数据类型比较常见;④计数数据或密度资料,即同一个体在一定观察时间内可发生多次目标观察事件,如龋齿数、心律失常次数等;⑤生存资料,同时观察两类数据,即是否发生不良事件,以及发生不良事件的时间等。

不同数据类型决定了效应量的表达方式有所不同。效应量(effect size)常被定义为临床上有意义的值或改变量。当结局观察指标为二分类变量资料时,常用的效应量表达有相对危险度(relative risk,RR)、比值比(odds ratio,OR)、绝对危险度或率差(absolute risk,AR)或 NNT 等;当结局观察指标为连续性变量资料、非罕发的计数数据、较多分类的等级资料时,效应量采用均数差(mean difference,MD)或标准化均数差(standardized mean difference,SMD)等表达方式。对于较少分类的等级资料或罕发的计数数据,可转化为二分类变量资料进行处理,并选用相应的效应量;对于类似发病密度的数据,可以使用 risk ratio,也简写成 RR。对于生存资料,效应量表达可用风险比(hazard ratio,HR)。

1. **二分类变量资料的效应量及其 95% 可信区间** 例 14-1:一项含氟牙膏预防青少年

龋齿发生的研究中,试验组使用了含氟牙膏,对照组则使用不含氟牙膏,随访一段时间后,分别观察两组对象的龋齿发生情况。结果观察指标定为"是否发生龋齿",具体数据见表 14-5。

表 14-5　两组对象的龋齿发生情况比较

组别	发生龋齿(名)	未发生(名)	合计(名)
含氟组	37(a)	13(b)	50(n_t)
对照组	54(c)	5(d)	59(n_c)
合计	91	18	109

对于此例的二分类变量资料,可选用的效应量有比值比(OR)、相对危险度(RR)。分别计算 OR、RR 及其 95% 可信区间,结果如下。

本例 $OR = \dfrac{ad}{bc} = \dfrac{37 \times 5}{13 \times 54} = 0.264$, $v_{\ln OR} = \dfrac{1}{a} + \dfrac{1}{b} + \dfrac{1}{c} + \dfrac{1}{d} = \dfrac{1}{37} + \dfrac{1}{13} + \dfrac{1}{54} + \dfrac{1}{5} = 0.322$

则 OR 的 95% 可信区间: $\exp(\ln OR \pm 1.96\sqrt{v_{\ln OR}}) = exp(-1.332 \pm 1.96\sqrt{0.322}) = (0.09, 0.80)$。

本例 $RR = \dfrac{a/(a+b)}{c/(c+d)} = \dfrac{37/50}{54/59} = 0.809$, $v_{\ln RR} = \dfrac{b}{a(a+b)} + \dfrac{d}{c(c+d)} = \dfrac{13}{37 \times 50} + \dfrac{5}{54 \times 59} = 0.0086$。

则 RR 的 95% 可信区间: $\exp(\ln RR \pm 1.96\sqrt{v_{\ln RR}}) = \exp(-0.212 \pm 1.96\sqrt{0.0086}) = (0.67, 0.97)$。

2. **连续性变量资料的效应量及其 95% 可信区间**　例 14-2:Monila 等进行的一项含氟漱口剂预防青少年龋齿发生的研究中,干预后分别测试使用含氟漱口剂组与对照组的龋失补指数增加值,结果见表 14-6。

效应量可用标准均数差(SMD): $d_i = (\bar{x}_i^t - \bar{x}_i^c)/s_i^*$, 其中 $s_i^* = \sqrt{\dfrac{(n_i^t - 1)(s_i^t)^2 + (n_i^c - 1)(s_i^c)^2}{n_i^t + n_i^c - 2}}$, d_i 的标准误为 $se_{(di)} = \sqrt{\dfrac{N_i}{n_i^t n_i^c} + \dfrac{d_i^2}{2(N_i - 2)}}$, 则其 95% 可信区间为 $d_i \pm 1.96 se_{(di)}$。

表 14-6　两组龋失补指数增加值比较

组别	例数(名)	龋失补指数增加值	标准差
干预组	145(n_i^t)	2.37($\bar{x}_i^t$)	2.32(s_i^t)
对照组	150(n_i^c)	3.19($\bar{x}_i^c$)	2.35(s_i^c)

本例 $s^* = 2.335$, $d = (2.37 - 3.19)/2.335 = -0.35$,标准化均数差($SMD$)的 95% 可信区间为 $-0.58 \sim -0.12$。

按照上述方法,逐一计算所有纳入研究的效应量及其 95% 可信区间,汇总后以图表形式报告。如在系统评价管理软件(*review manager*, *RevMan*)中,常用森林图(forest plot)展示结果。

(三) 异质性检验

Meta 分析之前,应进行异质性检验(heterogeneity test),并根据异质性检验结果,来决定是否估计合并效应量。异质性检验又称同质性检验,旨在检验多个原始研究结果间的一致性。异质性检验方法主要有 Q 检验法与图形目测法等。Q 检验实际上就是 chi-square test,若 Q 检验有统计学意义,则表明存在统计学异质性(statistical heterogeneity),需要探讨异质性的来源并进行相应处理。异质性来源主要从两个方面考虑:一是临床异质性(clinical heterogeneity),如纳入研究在研究对象、干预措施、结局观察指标等存在差异;二是方法学异质性(methodological heterogeneity),如纳入研究的设计方案、偏倚风险差异明显等。

1. Q 检验及 I^2 指数 Q 检验的无效假设为:所有纳入研究的效应量均相同(即 H_0:$\theta_1 = \theta_2 = \cdots\cdots = \theta_k$),$Q$ 统计量定义为:$Q = \sum w_i(\theta_i - \bar\theta)^2$,进一步可表达为:$Q = \sum_{i=1}^{k} w_i\theta_i^2 - \dfrac{(\sum w_i\theta_i)^2}{\sum w_i}$

上式中 w_i 为第 i 个研究的权重值。θ_i 为第 i 个研究的效应量,$\bar\theta$ 为效应量平均值,$\bar\theta = \dfrac{\sum w_i\theta_i}{\sum w_i}$。$k$ 为纳入的研究个数。Q 服从于自由度为 $k-1$ 的 χ^2 分布。若 $Q > \chi^2_{(1-\alpha)}$,则 $P < \alpha$,表明纳入研究间的效应量存在统计学异质性,检验水准 α 一般设为 0.10。在此基础上可进一步计算异质指数 $I^2 = \dfrac{Q-(k-1)}{Q} \times 100\%$,用以定量描述异质程度。若 I^2 指数为 0~40%,表明异质性可以忽略不计;$I^2 = 30\% \sim 60\%$,表明存在一定程度的异质性;若 $I^2 = 50\% \sim 90\%$,表明纳入研究的效应量存在较明显的异质性;当 $I^2 = 75\% \sim 100\%$ 时,表明异质性明显,需探讨异质性来源,考虑进行亚组分析、meta 回归等,甚至放弃 meta 分析。

例 14-3:Marinho 收集了 7 个含氟牙膏预防青少年龋齿的临床试验研究,用 meta 分析综合评价含氟牙膏的防龋效果。资料见表 14-7、表 14-8。

表 14-7 7个含氟牙膏随机试验研究的预防龋齿疗效观察

研究	干预组(名)		对照组(名)		合计(名)
	发生 a	未发生 b	发生 c	未发生 d	
Dolles(1980)	13	11	15	8	47
Forsman(1974)	174	240	56	89	559
Forsman(1974a)	139	123	69	63	394
Hanachowioz(1984)	425	48	447	25	945
Kleber(1996)	45	32	40	39	156
Marthaler(1974)	37	13	54	5	109
Torell(1965)	113	222	169	164	668

表 14-8 Q 统计量计算过程(以 OR 为例)

研究	$\ln OR_i$	$Var_{(\ln OR_i)}$	w_i	$w_i \times OR_i$	$w_i \times OR_i^2$
Dolles(1980)	−0.46	0.36	2.78	−1.28	0.59
Forsman(1974)	0.14	0.04	25.64	3.63	0.51
Forsman(1974a)	0.03	0.05	21.89	0.69	0.02
Hanachowioz(1984)	−0.70	0.07	15.29	−10.74	7.55

（续表）

研究	$\ln OR_i$	$Var_{(\ln OR_i)}$	w_i	$w_i \times OR_i$	$w_i \times OR_i^2$
Kleber(1996)	0.32	0.10	9.60	3.03	0.96
Marthaler(1974)	−1.33	0.32	3.10	−4.14	5.52
Torell(1965)	−0.71	0.03	39.42	−27.80	19.61
合计	0.73		117.71	−36.61	34.76

$Q = 34.76 - [(-36.61)^2/117.71] = 23.37$，$\nu = 7 - 1 = 6$，$P < 0.01$ 异质性检验有统计学意义，可以认为研究间效应量是不同质的，$I^2 = 74\%$，需要进一步探讨异质性来源。

需要注意的是 Q 检验的检验效能较低，若纳入研究的数目较少，有时不能检出异质性，出现假阴性结果；相反，若纳入研究过多，既使研究间结果是同质的，也可能出现 $P < \alpha$ 情况，即异质性检验有统计学意义。因此，对 Q 检验结果的解释要慎重，需要结合异质指数 I^2，以及森林图进行综合判断。

2. 图形法 此外，还有一些图形法用于展示异质性。如 Forest 图（森林图）、标准化 Z 分值图、Radial 图、L'Abbe 图等。其中通过目测森林图中的可信区间重叠程度，借以判断异质性最为常用。若可信区间大部分重叠，无明显异常值，一般可认定同质性较好。

（四）合并效应量估计及其假设检验

在异质性检验的基础上，选用适当的方法进行合并分析。若异质性不明显，同时假定理论效应量为某一固定值，即纳入研究效应量间的差异是由机遇造成的，可采用固定效应模型（fixed effect model）估计合并效应量；若存在一定程度异质性，且假定理论效应量不固定、服从于某种分布类型，如正态分布时，可用随机效应模型（random effect model）估计效应量；若异质性明显，可考虑亚组分析、meta 回归分析直至放弃汇总分析，只对结果进行定性描述。

以四格表资料为例，演示合并效应量估计及其假设检验过程。鉴于此类资料合并效应量的估计方法较多，如固定效应模型就有 Mantel-Haenszel 法、方差倒置法（Inverse-variance methods）、Peto 法等。现仅以 Mantel-Haenszel 法为例，加以阐述（表 14-9、表 14-10）。

表 14-9　Mantel-Haenszel 法计算过程

项目	观察阳性数	理论频数	方差	ad/T	bc/T	OR
单个研究	a_i	E_i	v_i	$a_i d_i/N_i$	$b_i c_i/N_i$	$a_i d_i/b_i c_i$
汇总	$\sum a_i$	$\sum E_i$	$\sum v_i$	$\sum a_i d_i/N_i$	$\sum b_i c_i/N_i$	

表 14-10　M-H 法计算合并效应量的具体过程

研究	阳性数	理论频数	方差	ad/T	bc/T	OR_i
Dolles(1980)	13	14.30	2.89	2.21	3.51	0.63
Forsman(1974)	174	170.34	26.05	27.70	24.04	1.15
Forsman(1974a)	139	138.31	21.93	22.23	21.54	1.03
Hanachowioz(1984)	425	436.46	16.86	11.24	22.70	0.50
Kleber(1996)	45	41.96	9.73	11.25	8.21	1.37
Marthaler(1974)	37	41.74	3.77	1.70	6.44	0.26
Torell(1965)	113	141.42	40.80	27.74	56.16	0.49
合计	946	984.53	122.03	104.07	142.61	0.73

1. 估计合并效应量及其 95% 可信区间 $OR_{MH} = \dfrac{\sum a_i d_i / N_i}{\sum b_i c_i / N_i}$，$OR_{MH}$ 对数的方差为

$$Var(\ln OR_{MH}) = \frac{\sum P_i R_i}{2(\sum R_i)^2} + \frac{\sum (P_i S_i + Q_i R_i)}{2(\sum R_i)(\sum S_i)} + \frac{\sum Q_i S_i}{2(\sum S_i)^2}$$

其中 a_i，b_i，c_i，d_i 为四格表的实际频数，$R_i = \dfrac{a_i d_i}{N_i}$；$S_i = \dfrac{b_i c_i}{N_i}$；$P_i = \dfrac{a_i + d_i}{N_i}$；$Q_i = \dfrac{b_i + c_i}{N_i}$，

则 OR_{MH} 的 95% 可信区间为：$\exp[\ln OR_{MH} \pm 1.96\sqrt{Var(\ln OR_{MH})}]$

本例 $OR_{MH} = \dfrac{\sum a_i d_i / N_i}{\sum b_i c_i / N_i} = 104.07/142.61 = 0.73$，$Var(\ln OR_{MH}) = \dfrac{\sum P_i R_i}{2(\sum R_i)^2} +$

$\dfrac{\sum (P_i S_i + Q_i R_i)}{2(\sum R_i)(\sum S_i)} + \dfrac{\sum Q_i S_i}{2(\sum S_i)^2} = 0.0082$，则 OR_{MH} 值的 95% 可信区间为 0.61~0.87。

2. 合并效应量的假设检验：Z 检验 $Z = \dfrac{\ln OR_{MH}}{\sqrt{Var(\ln OR_{MH})}}$，统计量 Z 服从于 u 分布（外

文文献常用 Z 分布表示），用于检验合并效应量是否有统计学意义。

本例 $Z = -0.3147/0.0906 = -3.48$，则 $P < 0.001$，表明合并效应量有统计学意义。

实际上，估计合并效应量以及进行异质性检验，可以借助一些现成分析软件来完成，简便易行。这其中首推 *RevMan* 软件，图 14-2 则是利用该软件对例 14-3 资料的 meta 分析结果。

Study or Subgroup	干预组 Events	Total	对照组 Events	Total	Weight	Odds Ratio M-H, Fixed, 95% CI
Dolles1980	13	24	15	23	2.5%	0.63 [0.19, 2.04]
Forsman1974	174	414	56	145	16.9%	1.15 [0.78, 1.70]
Forsman1974a	139	262	69	132	15.1%	1.03 [0.68, 1.57]
Hanachowioz1984	425	473	447	472	15.9%	0.50 [0.30, 0.82]
Kleber1996	45	77	40	79	5.8%	1.37 [0.73, 2.58]
Marthaler1974	37	50	54	59	4.5%	0.26 [0.09, 0.80]
Torell1965	113	335	169	333	39.4%	0.49 [0.36, 0.67]
Total (95% CI)		1635		1243	100.0%	0.73 [0.61, 0.87]
Total events	946		850			

Heterogeneity: Chi² = 23.37, df = 6 (P = 0.0007); I² = 74%
Test for overall effect: Z = 3.48 (P = 0.0005)

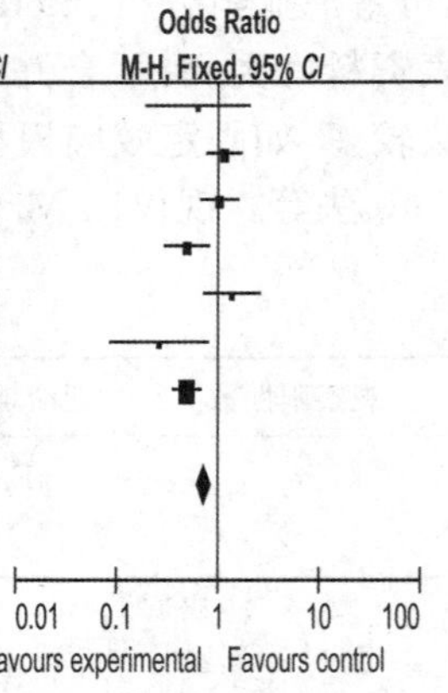

图 14-2 例 14-3 资料的 meta 分析结果

图中"◆"表示 meta 分析合并效应量图示，"0.73（0.61，0.87）"表示合并效应量及其 95% 可信区间；"$Z = 3.48$，$P = 0.0005$"：表示假设检验统计量及其 P 值。"Chi² = 23.37，df = 6，$P = 0.0007$"，表示异质性检验结果 Q 值、自由度及其 P 值。"I^2"表示异质指数（$I^2 = 74\%$）。

三、固定效应模型与随机效应模型的选择

合并效应量的估计模型包括固定效应模型(fixed effect model)、随机效应模型(random effect model),以及新近提出的质量效应模型(quality effect model)等。模型的选择取决于异质性检验结果以及对效应量变异的理论假设。假如异质性检验无统计学意义且 $I^2 < 40\%$,并假设总体效应量为一个固定值时,可认为理论效应量是固定的,即原始研究间的效应量即使有差别,也是由于抽样误差造成的,合并效应量估计可选用固定效应模型;当异质性检验有统计学意义($P < 0.10$)且 $I^2 > 50\%$,若假设合并效应量不固定并服从于服从某种分布(常假定为正态分布)时,考虑选用随机效应模型,计算合并效应量。随机效应模型因将研究间的变异因子 τ^2 作为权重校正值,其结果比固定效应模型结果更稳健,但可信区间的精度会有所降低、P 值增大;若异质性明显($I^2 > 75\%$),考虑 meta 回归、亚组分析,探讨异质性来源;若临床异质性过于明显,则应放弃进行 meta 分析,仅作定性汇总描述。

(一) 固定效应模型

上例数据类型为典型的二分类变量资料,选用固定效应模型的 MH 法估计得到了合并效应量。若遇到数值变量资料(连续性变量资料),且异质性检验无统计学意义时,同样可选用固定效应模型进行 meta 分析,具体过程与二分类变量资料相同,采用方差倒置法进行合并效应量估计。数值变量资料的效应量表达可以选择均数差(mean difference,MD)和标准化均数差(standardized mean difference,SMD)。当纳入研究的结果变量均采用相同方式测量与表达时,效应量表达可使用均数差(MD),因其带有自然单位,易于临床解释。倘若结果变量采用不同的度量衡单位或者效应量大小相差较大时,宜采用标准化均数差(SMD),但需谨慎解释这类结果。现以 SMD 作为效应量为例,阐述固定效应模型的估计过程。

(1) 单个研究的 SMD 及 95% 可信区间估计。

(2) 异质性检验:$Q = \sum w_i d_i^2 - \dfrac{(\sum w_i d_i)^2}{\sum w_i}$,进一步计算异质指数 I^2。

(3) SMD 合并值及其 95% 可信区间:$d_{合并} = \dfrac{\sum w_i d_i}{\sum w_i}$,95% 可信区间为 $d_{合并} \pm 1.96 \sqrt{\dfrac{1}{\sum w_i}}$,其中 w_i 为 d_i 标准误的平方。

(4) SMD 合并值的假设检验:$z = \dfrac{d_{合并}}{SE(d_{合并})}$,$SE(d_{合并}) = \sqrt{\dfrac{1}{\sum w_i}}$。

例 14-4:Marinho 收集了 13 个含氟漱口剂预防青少年龋齿发生的 RCT 研究,干预后分别测试试验组与对照组龋失补指数增加值,试分析含氟漱口剂的防龋效果,具体结果如下表 14-11。

表 14-11　龋失补指数增加值的 SMD 合并值的计算过程及结果

研究	干预组			对照组			s_i^*	d_i	w_i	d_iw_i	$d_i^2w_i$
	n^t	$\overline{x}_t$	s_t	n^c	$\overline{x}_c$	s_c					
Bastos 1989	280	3.02	3.48	140	4.59	4.38	3.80	-0.41	91.59	-37.81	15.61
Blinkhom 1983	190	2.65	2.31	184	3.51	2.61	2.46	-0.35	92.06	-32.16	11.23
Finn 1975	292	3.34	3.68	161	4.27	4.21	3.88	-0.24	103.10	-24.73	5.93
Horowitz 1971	133	0.54	1.15	123	0.72	1	1.08	-0.17	63.68	-10.61	1.77
Horowitz 1971a	98	0.79	1.68	110	1.63	2.62	2.23	-0.38	50.92	-19.20	7.24
Koch 1967	85	7.48	2.77	82	8.41	2.9	2.83	-0.33	41.18	-13.51	4.43
Koch 1967a	117	2.58	2.7	134	2.95	2.89	2.80	-0.13	62.33	-8.23	1.09
Koch 1967b	114	2.9	2.67	137	2.78	2.81	2.75	0.04	62.21	2.72	0.12
McConchie 1977	496	2.56	3.18	247	3.12	3.55	3.31	-0.17	164.36	-27.83	4.71
Monila 1987	145	2.37	2.32	150	3.19	2.35	2.34	-0.35	72.60	-25.49	8.95
Radike 1973	348	1.39	1.66	378	2.01	2.04	1.87	-0.33	178.73	-59.33	19.70
Ringelberg 1979	341	2.78	2.94	186	3.38	3.29	3.07	-0.20	119.83	-23.44	4.58
Rugg-Gunn 1973	222	3.74	2.49	212	5.47	3.19	2.85	-0.61	103.66	-62.85	38.10
合计	2861			2244				-0.28	1206.24	-342.47	123.47

标准化均数差合并为 -0.28，其 95% 可信区间为 $-0.34 \sim -0.23$；合并 SMD 假设检验 $Z=9.86$，$P<0.001$；异质性检验 $Q=26.24$，$P<0.05$，有统计学意义，$I^2 = \dfrac{Q-(k-1)}{Q} \times 100\% = 54\%$。仍以例 14-4 为例，再次使用 RevMan 分析，结果见图 14-3。

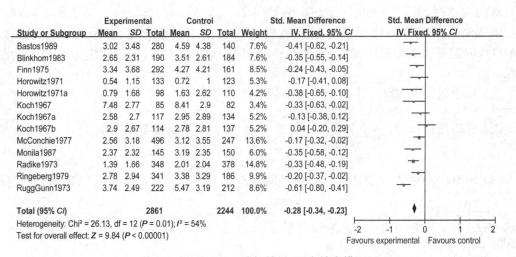

图 14-3　RevMan 分析结果（固定效应模型）

图中"◆"表示 meta 分析合并效应量图示，"$-0.28(-0.34$，$-0.23)$"表示合并效应量 $SMD_{合并}$ 及其 95% 可信区间；"$Z=9.84$，$P<0.00001$"：表示合并效应量的假设检验及其 P 值。"Chi$^2=26.13$，df$=12(P=0.01)$"，表示异质性检验结果 Q 值、自由度及其 P 值。"$I^2=54\%$"表示异质指数 $I^2=54\%$。

由于 RevMan 在估计过程中对 SMD 及其标准误进行了 Hedges 校正，结果略有差别。

(二) 随机效应模型

当异质性检验有统计学意义且假定真实效应量不固定但服从正态分布时,考虑选用随机效应模型(random effect model)估计合并效应量。随机效应模型就是在固定效应模型分析的基础上采用了 DerSimonian-Laird 校正。DerSimonian-Laird 校正(简称 D-L 校正)最早于 1986 年提出,假设各原始研究的效应量不尽相同,以研究内方差及研究间变异之和的倒数为权重,并以此估计合并效应量。两类模型的区别在于加权的方式不同,固定效应模型以每个研究内方差的倒数作为权重,而随机效应模型是以研究内方差与研究间变异之和的倒数作为权重,调整的结果就是样本量较大研究的权重适当降低,而样本量较小研究的权重则适当增大。与固定效应模型相比,主要步骤相同,依次估计单个研究效应量、合并效应量及其95%可信区间,最后进行假设检验。唯一不同的是需事先计算研究间变异因子 τ^2。校正权重 $w_i^* = (w_i^{-1} + \tau^2)^{-1}$。其中 $\tau^2 = \max\left[0, \dfrac{Q - (k-1)}{\sum w_i - (\sum w_i^2 / \sum w_i)}\right]$,$Q$ 为异质性检验统计量,k 为纳入分析的研究个数。若 $Q < k - 1$, $\tau^2 = 0$,若 $Q > k - 1$, $\tau^2 = \left[\dfrac{Q - (k-1)}{\sum w_i - (\sum w_i^2 / \sum w_i)}\right]$。

使用随机效应模型估计合并效应量及其95%可信区间:

$$OR_{合并} = \exp\left(\frac{\sum w_i^* \ln OR_i}{\sum w_i^*}\right), 95\%可信区间为 \exp\left(\ln OR_{合并} \pm \frac{1.96}{\sqrt{\sum w_i^*}}\right)。$$

以例 14-3 为例,$Q = 23.37 > 6$, $\tau^2 = \left[\dfrac{Q - (k-1)}{\sum w_i - (\sum w_i^2 / \sum w_i)}\right] = \dfrac{23.37 - (7-1)}{117.71 - 25.77} =$ 0.189,随机效应模型 meta 分析计算过程如下(表 14-2)。

表 14-12　利用随机效应模型计算合并效应量

研究	OR_i	$\ln OR_i$	w_i	w_i^2	τ^2	w_i^*	$\ln OR_i^* w_i^*$
Dolles(1980)	0.63	−0.46	2.78	7.74	0.189	1.82	−0.84
Forsman(1974)	1.15	0.14	25.64	657.23	0.189	4.39	0.62
Forsman(1974a)	1.03	0.03	21.89	479.02	0.189	4.26	0.13
Hanachowioz(1984)	0.50	−0.70	15.29	233.63	0.189	3.93	−2.76
Kleber(1996)	1.37	0.32	9.60	92.25	0.189	3.41	1.08
Marthaler(1974)	0.26	−1.33	3.10	9.62	0.189	1.96	−2.61
Torell(1965)	0.49	−0.71	39.42	1 553.82	0.189	4.66	−3.29
合计	0.73	−0.315	117.71	3 033.31		24.43	−7.67

则 $OR_{合计}$ 为 $\exp(-7.67/24.43) = 0.731$,其 95%可信区间为 $0.49 \sim 1.09$。使用 *RevMan* 软件的分析结果,见图 14-4。

由于固定效应模型以各研究内方差的倒数为权重,而 D-L 校正法则以研究内和研究间变异之和的倒数为权重,所以当异质性不明显时,两种模型估计结果完全相同;若存在较明显的异质性时,结果会有差异,利用随机效应模型估计的可信区间明显宽于固定效应模型的估计结果。若存在较明显的异质性时,则选用后者。本例 D-L 校正估计的可信区间范围(0.49~1.09)明显宽于固定效应模型的范围(0.61~0.87),且假设检验无统计学意义($P =$

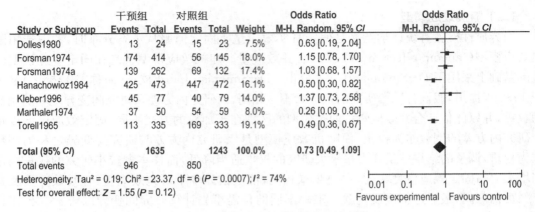

图 14－4　RevMan 分析结果(随机效应模型)

0.12)。因本例异质性较为明显，$I^2 = 74\%$，该例应选用随机效应模型结果作为最后估计结果。

随机效应模型可以允许研究间效应量存在一定的异质性，并试图用特定的权重系数来解释这些异质性，所有纳入研究均使用相同的权重系数进行权重校正。但备受争议的是这些权重系数也许并无实际意义，所有研究都采用同一权重系数的做法也值得商榷。为此，Doi 和 Thalib 两位研究者提出的质量效应模型(quality effect model)可以较好地解决上述问题，他们认为异质性大多与原始研究的方法学质量有关，提出了偏倚风险概率(Qi)，以其作为权重校正系数，Qi 取值范围为 0～1，若 Qi 为 0，表示该原始研究质量高，无偏倚发生风险。目前已有一款免费软件 *MetaXL*，可以利用质量效应模型估计合并效应量。

四、亚组分析与 meta 回归

Meta 分析一直存在"苹果和橘子"之争，争论的焦点就是异质性问题。强行将差异明显的原始研究结果合并在一起，实际意义不大甚至出现误导。一般认为存在统计异质性且异质指数超过 75% 时，需要进一步从临床异质性和方法学异质性两个方面探讨异质性来源。常用的方法包括亚组分析和 meta 回归等。

(一) 亚组分析

亚组分析是将所有研究对象的数据分为多组，然后进行组间比较。亚组分析既可用作探讨异质性来源，即探讨效应量的差异是否与人群或干预特征(如剂量或持续时间)等有关；也可用于探讨特定患者群体、特定干预类型效果或其他特定研究问题等。亚组分组形式一般包括两种，一是按研究对象特征分为两个或多个子集，如按照性别分为男性和女性两个亚组；二是按照研究特征分组，如按不同的研究场所进行分组。

使用 *RevMan* 软件可以对亚组进行 meta 分析，也可进一步合并多个亚组的 meta 分析结果。亚组间合并效应量的比较方法包括：①可信区间法，若只有两个亚组，可以比较两亚组 meta 分析结果的可信区间重叠程度，若合并效应量可信区间不重叠表示有统计学意义；②若有多个亚组，先采用方差倒置法(IV)进行 meta 分析，然后计算新统计量 $Q_{int} = Q_{tot} - (Q_1 + \cdots + Q_J)$，该统计量服从自由度为 $(J-1)$ 的卡方分布；③也可直接选用 meta 回归。

亚组分析属于观察性研究，并非随机比较，亚组分析可左右未来的研究方向，产生误导。

随着亚组分析的次数增加,假阳性结果将迅速增加。因此在解读亚组分析结果时,应注意:①亚组分析是预先设置或事后分析;②结果是否有间接证据支持;③差异程度有无实际意义;④亚组间的差异是否有统计学意义;⑤关联证据是来自同一研究亚组还是不同研究亚组等。

(二) Meta回归

在临床科研中,即使研究目的完全相同,总会或多或少地存在一些差别。如在设计方案、药物生产厂家、剂量、研究对象特征、病情轻重、随访观察时间等方面有所不同,这些都是异质性的潜在来源。若这些因素能够被准确测量,可以选用meta回归模型,估计合并效应量。

$$\theta_i = \beta_0 + \beta_1 \times X_1 + \cdots + \beta_p \times X_P + e_i$$

其中 β_0 为固定效应量。若无混杂的影响, β_1 , $\cdots$, $\beta_p = 0$,则meta回归模型可简化为固定效应模型。meta回归模型可适用于RCT及病例-对照研究等研究类型,也可用于敏感性分析。但meta回归容易产生聚集性偏倚,特别是当资料不齐或纳入分析的研究数目较少时,如小于10个时,不宜进行meta回归分析。尽管上述回归模型中考虑了一些混杂因素,仍不能完全解释研究间的变异,可进一步在模型中加入随机效应项,那么该模型就成为混合效应模型。

$$\theta_i = \beta_0 + \beta_1 \times X_1 + \cdots + \beta_p \times X_P + u_i + e_i$$

其中 u_i 为随机效应项。混合效应模型的参数估计可采用加权最小二乘法或极大似然估计法,用来解释已知的异质性来源。但也存在两大缺点:一是如果的研究个数目较少,如小于10个,则不能建立混合效应模型;二是不能进行剂量反应回归分析等。

除meta回归模型与混合效应模型外,其他相关的方法还有累积meta分析、迭代随机效应模型、多水平meta模型,以及Bayesian Meta分析等。

五、Meta分析注意事项

Meta分析过程中常常会受到一些偏倚的困扰(如发表偏倚),如何制订周密的检索策略、严格评价原始研究、设立合理的文献纳入标准,以减少偏倚的影响,是确保meta分析成功的关键。

(一) 发表偏倚的识别与处理

Meta分析为一种二次研究方法,即基于原始研究结果进行二次分析。纳入的原始研究是否全面无偏,将直接影响meta分析结果是否真实可靠。在可能影响meta分析结果真实性的偏倚中,发表偏倚的影响程度较大且较难控制,因而备受关注。发表偏倚可使meta分析过分夸大治疗效应量或危险因素的关联强度,误导临床个体治疗与卫生决策。

发表偏倚通常是指有统计学意义的研究结果比无统计学意义的研究更容易投稿和发表,由此而产生的偏倚。对于无统计学意义的研究,研究者可能认为意义不大、不发表或推迟发表;作为杂志编辑则更有可能对这类论文退稿。因为发表偏倚的存在,即使具备周密的检索策略和手段(如与研究者个人联系),也不可能完全地纳入所有相关研究。发表偏倚的类型较多,常见的有:①当完成的临床试验得到阴性结果时,因研究者缺乏信心向国际知名的医学杂志投稿,而转投地方性杂志;②如非英语国家研究者,可能发表于本国语种杂志;但当得到阳性结果时，则作者更愿意在国际性杂志上用英文发表，这种发表偏倚被称为语言性偏倚；③另外还有一些论文不能发表的原因，如博士研究生、硕士研究生读完学位而离开原来研究单位而未能发表；④或者一些研究结果可能违背了经费提供方（如药企）的利益，被迫搁浅不能发表；⑤出现发表偏倚的另一种极端情况是，一些作者为提高知名度而一稿多投，或者作为多中心研究的参研单位，同时报告各自部分结果，造成多重发表偏倚。

现有三类比较简单的分析方法即漏斗图法、剪补法，以及公式法可以用来正确识别与处理发表性偏倚。其中以漏斗图法最为常用，它是基于样本含量（或效应量标准误的倒数）与效应量（或效应量对数）所绘制的散点图。效应量可用 RR、OR、RD 或者 RR、OR 的对数值等。漏斗图的前提假设是效应量估计值的精度随着样本量的增大而提高，其变化范围也随精度的增加而逐渐变窄，最后趋近于点状，其形状类似一个对称倒置的漏斗，故称为漏斗图（funnel plot）。即样本量小的研究，数量多、精度低，分布在漏斗图的底部呈左右对称排列；样本量大的研究，精度高，分布在漏斗图的顶部，且向中间（合并效应量）集中。当存在发表偏倚时，漏斗图往往呈现不对称的偏态分布（见图 14-5）。但绘制漏斗图，需要纳入较多的研究个数，原则上要求 5 个以上才能进行。

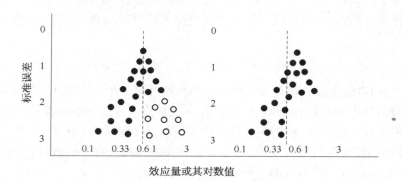

图 14-5 发表性偏倚漏斗示意图

图 14-5 所示假设为漏斗图的两种情况，左图中所有研究围绕中心线对称排列，表明没有发表偏倚，图中空心散点代表结果无效的小样本研究，小样本研究估计的效应量变异较大，出现效应量极端值机会要多于大样本研究；右图，呈不对称分布，表示存在发表偏倚，所缺失部分恰恰为结果无统计学意义的小样本研究。

除漏斗图外，也可以进行 Egger 回归、Begger 分析，以及计算失效安全数（fail-safe number）等，用以评估发表偏倚。

（二）慎重应用与评价 meta 分析的结果

1. **异质性检验与处理** 若研究间有足够的同质性，选用合适的模型（如固定效应模型或随机效应模型，两者均可）估计合并效应量；若存在异质性且来源已知，采用 meta 回归模型或亚组分析，估计合并效应量。若异质性检验有统计学意义但异质性来源未知，当假设研究间效应量虽不固定、但服从正态分布时，应选择随机效应模型的估计结果；若异质性过大，应放弃 meta 分析，只对结果作一般性描述。

2. **考察 meta 分析结果的稳健性** 考察 meta 分析结果的稳健性，常常采用敏感性分析。敏感性分析（sensitivity analysis）即通过改变纳入标准（特别是那些尚有争议的研究）、排除低质量的研究、或采用不同统计方法/模型分析同一组资料,观察 meta 分析结果的变化情况,借以考察结果的稳定性如何。如在排除某个低质量研究后,重新估计合并效应量,并与未排除前的 meta 分析结果进行比较,探讨该研究对合并效应量影响程度及结果稳定性。若排除后的结果未发生大的变化,说明结果较为稳健可信;相反,若排除后得到差别较大甚至截然相反结论,说明结果的稳健性差,在解释结果和下结论时应非常慎重,提示存在与干预措施效果相关的、重要的、潜在的偏倚因素,需进一步明确争议的来源。

3. meta 分析结果的适用性　　合并效应量实际上是多个原始研究效应量的加权平均值,因此 meta 分析的结果在推广应用时,应兼顾个体对象的特征及生物学或文化变异、干预场所、干预措施及依从性、有无辅助治疗等。不宜推荐没有 meta 分析证据支持的建议。在无肯定性结论时,应注意区别两种情况,是证据不充分而无定论,还是有证据表明确实无效。

4. meta 分析结果的时效性　　同系统评价(综述)一样,meta 分析的结论同样不是一成不变的,它只是对现有资料综合分析的结果,随着新的研究不断纳入,其结论应加以更新。

第四节　系统评价的评价原则

近年系统评价/meta 分析数量明显增多,方法日趋复杂,对临床医师和卫生决策者产生了重要影响,但这并不意味着只要是系统评价就是高质量证据。因此读者在阅读或应用系统评价/meta 分析指导临床实践时,必须对其方法和每一个步骤进行严格评价以确定系统评价的结论是否真实可靠,否则有可能被误导。

系统评价/meta 分析的质量评价包括两方面:①方法学质量评价,评价工具包括 OQAQ (overview quality assessment questionnaire,OQAQ)、SQAC(sacks' quality assessment checklist)和在前 2 个工具基础上制订的 AMSTAR(assessment of multiple systematic reviews,AMSTAR)等;②报告质量评价,评价工具包括 PRISMA(preferred reporting items for systematic reviews and meta-analyses,主要针对干预性研究的系统评价特别是 RCT 的系统评价,也可用于其他研究类型的系统评价)和 MOOSE(meta-analysis of Observational Studies in Epidemiology,MOOSE)等。目前对方法学质量评估工具尚无明确的推荐和共识。应用系统评价/meta 分析结果解决临床问题不仅要评估其方法学质量以明确结果的真实性,还要明确结果的临床重要性和适用性。因此,评价系统评价应包括真实性、临床重要性和适用性三方面,评价治疗性研究系统评价的基本原则如下所述。

(一)系统评价结果的真实性

1. 是否是纳入 RCT 的系统评价　　作为评价干预措施疗效"标准设计方案"的 RCT,如能很好地控制各种偏倚因素的影响,由此产生同质性好的系统评价是论证强度最高的研究证据。而纳入非同质 RCT 及非随机对照试验的系统评价易受偏倚因素的影响,其论证强度必然降低。

2. 是否采用系统全面的检索策略检索相关文献　　从作者报告的文献检索方法中可明确收集的文献是否全面。由于标识不完整,一般文献检索数据库如 MEDLINE 仅能检出库中收录 RCT 的 50%,而发表偏倚可能导致系统评价出现假阳性结果。因此,文献检索应包括手检相关杂志、检索会议论文集、学位论文、厂家数据库和与已发表文献作者联系。若文献检索时限制语种,也可能影响系统评价结论。目前,多数杂志均要求系统评价作者按照

PRISMA 声明规范报告系统评价和 meta 分析全文,包含检索流程图,要求详细陈述检索结果和筛选流程,有助于读者判断检索的完整性和筛选的合理性。收集的文献越系统、全面,结论受发表偏倚的影响就越小,可信度越大。

3. 是否评估纳入的单个研究的真实性   系统评价多为对原始文献资料的再分析和总结,除进行系统评价的方法要严格外,原始文献的质量至关重要。所以文中应详细描述评价单个研究文献质量的方法,最好为多人独立评价并有良好的一致性。

4. Meta 分析采用的数据是单个病例资料(individual patient data,IPD)还是每个研究的合成结果(aggregate data)   单个病例资料的 meta 分析要求收集纳入研究中每例患者的原始数据资料,被认为是 meta 分析的标尺(yardstick),具有根据各研究合成结果进行 meta 分析所不具备的优势。如对来自不同研究的结果采用一致的定义和分界点,能从患者水平分析异质性并进行生存分析,用通常确定的亚组进行分析以检验和提出假设;通过与试验者联系可详细核查和反复校正资料,以明确随机化和随访资料的质量;通过现有病例记录系统(诸如死亡登记)更新随访信息等,将系统偏倚和机遇的影响减至最小程度。

(二) 系统评价结果的临床重要性

1. 不同研究的结果是否一致   若纳入系统评价的每个高质量临床科研其治疗效果相似或至少疗效方向一致,则由此合成的结果的可信度较高。因此,作者应采用异质性检验评估各研究结果间的相似性。若异质性检验有统计学差异,则应解释差异的原因并考虑合成结果是否恰当。

2. 治疗效果的大小如何   合成结果时不能通过简单地比较阳性研究结果和阴性研究结果的研究个数来确定系统评价结论,而应根据研究质量和样本量大小对不同研究赋予不同的权重值,采用恰当的指标(如 OR、RR、MD、NNT 等)和统计方法(如固定效应模型和随机效应模型等)合成结果,并计算相应的 CI。

(三) 系统评价结果的适用性

系统评价报告的结果是所有研究对象的"平均效应",当前患者的特征和系统评价所纳入的研究对象可能并不一致,因此在考虑系统评价结果能否应用于当前患者时应从以下 4 个方面进行。

1. 当前患者的特征是否与系统评价中的研究对象差异较大,导致系统评价结果不能应用   可通过比较当前患者与系统评价中的研究对象在性别、年龄、合并症、疾病严重程度、病程、依从性、文化背景、社会因素、生物学及临床特征等方面的差异,并结合临床专业知识综合判断系统评价结果能否推广应用。

2. 系统评价中的干预措施在当地医院是否可行   因技术力量、设备条件、社会经济因素的限制,即使系统评价中的干预措施效果明显,有时在当地医院却不能实施,难以应用于患者。

3. 当前患者从治疗中获得的利弊如何   任何临床决策必须权衡利弊和费用,只有利大于弊且费用合理时才对患者有价值。如告诉当前患者其患病的真实情况有助于早期治疗和获取患者的配合,但也增加了患者的心理负担,可能降低其生存质量。

4. 对治疗的疗效和不良反应,当前患者价值观和选择如何   循证医学强调,任何医疗决策的确定均应结合医师的专业知识和经验、当前可得最佳证据和患者意愿三方面进行综合考虑,应以"患者"为中心而不是单纯治病,目前越来越强调患者参与医疗决策。但针对同一干预措施,不同患者因自身受疾病影响程度、经济条件、对疗效的期望值和对潜在不良反应的承受力不同,选择也会不同。

因此,研究证据在临床决策中是必须但非唯一,还应结合患者的具体特征、所在地的医疗资源、是否有多种干预措施可供优选和患者的价值观和选择综合考虑,方可为患者做出最佳决策。

第五节　系统评价的应用

一、临床医疗的需要

随着循证医学的兴起,强调任何医疗决策的制定都应遵循和应用科学研究结果,即应综合考虑个人的临床专业知识和当前可获得的最好临床科研证据,为每个患者做出最佳诊治决策。高质量系统评价作为最高级别证据,凝聚了他人的大量研究工作,其广泛应用:①可为临床实践提供可靠证据;②可弥补临床医师、各级决策者、管理者和研究者因时间、精力有限或信息量太多而难以检索和阅读大量医学文献的缺陷;③是制定循证临床实践指南的重要依据。

二、科研工作的需要

临床科研要基于临床重大/特殊/实际需求,兼具临床价值、先进性和新颖性,面对浩瀚的医学文献信息,研究人员必须检索、阅读和评价相关领域的文献资料,掌握研究课题的历史、现状、发展趋势、存在问题、当前研究的热点与矛盾,提出选题、立题的依据,避免重复前人的工作,为研究工作提供背景信息和研究方向。许多国家都非常重视高质量系统评价在临床科研中的价值。如英国国家医学研究会资助的临床试验,要求申请者回答是否已有相关的系统评价及其结论如何,若无相关系统评价或现有系统评价没有明确结论而需要进一步研究,就会邀请系统评价的作者参与临床试验申请书的评审。

三、反映学科新动态

围绕专业发展的热点,纵览某一领域的最新文献资料,做好有关专题的系统评价,全面、深入和集中地反映该领域目前的动态和趋势、存在的问题和发展的方向,以促进学科的发展,保证不断地吸收新知识、新营养而立足于本学科的发展前沿。

四、医学教育的需要

医学教育除了向医学生传授各种疾病的共同规律和特性方面的知识外,还应及时传授某一疾病的最新进展及新药物、新技术的发展情况。教科书由于出版周期长,常常难以反映最新动态。因此,医学教育者需要不断阅读医学文献以更新知识,而系统评价是快速获取相关知识的途径之一。此外,撰写医学教科书也应吸纳系统评价证据。

广大基层医务工作者由于工作繁忙、文献资源有限,为了不断更新知识,可通过阅读有实用价值、真实可靠的系统评价,作为学习新知识的继续教育资源。

医学教育方面的研究也可进行系统评价,如 Davis 等 1995 年在 *JAMA* 期刊上发表了一篇关于继续医学教育方法效果的系统评价,结果发现广泛采用的继续教育方法,如正规的学术会议和学术活动、教育资料等虽能短时期内增加知识,但对改变临床医师的长期临床实践行为和改善疾病的最终结局几乎无影响。

五、卫生决策的需要

随着人口增长、年龄老化、新技术和新药物的应用、人类健康需求层次的提高,使有限卫生资源与无限增长的卫生需求之间的矛盾日益加剧,要求各级卫生管理人员制定卫生政策时应以科学、可靠的研究结果为依据,合理分配卫生资源,提高有限卫生资源的利用率。目前许多国家在制定卫生政策时均要以医学文献资料特别是系统评价结论为依据。如早期研究证据发现,乳腺癌筛查可降低患者死亡风险,延长寿命。2002 年美国预防服务工作组(USPSTF)推荐≥40 岁女性每 1~2 年进行一次乳腺 X 线摄片筛查,以早期发现乳腺癌,增加保乳手术的机会,减少化疗的需要。实施筛查需耗费大量卫生资源,阳性结果会引起本人和家属的焦虑和不安,还需系列检查如乳腺 X 线摄影、超声和(或)组织活检以确诊。因筛查均是敏感度较高的诊断技术,有一定的假阳性率,假阳性结果同样会导致精神负担和不必要的检查甚至创伤。2011 年加拿大预防保健工作组发表了 1 篇针对不同年龄组女性人群(40~49 岁、50~69 岁和 70~74 岁)乳腺 X 线摄片筛查降低乳腺癌死亡率的 meta 分析,结果显示:50~74 岁组死亡率降低明显高于 40~49 岁组,过度诊断和不必要活检对年轻女性的伤害远远大于年龄大的女性。根据此评估结果,美国、加拿大、英国和澳大利亚均更新了乳腺癌筛查政策:40~49 岁一般风险妇女不用接受例行乳腺 X 线检查,50~74 岁妇女可由每隔 1 年延长至每隔 2 至 3 年接受 1 次检查;≥75 岁者缺乏证据。这一循证调整改善了卫生设施的覆盖率,节约了不必要的投入,优化了卫生保健制度。

总之,采用科学、严谨的方法制作的系统评价能为临床医疗实践、医学教育、医学科研和卫生决策提供真实、可靠的信息。作为最高级别的研究证据,系统评价对科学决策是必要的,但非唯一的参考。决策需要同时考虑当地实际情况、资源的可获得性、患者的具体特征、意愿和选择等,并在应用系统评价时严格评价其真实性、重要性和适用性。

(李　静　康德英)

第十五章　循证临床实践的基础与方法

近些年来我国临床医学界对循证医学的热情在逐年高涨,若能真正地将循证医学付诸临床实践,不仅能不断提高临床医疗质量和水平,而且还会有力促进临床科研进步。为此,明确实践循证医学应具备的基础或基本条件、掌握实践方法是十分重要的。

第一节　循证临床实践的基础

循证临床实践基础最主要的有四大要素:医师、患者、最佳证据,以及临床医疗环境。尽管这些要素在现实中都存在,但不一定就能转化为循证医学实践,关键在于相应的条件与要求是否满足。

一、医师

医师是实践循证医学的主体,因对患者的一切诊治决策主要取决于医师,需要医师去认真地发掘患者的临床问题,并且要能采用最佳证据做出相应的决策,因此,这里对医师就有一定的具体要求。

(一)要有良好的仁爱观和医德

面对具体的患者,应把其生病的痛苦当着自己的痛苦,要有良好的仁爱观,崇高的医德,作风端正、能与患者进行良好的交流,解除其疑虑,真正做到认真、踏实地为患者服务。

(二)具备踏实和严谨的工作作风

对患者的病史采集、查体、相关的临床和实验室检查资料,应完整与准确、应收尽收;如需特殊检查,应目的明确、有的放矢,切忌过度检查而对患者造成不必要的损失。

(三)具备良好的医学水平

具备坚实的理论基础和丰富的临床经验及技能殊为重要,同时还要深入临床实际,以患者为中心,做到理论联系实际,发掘个体患者的待循证问题,并运用循证医学方法去解决问题。

(四)具有发展创新精神

若仅作一般能应付日常临床医疗任务的医师是不难的,难就难在发展和创新上,因此,要求深入临床实际,敏锐地发现问题,努力探索、勤于思考、敢于创新,这样才能求得自身进步的同时,不断提升临床医学水平。

为了临床医学的学科发展和创新,即使已有良好的知识基础,但面对着复杂的临床实践,必须知其不足,作为一名临床医师,在临床实践中,需做到终生学习!

循证临床实践,本身就是促进临床医学发展与创新的平台,为在这个平台上实现工作创新,学习、掌握和应用现代临床流行病学的理论、知识和方法学至关重要!因为在临床诊治过程中,涉及如何科学地"用证"和"创证"两个紧密相关的问题,即:为了收集解决临床问题的最佳证据,就必须了解其设计与方法是否科学合理;要分析评价其结果的真实性与临床价值,就必须掌握科学分析的方法、质量的评价标准;对其中设置的有关研究终点指标及其量化的结果,需要综合分析统计学意义与临床意义,以做出科学的肯定或否定的结论。对有价值的证据则可联系实际,批判性地用于临床实践;价值不大或没有价值的证据则弃之;如果有价值但证据还不充分,可发掘进一步深入研究的新领域,面对如此等的问题,临床流行病学大有可为。

上述四点,对于实践循证医学的医师而言,"标准"似乎过高,可是作为一个高素质、高水平的临床医师而言,难道不是这样的吗?!诚然对于年轻的医师而言,则是一个循序渐进的过程,培养锻炼、自我学习将贯穿于整个职业生涯。

当前,在我国大医院里有条件推行循证医学的年轻医师,往往工作十分繁忙,各方面的压力也大,用于学习深造的时间也十分紧张,毫无疑问,在如此繁重的情况下,必会锻炼出良好的工作能力与临床水平,倘若能保障一定的学习与研究的时间,让其踏实地实践循证医学,坚信定会培养出一批具有国际视野的名医!

二、患者与家属

患者是循证医学实践的受体,因为疾病诊断与治疗措施只有被患者接受,才能与医师合作、高度依从(compliance),这样方能达到预期医疗目的。

除患者本人外,"受体"还应包括患者家属/代理人,这点十分重要,因施予患者的任一诊治措施,特别是具有一定风险性者,除了给患者阐明外,家属也应了解并欣然接受,充分的知情同意,否则,若遇某种意外情况,有可能发生"医闹",导致伤医的恶劣后果。尽管这种异常行为特殊、少见,但无论在国家法制层面、还是社会伦理道德层面,都属于不当行为。

在临床医疗实践中,除了医师对待患者应遵守尊重、平等、公正等伦理学原则,认真为患者服务之外,患者及其家属同样应尊重、平等、友好地对待医护人员,建立起互尊互爱、和睦友好的医患关系,这不仅有利于医疗工作的开展,同时也使患者从中获益。

从循证医学的角度所采取的有关决策,对患者而言总归是颇为安全、且为最优选择,但由于患者及其家属对医学知识的缺乏,需向他们讲明利弊,以便取得共识,增进互信,求得合作,从而避免不必要的误解和医患纠纷。因此,对患者拟施行某种创伤性的特殊检查或外科手术,按照医院制度或医疗法规,除向患者与家属当面讲清外,应征得同意并签写知情同意书。

当然在现代文明社会,应大力提倡患者和家属明白当前所接受的一切诊疗措施,都是有据可依的,应对这些奉献者怀感恩之情;此外,还要与医师积极合作,为医学的创新与持续发展,也尽一份力。

三、最佳的研究证据

循证医学应用于患者诊治决策的措施,要求有充分的科学依据,而且应是当前最佳的,即所谓的最新最佳证据(current best evidence),这也是循证医学的精髓所在。

什么是最佳证据呢?当然需要有一个公认的评价标准,且要有相应的科学分析方法和评价手段,详见本书相关章节。最佳证据来自哪里呢?当然是来自医学的研究结果,以及千百年来临床医学实践观察和总结的、并被证明有效的成果,这就是最佳证据的源泉。那么又从哪里去发掘这些最佳证据呢?当然来自医学相关的海量文献数据库、教科书、学术专著,以及当今中外颇为时兴的临床诊疗指南,这类来源颇为易得,也很适用,但要注意时效性。有些证据很难达到与时俱进的要求,比如临床实践指南往往有一段滞后期,需要定期不断更新最新证据。

在循证医学实践中,无论是临床医疗,或者进一步临床科研,都需要掌握有关临床问题的最新资料(证据),并批判性采信并用于指导临床医疗实践,或作为临床科研的立题依据。为此,掌握和应用最佳证据的文献检索的方法,非常重要,详见本书相关章节。

当今,作为促进循证医学临床实践,查询有关证据的最有用的"二次研究资料库",有以下四个:①Cochrane 图书馆(www. thecochranelibrary. com);②美国医师学院 American College of Physicians(http://www. acponline. org);③英国医学杂志主编的临床证据(Clinical Evidence)(http://bestpractice. bmj. com. linfo/evidence-information/);④循证医学杂志系列(http://www. cebm. ox. ac. uk/)。这四种数据库的证据,都是经过有关专家分析评价,筛选出的单篇文献、文献摘要或多篇文献的系统评价(systematic review)及其概要等所谓的"6S"类证据,具有十分重要的临床指导价值。如果以上四个资料库没有或不能满足要求,则可进一步地检索其他国内外医学文献数据库,挖掘原始研究文献,以寻找自己需要的证据,并予分析评价,择优用之;如无,则可为进一步研究提供新的课题线索。

四、医疗环境

循证医学的实施是要有适当的医疗环境为保障。首先,应保障医护人员的安全工作和学习的空间;要有良好、高效的现代计算机网络通信设备,以利于文献检索,收集最佳证据,做好床旁实践(bedside practice)。其次,要保障有持续提高医疗水平所需的医疗器械及诊治设备,并配备有高水平的医技人员,共同促进整体诊治水平的提升。此外,如像国外那样,建立国际、国内医学合作机制则更为理想,就能站在全球视野、更好推进临床医学的创新。

在我国当前正进行的医疗深化改革中,期望能在国家医疗制度层面,科学建立符合国情的医疗保障制度,改善医疗环境,做到"病有所医",切实解决"看病贵、看病难"的问题,同时也将广大医务人员从超负荷的工作和浮躁氛围中解放出来,为实践循证医学创造宽松的医疗环境和良好氛围。

以上四大要素构成实践循证医学的重要基础,缺一不可,因此,应切实加强,并彼此促进以构成合力,从而使循证临床实践能够纳入科学决策的轨道,促进临床医学不断提高质量和临床医学创新,实现可持续性地发展(图 15 - 1)。

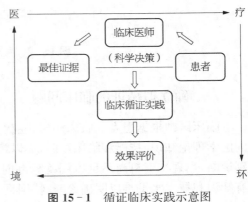

图 15 - 1 循证临床实践示意图

第二节 循证临床实践的方法

这里借鉴国外实践循证医学的方法,归纳出实践循证医学的"五部曲"(图 15 - 2)。循证医学的临床实践希望能达到更高或更理想的临床诊疗水平,其具体模式属于人为的归纳总结,可作参考而非固化,这里仅扼要概述。

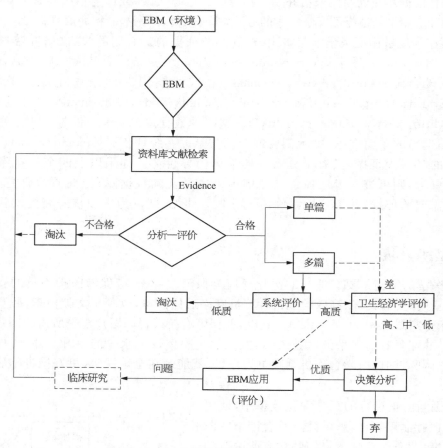

图 15 - 2 实践循证医学"五部曲"图示

一、确立拟循证的临床问题

临床医师根据患者的临床病史、症状、体征,以及有关客观的实验室检查数据,结合自己的医学理论知识、技能和临床经验,加以综合分析和逻辑推理,做出临床诊断,以及有关的鉴别诊断,当现有资料尚不足以明确诊断时,则需进一步采集有关证据以确诊;倘若自己的现有知识和技术水平难以明确诊断,特别是专家会诊仍不明确的情况下,一方面除进一步做有的放矢的特殊检查外(如分子生物学、免疫学、病理学等),另一方面还必须带着有关不明诊断的问题,去检索文献,探索疑难诊断问题的相关证据和答案。

当诊断明确后,接着是如何对患者进行最佳的治疗,有时还要预测患者的预后。多数常见病、多发病、非难治性的疾病,在现代医疗环境和技术条件下,是不难解决的,因而也无需作循证医学的所谓"五部曲"。在某些尚有争议的问题,或是当前大家都很棘手的问题,或者大家都有兴趣研究却尚未解决的难题,如像艾滋病的特异性治疗,恶性肿瘤的新辅助化疗、免疫治疗等热点问题,心脑血管疾病非急性发作时有关介入治疗的争议问题等等,在实践中需要用心观察、慎重地进行科学化的分析,找出需要应用循证医学的方法,帮助解决的循证问题。对此,请参阅本书相关章节。

二、检索文献资料/专家会诊

在日常临床医疗工作中,遇到某个(些)患者诊治的疑难问题,往往采取会诊方法,视问题的性质与问题的大小,可在科内、院内、甚至国内或国际层面,以面对面或网络视频会议形式,邀请不同专业的专家会诊,集思广益地解决难题。尽管这是解决医疗难题的一种可行方法,但有时也不尽如人意,这往往与人们认知的局限性有关。

随着当今科学技术与信息通讯科技的迅猛发展,新研究、新理论、新知识、新技术层出不穷,因此,传统临床医学也在不断地发展和知识更新之中,这就促使我们面对临床的若干难题,要学习、掌握现代医学文献的检索方法,从每年新增的数百万篇医学研究文献中,去寻找解决面临难题的瑰宝。这种"寻宝"式的文献检索方法详见本书相关章节,这里就不再赘述。

三、文献整理分析与证据评价

将收集到的有关文献,应用临床流行病学及循证医学的质量评价标准,从证据的真实性、重要性,以及适(实)用性做出客观的评价,并得出确切的结论。这里分三种情况:①质量不高的文献,或质量可靠但属无益或有害的干预证据者,当弃之勿用;②研究的证据尚难定论,当作参考或待进一步研究和探讨;③属最佳证据,则可根据临床的具体情况,解决患者的问题,用以指导临床决策。倘若收集到的合格文献有多篇的话,则可作系统评价(systematic reviews)和 meta 分析(meta-analysis),这样的证据综合评价结论则更为可靠。

四、证据用于指导临床决策

将经过严格评价后获得的、真实可靠并有重要临床应用价值之最佳证据,用于指导临床决策,服务于临床。反之,对于经过严格评价为无效甚至有害的治疗措施则予以否定;对于尚难定论并有期望的治疗措施,则可为进一步临床科研,提供线索和依据。

将最佳证据用于对自己的患者作个体化决策时,务必遵循个体化的原则,要具体情况具体分析,切忌生搬硬套。此外,还要有涉及患者接受相关诊治决策的价值取向和具体的医疗环境及条件,只有三者的有机统一,方能使最佳决策得以实施。

五、后效评价与创新研究

通过对患者的循证医学临床实践,必然会有成功或不成功的经验和教训,临床医师应进行具体分析和后效评价,及时总结成功经验和失败教训,以从中获益,达到提高认识、促进学术水平和提高医疗质量的目的,此为自身进行继续教育和提高自我临床水平的过程。对于尚未或难于解决的问题,会为进一步临床科研提供新的方向和线索。国外通过随机对照试验证明了循证医学自我继续教育方式远优于传统的继续教育,推荐为培训临床专科医师的重要手段。

其实,现代临床医学真正碰到对患者待循证的诊治难题,并逐步按这种"五部曲"模式实践的机会为数不多,但一旦真正实施了,将获益良多! 因此,应该将这类资料整理归档,逐年更新累积,可作为专业学科不断创新与持续发展的利器,同时对于丰富临床医学的学术文库,用于终生的自我教育和培养医学人才,也有着极其重要的意义。

第三节 循证临床实践的展望与挑战

尽管循证临床实践在国外被证明对于临床医学水平及临床医师素质的提高,有着非常重要的价值,然而,在我国由于医疗资源和软硬件条件所限,循证医学面临着一系列的挑战!

为促进我国临床医学的现代化、加强全球一体化合作,应积极倡导循证医学实践,为在循证医学理论、知识与方法学的本土化创新做不懈努力,全面与国际接轨,做到不掉队、不落伍。

近年来,我国医学界紧跟现代医学发展的潮流,非常热心于建立与发展精准医学(precision medicine),以及转化医学(translation medicine),并上升为国家级的医学发展的重大举措。这无疑会有力推动我国医学事业的迅猛发展和全面进步、人群的疾病有效预防,以及临床医学的现代化诊治等,均意义重大。

毫无疑问,无论"精准医学",或者"转化医学",均得益于现代分子生物学、科技信息与工程学的突飞猛进,并被迅速用于医学研究实践。像从基因组学发掘了某些疾病的发生与某种基因变异及其表型相关,从而提供了基因分子水平早期诊断的方法,直至研发了某些"特异靶向"治疗药物问世,对相关疾病的诊断与治疗,达到了"精准"到人、到组织,甚至细胞水平,促进了临床水平的全面提高,也给广大患者带来了福音。与此同时,将若干研究成果推入市场,也带来了巨大的经济效益与社会效益。同时打破壁垒,特别是推倒基础实验医学研究与临床医疗实践之间的"篱笆",使得实验研究成果,尽快进入临床,构建"基础医学实验台⇔临床(应用)双向转化关系",实现基础医学研究成果"快速转化"于临床医疗实践,甚至更进一步外推到人群的"群预群治疗"。通过这种双向"转化"模式,对于临床的若干"问题",又可反馈到基础医学研究,从作用机制和调控通路上深入探讨,直接推动现代"转化医学"的双向发展。

从临床流行病学的角度,认为基础医学研究的成果,即使真实可靠和有临床医学的价值,但不等于就可以直接投入临床应用,因为其研究的对象,不是人体;且研究环境条件与临床有本质的不同。任何重要的基础医学研究成果,在投入临床应用前,必须经过严格的科学研究设计与严谨的试验实施,对患者进行试验观察,当被证明真正对人体安全有效且研究结果真实可靠、并有重要临床意义和推广适用价值时,才可将这样的基础医学研究成果,正式转化为临床或公共卫生事业服务。否则,如将基础医学实验研究成果,不经过严格的临床试验验证,直接从体外跳到临床实践,则有可能造成"灾难性的后果",特别是在我国大型的、具有基础医学实验研究能力与水平的"研究型医院",值得高度重视。

从循证医学的角度,现代临床医疗的循证医学实践,对应用于具体患者的诊治措施,一定是那些被证明为最佳最新的研究成果,任何尚处于研究阶段、尚无定论的基础实验成果,绝不能直接用于临床患者诊治(真正的临床试验除外),否则有损患者的利益与权利。但是,当对特定患者(如某种遗传疾病、肿瘤等),在患者个体水平做基因分子生物诊断分型,进而实现"精准诊治"时,应加以鼓励。

总之,临床科学研究与循证临床实践的对象都是患病的患者,而要解决的问题,则是危害患者的具体疾病。在真实世界中,同一种疾病在不同患者的表型,不会是同一个模式;尽管接受同一个诊治措施,其结局与转归自然也会有差异,为什么? 这是因为患者处于不同的环境与社会地位、病理心理状态不一,疾病的病程、损伤及自身的免疫代偿机能也各异。所以经常会看到同种疾病、病情与病损相似,处理治疗方法类似,可结局却大不一样! 例如罹患恶性肿瘤的患者,接受了手术、放疗与化疗后,有的疾病发展迅速,有的则生存期长;更有一些明知晚期而医学判断预后极差的肿瘤患者,拒绝治疗,而以乐观心态,畅游世界,反而健康长命! 为什么?! 这就回归生物—心理—社会医学模式,去综合性地研究与实践,不能顾此失彼,片面从生物学角度开展多学科和多因素研究,应充分发挥临床流行病学与循证医学的学科优势,科学地回答临床医学所面临的挑战,用良好的示范性研究成果,为促进我国临床医学的发展而有所为。

(王家良)

第十六章 病因与危险因素的研究和评价

疾病的病因学研究是正确认识疾病发生、发展规律的前提，也是对疾病正确诊断、有效防治的基础。首先，通过病因与危险因素的研究可以解释其发病机制，了解疾病的转归，有助于临床医师对患者进行正确的诊断和治疗。例如，2019年12月底在武汉发现不明原因的群发肺炎病例，引起卫生主管部门的关注。2019年12月31日中国疾病控制中心派快速反应小组前往武汉，逐个排除了可能的病因包括流感、禽流感、腺病毒、SARS-CoV 和 MERS-CoV。2020年1月7日致病病原被鉴定为新型冠状病毒，随后进行了基因测序并开发了检测方法，我国政府迅速行动，采取针对性防治措施，从而使 COVID-19 疫情得到控制。其次，通过了解疾病的病因和危险因素后，可以通过对暴露于危险因素的人群进行干预，预防疾病的发生。例如，病因与危险因素研究显示高血压是脑血管意外发生的重要危险因素，通过对高血压人群进行的高血压健康教育和高血压的药物控制，使脑血管意外的发生明显下降。因此，掌握正确的方法学进行疾病病因与危险因素的研究和评价、探求真实因果关系对临床医务工作者非常重要。

第一节 病因与危险因素研究的基本概念

一、病因和病因学

病因（cause）是指外界客观存在的生物的、物理的、化学的、社会的等有害因素或人体自身的心理和遗传的缺陷，当其作用于人体并在一定条件下，产生致病效应，因而对这类因素称之为病因或致病因素。致病因素作用于人体发生疾病是一个相当复杂的过程，取决于机体内的各种病理生理状况和免疫防卫机制，也受外界社会及自然环境的影响。因此，病因学（etiology）是研究致病因素作用于人体，在内外环境综合影响下，导致人体发病及其发病机制的科学。

"不良反应"（harm）的研究实质上也是病因学研究。这里的"病因"指造成伤害或不良反应的各种因素，如各种检查方法（如影像学检查、彩超等）和防治措施（如药物，手术等）。如增强肺 CT 用的碘造影剂引起个别患者发生急性肾损伤（造影剂肾病）、过敏性休克等；广谱抗生素导致某些老年感染患者肠道菌群失调出现腹泻等。

二、病因分类

在致病效应方面，各种病因有着各自的特性。按照病因与疾病间的作用方式、作用程度等将病因进行如下分类。

（一）直接病因或近因

即只有该病原体入侵人体，才能引起疾病，故称直接病因或近因（proximity of cause），也有称为必备病因（necessary cause）。如没有结核菌感染就不会得结核病，结核杆菌是结核病的直接病因,新型冠状病毒是 COVID-19 的直接病因等。绝大多数传染性疾病都有一个比较明确的直接病因,而大多数慢性非传染性疾病(如高血压、糖尿病、阿尔茨海默病等)到目前为止尚未发现其直接病因。

(二)间接病因或远因

为发病有关的间接因素,它们的存在,能促进发病。例如,居住条件差、营养不良、社会经济环境恶劣,加上心理和精神刺激等,可导致机体功能失调,造成患病的易患性。此类内外环境的不良因素,即称远因(remote cause)。如体重超重、吸烟和有糖尿病家族史的个体更易患糖尿病,但不是所有这类个体就一定发生糖尿病。这里的体重超重、吸烟和有糖尿病家族史,系糖尿病的远因,这些因素的存在增加了个体患糖尿病的易患性。

(三)危险因素

目前慢性非传染性疾病(如高血压、糖尿病、肿瘤、冠心病、脑卒中、慢性阻塞性肺部疾病等)是危害人类健康的主要疾病,这些疾病的发病率低、潜伏期长,其发病可能与多种因素有关,单从临床患病的个体着手来研究其病因,往往难度很大。因此,需要从临床患病的个体扩大到相应的患病群体,探讨发病规律,提出了与疾病发生概率有关的危险因素(risk factor)的概念。所谓危险因素是指在一群体中,由于某一因素的存在,使目标疾病发病率增高;而当其被消除后,又可以使目标疾病的发病率下降。这种与发病率消长有关的因素,称为"危险因素"。例如,同时伴有低密度脂蛋白胆固醇增高、高血压、糖尿病的患者,其发生冠心病的危险性远高于不伴有或仅伴有一种者;这并不意味着后者就不发生冠心病,只不过发病率低一些而已。

三、病因的致病效应

病因的致病效应是十分复杂的,既有单一病因引起一种疾病的情况,也有一种病因引起多种疾病情况,还有多个病因的综合作用引起一种疾病者。

(一)单一病因致病

Koch 等在 19 世纪研究传染病的病因过程中总结了独特微生物导致疾病的单一病因论,对推动病因学研究和学科发展,贡献巨大,至今仍有重要的现实意义,可归纳为以下四条:①在患者体内均有引起该病的病原微生物存在;②该病原微生物能从患该病的患者体内被分离培养,而且可纯化;③用该病原微生物接种易感动物,能够复制出该种疾病;④从这种被感染的动物体内,又能分离出该病原微生物,并可鉴定。

Koch 等的单一病因论,虽对特殊的致病微生物引起的单一疾病的因果关系研究做出了可贵的贡献,但不能对复杂病因效应做出合理解释。即使是单一的病因,也可以引起多种疾病,如乙型溶血性链球菌感染,既可引起猩红热,也与急性风湿热、急性肾球性肾炎发病有关;EB 病毒可引起传染性单核细胞增多症,又与 Birkett's 淋巴瘤的发病关系密切。

(二)多病因致病

在慢性非传染性疾病病因学研究中,一种疾病的发生往往是多种致病因素综合致病效应的结果。如冠心病病因学研究,发现高胆固醇血症、高血压、吸烟等,都是其重要的致病因素,在这些因素空白的群体中,冠心病的患病率为 1.2%;仅有一种或两种上述因素者,其患病率升至 2% 和 6%;而当三种因素俱全时,患病率竟高达 31.7%。可见,多致病因素的危害性要比某单一因素大得多。这是因为在体内致病效应上,多致病因素彼此间的交互作用

(interaction)所致。

四、病因模型

病因模型常以简洁的概念关系图表达因果关系,有助于研究者建立逻辑清晰的因果关系框架。鉴于对因果关系的不同理解或侧重点不同,现有多种类型的病因模型。目前具有代表性的模型有三类:生态学模型、疾病因素模型和病因链与病因网络模型。

(一)生态学模型

该类模型将机体与环境作为一个整体来考虑。常见的有流行病学三角模型(病因—宿主—环境模型),以及轮状模型。该类模型给出了寻找病因的分类大框架,模型简明,整体性强。图 16-1 流行病学三角模型用病因、宿主和环境三者的平衡紊乱来解释在健康变化和疾病中三者的作用。若三者处于平衡状态,表现为健康,病因作用增强则导致疾病。例如,甲型流感病毒变异,发生流感流行。多年来,该模型是传染病病因学研究的主流思维模型;图 16-2 轮状模型是 Susser 于 1973 年提出,相对于流行病学三角模型,该模型更强调环境及其与机体间的密切关系。

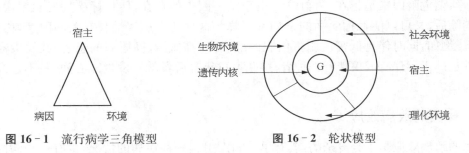

图 16-1　流行病学三角模型　　　　　图 16-2　轮状模型

(二)疾病因素模型

该模型将病因因素分为两个层次:外围的远因和致病机制的近因。外围的远因包括社会、经济、生物学、环境、心理、行为和卫生保健等因素。基础医学关注的病因主要是指致病机制的近因,临床流行病学病因学研究系以临床为基础,近因与远因相结合。该模型在病因分类上具有较强的可操作性和较强的实践指导意义(图 16-3)。

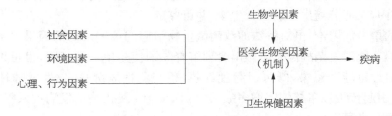

图 16-3　疾病因素模型

(三)病因链与病因网络模型

MacMahon 等于 1970 年提出了病因作用的网络模型,即疾病的病因因素按时间顺序连接起来构成病因链(chain of causation),多个病因链交错连接构成病因网(web of causation),任何结果都不是由某一孤立因素所致,而是横向上各种因素互相交错,纵向上各种因素又各有其前因后果,其复杂程度远超想象。例如,阿尔茨海默病(老年性痴呆)病因网可看成是由年龄、性别、文化程度低、遗传、心脑血管病危险因素、不良健康生活方式、抑郁等多条病因链交错构成,而其中病因链又由多个环节连接构成。如上述的不良健康生活方式(吸烟、饮酒、很少参加社会活动)则又是疾病(如焦虑抑郁)、职业、社会经济地位等多因素所致。该模型提供了因果关系的完整路径图。病因网络型表示直观、具体,为病因阐述提供了依据,具有较强的可操作性,但其分析的技术难度较大。图 16-4 为世界卫生组织(WHO,www.who.int)2005 年、2013 年和 2014 年先后发布的三项关于全球预防和控制慢性非传染性疾病报告提出的主要慢性病的病因链框架总结。

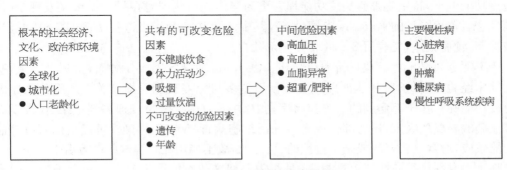

图 16-4 主要慢性病病因链

五、疾病自然史对病因与危险因素研究的意义

开展病因与危险因素研究必须要结合目标疾病自然史。自然病史是指在不进行任何干预措施的情况下,疾病从发生、发展到结局的整个过程,分为生物反应期、亚临床期(临床前期)、临床期和疾病相关结局四个时期。不同疾病的自然病史的差异很大,了解疾病的自然病史对病因与危险因素的研究有重要意义,主要表现为以下两个方面。

(一)病因与危险因素研究的纳入对象要排除处于临床早期的病例

若在研究中纳入了目标疾病的早期病例,则可能夸大或掩盖危险因素与疾病的关系。为避免纳入生物反应期和临床前期的病例而造成的选择偏倚,要采用高敏感度的诊断手段选择研究对象、将那些阴性结果的对象入组。

(二)合理设置随访期,防止产生假阴性的结果

慢性疾病的发病往往潜伏期较长,倘若随访期过短,可能有些病例尚未进入临床期,从而造成无病的假阴性结果,影响了研究结果的真实性。需从自然病史的角度,合理确定随访观察期,并应采用高特异度的诊断方法以防止早期病例被漏诊。

第二节 病因与危险因素研究的基本流程和方法

发现病因不明的疾病,研究与确定其发病原因,是一项十分复杂的任务,研究者就像福尔摩斯一样,深入细致的追踪蛛丝马迹并加以缜密的推测,同时需要多学科和多专业协作以及借助必要的科学测试手段与设备等,方能"破案"。

一、基于现象发现提出病因假说

许多病因未知的疾病是临床医师首先发现的,这些临床特殊的不明病因病例存在某些特点,通过临床的分析和总结,有可能产生认识上的飞跃,进而提出病因假说,为进一步研究提供某些重要线索。其主要形式为个案病例报告或系列病例总结,重点探讨临床特点分析、诊断不明、可能的致病因素等。可为进一步的病因与危险因素研究提供线索。

如在某个国家的一个城市,同时发现有 5 例肺孢子虫肺炎(pneumocystis pneumonia,PCP)患者,均为男性同性恋,既往身体健康,但发病后不久,有两例死亡。实验室检查,均提示免疫功能低下,特别是细胞免疫功能损害更为突出。与此同时在另一城市又发现 26 例男性同性恋者罹患罕见的 Kaposis 肉瘤(KS),其中多数并发 PCP。这些病例的免疫功能均明显被抑制,预后很差,发病后 8~24 个月全部死亡。

PCP 系条件致病性感染(opportunistic infection),而 KS 系罕发肿瘤,常累及老人,基于既往临床经验,两者预后并非如此严重。预后差多与免疫功能受损有关。那么什么原因抑制免疫功能呢? 在全部病例的病史和治疗史中,并无应用特殊免疫抑制剂记录,仅发现有些用过亚硝酸异戊酯吸入,还有部分患者合并巨细胞病毒(MCV)感染。虽然后两者有抑制免疫功能效应,通常是较轻的或是一过性的、可逆的,故不能用此解释这些严重后果。

临床上发现这类同性恋男性患者,是否为机遇之故? 但后来又发现接受了凝血因子Ⅷ治疗的血友病患者,经注射途径吸毒者,甚至新生儿和妇女也有这种疾患的发生。

因此,这种病因不明且免疫功能严重抑制所引起致命的疾病,必须明确其致病的原因。

二、先利用回顾性病例-对照研究初步验证病因假说

根据病因不明疾病的临床特点,可能感染或患病的方式,有关化验及特殊检查的结果,经综合分析,排除了某些已知的因素之后,提出可能的致病因素假说。进而用严格的诊断标准,去选择该病因不明的病例,组成病例组,同时选择其他病例,进行配对,作为对照组,对提出的病因假说,作病例-对照研究,探讨因果关系。

如美国疾病预防控制中心选择了一组上述免疫功能受损,伴有 PCP 和 KS 的男性同性恋病例,与免疫功能正常未患上述疾病者对照,进行病例-对照研究,结果发现:该病的感染与同性性接触次数明显相关,且发病前与类似患者有性交史,次数愈多或性交对象愈多,则感染的概率就愈大;此外,还发现与吸入亚硝酸异戊酯有关。经分析认为:男性同性恋经肛门性交,对结构薄弱的直肠黏膜可造成创伤,导致了粪便污染和条件致病性微生物(PCP、MCV 等)感染的机会,患者的精液射入肠腔内,均成了特殊病毒感染的条件。吸入亚硝酸制剂,也只是发病的辅助因子(co-factor)。因此,将该病称为获得性免疫缺陷综合征(acquired immune deficiency syndrome,AIDS),并推测为某种特殊病毒所致。

三、再利用前瞻性研究证实病因

确定病因最理想的当然是前瞻性随机对照试验,即选择健康人体若干,随机分成两组,一组接受可能的致病因素,另一组则接受安慰剂,观察其发病结果,进而确立因果效应。例如,一组接种 HIV,对照组接受安慰剂,观察是否发生 AIDS 病。这虽是最佳试验方法,但却是法律和伦理不容许的,因而行不通,只能采用观察性队列研究。

（一）单队列定期观察

即按照诊断标准,选择一些与某种可能致病因素接触但未发病的对象,再定期观察、连续追踪,观察该因素的致病效应,为确定病因提供依据。例如,观察吸烟可否引起肺癌,可以从人群中选择一些吸烟但又未患肺癌的群体作为研究对象,定期、连续地观察若干年,以观察在这些吸烟者中的肺癌发病率,借以探讨吸烟与肺癌发病的关系。这是单队列研究,虽为前瞻性但无对照且受干扰的因素较多,故准确性较差。

（二）双队列观察研究

按照统一的标准,选择一组暴露于目标疾病的可能危险因素的群体为观察队列,再选另一组未接触该因素者作为对照,纳入研究时,两组均确实不存在目标疾病,经作同期前瞻性观察,比较两组疾病发生率的差异,这就是前瞻性队列研究（cohort study）。如选择一组吸烟的群体,以另一组非吸烟者作为对照,追踪观察两组肺癌发病率的差异,以探讨吸烟诱发肺癌的病因效应。这种有对照的前瞻性病因学研究,如设计严谨,诊断可靠,能排除有关偏倚和混杂的干扰,所获得的病因学结论,是十分有价值的。

四、干预或阻断病因进一步确认因果关联

当可能的致病因素或危险因素被研究确定后,应在人群中进行验证即当致病因素存在时,发病率就会高;反之,由于采取了干预措施,使致病危险因素消除或减弱时,则发病率应降低。伴随致病危险因素控制与否而发病率出现相应的增加和减低,从两个方面来验证病因,有较强的说服力。这在临床流行病学的研究中,有着重要的意义。例如,高血压被定为脑血管病发病的主要危险因素,实践证明如高血压不作有效治疗,脑血管意外的发病率和病死率均高;如高血压经有效治疗后,则脑血管意外的发病率与病死率都会显著降低。又如,用乙型肝炎疫苗预防乙型肝炎,进而可能减少原发性肝癌的发生,这为研究乙型肝炎与肝癌因果联系提供确切依据。

此外,因药物不良反应造成某种疾病或恶果,经过仔细的观察研究能够证明存在因果关系,即使机制不明,采取有针对性的干预措施,当获得有意义的结果时,也可证明其病因的因果关系。例如,20世纪60年代因服用治疗孕妇妊娠反应的沙利度胺（thalidomide）出现新生儿先天性海豹肢畸形,当其因果关系初步确认后,停止了该药的生产销售,这种新生儿畸形随之被控制（图16-5）。这就在宏观上证实了沙利度胺导致新生儿海豹肢畸形的因果关系。

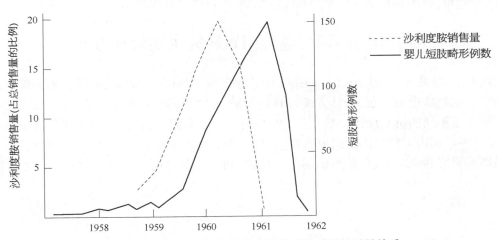

图 16-5 沙利度胺致婴儿先天性海豹肢畸形的因果关系

五、基于实验病因学研究明确生物学发病机制

临床流行病学研究从宏观上提出并验证病因假说,还需进一步从微观上开展基础医学研究,完善因果关系证据链,如分离鉴定病原体,建立动物疾病模型,探讨发病机制及病理研究,以进一步地验证病因,为疾病防治提供基础理论依据。

实验病因学研究多系动物实验或在体外用实验方法进行的,特别是后者常是模拟人体的内环境,进行精心实验。实验病因研究寻找完全与人类相似的敏感性动物,是不大可行的;体外模拟的"人体内环境"毕竟与人体内状况和反应也不完全一样。因此,将实验结果引用于人体时,应持审慎态度。例如,艾滋病的病因,依据假说推断为一种特殊病毒,经过微生物学工作者的努力,从 AIDS 患者肿大的淋巴结和 T 淋巴细胞内,分离出了逆转录病毒(retrovirus),称之为人类免疫缺陷病毒(human immunodeficiency virus,HIV 及 HIV Ⅱ,HIV Ⅲ),在 AIDS 患者多有其相应的抗体存在;用 HIV、HIV Ⅲ给黑猩猩作染毒实验,发现可以产生相应的抗体,并出现部分淋巴结肿大,以及 T 淋巴细胞功能的抑制现象,但缺乏人类 AIDS 病的典型表现。在发病机制上认为条件致病性感染是免疫功能被抑制的结果,而免疫功能的损害与肿瘤的发生,则与病毒感染的本身有关。注射用药与接受血液制品引起的发病,系污染病毒之故,就像乙型肝炎病毒感染一样。近年来经进一步的实验及临床科研,肯定了 HIV 系 AIDS 病的致病病原体。致病性病毒的发现与确定,为 AIDS 特异性诊断提供了武器,也为特异性预防提供了可能。

在临床医疗实践中经常发现:一种干预措施的某些不良反应/风险存在明显个体差异。通过进一步实验基础研究,可提供个体发生不良反应差异的病理生理机制,将有助于临床医师对个体制订精准治疗方案,从而降低个体发生不良反应的风险。例如,高尿酸血症是痛风的重要生化基础,临床常用别嘌醇降血尿酸,但有些患者会发生严重过敏性药疹。经实验基础研究发现,*HLA-B5801* 基因与药物过敏引起的严重不良反应高度相关,这其中就包括别嘌醇,严重时可导致永久性残疾甚至死亡。*HLA-B5801* 基因型与临床使用别嘌醇产生 SJS-TEN 综合征(包括史-约综合征 SJS 或中毒性表皮坏死松解症 TEN)严重不良反应密切有关。亚裔人群中 *HLA-B5801* 基因型阳性率较高,比如中国人群 *HLA-B5801* 任意一亚型携带率为 6%~8%。因此,目前许多国家指南建议亚裔人群使用别嘌醇前,应该进行 *HLA-B5801* 基因检测,阳性者不建议使用别嘌醇药物,阴性者可常规使用。

第三节　病因与危险因素研究主要设计方案

德国物理学家 Werner Karl Heisenberg 曾提出"科学研究过程就是提出问题和解决问题的过程"。选题即提出问题,设计方案即解决问题的方法。基于研究题目、目的、科学性、可行性等,可选不同的研究设计方案。采用恰当的设计方案回答提出的正确问题,临床科研就成功了一半。病因与危险因素研究常用设计方案有随机对照试验、队列研究、病例-对照研究、横断面研究和个案报道/系列病例分析报告,病因与危险因素研究的常用设计方案阐述如下。

一、随机对照试验

随机对照试验中受试对象被随机分配到试验组和对照组,即每一个受试对象都有同等机会进入试验组或对照组,确保组间可比性。以"钙通道阻滞剂是否增加患癌症的危险"这个假设的问题为例,模拟一项随机对照试验。在知情同意后,将适合药物治疗的高血压患者随机分为两组,试验组使用钙通道阻滞剂而对照组使用非钙通道阻滞剂。随机分配能使其他可能致癌的因素(包括已知和未知)在钙通道阻滞剂组和对照组两组患者中均衡分布,从而消除彼此间未知混杂因素的影响。倘若模拟研究结果发现钙通道阻滞剂组确有癌症发病增加,则有理由相信钙通道阻滞剂组中增加的癌症病例由钙通道阻滞剂引起。随机对照试验主要用于评估某种治疗措施的不良反应。事实上,研究者不可能主动将危险因素置于受试对象身上,去试验对人体造成的危害,否则违背伦理,然而有时需要迫切了解某种不肯定的致病因素或尚无充分证据说明对人体有害的危险因素,在这些特殊情况下,也可做病因学随机对照试验。如基于 HOPE 研究证明血管紧张素转换酶抑制剂(ACEI)雷米普利可减少心血管病或高危无心力衰竭糖尿病患者心血管原因的死亡率和发病率。但血管紧张素 II 受体拮抗剂(ARB)替米沙坦预防心血管发病率和死亡率是否与雷米普利相当,以及两者联合治疗是否有更多的临床获益尚不清楚。Yusuf 等于 2008 年发表的 ONTARGET 研究,旨在回答上述尚不清楚的两个问题。该研究采用了随机双盲对照设计方案,将符合纳入标准的高危心血管患者 25 620 名随机分成三个组,雷米普利组(8 576 名)、替米沙坦组(8 542 名)和联合治疗组(8 502 名),平均随访 56 个月。结果发现,血压控制良好且无心力衰竭的高危患者中,替米沙坦在降低心血管危险方面与雷米普利的作用相同;两药联合使用并未带来更多临床获益,却增加了更多的不良事件。相比雷米普利组,联合治疗组有较高的低血压症状发生率(4.8% vs 1.7%;$P<0.001$)、晕厥发生率(0.3% vs 0.2%;$P=0.03$)和肾功能不全发生率(13.5% vs 10.2%;$P<0.001$)。因此,目前许多国家高血压治疗指南不推荐 ACEI 联合 ARB 方案。在 ONTARGET 研究前并无充分证据说明 ACEI 联合 ARB 对高危心血管患者可能弊大于利,甚有些随机对照研究发现,在控制糖尿病肾病蛋白尿方面,两者联合治疗优于单用 ACEI 或 ARB。

二、前瞻性队列研究

前瞻性队列研究方案对病因/危险因素评估有着十分重要价值,论证强度仅次于随机对照研究。这类研究是选择合格的研究对象,按是否暴露于危险因素,自然分成暴露组和非暴露组,随访一段相当长的时期,比较两组间目标疾病发生率的差异,以揭示其因果联系。但前瞻性队列研究在自然状态下进行观察,研究者无法主动控制暴露因素,因而难免受到某种(些)混杂因素的干扰。仍以"钙通道阻滞剂是否为癌症的危险因素"这个假设的问题为例,模拟一项队列研究来验证使用钙通道阻滞剂人群的癌症患病率是否高于对照人群。假设已知患高血压者更容易得癌症,那么在上例中高血压就可能是混杂因素。因为服用钙通道阻滞剂人群中高血压患者的比例肯定明显高于对照人群,这样无法判断癌症患病率增高是服用钙通道阻滞剂还是由高血压引起。所以研究者必须测量和报告两个队列的基线特征,并评价其可比性或用统计学方法来调整已知混杂因素的影响。

如一项针对原始 Framingham 队列研究中 4 265 例参与者和 Framingham 后代队列中

4 793 例参与者的研究,比较了饮酒水平与肺癌风险的关系。在这些队列中,饮酒程度多为轻度至中度。单因素分析发现饮酒水平与肺癌风险有关,但经多因素条件 logistic 回归模型统计分析校正了吸烟以后,未发现饮酒和肺癌相关,该研究中吸烟就是混杂。又比如,以往许多传统流行病学研究认为中度乙醇摄入具有心脑血管疾病保护作用(如脑卒中和 CHD 等),但最新研究报道(2019 年 4 月 4 日北京大学李立明,牛津大学 Chen Zhengming 共同通讯在 *Lancet* 在线发表):50 万中国人群队列分析提示中度乙醇摄入对心脑血管疾病的保护作用可能在很大程度上是非因果性的,而可能是与东亚人群两种常见的遗传变异(*ALDH2-rs671* 和 *ADH1B-rs1229984*)共同导致平均乙醇摄入的绝对差异有关,在该研究中遗传变异可能就是混杂因素。

病因或危险因素前瞻性队列研究设计方案要点总结:①确定可疑病因,病因可为一个,也可多个。候选病因应有一定初步研究(如病例-对照研究)支持。可同时研究多重暴露对同一疾病的作用(如英国地区心脏研究,美国 Framingham heart study),也可同时多重暴露对多种疾病(如英国 doctors study,美国癌症研究)。②确定目标人群(研究对象),最好是一般人群。也可用特殊人群(英国医师研究)。目标人群中要有足够的暴露候选病因的人数。③确定暴露组,即已暴露于该因素但未发病的人群,要求诊断标准的敏感度高。④确定对照组,即尚未暴露也未发病的人群。一般来自同一人群但无暴露可疑病因的个体。⑤随访和测量结局,基于专业知识,确定适宜的随访期,并用统一可靠的标准和方法测量目标结局。

三、病例-对照研究

病例-对照研究是一种回顾性研究,是选择患有目标疾病的一组患者作为病例组,同时选择一组未患待研疾病的其他患者或健康人作为对照组,回顾过去是否暴露于某种危险因素,比较两组的暴露比率。病例-对照研究被广泛用于病因与危险因素研究,如输血与乙型肝炎、吸烟与肺癌、小剂量放射线接触与白血病、雌激素与阴道癌、雌激素与阿尔茨海默病等。适用于少见病、有较长潜伏期的疾病研究,具有研究时间短、省钱、省力、对研究对象无害的优点。但因病例-对照研究本身不可避免地受多种偏倚的影响,论证强度不如上述两种设计方案高。但设计良好的病例-对照研究对初步验证病因/危险因素仍有重要价值。如肿瘤的病因学研究常先用病例-对照设计,提出病因假说,进而采用前瞻性研究证实病因。

病因或危险因素病例-对照研究设计方案要点总结:①可疑危险因素,一种疾病可有多种危险因素,但尽可能聚焦假说范围(考虑经济、资料获得可能性、时间等)。可同时研究一个疾病的多种病因,但不适宜同时研究多种疾病的病因,包括多项可疑因素的病例-对照研究更属探索性研究,易出现假阳性结果。②目标人群,研究人群应尽量代表一般性人群。病例谱应尽可能代表真实世界患者人群,来自某医院患者或存活患者的代表性就会比较差,代表性是选择病例和对照的基本原则。③选择病例,符合公认的诊断标准,保证病例的诊断准确无误,如病理分型也相同。④选择对照,尽可能利用与病例相同的诊断方法。对照个体不具有所研究的疾病,对照和病例要有可比性,但匹配在病例-对照研究中不能起到控制混杂的作用,主要目的在于提高统计分析效能。⑤确定既往暴露史,采集病例和对照组每个研究对象过去某个时间点或时间段暴露于目标因素的历史。危险因素资料的收集一定要独立于疾病的存在与否,为此,疾病诊断、研究对象的纳入、危险因素的收集可采取盲法。

四、横断面研究

横断面研究又称现况研究,是根据研究的目的确定研究的人群,再查明该人群中每一个体在某特定时点上暴露与疾病状态。横断面研究中的暴露(因)与疾病(果)同时出现在某一时点或时期,很难回答因果先后顺序。一般而言,横断面研究所揭示的是暴露与疾病之间的统计学关联,仅为因果关联提供线索和假设,是病因与危险因素分析性研究(随机对照试验、队列研究和病例-对照研究)的基础,不能据此做出因果推断。但对不会发生改变的暴露因素(如年龄、性别、种族、血型、疾病家族史等),横断面研究可提供较为真实的暴露与疾病的时序关系,也可因果推论,其论证强度不亚于上述病例-对照研究或队列研究设计。

五、个案报告或系列病例分析报告

个案报告或系列病例分析报告也常被用于病因学研究,但因缺乏对照,只能根据其临床及流行病学的特殊规律提出有关病因的假设。如 Kosenar 于 1960 年首先报道了两例形状如海豹前肢的新生儿短肢畸形,随后英国和德国相继发表了这类畸形的病例系列报告。据以往经验,这种畸形罕见。从病例分析发现,有些孕妇在妊娠早期因妊娠反应服用过沙利度胺(一种缓解早孕反应的药物),因而推测这种畸形与用药(沙利度胺)有关,这一推测后被病例对照研究和队列研究证实。可见个案报告或系列病例分析报告往往可为不明病因或患病危险因素的研究提供重要线索。

此外,实验病因学研究也是病因与危险因素研究的重要手段,从微观角度去探讨病因及作用机制,借助生化实验、微生物学实验、动物实验等基础医学研究,阐述病因的作用机制,进一步为验证病因假设提供依据。

确定病因与危险因素,一定要排除混杂及有关偏倚因素的干扰,且要有暴露危险因素组和未暴露组的两个群体进行对照;所致疾病的诊断标准、发病率及病死率等有关的指标和数据应确切,此为病因与危险因素研究与评价的科学基础。

第四节　病因与危险因素研究常见偏倚及控制措施

通过病因学研究确定因果致病关系,可能出现三种情况:真实的因果关系,虚假的因果关系,无关的因果联系。后者从医学基础及临床医学知识易于排除。关键在于严格地控制质量,排除若干偏倚因素的干扰,进而识别虚假的因果联系而肯定真实的因果联系。

一、选择研究对象时要防止选择偏倚

病因或危险因素研究若采用前瞻性对照设计方案(随机对照试验和队列研究),入组的研究对象应该为确诊未患有目标疾病的健康者。最佳选择方法是随机抽样(randomized sampling)。当分为暴露组或未暴露组两组进行致病的因果效应观察时,最佳分组方法自然是随机分组法。

若采用回顾性病例-对照研究设计,研究人群尽可能代表一般性人群。病例的选择应尽可能代表所有可能的同类患者,符合公认的诊断标准,保证病例诊断准确无误;选择对照应尽可能利用与病例相同的诊断方法,对照个体不具有所研究的疾病。这样能避免人为的选择偏倚对观察结果的影响,从而确保结果的真实性。

二、观测结果时要防止测量偏倚

采用前瞻性队列设计方案进行病因或危险因素研究最为重要者,是对被选择的研究对象一定要具有最为可靠的诊断性试验,测试纳入的对象务必是确实未患有被研究的疾病者。因此,要求测试的诊断性试验敏感度要高;然而在试验终止时,为确诊被研究对象确实已患了目标疾病或发生某种(些)不良事件,要求用高特异度的诊断性试验防漏诊。这样能防止测量偏倚。其次,对主观结局指标(如疼痛、生存质量)的观测宜取盲法,以避免观测和判断结果时的测量偏倚。

病例-对照研究设计重要的是病例和对照组在过去某时间点或时间段暴露于危险因素的资料收集是否独立于疾病诊断。为此,疾病诊断、研究对象的纳入、危险因素的收集宜取盲法,以避免获取过去危险因素暴露状况时的回忆偏倚(患者)和访谈者偏倚(研究者)。

三、因果效应分析要防止混杂偏倚

混杂(confounding)因素是干扰病因学因果效应的十分重要偏倚,可造成结果失真或结论不正确或不完全正确。如吸烟量越大,时间越长,对人体导致肺癌的概率会越高;因此,吸烟是致癌的危险因素。同样,如果患者高龄也是发生癌症的危险因素(较年轻者);如果研究吸烟与肺癌关系的话,对于年纪较大的吸烟者,就存在两种危险因素:一为吸烟——探讨引起肺癌的研究因素;年龄则为同时存在的另一致癌危险因素——称为混杂因素。为获得准确的吸烟与肺癌的因果关系,就必须防止年龄这一混杂因素的干扰(年龄因素)。常用的办法是观察组与对照组的对象实行年龄、性别配对(matching)或最终可用统计学方法进行分层分析或多因素分析,以排除混杂因素的影响。

四、防止机遇因素的影响

无论前瞻性或回顾性对照研究,都要防止机遇因素干扰因果关系的结论。因此,通过限制Ⅰ型错误和Ⅱ型错误的水平防止假阳性或假阴性的显著性影响。足够样本量的观察是十分重要的。当排除了上述影响因素后,所获得的因果观测结果才具有真实性(validity)的基础。

这样就可用病因与危险因素分析与评价的标准,综合评价其研究结果(图16-6)。

第五节   病因与危险因素研究的评价

为了解疾病的病因或危险因素,可以立题开展临床科研。但繁忙的临床医师不可能自己研究患者的每一个问题,常用方法是在文献中寻找相关科学研究证据,用他人的研究结果来回答提出的问题。但相关的研究众多,且质量良莠不齐,其研究的水平和价值如何,需要对其进行严格评价。即从研究结果的真实性、重要性、适(实)用性等方面进行评价。

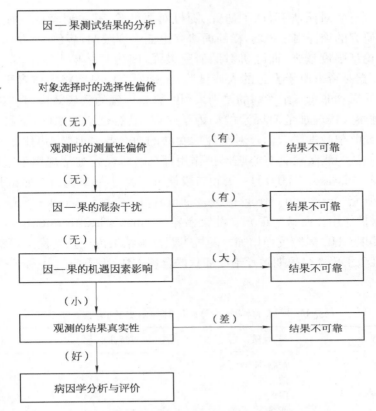

图16-6　病因与危险因素研究结果的质量分析图示

一、评价病因与危险因素研究证据的真实性

评价病因与危险因素研究证据的真实性主要根据研究的设计方法等原则,详见表16-1。

表16-1　评价病因与危险因素研究结果真实性的原则

病因与危险因素研究是否采用了论证强度高的研究设计
观察组和对照组除暴露因素外,其他方面是否一致,是否存在混杂的干扰
观察组和对照组的暴露因素、结局测量方法是否一致,是否采用了盲法
观察期是否足够长? 结果是否包括了全部纳入的病例
病因与危险因素研究因果效应的先后顺序是否合理
病因与危险因素和疾病之间有否剂量-效应关系
病因与危险因素研究的结果是否符合流行病学的规律
病因致病的因果关系是否在不同的研究中反映出一致性
病因致病效应的生物学依据是否充分

(一) 病因与危险因素研究是否采用了论证强度高的研究设计

临床科研的对象是人,由于变异和生物多样性的普遍存在,不同的个体接触同样的危险因素,发生的反应可有很大差异:有些人发病,有些则没有。因此,当选择研究对象不合适或采用的研究方法不当时,临床科研易受到系统误差(即偏倚)的影响,降低结果的真实性,而论证强度高的研究设计则能较好地控制偏倚。病因与危险因素的研究方法通常有描述性研

究、横断面研究、病例-对照研究、队列研究、随机对照试验,其主要特征论证强度可参考表16-2。描述性研究的论证强度最弱,横断面研究论证强度较弱,病例-对照研究论证强度不太强,队列研究论证强度较强,而随机对照研究最强,因为其结果来源于真正的人体试验。病因学研究的证据是否来源于真正的人体试验,是指研究中是否将人体置于危险因素的暴露中,通过比较暴露和非暴露组发病的差别来判断暴露因素的致病效应,具有较强的因果论证强度。但在健康人群施加危险因素的病因学研究,显然是不道德的,不具备可行性。例如,雌激素治疗或雌孕激素联合治疗对绝经后女性的净获益目前尚不明确。根据大量观察性研究资料,人们认为雌激素具有心脏保护作用,因此,雌激素被常规用于冠状动脉性心脏病(coronary heart disease,CHD)的一级和二级预防。然而,一项随机对照试验"心脏与雌激素/孕激素替代研究(heart and estrogen/progestin replacement study,HERS-Ⅰ和Ⅱ)"未能证实这一心脏保护作用。而另一项妇女健康倡导(women's health initiative,WHI)雌孕激素联合试验则发现 CHD 风险反而增加。随机对照试验结果论证强度优于观察性研究,目前大多数人认为雌激素仍然是短期治疗绝经症状的合理方法,但不应将其用于 CHD 一级和二级预防。

表16-2 各种病因与危险因素研究设计方案的论证强度

设计方案类型	性质	可行性	论证强度
随机对照试验	前瞻性	差	++++
队列研究	前瞻性	较好	+++
病例-对照研究	回顾性	好	++
横断面调查	断面	好	+
描述性研究	前瞻/回顾	好	+/-

(二)观察组和对照组除暴露因素外,其他方面是否一致,是否存在混杂的干扰

无论何种设计方案,都可能存在偏倚的影响,其中,混杂偏倚在多危险因素致病的因果关系中影响最大,混杂因素可为已知的,也可为未知的。应评价病因与危险因素研究中是否存在混杂,以及混杂的影响程度,是否采用适当控制或消除方法,如设计阶段有严格纳入和排除标准、对已知的预后因素行分层分析,在资料统计阶段,采用多因素统计分析方法等。

(三)观察组和对照组的暴露因素、结局测量方法是否一致,是否采用了盲法

测量偏倚、回忆偏倚、选择偏倚可能影响病因学研究的真实性,评价病因与危险因素研究时,应注意研究测量结果指标的方法在观察组和对照组间是否一致,且观测方法是否为盲法,如是才能保证结果的真实性。以"吸烟是否增加患肺癌的危险"的研究为例,观察者可能无意识地更关心吸烟者,更主动、更详尽地随访追查是否发生了肺癌。同样,发生了疾病的受试对象更关注自己的病况,更容易回忆起过去曾经接触的暴露因素。而盲法就能使观察者和观察对象都不知道研究假设、不知道分组情况,从而如实记录观测结果,避免上述偏倚造成的影响,增加结果的真实性。

(四)观察期是否足够长?结果是否包括了全部纳入的病例

验证某些疾病特别是慢性非传染性疾病发病危险因素的致病效应的研究证据时,由于其潜伏期长,往往需足够长时间才能观察到结果的发生,观察期过短易得假阴性结果,因此,应结合疾病发病和结局的自然病程的知识来判断观察期是否够长。以"吸烟是否增加患肺癌的危险"为例,倘若观察对象仅被随访了几周或几月,就无法区分阴性结果的真实性,是吸烟确实没有增加肺癌的危险?还是因随访期短而肺癌未表现出来?另外,随访中途丢失的病例不应超过总观察数的 10％,一旦超过 20％,则结果很可能失去真实性,因为中途退出的病例可能在某些重要特征上与仍然留在研究中的病例有很大出入。

(五)病因和危险因素研究因果效应的先后顺序是否合理

在评价某一病因和危险因素研究时,若能明确危险因素的出现早于疾病的发生,则研究结果的真实性高。以"吸烟是否增加患肺癌的危险"为例,吸烟的暴露应早于肺癌的发生。倘若因素和结果两者均同时出现在一个人身上,谁是因,谁是果?必须持慎重态度。例如,高血压患者往往伴有较高血清胆固醇水平,糖尿病患者往往伴有心血管疾病,对谁先谁后不能草率下结论。

因果效应顺序的确定主要有赖于前瞻性研究,而回顾性、横断面调查、描述性研究在因果效应时相顺序的确定上论证强度低。

(六)病因与危险因素和疾病之间有否剂量-效应关系

病因与危险因素与疾病之间有否剂量-效应关系,是指致病效应与有关危险因素的剂量或暴露的时间具有显著的相关性。即当病因可以分级处理时(根据量化或特征),随着级别的变化是否可以影响疾病在人群的发病率。这种关系可以制成相关图,得一形如阶梯的曲线,称剂量-效应反应曲线。例如,Doll 和 Hill 按每日吸烟支数将人群分组,进行队列研究,将肺癌死亡率与吸烟量的关系绘成图,发现随着吸烟量的增加,肺癌的死亡率也就越高。在医疗实践中,治疗措施的疗效和副作用在一定范围内往往也存在剂量-效应关系,在治疗剂量时,可显现疗效,但达到中毒剂量时,则出现中毒反应。当病因和危险因素研究呈现剂量-效应关系时则结果的真实性较高。

(七)病因和危险因素研究的结果是否符合流行病学的规律

疾病在人群中的分布特点和消长的变化,往往与相关的危险因素消长的变化相吻合,当危险因素存在时,该病的发病率及患病率往往较高。反之,当其减弱或消除时,该病的发病率及患病率也随之下降。在不良反应研究中,符合流行病学规律表现为终止治疗措施伴随不良反应的减弱或消失,重新开始治疗措施时,不良反应又再次出现。如 20 世纪 60 年代沙利度胺致新生儿海豹肢畸形的例子,沙利度胺销售高峰时,海豹肢畸形的发生率也达高峰,当停止生产和销售沙利度胺后,该畸形的发生率也极为明显地下降,这符合流行病学病因致病的规律。所以,当病因和危险因素研究结果符合流行病学规律时,其研究的因果关系较密切。

(八)病因致病的因果关系是否在不同的研究中反映出一致性

对某危险因素与某种疾病关系的研究,倘若在不同地区和时间、不同研究者和不同设计方案的研究中都获得一致结论,则这种病因学的因果效应较可信。如吸烟与肺癌的病因学研究,世界上至少有 7 次以上的队列研究、30 次的病例-对照研究得出相似的结论,说明吸烟与肺癌的因果关系较为真实。若进一步系统评价,尽可能全面收集了相同性质的、高质量的研究结果,则得出的结论真实性更高。

(九)病因致病效应的生物学依据是否充分

倘若病因学和危险因素研究揭示的因果关系有生物学的可解释性,则可进一步增加因果联系的证据,结果的真实性高。即使缺乏生物学上的合理解释,否定因果关系时也要慎重,因受科学水平的限制,当年无法合理解释的因素,若干年后可得到解释。例如,1747 年 Lind 发现海员的坏血病与食用水果蔬菜有关,百年后才分离出维生素 C,最终确定是维生素 C 缺乏所致。

随着当代生命科学的飞速发展,把临床流行病学的宏观研究结果与分子生物学、基因工程等微观研究结果相结合,必将促进病因学研究的飞速、深入发展。

二、评价病因和危险因素研究证据的临床重要性

倘若评价的文献不能满足上述 9 项标准的前 4 项,则说明其结果的真实性较差,不能作为指导临床医疗实践的证据,应继续寻找其他文献。反之,则可进一步明确这种病因学因果关系是否有足够的强度、精确度,以及临床价值。

(一)因果相关性强度的指标

在随机对照研究和队列研究中,表示因果相关性的指标是相对危险度(relative risk, RR)。相对危险度是指病因暴露组的发病率与未暴露组发病率的比值。以"吸烟是否增加患肺癌的危险"为例,队列研究的结果汇总为下列四格表(表 16 - 3)。

表 16 - 3 吸烟与肺癌关系

		肺癌	非肺癌	合计
吸烟	有	a	b	a+b
	无	c	d	c+d

病因暴露组的肺癌发病率为 a÷(a+b),病因非暴露组的肺癌发病率为 c÷(c+d),相对危险度即为: $RR = [a \div (a+b)]/[c \div (c+d)]$

回顾性病例-对照研究由于研究对象的选择方式和研究的时间顺序与队列研究不一样,在应用因果关系强度指标方面略有差别。以"吸烟是否增加患肺癌的危险"的问题为例模拟一个病例-对照研究,结果可总结于下列四格表(表 16 - 4)。

表 16 - 4 吸烟与肺癌关系分析

		癌症组	对照组
吸烟	有	a	b
	无	c	d

$OR = ad \div bc$,OR(odds ratio)即比值比,其意义表示病例组中暴露于该因素者与未暴露者之间的比值相当于对照组中该项比值的倍数。病例-对照研究除非选择全人群或其随机抽样样本,不能计算发病率或发生率,因此病例-对照研究结果因果关系强度指标应采用 OR,而不能采用前瞻性研究的 RR。RR 或 OR 愈高,则因果联系强度愈强。至于 RR 或 OR 有多大才有意义,则无一定的标准,应视临床或流行病学具体情况而定,有学者认为,OR 或 RR 在 1.2~1.5 之间,危险因素和疾病的联系为弱联系,在 1.6~2.9 之间为中等联系,在 3.0 及以上为强联系。

(二)危险估计的精确性如何

除评价因果关系的强度外,还需评价其精确度,方法是计算 RR 或 OR 的 95% 可信区间

（95％ confidence interval，95％ *CI*），如果 95％ *CI* 范围较狭小、下限和上限值不包括 1.0，则其精确度高，且有统计学意义。

（三）NNH

NNH（number needed to harm）是一种对临床医师、患者而言更直观、更易理解的指标，其意思是导致一例疾病的发生需要暴露在可疑危险因素中易感个体的人数。在了解计算 NNH 的方法之前，先来讨论相对危险增加率（relative risk increase，RRI）和绝对危险增加率（absolute risk increase，ARI），以"吸烟是否增加患肺癌的危险"为例，则：RRI＝（吸烟组肺癌发生率－未吸烟组肺癌发生率）÷未吸烟组肺癌发生率，即与未吸烟组相比，吸烟组发生肺癌的相对危险增加的水平。ARI＝（吸烟组肺癌发生率－未吸烟组肺癌发生率），意思是与未吸烟组相比吸烟组发生肺癌的绝对危险增加的水平。NNH 即为 *ARI* 的倒数，即：
NNH＝1÷ARI

在随机对照研究和队列研究结果的四格表中，可以直接计算 NNH，即：
NNH＝1÷{[a÷（a＋b）]－[c÷（c＋d）]}。而病例-对照研究不能直接计算发病率，NNH 的计算如下：NNH＝1－[PEER×（1－*OR*）]÷（1－PEER）×PEER×（1－OR）

公式中的 PEER（patient expected event rate）或称 CER（control event rate）是非暴露人群的疾病发生率（或未接受治疗措施患者副作用的发生率），在相同 *OR* 的情况下，不同的 PEER 可使 NNH 产生很大的波动，PEER 越小，NNH 值越大。

三、评价病因和危险因素研究证据对医疗决策的价值

病因与危险因素研究的目的是弄清疾病发生的原因，掌握其发病机理和转归，为正确的诊断、估计危害程度、有效防治、控制和消灭疾病做出合理的医疗决策。医疗决策的基本要素有两项，一为病因的正确确定，二为预测决策的效果。当不明病因的疾病弄清后，就可采取有针对性的、有效的医疗决策，使患者获得最好的治疗效果；或果断采取干预措施、减低发病率，减少社会负担。人类的疾病是复杂的，病因的确定也很不容易。有时病因不太明确，但必须采取防治措施，下述情况可供参考。

（一）依据流行病学的宏观证据做出决策

在基层卫生机构，由于条件限制，常对某些疾病病因的确诊有困难，此时可根据流行病学的研究方法，从宏观上寻找证据。例如，某村不断出现持续发热、反应迟钝、皮肤玫瑰疹、肝脾轻度肿大、白细胞减少的病例，临床上疑诊伤寒，按伤寒治疗有效。鉴于邻村无一该病病例，于是开展流行病学调查，发现患病村民饮用塘水，而邻村饮用井水，推测发病与饮水有关。通过饮水消毒、治疗隔离病例、疾病很快得到控制。

（二）依据临床医疗实践的观察做出决策

有些效果良好的药物，同时也可能有严重副作用，临床医师在医疗决策时，要坚持利大于弊的原则，同时充分考虑患者的意见。

（三）医疗决策应注重社会效益

当明确了某一疾病的病因后，进一步结合病因学论证强度和决策效能（表 16-5），做出相应的医疗决策。如采取干预措施阻断疾病的自然病程，有时会对少数个体带来一些副作用，但总体社会效益明显。此时就应在治疗和处理好少数人副作用的同时，坚持实施干预措施。例如，儿童预防接种疫苗（如白喉、破伤风、百日咳混合疫苗，卡介苗，乙型肝炎疫苗等）

是预防未来发生某些高危传染病的重要措施,但确有个别儿童出现程度不同的副作用,为了整个社会的需要,在不断研究安全有效疫苗的基础上,继续对儿童进行常规接种疫苗的决策。

表 16-5　病因研究评价原则、论证强度及决策效能表

病因学评价原则	病因论证强度	决策效能
人体试验的结果	++++	++++
因果效应的相关性强度		
随机对照试验的系统评价	++++	++++
随机对照研究	++++	++++
队列研究	+++	+++
前瞻性巢式病例-对照研究	+++	+++
横断面调查研究	+～±	+～±
病例-对照研究	+～±	+～±
叙述性研究	+～0	0
相关性的一致性	++	+～++
因果时间顺序	++	+
剂量-效应关系	++	+
流行病学规律	+～±	+～±
生物学依据	+～+++	+～++
特异性	+	+～++
雷同性	+～±	±～0

（吴红梅　魏　强）

第十七章　诊断性研究与评价

疾病诊断是临床工作中至关重要的一个环节,诊断不明,难以开展针对性救治。为了提高临床诊断水平,不仅需要研究和开发好的诊断方法,而且需要对诊断性试验的临床价值进行科学分析与评价。诊断性试验(diagnostic test)是对疾病进行诊断一类评价方法或手段(包罗万象),主要包括:①各种实验室检查(如生化、血液学、病原微生物、免疫学)等;②影像学检查,如 X 线、B 超、CT、MRI(核磁共振)、冠状动脉造影、DXA(双能 X 线吸收测定);③其他器械检查,如心电图、纤维内窥镜、电镜等;④新一代高通量生命组学检测技术,用于早期筛查、分型分类等;⑤病史和体检所获得的临床资料(临床诊断)。

诊断性试验在临床中的应用范围很广,如评估新诊断方法/技术的诊断效能,诊断/判断疾病的严重程度(如 CCS 心绞痛分级),疾病筛查,考核治疗效果,估计对治疗的反应(新型冠状病毒抗体 IgG、IgM),监测药物不良反应,估计疾病的临床过程及其预后等。

因此,掌握和应用临床流行病学方法,对各种诊断性试验进行科学评价与优选,有助于正确认识诊断性试验的实用性与诊断价值,避免凭经验选择的盲目性或者过分相信文献资料的片面性。

第一节　诊断性试验的研究与评价方法

开展诊断性研究最基本的要素包括定义待评诊断试验、确定金标准诊断、纳入研究对象、盲法评价比较等。

一、确定金标准诊断

金标准(gold standard)是指当前临床医师公认的诊断疾病最可靠的方法,也称为参考标准。主要包括病理学标准(组织活检和尸体解剖)、外科手术发现或特殊的影像诊断、长期临床随访结果(筛查试验)、公认的综合临床诊断标准(如痛风、抑郁症)等。

应用金标准可以正确区分"有病"或"无病",待评诊断性试验对疾病的诊断价值,必须有金标准评价作为依据。

二、纳入研究对象

研究对象应是同期进入研究的连续样本或者是按比例抽样的样本,不能由研究者随意选择。应当包括两组,一组是用金标准确诊"有病"的病例组,另一组是用金标准证实为"无病"的对照组。所谓"无病"对照组,是指那些用金标准排除目标疾病诊断的研究对象,但不一定是完全无病的健康人。

病例组应包括各型病例如典型和不典型的,早期、中期与晚期病例,轻型、中型与重型的,有和无并发症者等,根据临床应用需要,某些情况下应该包括治疗中或者治疗过的病例,以便使诊断性试验的结果具有更好的临床实用价值。

对照组可选用金标准证实没有目标疾病的其他病例,特别是与该病容易混淆的病例,以期明确其鉴别诊断价值。完全健康的人群一般不宜选作对照组。

三、盲法比对金标准诊断与诊断性试验结果

采用盲法评价诊断性试验具有十分重要的意义,即要求判断诊断试验结果者,不能预先知道该研究对象用金标准诊断的"有病"还是"无病"结果,以免发生疑诊偏倚,盲法特别是对影像诊断更为重要。目前大多数生化实验室都使用了自动化分析仪,其显示的数据可以认为是盲法试验的结果。

需要注意的是:诊断试验与金标准诊断实施的时间间隔要足够短,同时实施的先后顺序需要根据不同临床疾病,以及诊断试验特点决定,否则有可能产生测量偏倚。

待评诊断性试验对疾病的诊断结果,应当与金标准诊断结果,进行同步对比,以诊断四格表形式呈现(表 17-1),以便进一步评估。其方法如下。

表 17-1 诊断四格表

		金标准(标准诊断)		合计
		有病	无病	
诊断性试验	阳性	a 真阳性	b 假阳性	a+b
	阴性	c 假阴性	d 真阴性	c+d
	合计	a+c	b+d	N

由 a、b、c、d 组成诊断四格表,其中用金标准诊断为"有病"的病例数为 a+c;诊断性试验检测结果阳性者为 a,阴性者为 c;金标准诊断"无病"的例数为 b+d,诊断性试验检测阳性者为 b,阴性者为 d; N 为病例的总数。

四、样本量估算

待评诊断性试验是否有诊断价值,必须与金标准诊断对比,其中敏感度(sensitivity,Sen)及特异度(specificity, Spe)均是稳定指标。因此,可按照估计总体率的样本量估算方法,计算"有病"组样本量 n_1 和"无病组"的样本量 n_2,并根据目标研究人群的患病率 P 推算总共所需样本量 N, δ 为容许误差。

$$n_1 = \frac{Z_a^2 \text{Sen}(1-\text{Sen})}{\delta} \qquad N = n_1/P$$

通过敏感度 Sen 来计算病例组样本量,再除以患病率 P 来估算总样本量;亦可用特异度计算对照组样本量,再除以 $(1-P)$ 来推算总样本量。倘若敏感度和特异度均要考虑,分别计算后,取其大者。此外,有的研究旨在获取或验证某个诊断性试验的 AUC(曲线下面积),亦可根据相关公式估算样本量。示例:超声波对胆囊结石诊断敏感度为 80%,特异度为 60%,容许误差 10%,估计研究人群中胆囊结石患病率 28%。据此估算样本量。

设 $\alpha = 0.05$, $Z_a = 1.96$(双侧),Sen $= 0.80$,Spe $= 0.60$,假定 $\delta = 0.10$, $P = 0.28$。

基于敏感度估算: $n_1 = \frac{(1.96)^2(0.80)(1-0.80)}{(0.10)^2} = 62$ 例, $N = 62/0.28 = 222$ 例。

基于特异度估算：$n_2 = \dfrac{(1.96)^2(0.60)(1-0.60)}{(0.10)^2} = 93$ 例，$N = 93/(1-0.28) = 130$ 例。

综合后选取最大者，该诊断性研究至少需要样本量 222 例。

第二节　诊断性试验的评价指标

一、诊断性试验常用的评价指标

诊断性试验的诊断效能评价指标包括：敏感度和特异度、阳性结果预测值和阴性结果预测值、阳性似然比和阴性似然比、准确度、诊断比值比（*DOR*）、*AUC*（曲线下面积）等。其中前三对指标以结对的形式呈现评价结果。以表 17 - 1 为例，分别阐述如下。

1. 敏感度（sensitivity，Sen）　采用金标准诊断为"有病"的病例中，诊断性试验检测为阳性例数的比例。换言之，敏感度是指实际患病的患者被正确诊断的可能性（真阳性率）。敏感度愈高，则漏诊病例（漏诊率，即假阴性）愈少，二者关系是：漏诊率＝1－敏感度。

$$\text{Sen} = \frac{a}{a+c}$$

2. 特异度（specificity，Spe）　采用金标准诊断"无病"的例数中，诊断性试验结果为阴性的比例。换言之，特异度是指诊断试验判断"无病"患者为阴性结果的可能性（真阴性率）。特异度愈高，则误诊病例（误诊率，即假阳性）愈少，二者的关系是：误诊率＝1－特异度。

$$\text{Spe} = \frac{d}{b+d}$$

3. 阳性结果预测值（positive predictive value，PPV）　诊断性试验检测为阳性的全部例数中真正"有病"患者（真阳性）所占的比例。即试验结果阳性中真正患病的可能性。

$$\text{PPV} = \frac{a}{a+b}$$

4. 阴性结果预测值（negative predictive value，NPV）　经诊断性试验检测为阴性的全部例数中真正"无病"者（真阴性）所占的比例。即试验结果阴性中真正"无病"的可能性。

$$\text{NPV} = \frac{d}{c+d}$$

5. 阳性似然比（positive likelihood ratio，PLR）　诊断性试验中真阳率与假阳性率的比值。表明诊断性试验阳性时患病与不患病机会的比值，比值愈大则患病概率愈大。

$$\text{PLR} = \frac{a}{a+c} \div \frac{b}{b+d} = \frac{\text{Sen}}{1-\text{Spe}}$$

6. 阴性似然比（negative likelihood ratio，NLR）　诊断性试验中假阴性率与真阴性率的比值。表明在诊断性试验为阴性时患病与不患病机会的比值，比值愈小则未患病概率愈大。

$$NLR = \frac{c}{a+c} \div \frac{d}{b+d} = \frac{1-Sen}{Spe}$$

7. 准确度（accuracy，Acc）　诊断性试验检测为真阳性和真阴性例数在总例数中的比例。

$$Acc = \frac{a+d}{a+b+c+d}$$

8. 诊断比值比（diagnostic odd ratio，diagnostic *OR*）　诊断四格表中交叉乘积的比值，即为诊断性试验的比值比。

$$OR = \frac{ad}{bc}$$

9. 患病率（prevalence，Prev）　经诊断性试验检测的全部病例中真正"有病"患者所占的比例。在不同级别的医院中，某种疾病的患者集中程度不同，因而患病率的差别较大，从而会影响阳性及阴性预测值的结果。

$$Prev = \frac{a+c}{a+b+c+d}$$

二、诊断四格表与评价指标的相互转换

诊断四格表是诊断性研究和应用的基础。当某个诊断试验的临界点（cut-off point）确定后，其敏感度和特异度是稳定的指标。在临床应用某个诊断试验时，倘若文献资料中未列出四格表，可以根据已知的敏感度和特异度，以及患者可能的患病率（验前概率），完成四格表，进而计算患者的阳性预测值和阴性预测值等。如有 1 000 例患者参与诊断性试验，文中报告患病率为 20%，Sen＝80%，Spe＝90%，但未报告诊断四格表中的 a、b、c、d 值（表 17-2）。先计算"有病"患者例数（a＋c）＝1 000×20%（Prev）＝200，进而 a＝200×80%（Sen）＝160，c＝200－160＝40；再计算"无病"组例数（b＋d）＝1 000－200＝800，d＝800×90%（Spe）＝720，b＝800－720＝80。

表 17-2　诊断四格表

		目标疾病		合计（名）
		有病（名）	无病（名）	
诊断性试验	阳性	a(160)	b(80)	240
	阴性	c(40)	d(720)	760
	合计	200	800	1 000

第三节　诊断性试验的应用及其临床意义

诊断性试验的应用范围较广，除疾病诊断外，应用还包括其用于群体中的筛查，治疗效果的判断，以及预防效果和预后的评估等。

一、诊断性试验评价指标的稳定性

诊断试验在临床应用中,随着患病率的变化,各项评价指标的稳定性表现不一。其中,稳定的指标有敏感度、特异度、阳性似然比、阴性似然比,相对稳定的指标是准确度,不稳定的指标有阳性结果预测值、阴性结果预测值。

如对血清铁蛋白诊断缺铁性贫血进行评价,研究纳入某医院贫血患者和对照人群。缺铁性贫血的金标准诊断为骨髓涂片+铁染色。血清铁蛋白测定作为待评诊断试验,阳性或者阴性的临界值选定为 65 ng/ml。当血清铁蛋白<65 ng/ml,则诊断为缺铁性贫血(IDA),而≥65 ng/ml 则排除缺铁性贫血。共检查 258 例结果如下(表 17-3)。

表 17-3 某院 258 例疑诊为缺铁性贫血患者血清铁蛋白检查结果

| | | 缺铁性贫血(金标准) | | 合计(名) |
		是(名)	否(名)	
血清铁蛋白	阳性(<65)	73(a)	27(b)	100
	阴性(≥65)	8(c)	150(d)	158
	合计	81	177	258

该诊断研究的人群患病率 = 31.4%(81/258),Sen = 90.1%(73/81),Spe = 84.7%(150/177),PPV=73.0%(73/100),NPV=94.9%(150/158),Acc=86.4%(73+150)/258;PLR=Sen/(1−Spe)=0.901/(1−0.847)=5.89,NLR=(1−Sen)/Spe=(1−0.901)/0.847=0.12。

倘若扩大检查范围,对该院某段时期的内科患者都进行骨髓检查+铁染色,以及血清铁蛋白的检查,结果如表 17-4。

表 17-4 某院 1042 例患者铁蛋白检查结果

| | | 缺铁性贫血 | | 合计(名) |
		是(名)	否(名)	
血清铁蛋白	阳性(<65)	122(a)	142(b)	264
	阴性(≥65)	13(c)	765(d)	778
	合计	135	907	1042

扩大检查范围后,这一人群的患病率降到 13.0%(135/1042),各项指标的变化情况:
Sen=122/135=90.4%(稳定不变),Spe=765/907=84.3%(稳定不变);PPV=122/264=46.2%(较上例下降27%),NPV=765/778=98.3%(较上例增加3.4%);Acc=(122+765)/1042=85.1%(下降1%);PLR=Sen/(1−Spe)=0.904/(1−0.843)=5.76(不变),NLR=(1−Sen)/Spe=(1−0.904)/0.843=0.11(不变)。

以上结果说明,随着检查范围扩大到不同的患病率群体,如专科病房(患病率高)到普通病房或从三级医院到基层医院或社区卫生服务中心,被检人群的患病率就会下降。而随着患病率下降,像敏感度/特异度、阳性似然比/阴性似然比均无变化,准确度略有下降,而不稳定指标则变化明显,阳性结果预测值降低,而阴性结果预测值则有所增加。

诊断性试验中的患病率与阳性结果预测值成正相关，患病率上升，则阳性预测值增高，患病率下降，阳性预测值也随之降低；同时敏感度降低，阳性结果预测值也会随之下降。

$$PPV = \frac{Sen \times Prev}{Sen \times Prev + (1 - Spe)(1 - Prev)}$$

患病率与阳性预测值间的关系，也可用图17-1中曲线表示，当诊断性试验的敏感度与特异度固定不变时，患病率降低时阳性预测值也随之下降。

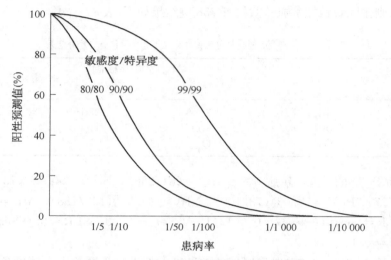

图 17-1　患病率与阳性预测值相关曲线

二、似然比的临床应用性

似然比（likelihood ratio，LR）是临床诊断中理想的综合评价指标，可依据试验结果的阳性或阴性，进一步计算患病的概率，便于患者在诊断性试验检测后，临床医师更确切地对患者做出诊断。从定义上来讲，阳性似然比（PLR）是诊断性试验的真阳性率[a/(a+c)]与假阳性率[b/(b+d)]之间的比值；真阳性率愈高，则阳性似然比愈大。

作为诊断性试验的指标，似然比不仅适用于试验结果为两分类变量（如结果为阳性或阴性）的情况，也同样适用于那些诊断试验结果为多分类变量（如强阳性、阳性、可疑、阴性等）的情况。计算似然比可利用常规四格表（对于多分类结果，亦可列出 R×C 表），按前述公式或其定义进行计算。下面按试验结果为两分类和多分类的两种情况分别阐述。

例如，对急性心肌梗死患者测定肌酸磷酸激酶（CPK），临界值确定为 80 U，"有病"与"无病"患者的结果见表 17-5，依据四格表可以计算阳性似然比；反过来，又可利用阳性似然比，对疑似目标疾病的患者，进一步计算其患病概率，做出更准确的判断。

表 17-5　急性心肌梗死患者 CPK 检查结果

		冠状动脉狭窄≥75%		合计(名)
		是(名)	否(名)	
CPK 检查结果	≥80 U	215(a)	16(b)	231
	<80 U	15(c)	114(d)	129
	合计	230	130	360

$$\text{Sen}=a/(a+c)=215/230=0.93,\ \text{Spe}=d/(b+d)=114/130=$$
$$0.88,\ +\text{LR}=\text{Sen}/(1-\text{Spe})=0.93/(1-0.88)=7.75$$

将上述原始检测数据,进一步分层分析,则可计算不同检测水平的阳性似然比,见表 17-6。

表 17-6　急性心肌梗死患者 CPK 分层检测结果

CPK(U)	AMI 阳性		AMI 阴性		PLR
	n	比例	n	比例	
>280	97	97/230=0.42	1	1/130=0.01	0.42/0.01=42
80~279	118	118/230=0.51	15	15/130=0.12	0.51/0.12=4.2
40~79	13	13/230=0.06	26	26/130=0.20	0.06/0.2=0.3
1~39	2	2/230=0.01	88	88/130=0.67	0.01/0.6=0.01
合计	230	a/(a+c)	130	b/(b+d)	

在应用似然比之前,先根据患者病史、体征等估计疾病验前概率,换言之,验前概率是医师估计的,有时也可用群体患病率作参考。根据某项检验结果或某项体征的阳性或者阴性似然比,则可计算该病例经过诊断试验后患病的验后概率,步骤如下。

(1) 验前概率(pretest probability)=依据病史体征等临床分析估计的概率;

(2) 验前比值(pretest odds)$=\dfrac{\text{验前概率}}{(1-\text{验前概率})}$;

(3) 验后比值(post-test odds)=验前比值×似然比;

(4) 验后概率(post-test probability)$=\dfrac{\text{验后比值}}{(1+\text{验后比值})}$。

如一 60 岁男性患者,活动后即有胸前闷胀感,在医院检查 CPK 为 120 单位,试问该患者诊断 AMI(急性心肌梗死)的可能性有多大?

先根据临床情况:该患者年龄较大且有临床症状,临床医师认为该患者 AMI 的可能性为 60%;再按表 17-6 所示,CPK 为 120 U 的 PLR=4.2;计算如下。

(1) 验前概率=0.60;

(2) 验前比值$=\dfrac{\text{验前概率}}{(1-\text{验前概率})}=0.60/(1-0.60)=1.5$;

(3) 验后比值=验前比值×似然比=1.5×4.2=6.3;

(4) 验后概率$=\dfrac{\text{验后比值}}{(1+\text{验后比值})}=6.3/(1+6.3)=0.86$。

该患者罹患 AMI 的可能性(概率)升高到 86%。

验前概率是临床医师估计该病例的患病概率,经诊断性试验检查后,可应用该试验的

PLR 或 NLR 计算验后概率,也可依据该试验的敏感度及特异度制成曲线,方便临床应用,如图 17-2。在诊断性试验中,如 Sen、Spe 符合图中所示,则在横坐标上查到已确定的验前概率,可在相应曲线对应点直接查出验后概率。

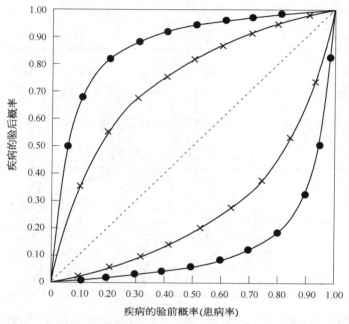

图 17-2 验前概率在不同的诊断性试验中对验后概率的影响

虚线左侧为结果阳性的验后概率,虚线右侧为阴性结果的验后概率
—·—敏感度 95%,特异度 95%;—×—敏感度 85%,特异度 85%

从表 17-7 可看出若阳性似然比很高,即使验前概率较低情况下,验后概率也会有很大的增长。如估算的验前概率只有 30%,但 PLR=10,试验结果阳性,则该病例的验后概率可高达 81%。

表 17-7　PLR 与不同验前概率对验后概率的关系

PLR	验前概率	5%	10%	20%	30%	50%	70%
10	验后概率	34%	53%	71%	81%	91%	96%
3		14%	25%	43%	56%	75%	88%
1		5%	10%	20%	30%	50%	70%
0.3		1.5%	3.2%	7%	11%	23%	41%
0.1		0.5%	1%	2.5%	4%	9%	19%

此外,还可利用图 17-3 来估算验后概率:将估计验前概率(左侧柱)和诊断试验的阳性似然比(中间柱),连成一条直线,可直接得到试验结果为阳性时的验后概率。

表 17-8 所列举的阳性似然比,可供临床诊断的参考。

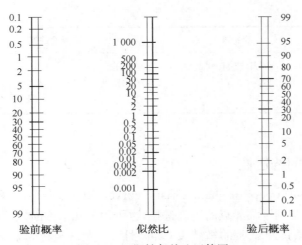

图 17 - 3   阳性似然比运算图

表 17 - 8   部分常见病和诊断性试验结果的阳性似然比

病名	金标准	诊断性试验	阳性似然比
冠心病	冠状动脉造影，狭窄≥75％	典型心绞痛发作	115
冠心病	冠状动脉狭窄(血管造影)	不典型心绞痛，有阳性病史	14
冠心病	冠状动脉狭窄(血管造影)	心电图运动试验	
		ST 下抑≥2.5 mm	39
		2～2.49	11
		1.5～1.99	4.2
		1.0～1.49	2.1
		0.05～0.99	0.92
冠心病	冠状动脉狭窄(血管造影)	放射性核素冠状动脉造影	3.6
心肌梗死	心电图或尸检	肌酸激酶≥80 U	7.75
深静脉血栓形成	静脉造影	深静脉血栓形成症状及体征(疼痛、皮肤颜色改变、局部发热、压痛、周径增大 3 cm)全部体征伴周径增大	2.6
深静脉血栓形成	静脉造影	以上症状体征＜4 项，且无周径改变	0.15
深静脉血栓形成	静脉彩色多普勒	血浆 D-dimer＞1 292 ng/ml	2.0～3.1
β-溶血链球菌咽炎	咽拭子培养	快速溶血链球菌抗原试验	15.2
腹腔积液	腹部超声波	移动性浊音	2.3
腹腔积液	腹部超声波	波动感	5.0
腹主动脉瘤	彩色超声多普勒	腹部扣诊包块＞3.0 cm	2.7
胰腺癌	手术或尸检	B 超改变：肯定阳性	5.6
		可疑阳性	2.1
		CT：肯定阳性	26
		可疑阳性	4.8
结肠直肠癌	活检或手术	结肠镜检	5.0
结肠直肠癌	活检或手术	癌胚抗原(CEA)≥20 μg/L	3.5
		10～19	2.3
		5～9.9	1.4

（续表）

病名	金标准	诊断性试验	阳性似然比
贫血	Hb<11gm/L 或 Hct<35%	面色苍白	3.8
肺结核	结核菌培养	痰菌：阳性	31
		阴性	0.79

注：引自 Sackett DL，Clinical Epidemiology，1991。

三、ROC 曲线的普适性

ROC 曲线（receiver operator characteristic curve，ROC curve）又称受试者工作特征曲线，在诊断性试验中，常用于临界点的正确选择，也可用于几个诊断性试验之间的比较。

ROC 曲线是以该诊断试验的敏感度（真阳性率）为纵坐标，以（1－特异度）（假阳性率）为横坐标，依照不同临界点标准分组确定的数据阳性或者阴性结果，分别计算各分组 Sen 及 Spe，然后按 Sen 及（1－Spe）的数值，绘制散点图，最后将给出各点联成曲线，即为 ROC 曲线。在 ROC 曲线上，距坐标图左上角最近的一点，常常设为正常值的最佳临界值，用该点数值区分正常与异常，其敏感度及特异度之和最大，而误诊及漏诊例数之和最小。绘制 ROC 曲线后，曲线下面积（area under curve，AUC）常用以评估该试验的诊断价值。

AUC≈1.0 是最理想的检测指标，AUC＝0.5 说明该诊断试验无诊断价值，AUC 在 0.7～0.9 说明该试验准确性较高。绘制 ROC 曲线或测量 AUC 面积可用 SPSS 等专业版分析软件进行。

制作 ROC 曲线只靠 1～2 组试验结果不可能找到正确的临界点，一般要求最少有五组连续分层分组测定数据用以制图。此外 ROC 曲线还可以用来比较两种或两种以上诊断性试验的诊断价值（图 17-4），显然 CT 扫描的 AUC 大于放射性核素的扫描（RN）的 AUC，在单独应用时，其诊断试验价值前者优于后者。

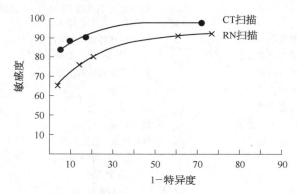

图 17-4　放射性核素（RN）与 CT 扫描诊断脑肿瘤的 ROC 曲线
（Griner PF，1981）

如某医院拟采用饭后 2 小时血糖测定判断是否糖尿病，对糖尿病患者及疑似患者分别进行检查产后 2 小时血糖检查，按照产后 2 小时不同血糖结果作为临界值标准进行判断，所获得的一系列敏感度和特异度结果如表 17-9，进而利用 ROC 曲线筛选最佳临界值。

表 17-9　饭后 2 小时血糖测定及其 Sen 与 Spe 数值

血糖(mg/dl)	血糖(mmol/L)	Sen(%)	Spe(%)	(1-Spe)(%)
70	3.88	98.6	8.8	91.2
80	4.44	97.1	25.5	74.5
90	4.99	94.3	47.6	52.4
100	5.55	88.6	69.8	30.2
110	6.10	85.7	84.1	15.9
120	6.66	71.4	92.5	7.5
130	7.21	64.3	96.9	3.1
140	7.77	57.1	99.4	0.6
150	8.33	50.0	99.6	0.4

利用表中 Sen 及(1-Spe)的数据，绘制散点图，进而连成曲线，即为 ROC 曲线（图 17-5），距坐标图左上角最近一点（即敏感度和特异度之和最大者），其血糖测定值为 110 mg/dl，该点即为临界值。

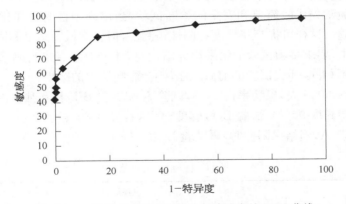

图 17-5　饭后 2 小时血糖值诊断糖尿病的 ROC 曲线

四、多项试验的联合应用

（一）平行试验

平行试验（parallel test）又称为并联试验，是指同时做几种目的相同的诊断试验，只要有一种试验的结果为阳性，即可判断为患者。联合应用多项试验，确实可以提高诊断的敏感度，减少漏诊病例；但却使特异度及阳性预测值降低，增加误诊病例。临床应用平行试验是在缺乏敏感度高的诊断性试验，而漏诊会导致患者产生严重后果时，这对 COVID-19 新型传染病的防控意义重大。对平行试验所诊断的病例，临床应用时应认真作好鉴别诊断，尽量减少病例的误诊。平行试验也可用于群体的筛查试验，利用其敏感度高的特点，增加筛查的阳性率（表 17-10）。

表 17-10 平行试验结果的判断方法

	结 果		结果判断
	试验 A	试验 B	
平	阳性	阴性	阳性
行	阴性	阳性	阳性
试	阳性	阳性	阳性
验	阴性	阴性	阴性

平行试验中,若两种试验方法相互独立,其联合试验的敏感度和特异度可按下列方法计算:

例如,试验 A:Sen＝80%,Spe＝60%;试验 B:Sen＝90%,Spe＝90%;

平行 Sen(A+B)＝Sen A+[(1−Sen A)×Sen B]＝0.80+[(1−0.80)×0.90]＝0.98;

平行 Spe(A+B)＝Spe A×Spe B＝0.60×0.9＝0.54。

经平行试验后,敏感度明显提高,而特异度却显著下降。

(二) 系列试验

系列试验(serial test)是指按顺序作几种试验,当全部试验结果阳性时,才确定为真阳性的病例。临床上为提高特异度来确诊病例,而实验室又缺乏高特异度的诊断试验,就可考虑采用系列试验。通常先作较简单和安全的诊断试验,当出现阳性时再作比较复杂或有一定危险性的诊断试验。这样可提高特异度和阳性预测值,但会降低敏感度和阴性预测值。

在系列试验中,要求多项试验的结果均为阳性时,才能对患者进行确诊。由于每项试验的 Sen 及 Spe 都不相同,那么试验的前后顺序,不会影响试验的结果。

假如被检人群 1 000 人,患病率占 20%,试验 A 和试验 B 是相互独立的两种试验:试验 A(敏感度 80%,特异度 90%),试验 B(敏感度 90%,特异度 80%)。

情况 1. 先试验 A,当结果阳性时,再试验 B(表 17-11)。

表 17-11 试验 A 结果

		目标疾病		合计(名)
		有病(名)	无病(名)	
试验 A	阳性	160	80	240
试验 A	阴性	40	720	760
		200	800	1 000

该试验 Sen＝80%,Spe＝90%。经试验 A 检测的阳性患者 240 例,再进行试验 B 检测(表 17-12)。

表 17-12 序贯试验 B 结果

		目标疾病		合计(名)
		有病(名)	无病(名)	
试验 B	阳性	144	16	160
试验 B	阴性	16	64	80
		160	80	240

两项试验均为阳性者 144 例,即确诊病例,占初诊患者 200 例的 72%(144/200),即系列试验的敏感度。试验 A 和试验 B 检测任一项或者两项为阴性者 720+64=784 例,占初诊无病者 800 例的 98%(784/800),即系列试验特异度。系列试验敏感度及特异度的计算方法如下:

系列 $Sen(A+B)=Sen\ A\times Sen\ B=0.8\times0.9=0.72=72\%$;

系列 $Spe(A+B)=Spe\ A+[(1-Spe\ A)\times Spe\ B]=0.9+[(1-0.9)\times0.8]=0.98=98\%$。

情况 2. 先试验 B,当结果阳性时,再试验 A(表 17-13)。

表 17-13 试验 B 结果

		目标疾病		合计(名)
		有病(名)	无病(名)	
试验 B	阳性	180	160	340
试验 B	阴性	20	640	660
		200	800	1 000

该试验 Sen=90%,Spe=80%。经试验 B 检测的阳性患者 340 例,再进行试验 B(表 17-14)。

表 17-14 序贯试验 A 结果

		目标疾病		合计(名)
		有病(名)	无病(名)	
试验 A	阳性	144	16	160
试验 A	阴性	36	144	180
		180	160	340

两项试验均为阳性者 144 例,即确诊病例。经两次试验后 Sen=144/200=0.72,即系列 $Sen(B+A)=0.9\times0.8=0.72=72\%$;经两次试验后 $Spe=(640+144)/800=784/800=0.98$,即系列 $Spe(B+A)=0.8+[(1-0.8)\times0.9]=0.98=98\%$。

在系列试验中两项试验的检测不论其先后顺序,敏感度与特异度的结果一致。

又如诊断心肌梗死所作的各项酶学试验,各项试验的 Sen,Spe 高低不同,仅作单项检验很容易发生假阳性,对患者造成误诊。倘若同时检测 3 项酶学试验(表 17-15),则可提高正确诊断水平从而确诊病例。

表 17-15 酶学检查 AMI 的 Sen 与 Spe

酶学检查	Sen(%)	Spe(%)
CK(肌酸激酶)	96	57
GOT(谷草转氨酶)	91	74
LDH(乳酸脱氢酶)	87	91

倘若要求 3 项结果均为阳性才能确诊心肌梗死,则 Spe 可高达 99%,但 Sen 降低到 76%。如果系列试验由 3 项相互独立的诊断性试验组成,其联合试验 Sen 及 Spe 的计算

如下。

Sen(A+B+C)＝Sen A×Sen B×Sen C；Spe(A+B)＝Spe A＋[(1−Spe A)×Spe B]；

Spe(A+B+C)＝Spe(A+B)＋[1−Spe(A+B)]×Spe C。

上例系列试验 Sen(A+B+C)＝0.96×0.91×0.87＝0.76＝76%；

系列 Spe(A+B)＝0.57＋[(1−0.57)×0.74]＝0.89；

系列 Spe(A+B+C)＝0.89＋[(1−0.89)×0.91]＝0.99＝99%。

经系列试验后特异度显著增高，但敏感度则明显降低；提高特异度的目的在于确诊病例，使假阳性率降低到最低水平，在本例中假阳性率仅有 1%。

总之，在多项试验联合应用时，首先要考虑检验的目的。采用平行试验是为了提高敏感度，在筛选病例中使漏诊率降到最低，如 COVID-19 患者的筛查诊断。而采用系列试验则是提高特异度，为了确诊病例，使误诊率减少到最低水平，如 COVID-19 患者出院时的诊断。无论平行试验或者系列试验，诊断试验相互独立是获得高敏感度或者高特异度的前提。相互影响的诊断试验，临床应用时需要考虑影响大小。同时在系列试验中，相互影响的试验，选择试验的先后顺序处理简便、安排、费用之外，影响的大小也直接影响选择试验的顺序。通常影响越大，特异度搞得诊断试验应该首先选择。

第四节　诊断性试验的评价原则

最早 D. Sackett 从循证医学实践角度对诊断性试验结果的真实性、重要性与适用性提出 9 条标准。

一、三性评价原则

（一）诊断性试验的真实性

（1）是否用盲法将诊断性试验与"金标准"或参考标准做过独立的对比研究？

（2）该试验是否包括了适当的疾病谱（轻型、中型、重型、治疗、未治疗或易混淆的病例）？

（3）采用金标准（参考标准）方法进行检测，是否受到诊断性试验检测结果的影响？

（4）如将该试验应用于别处的病例，是否也会有同样的真实性？

（二）诊断性试验重要性即结果大小

（1）是否作了敏感度、特异度及阳性似然比的计算，或提供了运算的数据？

（2）是否作了分层似然比的计算？

（三）诊断性试验的实用性

（1）该试验是否适合在本单位开展并能进行正确的检测？

（2）我们在临床上是否能够合理估计患者的验前概率？

（3）检验后得到的验后概率是否有助于我们对患者的诊断与处理？

综合以上各条标准，在诊断性试验的严格评价中，应对其真实性、重要性与实用性认真评估，以期得到真正对临床有意义的诊断性试验。

二、评价工具

近年来围绕诊断性试验的质量评价，出台系列报告规范和评价工具。其中有诊断性研究报告规范(standards for reporting of diagnostic accuracy，STARD)，可以用来评价诊断性研究的报告质量。

QUADAS(quality assessment of diagnostic accuracy studies)评价工具可以用来评价诊断性研究的方法学质量。主要评价标准如下。

(一) 诊断性试验是否用盲法与金标准作过比较

诊断性试验必须要与金标准比较，才能确定是否可靠。为了消除人为偏倚，应用盲法对比，更为科学。根据诊断性试验和金标准对比的四格表进行分析比较，计算各项指标：Sen、Spe 及 PLR，进而确定该诊断性试验的临床应用价值。

(二) 纳入研究病例的分析和评价

诊断性试验所纳入研究对象，应做到包括各型病例(轻型、中型、重型，治疗、未治疗)，以及个别易于混淆的病例。如测定血中 T_3、T_4 诊断甲状腺功能亢进症、测定血糖诊断糖尿病，应当包括临床上应用时可能的各型、各期病例，否则会影响诊断性试验的研究结果及其应用。

(三) 病例来源和研究工作的安排是否作了叙述

病例来源不同，对诊断性试验评价和应用也有一定的影响。不同地区和级别医院的病例、受试者的纳入和排除标准、受试者的入选方式，以及实际纳入研究的受试者基本情况均会影响诊断性试验结果及其解读和应用。如专科门诊开展肾动脉造影检查青年继发性高血压或血红蛋白电泳检查长期贫血患者，则阳性率较高，价值较大。上述试验用于基层医院，检查一般的高血压及贫血患者，则阳性率低，开展后实用价值不大。

(四) 诊断性试验的重复性及其临床意义是否明确

新的试验应该作重复性检验，如果同一标本经多次测定结果相近，说明测定数值稳定，具有良好的重复性(reproducibility)，同时也表明仪器性能好，操作技术熟练，方法可靠。该项试验测定的意义，对临床诊断的价值应作明确叙述。

(五) 诊断性试验所确定的参考值是否合理可靠

参考值又称正常参考值，如果选择不当，可直接影响到临床的诊断工作。对正态分布的参考值，一般用均数±标准差表示，以 $\overline{X} \pm 1.96 \times SD$ 可包括双侧人群分布值的 95%，如血红蛋白的正常参考值、白细胞的正常参考值。非正态分布的数值，可用百分位法，取单侧第 95% 分位数，确定 95% 参考值的上限，如氨基转移酶(GOT、GPT)、尿酸的正常参考值等。

采用统计学方法确定的参考值，常与临床意义有一定的差距，如 100 例健康人作 1 项检查有 5% 的人不在此范围，做 2 种检查后健康人就只有 90 例($0.95^2 = 0.90$)，作 5 种检查后健康人只有 77 例($0.95^5 = 0.77$)，可见这种正常参考值的表示方法，也有不确切之处。

正常临界值的选择甚为重要，参考值过低则误诊例数增加，参考值过高则漏诊例数增加。此时，可用 ROC 曲线确定临界值，使其误诊率与漏诊率之和最低，亦可根据临床应用的具体实际情况，在敏感度和特异度的权衡取舍，选定一个合适的临界值。

(六) 在一系列试验中该诊断性试验是否最正确

针对某个疾病诊断性试验可能有多种，在一系列同类试验中，经过比较就可以选择最佳试验对疾病进行诊断。如疑诊肝癌病例，同时测定血清 AFP(甲胎蛋白)、铁蛋白及 rGT - Ⅱ(γ-谷氨酰转移酶同工酶Ⅱ)，其结果如下(表 17 - 16)，相比之后可见 γGT-Ⅱ优于前两者。

表 17-16 不同检验对肝癌诊断的各项指标

指标	Sen(%)	Spe(%)	Acc(%)
AFP	59.8	92.5	65.4
铁蛋白	80.8	50.0	60.9
γGT-Ⅱ	90.9	97.1	94.5

（七）诊断性试验的具体方法，包括操作步骤、注意事项、结果判断是否详尽，足以重复该试验

作者对试验步骤、操作方法、使用仪器及试剂规格是否有明确的叙述，以便必要时可重复进行该项试验。如在试验前后对被检者有何安排（空腹、停药、饮食限制……），以便开展该试验时参考。

（八）诊断性试验的实用性如何

结合试验的临床意义、方便程度、可接受程度、真实性、重要性、成本效益及对患者的危害等，综合评价该试验的临床实用价值。

上述标准对诊断性试验的评价是比较严格的，其中第 1、2、4、5 条最为重要，但各项要求在被评的论著中未必全部具备，故在逐条评定的基础上，最后应对该试验作一个全面小结。

（陈世耀　袁源智　康德英）

第十八章　防治性研究与评价

疾病防治性研究的范畴颇广,既有根据国家重大疾病负担确立的国家级重大疾病防治课题(全国性、大规模、多中心),也有根据临床实际针对某些治疗难题而设置的中小课题。因此,所涉及的研究需要解决的问题大为不同。本章涉及的防治性研究的设计与评价内容乃为共性特征和重点,以此既可扩展作为多中心随机对照试验设计的基础,也可用于"大众化"临床防治试验设计基本方法的依据。

防治性研究是临床科研中最为活跃的领域,临床医学期刊发表的论文中,防治性研究论文几乎占了40%以上;在国家资助的重大临床科研项目中,也是如此。这是因为临床医疗迫切需要不断创新药物或新疗法,以提高对疾病的防治效果,并不断地淘汰某些无效的或效果不佳、甚至有害的药物或疗法。

然而,国内医学杂志发表的防治性研究文献的质量分析显示,尽管近年来有不少进步,特别是随机治疗性研究不仅数量有增加,而且质量方面也有所提高,但大多数文献却因研究设计方法上的缺陷而大大地影响研究质量,使研究本身的内部真实性(internal validity)和重复性变差,更谈不上符合推广应用的外部真实性(external validity)了。

临床流行病学对疾病防治性研究的设计及其方法学可谓国际规范化的研究模式,其精髓已被国际顶级医学期刊接受并作为研究质量和论文质量的评价标准。因此,为提高临床防治性研究的质量,学习、掌握与应用临床防治性研究的理论、知识和方法,并指导自己的研究实践,就显得尤为重要。本章将重点讨论现代临床防治性研究的设计方法和质量评价原则。

第一节　防治性研究的目的和准入条件

一、研究目的明确

临床防治性研究首先要正确地选题和立题。立题之后,则必须明确防治性研究所要达到的研究目的,即所研究的课题究竟要解决什么临床防治性问题。例如,为了解决生育期患子宫腺肌症患者的生育问题(研究的问题——立题),拟采用促性腺激素激动剂注射(干预措施),是否可以达到提高患者生育率(研究目的)。再如,为了提高阴道原位癌患者子宫全切术后的生存率(研究问题),采用术后放疗(干预措施)是否可以达到降低病死率和提高术后生存率(研究的目的)。

二、研究的科学依据充分

任何提高临床疗效的新药物或措施的研究,都必须有充分的科学依据,而不能仅凭经验来作假设或推断。根据1964年在赫尔辛基召开的第18届世界医学大会通过、并经以后数次世界医学大会修改的《赫尔辛基宣言》规定:"涉及人类受试者的医学研究必须遵循普遍接受的科学原则,必须建立在对科学文献和其他相关信息的全面了解的基础上,必须以充分的实验室实验和恰当的动物实验为基础"。即用于人体治疗性试验的任何药物或措施,应有充分的理论依据,且应有药物化学、药理学、毒理学、药代动力学,以及药效学等基础医学研究的资料,证明对患者安全和有防治病的效力之后,方可投入临床试验。

如治疗 2 型糖尿病的药物罗格列酮(文迪雅),经临床前药理学研究发现,其作用机制是通过激活过氧化物酶体增殖活化受体,增加多种蛋白质的合成,并通过增强葡萄糖转运因子GLUT-4 对葡萄糖的摄取,降低骨骼肌、脂肪组织和肝脏的胰岛素抵抗,增加其对葡萄糖的利用而降低血糖。药代动力学研究发现,其绝对生物利用度是 99%,服药后 1 小时达到峰值浓度,99%与血浆蛋白结合,主要代谢途径是 N-去甲基作用和羟基化后与硫酸盐和葡萄糖醛酸结合,64%从尿排泄,23%从粪便排泄。人群药代动力学显示其药代动力学不受年龄、种族、吸烟或饮酒的影响,口服清除率和口服稳态分布容积随体重增加。轻度到重度肾损害或透析依赖者的药代动力学与肾功能正常者相比在临床上无差别;肝病患者的清除半衰期较健康人长 2 小时,活动性肝病或血清氨基转移酶增高者禁用。药理学显示罗格列酮与阿卡波糖、二甲双胍、地高辛、口服避孕药等无相互作用。在充分取得上述研究结果、证明罗格列酮对无肝病者安全有效的基础上,才可进行临床治疗性试验。否则就可能出现药物毒性反应,造成严重后果。Petel J 等人正是基于上述研究结果才设计了对罗格列酮临床疗效的随机对照试验。

倘若缺乏足够的科学依据或者研究违背了伦理学原则,国家药品监督管理局,以及伦理委员会是不可能批准任何新药临床试验的。如一项有关桂枝茯苓胶囊治疗子宫肌瘤的随机对照研究方案中,研究对象的纳入标准是子宫肌瘤 3~4 cm 大,且无明显症状的妇女。该临床科研被研究机构的伦理委员会驳回,未予以批准。因该研究方案纳入无症状的、临床上可予以观察期待治疗的子宫肌瘤患者作为研究对象,而对于有症状的需要临床处理的患者却不予以纳入,故研究方案违背伦理原则,研究难以实施。

三、试验药物或干预措施的优选

选择拟研究的药物或干预措施不能盲目、仅凭经验或有限的知识决定,一定要充分地检索、分析与评价相关医学文献,对所获资料较丰富者,要进行 meta 分析或系统评价(systematic review),以使自己能掌握足够科学的最佳证据。这项准备工作做得越扎实,则越有把握选准选好试验药物或干预措施。临床医师(研究人员)拟进行临床试验时,应联系临床实际,结合研究目的、选择最佳药物/干预措施,以验证防治疾病的效果。通常有以下情况:①选择并研究是否较现有药物的疗效更好,不良反应低的更佳药物/干预措施;②选择并研究药效相近、不良反应低且物美价廉相关干预措施或药物。

选择疾病干预、治疗性试验的药物或干预措施时,除了要有科学依据外,还应该善于从不同的药物或制剂,或不同干预方法中,如健康教育,饮食控制,锻炼等选择最有效的,能提高现有疗效水平的新药物、新措施;或者尽管疗效无显著提高,但副作用发生率最低或程度最轻或成本最低廉者,作为首选。应避免低效或无价值的重复试验,力求物美价廉。显然,任何被选作新的临床试验的药物或措施,务必具有创新性,疗效应优于当前治疗水平,且不良反应也应较低,以保障受试对象的安全性。因此,除上述科学依据之外,还应就试验药物或措施进行广泛的相关文献收集、进一步做系统评价/meta 分析,以提供创新性的有效证据。如迄今为止,口服避孕药已有 50 多年的临床应用历史,先后有四代口服避孕药入市。正是不断通过临床试验,口服避孕药方案经历了雌激素减量、孕激素换代和减量等发展历程,在逐步提高避孕效能同时,减少了血脂异常、水钠潴留等副作用的发生。

四、研究结局指标设置恰当

因医学水平的局限性和不同疾病各自不同的病理特征,除了某些有明确病因的疾病,采用有针对性的治疗后可予以根治外,对于许多慢性疾病,要达到根治的理想目的往往十分困难。

因此,设置防治性研究的结局指标应结合具体病种和所研究的防治措施本身,实事求是地制订治疗结局。除治愈和根治外,还包括症状缓解,功能维持,预防复发或预防并发症等。

1. 临床治愈或根治　凡属可被治愈或根治的疾病,任何临床试验都应力求最大限度地实现。如抗生素对某些细菌感染疾病的临床试验,应以杀灭和清除敏感菌为目的,理想的研究终点是痊愈率;外科手术可达到根治早期肿瘤目标的临床科研,应以提高根治率为理想目的。

2. 预防复发或并发症　有些疾病在急性期控制后,幸存者或痊愈者在某种情况下有可能复发或发生某种并发症而引起更加严重的后果。干预目标应是有效地预防复发或某些并发症的发生,以改善预后。如对于支气管哮喘得到控制的患者,临床治疗性试验目标,应是预防其再次复发;对急性心肌梗死幸存患者,干预目标应是预防心肌再梗死和有关的并发症,如心力衰竭、严重心律失常等,以降低病死率和提高生存质量;而对于卵巢宫内膜异位囊肿行囊肿剥除术后的患者,干预目标应是预防囊肿复发。

3. 缓解症状、维持功能及改善生存质量　某些不能彻底治愈的慢性病患者往往存在一些临床症状,影响日常生活。对此,临床治疗试验的目标在于缓解其症状,最大限度地改善其功能状态及生存质量。如绝经后妇女的激素替代治疗,在缓解潮热、出汗、失眠等症状的同时,还可以预防骨质疏松等远期并发症;类风湿治疗目标是缓解关节疼痛、阻止畸形,改善生存质量;青春期多囊卵巢综合征患者,临床治疗性试验的目标是控制体重、调整月经、改善高雄激素血症等临床表现,同时降低不孕、糖尿病、心血管疾病和内膜病变发生的风险。

上述最佳目的是通过一定的指标,即各种率或某些指标水平的改变体现的。这些指标包括终点指标和中间指标。终点指标指疾病的最终结局,如某些肿瘤外科手术或化疗后的 5 年生存率、病死率;中间指标指疾病发展变化过程中的某些指标,如降压药物使用后血压值的变化程度、并发症发生率的变化等。设置治疗结局指标应根据疾病的性质、病损程度、治疗后机体的病理损害和生理功能状况的可恢复性而定。如高血压治疗的最佳目标是使血压下降到最佳治疗水平(如血压 140/90 mmHg),既可维持机体的正常功能,又可预防心脑血管的病理损害。

第二节　防治性研究的设计方法与要求

一、选择合理的研究设计方案

根据防治性研究课题的目的和选择干预性措施的性质,在坚持研究设计的科学性和可行性的基础上,抉择自己的研究设计方案。

科学性原则旨在使研究结果真实可靠,为此应注意以下几点:①要有坚实的病理学、生理学、药理学的科学依据;②能有效地防止偏倚(bias)的干扰,如盲法、方案隐匿等;③能有效地减少机遇(chance)的干扰,如随机化;④能与当前最佳防治措施/药物疗效相比较,如设置对照,提高依从性;⑤能占有完整研究资料与真实可靠的数据;⑥能结合研究实际合理应用科学的统计方法;⑦能执行临床科研的伦理学原则。

可行性原则主要体现在:①临床试验措施具有可操作性,包括环境条件、人员素质、研究干预程序、药物应用、测试工具等;②样本来源要足够;③能维持良好的依从性;④考虑可能的成果推广应用价值。

(一) RCT 是防治性研究的首选方案

在防治性研究中,最佳的"金标准方案"乃是随机双盲对照试验(randomised double-blind controlled trial),这是现在国内外重要的、大型治疗性研究中所采用的设计方案,然而,应视临床疾病防治的具体研究情况,也不一定作常规应用。此外,其他常用的设计方案还有随机交叉试验、前后对照试验、前瞻性队列研究、非随机对照试验、系列病例的疗效分析等。以上方案应联系具体研究课题而分别采用之。对于这些方案的设计模式和结果分析模式,详见本书第五章。

这里特别强调随机双盲对照试验在临床防治性试验设计中的重要意义及其实用价值。随机双盲对照试验的设计是公认的、防治性研究试验设计的最佳方案。因而称之为"金方案"(gold design for the therapeutic study)。特别是盲法 RCT:①可以防止选择偏倚(selection bias),通过对受试的合格对象实施随机抽样,以及随机分组,可以防止研究者随主观意愿地去选择研究对象,避免主观地分配自己感兴趣的研究对象到试验组或对照组。②可以防止研究者、观测者、资料分析者对试验客观反应结果的测量偏倚(measurement bias),由于受试对象是随机分组的,对研究执行、干预及观测和资料分析应实施盲法,因而试验研究人员在破盲前不知何组为试验组或对照组,只知道试验的客观反应及其结果,却不知是哪种治疗的反应,因而可以防止主观的测量偏倚。③可以防止混杂因素的影响,虽然在入组前制订了相应的纳入标准,在一定程度上可排除已知混杂因素,但对未知混杂却难以排除;由于采取随机分组,组间的未知混杂则可互相抵消,防止了其对治疗试验的影响,但机遇(chance)的影响却不可消除,设计者可通过限制 α 型错误和 β 型错误、增大样本量以使其对试验的影响减少到最低的容许水平。

1. **RCT 中的随机原则** 在试验设计中,采取何种方法随机选择研究对象,以及对选择的合格研究对象如何随机分配,都必须详细交代使用的随机方法。例如,随机抽签法、随机数字表法、计算机随机分配法、区组随机分配法、分层随机分配法或研究中心统一计算机分配数字法、系统随机法等。对于设计中所选择的任何一种方法都应阐明所适用的理由,且在今后研究成果的论文报告中也应具体阐述而不是冠以"采用随机对照试验"一言代之。例如,一研究报道"由计算机生成随机序列号",读者则可由此知道该研究采用的随机方法为计算机随机分配。

为了更好地防止 RCT 中分配样本时的选择性偏倚,设计中应采用分配隐匿法(allocation concealment)。这样可更好地防止研究人员有意猜测而导致选择性及测量性偏倚。有研究收集了 250 篇随机对照试验的文献,就其中关于妊娠与分娩的 33 篇进行 meta 分析,结果发现未采用样本隐匿分配者的疗效比采取了隐匿分配法的疗效夸大了 30%～40%。因此,当前国际顶级医学杂志对随机双盲对照试验是否采用了分配隐匿十分重视。例如,"一位不参与研究临床过程的人员创建随机分组表,药物装入包装盒内,盒上标明研究中心编号、参与者序号和过期日期,按随机号循序发药盒,盒中药物大小、形状、味道和颜色上无区别,直至最后一名合格对象随访完成才对患者和研究人员揭盲"。该研究采用了良好的隐匿分配法,使研究者及研究对象均无法推测或猜测每一位研究对象所使用的具体药物,从而研究结果受选择性偏倚和测量性偏倚的可能性小,研究结果的真实性好。

2. RCT 中的盲法原则　随机对照试验的盲法设计,通常以双盲法居多,即受试者与研究执行观测者两者均盲,这样有利于避免测量偏倚及霍桑效应(Howthrone effect)的影响。此外,对于研究资料的整理与分析,也宜用盲法分析,这在大型的临床试验通常由统计分析中心独立地进行分析,这样可以更好地防止有关偏倚影响而确保研究质量。当然,对于具体的课题应视其规模大小、试验场所与条件,以及研究对象的情况,选择单盲、双盲或三盲,甚至非盲法试验。这些,均应由研究课题的负责人和设计者根据具体情况决定。应该指出的是:凡决定采用盲法,均应保证执行的真实性与可靠性。而且,在试验终了时应对盲法的成功率作如实的评估。但是,目前多数 RCT 研究并未报道其如何确保盲法的正确实施,以及实施的成功率数据。在试验进程中如受试者发生了意外事件及严重的药物不良反应则应采取果断的破盲措施和及时有效的处理,以保障受试者的安全。例如,降糖药物曲格列酮由于其严重的肝毒性而限制了其临床应用和相关临床试验的进行。此外,罗格列酮与缺血性心血管疾病的风险增高相关,欧盟、美国等国家的药品管理部门对罗格列酮及其复方制剂的临床试验、上市许可和使用均做出了严格的管理规定。对于未使用过罗格列酮及其复方制剂的糖尿病患者,只能在无法使用其他降糖药或使用其他降糖药无法达到血糖控制目标的情况下,才可考虑使用罗格列酮及其复方制剂。对于使用罗格列酮及其复方制剂的患者,应评估心血管疾病风险,在权衡用药利弊后,方可继续用药。

3. RCT 中的基线可比原则　随机对照试验组间的基线状况,应保持主要临床特点及人口学特征的可比性,这是 RCT 的特色之一。这可以通过设计时采用区组随机分配法或将受试者依主要影响疗效和预后的因素作为分层因素,分层后再作随机分组。

如对慢性心房纤颤复律后用抗心律失常药物维持治疗的随机对照研究。鉴于慢性心房颤动患者的预后和病因、心脏大小,以及心房颤动病程长短有密切关系,故对符合纳入标准的研究对象,宜采用分层随机分配。因此,对上述三个因素进行分层,然后再进行随机分配(图 18-1)。

(二) 其他设计方案

临床防治性研究是一个十分复杂,但又十分重要的研究领域。虽然上述随机双盲对照试验方案为最佳的"金方案",但并非每一个治疗性研究都必须照此设计,否则就认为不科学,这显然是十分片面的。因为人类所患之疾病种类繁多,对人类健康危害的程度不一,各种疾病的发病率、患病率、致残与致死率均不一样,疾病的地域分布往往不同、发病的季节也可能有差异;因此,方案选择应因地制宜、量身定做。如宫颈滋养细胞肿瘤的患病率极低、患者数量少,全世界范围内仅发现几十例。在这类情况之下,开展随机双盲对照试验则不太现实。然而,为了解决诸如此类的临床难题以更好地挽救患者的生命,又不得不去研究和探索。为此,就应选择某种非随机对照试验的研究设计方法,虽然这类研究的科学性与论证强

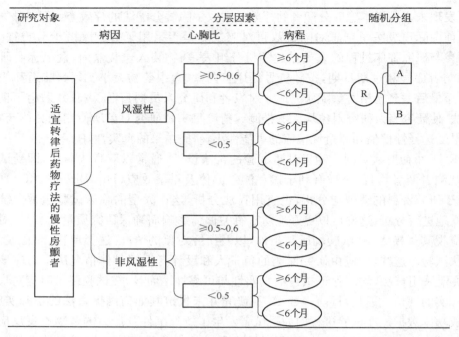

图 18‑1 慢性心房颤动者分层随机分配示意图

度不及随机对照试验,但可行性好,便于实施。可根据研究疾病的治疗目的和干预措施的效力特点,联系具体的临床实际选择相关的设计方案,如,前后对照研究、交叉试验、非随机对照试验,以及回顾性或前瞻性的队列研究等。既然是研究,就要应用临床流行病学的理论、方法和知识,设计和选好研究设计方案,并有计划有步骤地去实施,从而走出"经验医学"的怪圈。

（三）新药临床试验的主要分期

临床试验是治疗性研究最常用的方案,其中又以新药临床试验居多。按照新药研发的不同阶段,药物临床试验进一步分为以下几期。

1. Ⅰ期临床试验 Ⅰ期临床试验为初步的临床药理学及人体安全性评价,是在大量实验室研究、体外实验与动物实验基础上,将新疗法开始用于人体的试验,是在人体进行新药试验的起始期。通过剂量爬坡进行初步的安全性评价,旨在了解剂量反应与毒性,同时探讨人体对新药的耐受性及药代动力学特征,了解药物在人体内的吸收、分布、消除的规律,以提供初步的给药方案。受试对象一般为健康志愿者,在特殊情况下也选择患者作为受试对象。方法为开放、基线对照、随机。Ⅰ期临床试验的样本量为 20～30 例。

2. Ⅱ期临床试验 Ⅱ期临床试验主要对新药的有效性、安全性进行初步评价,确定给药剂量。一般采用严格的随机双盲对照试验,以平行对照为主。通常应该与标准疗法进行比较,也可以用安慰剂。需注意诊断标准、疗效标准的科学性、权威性和统一性。要根据试验目的选择恰当的观测指标,包括诊断指标、疗效指标、安全性指标。选择指标时,应注意其客观性、可靠性、敏感度、特异度、相关性和可操作性。参照临床前试验和Ⅰ期临床试验的实际情况制订药物的剂量研究方案。应有符合伦理学要求的试验中止标准和退出标准。对不良事件及不良反应的观测、判断和及时处理都应作具体规定。应有严格的观测、记录及数据管理制度。试验结束后,对数据进行统计分析,对药物的安全性、有效性、使用剂量等做出初步评价和结论。Ⅱ期临床试验的样本量不少于 100 例。

3. Ⅲ期临床试验　Ⅲ期临床试验为样本量进一步扩大的、多中心随机对照临床试验,旨在验证药品的有效性和安全性,评价利弊,最终为药物注册申请的审查提供充分的依据。可根据试验目的调整受试者的入选标准,适当扩大特殊受试人群,进一步考察不同对象所需剂量及其依从性。Ⅲ期临床试验的样本量一般不低于 300 例,对照组与治疗组的比例不低于 1∶3,具体例数应符合统计学要求。

4. Ⅳ期临床试验　Ⅳ临床试验是在新药上市后研究,旨在评估药物在更大范围、长期的实际应用中的疗效,以及监测不良反应,特别是罕发、严重的不良反应事件。此外,还应进一步考察对患者经济水平与生存质量的远期影响。Ⅳ期临床试验应在多家医院进行,观察例数通常不少于 2 000 例。

临床试验的样本量除满足上述最低标准外,还需要同时满足统计学要求。由于新药临床试验是应用尚在研究中的新药,在人体进行的安全、有效性评价,研究者对受试者的安全负有重要责任。需要在国家批准认证的药物临床试验机构(GCP)进行。

二、选择合适的研究对象

防治性研究的对象是患者,不同患者病情总会有轻有重、伴有或不伴有并发症,预后也往往不同。此外,疾病发病率不同,患者来源也各异。因此,选择合适的研究对象也不是那么简单。

(一)研究对象来源问题

除了大型多中心研究需要数百例或千例、甚至上万例以上研究对象外,多数中小型防治性研究仅有百余例或数十例研究对象。因此,从何处招募研究对象要有所考虑,如果病例来源量大,能满足研究需求的患者众多,如高血压、糖尿病、病毒性肝炎等疾病,则可从患病群体中采取随机抽样的方法按需抽取。反之,则以研究所在单位,依靠就诊的患者来选择并连续性纳入合适的研究对象,如卵巢癌远期复发的患者。

(二)选择对象一定要有可靠的临床诊断标准

任何疾病的研究对象一定要符合该病公认的确诊标准。最过硬的则为"金标准"诊断,如冠心病的冠状动脉造影,其狭窄程度超过 75% 为金标准;宫颈癌患者以宫颈组织活检确诊;糖尿病有赖于血糖值及胰岛素的水平测定等等。但有的疾病尚缺乏金标准诊断,这就应依据公认临床诊断标准,如多囊卵巢综合征的临床诊断标准。

(三)选择合适的研究对象一定要有明确的纳入标准和排除标准

临床防治性研究往往不能囊括某一疾病的全部或各种类型的患者进行研究,总是从中选择病情相对一致、数量有限的病例作为受试者。因此,根据课题的设计要求设置纳入标准(inclusion criteria)选择合适患者并以排除标准(exclusion criteria)保证入选对象的临床同质性就显得十分重要。该纳入与排除标准之间并非相互对立关系。如某一口服避孕药的随机对照研究的纳入标准为"18~40 岁有正常性生活的育龄期妇女,无口服避孕药的使用禁忌证,同意签署知情同意书并能按时随访者",而其排除标准却为"曾患血栓、乳腺疾病等,及有相关疾病家族史的妇女;持续性服药不依从者;研究前半年内曾使用性激素者;同时还采用其他避孕方式者"。这里的排除标准中的"曾患血栓、乳腺疾病等,及有相关疾病家族史的妇女"本身就是口服避孕药的禁忌证,与纳入标准里的"无口服避孕药的使用禁忌证"重复了。可见,该研究的纳入与排除标准存在定义方面的重复,需要进一步优化。又如另一高血压随机对照试验的纳入标准为"血压大于 140/90 mmHg,无心脑血管并发症,年龄≥30 岁";而排除标准为"血压≥180/120 mmHg,继发性高血压,年龄≥65 岁"。由于纳入与排除标准制订的界限明确且无重叠,研究人员很容易掌握并按照这些标准去选择合格的研究对象。对于纳入/排除标准均不能定得过多,否则在选择研究对象时会受很大限制,造成病例招募困难,同时也会影响外部真实性,限制了研究成果的推广应用。

(四) 对于研究对象观测的资料来源,设计中应予以明确

众所周知,在不同级别的医院,患者来源差别明显,级别越高,通常就诊的危重和疑难复杂的患者越多,反之基层医院,则相对较简单的患者居多。倘若对来自不同级别医院的同病患者进行同样的治疗性研究,其效果显然有差异性。一般是基层医院的效果好于较高级别医院,其原因是前者的轻型患者居多。例如,同样是熊去氧胆酸治疗妊娠期肝内胆汁淤积症的随机对照研究,三甲教学医院收治的患者以重度者居多,而基层医院收治的以轻型者为主,造成疗效出现差异性。为了使自己的研究成果得以很好地推广应用,在设计研究方案以及撰写研究报告时,均应交代研究对象的来源,以便读者能结合自己实际情况,综合评估后加以应用。

三、充分估算研究样本量

当确立了一个治疗性研究课题之后,究竟需要纳入多少病例才能达到预期的研究目的呢? 理想状态自然是纳入足够大的样本进行试验,以求得治疗效果的真值。例如,某种药物的疗效,通过上万人的试验疗效为 82%,重复试验 1 000 人的疗效为 81%,再用 500 人试验疗效为 82.5%,就此三种疗效结果能说明三者之间的差异吗? 从绝对值看是,但从临床和统计学分析,这种差异的意义不大。也就是说无论从临床效果上看还是从统计学的角度看,82%、81%、和 82.5% 之间的差异几乎可以忽略。假如做这种试验,入选 10 000 个病例还是500 个病例呢? 肯定是选后者,这样不仅节约人力、物力、还可以节约财力。这 500 个病例是样本量估算的结果。

所谓样本量估算就是提供达到科学假设目的之最低样本需求量的依据。防治性研究的样本量估算需要 4 个主要参数:课题科学假设所设计的组间疗效显著性差异的水平 δ;允许的 I 型错误的水平 α;允许的 II 型错误的水平 $\beta(\beta \leqslant 0.1 \sim 0.2$,检验效能$=(1-\beta)=0.8 \sim 0.9)$;基线值 /基础水平量。

如某一老药(对照药物)用于治疗某一疾病的疗效为 50%(P_c),研究者假设某一新药(试验药物)的有效率预期可达 70%(P_e),两种药物疗效的差值 $\delta=70\%-50\%=20\%$,研究者认为 20% 的差异有临床意义,即以此值作为疗效假设的基础。$\alpha=0.05$,$\beta=0.1$。样本量估算如下。

给定 $P_c=50\%$,$P_e=70\%$,$\alpha=0.05$,$\beta=0.10$,$P=(50\%+70\%)/2=60\%$,代入公式18-1 得:$n=124$。结果表明,每组至少需观察 124 例。

$$n=\frac{(Z_\alpha+Z_\beta)^2(1+1/k)P(1-P)}{(P_e-P_c)^2} \qquad \text{(式 18-1)}$$

当终点指标为连续性变量资料时,可用样本量估计公式 18 - 2。

如试验孕妇服用维生素 D 能否提高新生儿血钙浓度。已知对照组新生儿的平均血钙浓度为 9.0 mg/dl,标准差 1.8 mg/dl,若孕妇服用维生素 D 后新生儿的平均血钙浓度能增至 9.5 mg/dl 即为有效,给定 $\alpha=0.05$, $\beta=0.1$,样本量估算:本例给定 $\bar{x}_c=9.0$, $\bar{x}_e=9.5$, $s \cong \sigma=1.8$, $\alpha=0.05$, $\beta=0.1$,差值 $\delta=|\bar{x}_e-\bar{x}_c|=0.5$,代入公式得 $n=273$。计算结果每组需观察 273 名孕妇。

$$n=\frac{(Z_\alpha+Z_\beta)^2(1+1/k)\sigma^2}{\delta^2}$$

(式 18 - 2)

此外,在试验过程中可能会丢失些病例,如患者不能坚持、居住地迁移等,为保证试验结果的真实性,常在估算样本量的基础上增加 10% 左右。在无偏倚因素干扰的情况下,各组样本量越大,所获得的结果越接近真值。但因时间、人力和财力的限制,不可能无限放大样本量;而样本不足,常常出现假阴性的错误结论。在这种情况下,需要考察 Ⅱ 型错误的水平及检验效能,如果 Ⅱ 型错误大于要求,则应结合临床意义的判断,考虑扩大样本再试。

上述样本量的估算是设计阶段提供的依据,然而在实施过程中,特别是大型临床治疗性研究在中期阶段,应视实际的试验疗效情况,根据差异水平进行中期分析。如果组间疗效差异显著,而达到了最低要求的水平(minimal important difference, MID),则试验可以提前中止。

四、明确试验的干预措施

研究设计中的干预措施,如试验组和对照组所用的药物、制剂、用药途径、剂量、疗程必须明确且详细规定。除非出现异常的不良反应,需破盲或终止以保护受试者的安全外,试验的执行者和受试者均应按设计的管理要求如实执行。

对照组的干预也应明确界定,采取有效对照或安慰剂对照,设计中规定其制剂、用药途径、剂量与疗程均应与试验组干预一致且同步。

对于某些特殊的治疗性研究,如宫颈癌的腹腔镜手术与放射治疗的疗效比较研究中,手术范围包括广泛性子宫切除、双附件切除,以及清扫盆腔淋巴结,达到尽量切除癌灶的目的。该种手术的范围广、难度大,手术的效果与妇产科医师的技术水平、设备条件有关。故在设计方案和报道研究结果时,特别要介绍医师的学术背景与手术经验水平及医院的手术硬件、设备水平,以备读者评价其适用性。

五、确定终点指标和中间指标

任何防治性试验都要有其主要的终点指标或次要的中间指标,如降压治疗使血压恢复正常水平的百分率,和长期追踪的远期终点指标,包括、心脑血管并发症发生率、病死率等。次要指标可设置为生存质量测定,以及某些生化指标,如血脂、血糖等。试验组与对照组之间的差值,可用于评价其治疗研究结果的价值。

根据临床治疗性研究课题不同的研究目的,确定相应的研究终点或中间指标:①凡经研究干预可以根治者,终点指标应确定"治愈率、病死率、有效率、*RRR*、*ARR*、NNT";②凡经研究干预难以根治,但可防止并发症或复发,确可改善预后者,终点指标可设置为"有效率,生存率,生存质量、*RRR*、*ARR*、NNT";③凡经研究干预仅可作为缓解症状,改善生存质量的急性、慢性病者(如白血病、肺心病等),终点指标可设置为"有效率、缓解率、生存率、生存质量"等。

当某项研究历时较长方能达到预期之终点,因此,只有试验终结时,方能获得终点指标之结果。然而在这一试验阶段之中间的任一阶段,拟观测中间某一特定时点之效应,则可设置"中间指标",如应用某一降血压药物(方案)治疗高血压患者,其终点指标是防止高血压对心脑血管的靶器官损害,以降低这类事件导致的病死率、心脑血管的事件发生率,考虑到历时较长,中间期望分析与评价所用药物的降压、病理生理的效应,则可设置为中间观测指标,如血压值、生理、血生化值、生存质量等等,借以分析降压效果。

对于治疗试验的药物不良反应,甚至是特殊的意外事件,如致残或死亡等,设计中都要求应如实记录和报告,并计算事件发生率及其程度。如绝经后妇女激素替代治疗的研究应定期行妇女乳腺检测,以监测乳腺疾病的发生情况。

对于实验室测试的检验方法,一定要规范化和标准化,包括仪器、试剂、试验条件与操作方法等,避免各种测量性偏倚,以保证测试结果的质量。此外,对于负责试验结果测试的人员,应认真培训,使其掌握和应用正确的测量方法,确保试验结果的可重复性。

当临床症状及体征变化的指标用以判断或评价疗效时,由于来自患者的主观感受或医师诊断水平的差别,其测试的结果有时很难重复。这些属于定性的主观指标(如疼痛、疲乏、食欲不佳、腹胀等),不可能标准化,故仅能作为次要软指标予以参考。如前述绝经后妇女激素替代治疗的研究以 Kupperman 评分测量研究对象绝经后综合征的症状改善情况,评分标准中的"疲倦乏力,皮肤蚁走,皮肤麻木、刺痛等感觉异常"是患者的主观症状,不易标准化,因而易受患者主观因素影响,而产生测量偏倚。在这种情况下宜采用盲法解决。

在使用影像资料,如 X 线片、CT、MRI、超声检查等疗效测量指标时,设计中应要求重复性检验和盲法测量,计算诊断的一致率及 kappa 值,防止疑诊偏倚,保证结果真实可靠。如宫颈癌转移性淋巴结的 CT 影像学研究中,由两位高年资的影像学医师分别对各研究对象的 CT 结果进行独立判别,计算诊断 Kappa 值,防止研究结果受疑诊偏倚影响。

有的防治性研究,目的是经济实用、能解决"看病贵"问题,为此,其设计则应着重于临床效果的等价,以及临床经济学分析与评价。如前述卵巢宫内膜异位囊肿行剥除术的年轻患者,术后需再予以药物预防囊肿复发,口服药物孕三烯酮胶囊的疗效与促性腺激素释放激素类似物是否相近? 是否"物美、价廉"? 这就需要进行卫生经济学研究。

六、界定终点时间

试验终点时间的决定,一定要根据干预措施能够达到真正目的的时间而定。过短易导致假阴性或假阳性的错误结论。如阴道假丝酵母菌感染用克霉唑局部治疗一周后,行阴道分泌物涂片检查示菌丝和孢子均为阴性,但仅凭该结果即判断治愈是不够的,而应连续复查 3 个月阴道分泌物涂片,结果均为阴性才能判断为治愈。倘若结果指标测量时间过短,则可能得出治疗有效的假阳性结果。此外,试验治疗时间的抉择,还应依据干预措施达到真实疗效所需时间而定。如莉芙敏与结合雌激素片治疗围绝经期综合征的随机对照研究,若界定观察期限为 1 个月则不合理,因为莉芙敏为黑升麻提取物,起效较结合雌激素片慢,约需 1.5~2 个月才起效。以 1 个月为终点指标测量时间,则可能得出莉芙敏"无效"的假阴性结论。再如绝经后骨质疏松主要是因雌激素下降所致,其治疗是一个长期过程,需在治疗半年以后才能看到明显的效果。因此,雌激素防治绝经后骨质疏松的研究期限不宜少于半年。然而,防治性试验终点观测期过长也无必要。假如3个月治疗期可达到预期目的,再延长1个月或数个月,结果或许与3个月疗效略有差异,但不显著,这样不仅会造成人力和物力的资源浪费,而且对研究工作也会带来相当的困扰。如美国妇女健康启动项目原定计划进行8年,但当进行至第7年时,分析结果表明:除脑卒中外,单纯口服雌激素的无子宫妇女的冠心病和乳腺癌的风险并未明显增加,研究结果明朗,因此,研究提前一年结束。

七、常见偏倚的预防

防治性研究从开始执行一直到资料总结分析的全过程,都可能发生已知或未知偏倚因素,影响研究的质量,严重者可造成整个研究工作功亏一篑。因此,在研究设计阶段一定要针对可能发生的偏倚因素事先予以有效地预防,以确保研究结果的真实性。常见偏倚包括以下几种。

(一) 选择偏倚

选择偏倚(selection bias)主要是研究人员在研究对象入选和分组时,人为地干预而导致的偏倚。如有意地选择自己感兴趣的病例或者将自己感兴趣者主动分配到新药试验组,而将其他分到对照组,造成组间基线不可比,进而影响结果的可靠性。另一种情况则相反,为避免将自己熟识的研究对象分入安慰剂对照组,而在研究过程中改动了研究对象的入组顺序,从而人为地影响了组间的基线可比性。防止此类偏倚方法有随机抽样、随机分组和分配方案隐藏等。

(二) 测量偏倚

测试研究结果时,包括临床反应的记录,实验室或影像资料测试,以及资料分析等受人为主观因素的影响而造成的偏倚。如前述以Kupperman评分测量绝经后激素替代治疗的疗效时,"疲乏无力"等主观症状作为结果指标易使研究结果遭受测量性偏倚的影响。防止方法有:盲法测量、标准化问卷等。

(三) 干扰和沾染

干扰(co-intervention)指试验组或对照组的对象额外地接受了类似试验组药物的某种有效制剂或措施,从而人为地夸大了疗效的假象。如口服避孕药的避孕效果试验,妇女又额外使用了避孕套,从而造成试验组疗效额外提高,增大了与对照组间的疗效差异。沾染(contamination)指对照组患者额外地接受了试验组的药物或措施,人为地夸大了对照组疗效的现象。防止方法包括严格执行设计方案及盲法治疗、强化依从性等。

(四) 霍桑效应

在研究过程中,研究者对自己感兴趣的研究对象较对照者往往更为关照和仔细;而被关照的患者对研究人员又极可能报以过分的热情,从而将自己治疗反应的自我感受,对研究人员"报喜不报忧"。如口服避孕药初次使用后,还可能有不规则阴道流血、乳房胀痛等症状出现,然而研究对象却告诉研究人员"无特殊不适"。这种人为地夸大客观效果的现象,称为霍桑效应(Howthorne effect)。霍桑效应的克服办法有赖于盲法设计与实施。

(五) 向均数回归现象

用以测试治疗反应的临床和实验室有关检验的量化指标,尽管方法学和执行时都很正确,但是同一个体乃至同一标本多次测定,其测试值可能不同,总是或高或低地分布于均数的两侧,而这种向均数测量值集中的现象称为向均数回归现象(regression to the mean)。因此,临床科研的效果测试则应做适当的多次测试,取均值而防止单次测试值的偏差。如实验室重复试验取平均检测值等。

(六) 机遇

选择研究样本时,任何符合纳入标准的受试者都有同等机会进入试验。但由于个体差异,接受同一试验治疗时的反应总会不一致。而且,重复试验其有效率不会完全一致,这是因抽样的个体反应性不一所造成的,也就是机遇因素影响之故,这种误差现象称为随机误差或抽样误差。机遇(chance)在研究中是无法完全消除的。

对于机遇误差,在治疗性研究设计中,只能采取限制 α 错误水平在 5% 以内(假阳性错误不超过 5%)及将 β 错误控制在 0.1～0.2[即假阴性错误不超过 10%～20%,$(1-\beta)=0.8\sim0.9$],以达到限制其影响的最低允许水平。

(七) 依从性

依从性(compliance)指的是受试对象能遵从试验治疗方案的要求,并认真接受治疗干预措施的程度,接受得越好则依从性就越高,反之就低。依从性过低可导致治疗性试验完全失败。因此,如何评估和改善受试者的依从性是非常重要的问题。

为保证研究质量,一要客观而真实地测量与评价受试者的依从性;二要在设计中提出相关措施尽一切努力地改善受试者的依从性。如对受试者进行宣传教育,加强互相联系,并做到关心体贴、提供良好的研究服务,以方便就诊和追踪等。真正做到医患彼此信任与合作,提高研究工作参与者良好的依从性。

此外,研究者和执行者也必须加强对研究方案执行的良好依从性,除非研究设计方案在执行中发现不适之处需修改外,通常必须严格地执行设计方案,不能随意舍弃,否则,同样会造成研究的失误或失败。

八、资料的整理和统计分析

(一) 统计学家应参与研究设计

防治性研究的设计阶段应邀请医学统计学家参与,从立题、研究目的、科学假设、终点的确定、测试指标及其类别、资料的收集与整理直到统计分析方法的确定与执行,均离不开统计学理论和方法的应用。因此,不能像既往传统的研究,只是在研究工作结束了,将资料送交统计学家做统计分析,这样做往往会产生不恰当的结论,甚至会误导。

(二) 根据设计内容抉择统计学方法

统计学家要根据临床课题的研究目的与假设,在设计之初就与临床科研者一道共同考虑:①设置试验组与对照组,或配对对照或是非配对对照;②终点指标(主要指标与次要指标)是定性的还是定量的;③观察指标应该做两两比较还是多组比较,是要做单因素分析或多因素分析,是配对分析或非配对分析还是多因素分析,需要采用亚组分析、分层分析还是校正分析等。这些都要根据设计的方案及所收集资料的性质而选定相应的统计学方法。统计分析的目标或目的都是要为科学地回答研究的问题服务。

(三) 重视意向性分析

需要指出的是,由于某些受试者因某些因素的影响而失去联系,会影响研究质量。为了定量化地判断病例缺失对真实性的影响程度,要对全部进入试验组与对照组的受试者做意向性分析(intention to treat analysis，ITT)，当其结果与实际完成的研究结果和结论没有显著性差异者，其真实性和可信度就好。如对于数值变量，可追踪失访者末次随访的结果数据，将其作为该研究对象的终点研究结果进行统计分析。对于分类变量资料，可将试验组失访的研究对象的结果假定为无效，而将对照组失访的研究对象的结果假定为有效，以此进行统计分析，如结果仍具有统计学显著差异，则说明两组间结果确有差异。

（四）重视临床意义的量化指标

对于防治性研究结果应从临床意义上进行量化的统计分析，这一点在设计时应予以考虑，而且应从正性和负面效应两方面设计，均根据试验组和对照组同一事件率的资料作量化分析，列表 18-1。

表 18-1　干预性治疗的临床意义的指标

正　　效	负　　效
事件率 ER(event rate)：如有效、治愈率等	事件率 ER：如不良反应事件发生率
绝对危险降低率 *ARR*(absolute risk reduction)	绝对危险增加率 ARI(absolute risk increase)
相对危险降低率 *RRR*(relative risk reduction)	相对危险增加率 RRI (relative risk increase)
需要治疗多少病例才能获得 1 例最佳结果 NNT (number needed to treat)	需要治疗多少病例才会导致发生 1 例不良反应 NNH (number needed to harm)

1. **相对危险降低率**(relative risk reduction，*RRR*)　对照组与试验组有关事件发生率之间的差值与对照组事件发生率之比，所得商值用百分数表示。此值的大小表示试验组比对照组治疗后有关临床事件发生的相对危险度下降的水平，通常 *RRR* 在 $25\%\sim50\%$ 或以上，方有临床意义。

$$RRR = (P - A)/P \times 100\% \qquad (式 18-3)$$

式中 P：对照组的事件率，如病死率；A：试验组的事件率。

2. **绝对危险降低率**(absolute risk reduction，*ARR*)　对照组与试验组事件发生率之间的绝对差值，用％表示。此值意味着试验组临床事件发生率与对照组相同事件率的绝对差值，其值越大，临床效果的意义越大。

$$ARR = P - A(\%) \qquad (式 18-4)$$

3. **需要治疗多少病例才能获得 1 例最佳结果**(number needed to treat，NNT)　即为获得 1 例最佳结果，需要治疗有如脑卒中或急性心肌梗死或者死亡这些事件危险性的患者人数。这一指标对评价某一干预措施的临床价值及经济价值十分有意义。如 NNT 数量小即防止发生每一事件花费的经费少，这种疗法的临床价值就大。如在佝偻病早期预防双盲随机对照研究中，预防组新生儿在生后第 2 天即给予维生素 D_3 针剂(5 万 IU)肌肉注射 1 次，对照组新生儿无特殊处理。此外，两组均按常规由随访医师对研究对象进行各项检查和预防及其他治疗，研究结束后再汇总资料进行分析，评价出生后单次注射维生素 D_3 预防佝偻病的疗效。研究结果按颅骨软化的发生率差异计算 NNT＝11.82 人，按 3 月龄的骨碱性磷酸酶的异常率计算 NNT＝11.02 人，即大约每用药 11~12 人可预防 1 例佝偻病的发生。

$$NNT = 1/ARR \qquad (式 18-5)$$

再如,不同剂型米非司酮终止早孕的研究,米非司酮片剂(25 mg/片)和胶丸(5 mg/粒)终止早孕的效果相似,完全流产率分别为 90%(72/80)和 92.5%(74/80)。通过研究给出的资料我们可算出:与片剂组相比,胶丸组不全流产和继续妊娠的 ARR 仅为 2.5%,NNT=40。两组均有较理想的临床效果,即有较好的重要性。

第三节   防治性研究的质量评估

临床医师在医疗实践中常需选择某种新的或更好的防治措施预防或治疗疾病。在选用或应用这些防治措施之前,应对既往研究的证据进行严格评价。如果某种证据既真实又重要,则质量好。如获得该证据的患者情况与临床医师实际患者的情况相似,则实用性高。

一、真实性评价

(一)该研究证据是否采用真正随机的方法,是否隐藏了随机分配方案

研究对象是否从总体中随机抽样而获得? 随机抽样出的样本是否随机分配至各组? 采用随机方法可以有效地避免选择偏倚的影响,使各组的样本具有可比性,维持组间均衡性,以保证最终观察到的差异来自防治措施,提高了证据的论证强度。临床科研通常难以包含研究对象的总体人群而不易达到随机抽样,故常以医院就诊的患者为研究对象,并对其进行随机分组。如一观察阿莫西林-克拉维酸片治疗呼吸道和中耳细菌性感染的研究:采用双盲平行随机对照试验设计,选择住院受试患者共 54 例,根据试验前计算机自动生成的随机数字表随机分为试验组和对照组各 27 例。选择在医院就诊的患者作为研究对象的研究结果易受就诊偏倚的影响,如高级别医院的患者病情重,而低级别医院就诊的患者的病情轻,因此,研究结果的外部真实性可能受限。

临床医师选择临床疗效研究证据时应首选随机对照研究的系统评价,其次是单个、大样本的随机对照试验。当然,并不是所有的系统评价结论都真实可靠。在评价系统评价证据的质量时,首先要了解该系统评价所纳入的原始研究是否是高质量的研究。高质量的原始研究首选随机对照试验,其次是半随机对照试验。然后,需评价纳入研究的随机对照试验的临床异质性大小,如果临床异质性大,则该系统评价结论的真实性不高。最后,了解该系统评价有否明确的诊断标准、纳入标准和排除标准,结果观察指标是否明确,统计方法是否恰当,对于存在临床异质性的文献是否进行了敏感性分析。如一妊娠期补钙预防妊高征的meta分析,仅报道"纳入随机对照分组的前瞻性研究文献,对重复报道、质量差、信息少的文献予以剔除",但并未明确指出如何评价所纳入文献的质量、标准如何,有无保证其所纳入真实可靠随机对照试验的具体措施。其次,该研究仅检索"中国生物医学数据库",数据源单一,有可能漏掉其他数据库的文献,因而,可能产生选择偏倚和发表偏倚。而且,该研究仅采用 Q 检验进行统计异质性检测,未根据各随机对照研究的具体内容探讨研究间的临床异质性问题,如研究对象的年龄、体重、病情等是否可比,干预措施的具体方法是否一致? 此外,研究未明确给出妊高征的诊断标准及研究的纳入标准和排除标准。故该系统评价的真实可靠性受到较大影响。

在评价单个随机对照试验证据时,应根据文献描述的具体随机方法和步骤,注意区别完全随机、半随机或假随机。如文献未报道有关随机的具体内容,也可通过联系原文作者来获

取信息，一般推荐采用电话访问。有关随机对照试验质量的一项调查研究通过电话访问3 137篇国内报道的随机对照试验原始文献作者，经严格判别后最终发现其中仅有6.8%（207篇）属于真正的随机对照试验。由此可见，判别研究是否采用正确的随机分配方法对判断文献质量尤为重要。

如果没有随机对照试验，也可采用非随机对照试验证据的结果。但在判定和解释结果时，需特别注意证据的真实性。效果强的防治措施，以及预后极差的疾病，无需随机对照试验也可判断防治措施的效果。如介入疗法治疗5～8 cm肝癌的非随机临床对照研究发现，其1、3、5年累计生存率均比外科手术组低。非随机对照试验的假阳性率较高，故阴性结果的非随机对照试验结果的临床参考价值较高。如非随机临床对照研究发现地塞米松治疗妊娠期肝内胆汁淤积症的疗效较熊去氧胆酸差，且动物实验发现其可致胎儿大脑萎缩，故临床已不推荐使用。

如果临床疗效证据能进一步做到"分配隐藏"，即在研究设计阶段采用某种方法隐藏分配序列，使其他研究人员和研究对象不能预测纳入试验的研究对象的分组情况。这样可以更好地防止测量性偏倚，提高证据的真实性。例如，尼泊尔产前补充多种微量营养素对出生体重及妊娠时间影响的双盲随机对照试验：由一位研究人员在设计阶段将拟纳入的1 200名研究对象依次编序，然后采用电脑随机方法将该序号随机分配至试验组及对照组，完成随机分组后，即将分配序列密封保存，其他人员不知道该分配序列。研究对象的编号仅与药物编号相对应，而不显示分组情况，研究者和研究对象只知道其编号，而不知道该编号对应的药物，无法从编号上分辨分组情况。该过程即隐藏随机序列，在一定程度上避免了选择性偏倚的发生。

（二）防治措施是否采用盲法进行

盲法是指临床试验中的研究者或受试者，都不知道试验对象的分配情况，即不知道受试对象在试验组还是对照组，接受的是试验措施还是对照措施。可分单盲、双盲和三盲。用于科研执行阶段与资料分析阶段。

如上述尼泊尔产前补充多种微量营养素的双盲随机对照研究，由未参加编序及试验的人员将试验组及对照组药物分别灌装入盒并编序，该序号与研究对象的编号相对应。两组药物的外观、气味及味道相同，统一外包装。研究开始后按研究对象的编号依次给每位入组对象发放相应药盒。由于两组药物的包装、外观、气味及味道相同，研究者和研究对象亦无法根据药物的性状猜测出其分组情况。排除了受试者、研究者、资料分析者的主观影响，避免或减少了测量性偏倚，维护了证据的真实性。

盲法与随机分配隐藏不同，二者的目的、施与阶段和可行性不同。随机分配隐藏是为了避免选择性偏倚，作用在受试对象分配入组前，在任何随机对照试验中都能实施。而盲法是为了避免干预措施实施过程中和结果测量时来自受试对象和研究人员的偏倚，作用于受试对象分配入组接受相应干预措施后，并不是任何随机对照试验都能实施的。如比较外科手术和内科药物治疗某种疾病的疗效，随机分配方案隐藏是可行的，但手术与非手术药物治疗却难以盲法进行。

（三）是否观察报道了与临床有关的全部结果？随访时间是否足够长

试验是否对纳入治疗观察的全部病例完成随访，并进行总结分析。最理想的证据应是没有患者失访或丢失。但这通常难以实现，丢失病例最好控制在10%以内，如果超过20%，则可能影响试验结果的真实性。可采用"最差病例分析",如果研究证据有病例丢失,通常可将试验组丢失的病例计作无效,而对照组丢失的病例计作有效,再次计算结果,如与原结果一致,则说明丢失的病例对试验结果真实性的影响小。某些情况下,患者未完成所有干预,但随访到其最终结果,即有不依从的情况发生,但未失访。为维护证据的真实性,应按最初的分组情况,对全部病例的最终结局进行分析,即"意向性治疗分析"(intention-to-treat analysis, ITT)。如阿比朵尔治疗流行性感冒的随机双盲安慰剂对照多中心临床科研规定,安全性分析总体包括服用过至少 1 次研究药物且进行过至少 1 次安全性随访的全部受试者,不论其是否失访或剔除,安全性分析总体即 ITT 总体。该研究共纳入 232 例患者,其中 22 例患者(9.48%)失访或拒绝继续参加本试验(包括试验组 7 例,6.19%),对照组 13 例(10.9%),两组比较差异无显著性($P=0.245$),由于 232 例患者入选后均至少服用 1 次药物和有 1 次随访,该研究有关观察结果的安全性分析应包括所有开始进入研究的 232 例患者。

上述研究发现,阿比朵尔在流感发病早期使用可以缩短疾病的持续时间,减轻症状的严重程度。不良反应主要为消化系统症状和血清氨基转移酶升高,但与安慰剂组相比,组间差异无显著性。该研究既报道了疗效,也报道了副作用,研究结果较全面。但目前不少研究仅报道好的疗效,而未报道措施的副作用或危害,使临床医师对结果不能做出正确评价。如某些口服避孕药的临床科研仅报道药物的避孕效果,而未报道阴道出血、乳房胀痛等副作用。

此外,如上界定终点时间部分所述,随访的时间一定要足够,以疾病能够好转或治愈的时间为准。如上述流感治疗性研究的观察期以一周为宜,而肝癌治疗性研究需至少随访五年以了解其生存率。

(四)组间基线可比性如何

随机分配虽可防止选择性偏倚,但如果没有进行分层随机,也有可能影响组间可比性,进而影响结果的可靠性。因此,分组后应对组间研究对象的基线可比性进行分析。如年龄、性别、病情、病程等重要临床特征是否一致。一致性高,则可比性好,结果真实性好。如上述研究,阿比朵尔疗效分析总体治疗前试验组和对照组基础情况,两组在年龄、身高、体重、婚姻、女性生育情况等方面无明显差异,在流感治疗前病程、体温、7 个与流感有关的症状严重程度(鼻塞、咽喉痛、咳嗽、肌肉酸痛、疲劳、头痛和发冷出汗)及既往病史等方面也无显著差异,这说明两组患者可比,结果差异主要是因治疗方法不同。

(五)组间除防治措施外,其他处理措施是否完全一致

只有组间除防治措施以外的其他处理措施完全一致,才能肯定治疗后所产生的效果差异是由防治措施所致。组间的其他任何治疗包括支持治疗应一致,才能排除混杂、沾染和干扰,保证证据真实性。如上述阿比朵尔研究中,在施与阿比朵尔或安慰剂时,同时向两组患者提供 10 片对乙酰氨基酚,患者根据体温和疼痛情况自行服用,但却未报道对乙酰氨基酚在两组分别使用的情况及对研究结果的影响。该研究观察了流感相关的七个症状指标,其中包括肌肉酸痛和头痛,因此如果两组使用对乙酰氨基酚的比例和量不一致,如在治疗组使用较多,则治疗组疗效有可能提高,而致研究结果出现假阳性。

二、重要性评价

(一)评价防治措施证据效果的大小

临床测量防治效果和安全性的指标较多,包括绝对危险降低率(absolute risk reduction,

ARR），相对危险降低率（relative risk reduction，RRR），需治疗多少病例才能获得 1 例最佳结果（number needed to treat，NNT），需治疗多少病例才会导致 1 例不良反应（number needed to harm，NNH）等。

（二）评价防治措施效果的精确度

所谓治疗效果的准确度就是可信的程度，上述效果程度的指标是以事件率或实际效果的绝对数据表示，显然仍有机遇因素的影响。为了提供其准确的程度以助于临床重要意义的评价和指导临床应用，常用 95％可信区间表示（95％ CI）。如可信区间宽，则精确度低。如在上述阿比朵尔治疗流行性感冒的随机双盲安慰剂对照多中心临床科研中，阿比朵尔与安慰剂组相比：试验组疾病持续时间均数为 72 小时（95％ CI：66～78），对照组疾病持续时间均数为 96 小时（95％ CI：87.46～104.54）。该研究结果的 95％ CI 较宽，精确度较低。此外，还可采用 χ^2 检验，t 检验等相关统计学方法进行疗效的显著性检验，从而对疗效的准确度做出评价。

三、临床实用性评价

（一）比较证据的患者与实际患者

影响结果的因素有患者的性别、年龄、文化程度、社会经济状况、种族及可影响结果的其他重要因素等。如参与研究的患者与实际工作中的患者有明显差异则不能将此类证据的结论应用于实际患者。如上述单次给维生素 D_3 预防佝偻病的研究是在我国西安地区对医院出生的足月适龄儿进行的，可能不宜用于我国西藏、新疆等日照充足、奶制品食用量大的人群。必要时可对证据的患者各亚组进行分层分析，联系实际情况进行评价，确定是否实用。

（二）评价实际的医疗条件

研究中报道的医疗条件是否与实际相符，医师素质的高低，患者依从性的高低，患者经济状况如何，能否承受医疗费用，医疗保险的覆盖范围如何，是否有追踪观察患者的条件等都会对应用证据后的结果产生影响。如我国某些经济落后地区的妇女在妊娠期没有条件到医院建卡做定期产前检查，因此，当地医务人员无法应用 50 g 糖筛查试验对妊娠妇女进行妊娠期糖尿病筛查，导致无法及早发现患者并进行相应处理，从而引起流产、早产、巨大儿、胎儿窘迫等不良结局的发生率增加。故 50 g 糖筛查试验虽能较好地早期筛查妊娠期糖尿病患者，但目前也无法广泛应用于经济落后且未常规进行产前检查地区的妊娠妇女。

（三）评估患者应用证据后可能的收益与不利，患者对治疗结果和治疗方案的价值观

首先应评估如果不对患者进行干预，发生最大有利和有害后果的可能性是多少。然后评估如果应用既往研究证据进行干预后的利弊如何。如与不干预相比，利大于弊，则适于应用。在应用证据时，还要考虑患者对拟用证据的价值取向和意愿，向患者及家属交代所患疾病的后果及接受拟用干预措施后的利弊，帮助其做出判定，从而提高依从性。

（王家良　许良智　康德英）

第十九章　疾病预后的研究与评价

疾病预后问题是临床医师每天都要面对的临床问题,当患者确诊某疾病后,非常关注的就是预后和转归? 容易复发吗? 最长能够活多少年? 哪些方面既可以延长寿命又提高生存质量? 这些都涉及预后问题。

第一节　疾病预后的概念

一、疾病预后及预后研究

预后(prognosis)是指疾病发生后,对将来发展为各种不同后果(痊愈、复发、恶化、伤残、并发症和死亡等)的预测或事先估计,通常以概率表示,如治愈率、复发率、5 年生存率等。预后研究就是关于疾病各种结局发生概率及其影响因素的研究。医师、患者及其家属都迫切需要了解该病的预后情况,医师知道该病预后情况,不仅对选择治疗方案有重要意义,而且可以回答患者及其家属所提各种问题。然而,要对预后做出客观估计与判断,尽可能使预后结果接近患者的实际结局,有时有一定难度,只有对疾病的预后进行了科学的研究,并掌握了大量预后相关证据后方能做到科学的预测。

开展疾病预后研究有助于: ①了解某种疾病的发展趋势和后果,从而帮助临床医师做出治疗决策;②研究影响疾病预后的各种因素,有助于改善疾病的预后;③可以从疾病预后研究中来正确评价某项治疗措施或联合方案的效果,有利于临床上的排兵布阵、促进治疗水平的提高。因此,疾病预后研究具有重要的临床意义。

二、疾病自然史与病程

(一) 疾病自然病史

研究疾病的自然病史对病因和预后研究、早期诊断和预防、判断治疗效果都有重要的意义。疾病自然史(natural history)是指在不给任何治疗或干预措施的情况下,疾病从发生、发展到结局的整个过程。疾病的自然史包括四个时期:①生物学发病期(biologic onset)指病原体或致病因素作用于人体引起有关脏器的生物学反应,造成复杂的病理生理学改变,此时很难用一般临床检查手段发现疾病已经存在;②亚临床期(subclinical stage)是指病变的脏器损害加重,出现了临床前期的改变,患者没有明显症状,自觉"健康",但如采用某些实验室检查或特异性高及敏感度高的诊断手段,发现疾病已经存在而被早期诊断,可获得早期治疗;③临床期(clinical stage)指患者病变脏器更加严重而出现解剖上的改变和功能障碍,临床上出现了症状、体征和实验室检查的异常,而被临床医师做出诊断,并进行及时的治疗;④结局(outcome)指疾病经历了上述过程,发展到终末的结局,如痊愈、伤残或死亡等。

不同疾病,其自然史差别很大,某些疾病自然史较短,如急性感染性疾病,短期内出现症状体征和实验室异常,进展较快,较短时期内即可出现结局。而某些慢性非传染性疾病的自然史较长,甚至可达数十年之久,如心脑血管疾病、糖尿病、高血压等,这些疾病的自然史也比较复杂。

(二) 临床病程

临床病程(clinical course)是指疾病的临床期,即首次出现症状和体征,一直到最后结局所经历的全过程,其中可经历各种不同医疗干预措施。临床医师可采取医疗干预措施来改变其病程。

临床病程和疾病自然史不同,病程可因医疗干预(包括各种治疗措施)而发生改变,进而影响预后。在病程早期及时采取积极医疗干预措施,往往可以明显改善预后,因此,临床医师十分重视疾病临床病程的估计。

三、预后因素与危险因素

凡影响疾病预后的因素都可称预后因素(prognostic factors),若患者具有这些影响因素,其病程发展过程中出现某种结局的概率就可能发生改变。研究预后因素有助于临床医师及早进行医学干预,包括筛检、早期诊断、积极治疗和改变患者影响健康的不良行为等,从而为改善患者疾病预后而做出努力。预后因素和危险因素不同,危险因素(risk factor)是指作用于健康人,能增加患病风险的因素,而预后因素是在已经患病的患者群体中研究与疾病结局有关的因素,因此,疾病的危险因素和预后因素是不同的概念。虽然有些疾病中某些危险因素也可能同是预后因素,但多数是不相同的,如从图 19-1 可见急性心肌梗死的危险因素与预后因素。由此可以看出,有些因素是相同的,且作用相似,如年龄和吸烟,随年龄增大,患病风险增加,预后也差。但有些因素作用相反,如性别,男性发生急性心肌梗死风险高于女性,但发生心肌梗死后女性的预后反而比男性差。又如血压,高血压是危险因素,发生急性心肌梗死后的低血压反而预后不佳。

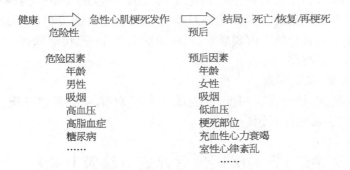

图 19-1　急性心肌梗死的危险因素和预后因素比较

影响疾病预后的因素具有复杂多样性,主要包括以下几个方面。

(一) 早诊早治

任何疾病能否得到早期正确诊断、及时合理治疗,是影响预后的关键因素,尤其是恶性实体瘤,如能早期及时诊断,通过手术治疗,常能获得较好的预后。而发现较晚,已多处转移,失去手术根治机会,则预后很差。如胃癌,通过胃镜发现的早期胃癌,若微小胃癌术后五年生存率可达 100%，原位癌术后 10 年生存率也可达到 80%，若侵及黏膜下者，10 年生存率 65%，侵及固有肌层者术后 5 年生存率 70%；而通过临床诊断的中晚期胃癌术后 5 年生存率仅 16.9%。

（二）疾病本身的特点

疾病本身的特点包括疾病的性质、病程、临床类型与病变程度等常是影响疾病预后的重要因素，某些自限性疾病如上呼吸道病毒感染，不需要治疗也可自愈，预后良好；同样是病毒感染如艾滋病和重症肝炎，预后就很差；败血症虽然病情很重，但可采用有效抗生素治疗而痊愈；而运动神经元疾病肌萎缩侧束硬化虽发展缓慢，但无有效治疗，预后很差，最终都因呼吸麻痹并发肺部感染死亡；同样霍奇金病的预后和病理类型有关，淋巴细胞为主型预后最好，5 年生存率为 94.3%，而淋巴细胞削减型预后最差，5 年生存率仅 27.4%。

（三）患者的病情

通常病情与预后密切相关，病情重者，预后较差。例如，肝硬化预后和 child-push 分级有关，child-push 分级是依据有无肝性脑病及其严重程度、有无腹水及其严重程度、血清胆红素浓度、白蛋白减少程度及凝血酶原时间延长的程度综合评分，A 级 5～8 分，B 级 9～11 分，C 级 12～15 分，评分 C 级表示病情严重，预后差。

（四）患者自身的身体素质

患者的身体素质是综合指标，包括年龄、性别、营养状况、免疫功能等。同一种疾病，由于患者身体素质不同，预后差别很大。例如，同一病理类型的非霍奇金淋巴瘤，若患者身体素质较差，年龄大，营养状况差，不能耐受高强度化疗，因而病情易进展，预后差，生存期短。而身体素质好的患者，经过正规高强度化疗，不仅能长期生存，甚至可治愈。

（五）医疗条件

医疗条件的优劣，直接影响疾病预后。如败血症可因抗生素选择不合理，疗效差，而结合细菌培养、药物敏感试验合理选用抗生素，可提高疗效，改善预后。又如急性心肌梗死在医疗条件差的医院，许多疗效好的治疗措施无法实施，导致病死率较高；而条件好的医院不仅医疗设施好，患者早期正确诊断概率高且有抢救经验丰富的专科医师及许多有效治疗措施如溶栓治疗、经皮冠状动脉腔内成形术、冠状动脉支架术、冠状动脉搭桥手术等可供选择，从而病死率降低，预后改善。

（六）社会、人文、家庭因素

此外，如医疗制度、社会保险制度、家庭成员之间关系、家庭经济状况、家庭和患者文化教养及心理因素也会影响患者预后。

第二节　疾病预后评定方法及其指标

一、预后评定指标

（一）病死率

在罹患某病的患者总人数中，死于该病的患者所占的比例，称病死率（case-fatality rate）。病死率作为预后指标常用于病程短且易引起死亡的疾病，如各种急性传染病、急性中毒、心脑血管疾病的急性期和短生存瘤种。

$$病死率(\%)=\frac{死于该病的患者人数}{患某病的患者总人数}\times 100\%\qquad(式19-1)$$

（二）治愈率

患某病治愈的患者人数占该病接受治疗患者总数的比例，称治愈率（cure rate）。治愈率作为预后指标常用于病程短而不易引起死亡的疾病。如截至 2020 年 6 月 2 日，我国 COVID-19 治愈率达到了 94.3%，超过了病毒性肺炎的平均治愈率。

$$治愈率(\%)=\frac{患某病治愈的患者人数}{患该病接受治疗的总患者人数}\times 100\%\qquad(式19-2)$$

（三）缓解率

缓解率（remission rate）系指给予某种治疗后，进入疾病临床消失期的病例数占总治疗例数的百分比。缓解有完全缓解（complete remission，CR）、部分缓解（partial remission，PR）之分。

$$缓解率(\%)=\frac{治疗后进入疾病临床消失期的病例数}{接受议程治疗的总病例数}\times 100\%\qquad(式19-3)$$

（四）复发率

复发率（recurrence rate）为疾病经过一定的缓解或痊愈后又重复发作的患者数占观察患者总数的百分比。

$$复发率(\%)=\frac{复发的患者数}{接受观察的患者总数}\times 100\%\qquad(式19-4)$$

（五）致残率

发生肢体或器官功能丧失者占观察患者总数的百分比称为致残率（disability rate）。

上述预后指标：缓解率、复发率、致残率等常用于长病程低死亡的疾病，许多慢性非传染性疾病都属于此类。这类疾病病情复杂，预后多样，可缓解、复发、好转、恶化、致残、死亡等。

（六）生存率

生存率（survival rate）即从疾病临床过程的某一点开始，一段时间后存活的病例数占总观察例数的百分比。

$$n\text{ 年生存率}=(_{n}P_{0})\frac{活满 n 年的病例数}{n 年内观察的总例数}\times 100\%\qquad(式19-5)$$

式中 P 为生存率，前标 n 为随访时间长度，后标 0 为观察起始点。生存率常用于长病程致死性疾病，如各种恶性肿瘤，病程较短的瘤种可用 1 年生存率（$_{1}P_{0}$），一般癌症用 5 年生存率（$_{5}P_{0}$）表示预后。

生存率尚有总生存率（overall survival，OS）和无病生存率（disease free survival，DFS）之分，后者指患者治疗后进入疾病消失期的生存率，预后研究中还计算生存期的长短，即存活期。具体有中位生存期、无病存活期（disease free survival，DFS）、无"事件"存活期（event free survival，EFS）等。生存时间是一种连续变量，其分布常为非正态，因此使用中位生存期比较合理。生存时间数据中有一部分是完全的，即已经观察到某种事件的发生，如死亡；而一部分是不完全的，即经历了一段时间的观察，某种事件尚未发生，但由于种种原因而中止了观察,这种数据称为截尾数据,生存分析方法能够处理截尾数据。

二、预后评定方法

预后评定方法中最常用的是生存分析(survival analysis),其中生存率有两种计算方法:直接法和间接法。

(一)直接法

本法简单、容易计算,如病例多时,抽样误差(s_p)小,一般结论满意;如病例少时,抽样误差大,可出现后一年生存率高于前一年生存率的现象。

预后研究中常出现失访现象,失访包括:①失去联系者;②死于其他疾病者;③由于进入研究的时间较短,到了整个研究终点,而不能继续随访的,也视为失访。

$$_nP_0 = \frac{N - \sum_0^n (dx + wx)}{N - \sum_0^n (wx)} \qquad (式 19-6)$$

式中 N 为进入研究总人数,dx 为各年死于本病的人数,wx 为各年失访人数。如用单个生存率来表示预后常会丢失许多信息,如图 19-2 所示。图 19-2 所示四种情况:A、夹层动脉瘤;B、艾滋病;C、慢性粒细胞白血病;D、年满 100 岁老人。统计 5 年生存率,上述四种情况都是 10%,但生存曲线不尽相同。如 A 组夹层动脉瘤患者早期病死率极高,但如能在最初数月存活下来,则以后病死的可能性极小;B 组示 HIV 阳性患者发展到艾滋病引起,在整个 5 年内每年均有死亡者;C 组慢性粒细胞白血病患者在确诊后 1~2 年内,生存几乎不受影响,但以后死亡风险逐渐增高,至第 5 年时,大部分患者均已死亡;D 组为一般人群中年满

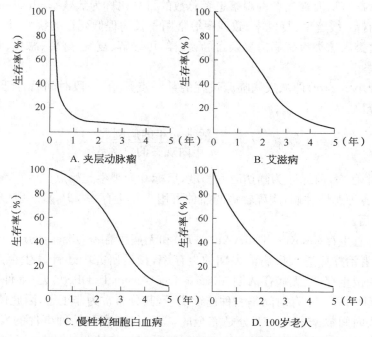

A. 夹层动脉瘤 B. 艾滋病

C. 慢性粒细胞白血病 D. 100岁老人

图 19-2 5 年生存率均为 10% 时,四种不同的生存曲线

100 岁老年人的 5 年生存情况。这四种情况的 5 年生存率都是 10％,这是生存率的点估计值,它不能反映三种不同疾病 5 年间生存率变化情况,实际上上述三种疾病 5 年间生存率变化均不相同。如以随访时间为横坐标,生存率为纵坐标,即可获得生存曲线(survival curve)。如图 19 - 3 所示,假定所有病例均随访到,无失访情况发生,小样本获得的曲线为阶梯形,如大样本就形成光滑的曲线。生存曲线能获得有关疾病过程任何时刻的生存率,提供的信息远远超过点估计值。

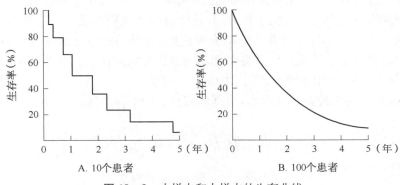

图 19 - 3　小样本和大样本的生存曲线

(二) 间接法

进行生存率分析,首先要对病例进行前瞻性队列研究,随访观察要以某一规定的起始点开始,如发病日期、确诊日期、治疗开始(或手术)日期,每一研究对象随访观察的起始点务必相同。随访观察的终止目标和终止日期也务必有统一规定,如随访观察到某年某月末截止,以死亡事件为终点观察事件。但多数随访情况并不那么简单,随访结果可能有四种情况:①死(或复发)于本病;②死于其他疾病;③观察到规定截止时间尚存活(未复发);④失访。后三种情况的观察值都未达到预定的观察终点,都不能提供完全的信息,这种数据称截尾值(censoring value)或终检值。对有截尾值资料,当例数较多时用寿命表法(life table)分析,发病例数较少时,也可用 Kaplan-Meier 生存曲线法。寿命表法又叫条件概率法,是描述预后最常用的方法,基于概率论的乘法定律,先分别计算出患者进入观察后各年的生存概率,然后将各年的生存概率相乘,即得出患者进入观察后活过各年的生存率(累积生存率)。

Kaplan-Meier 曲线是以时间 t 为横轴,生存率 P 为纵轴,表示时间与生存关系的函数曲线。从曲线图可对某一病例的预期生存时间大于 t 的概率做出估计。随访观察的时间单位愈小,则精确度愈高,即生存期用日计比月计为佳,计算活过各时点的生存率也是应用连乘积方法。

用间接法进行生存分析时必须注意,所绘生存曲线纵坐标所示是一个假想队列的生存概率,并非患者实际的生存率;所计算出来的生存率是按概率方法计算出来的对某病各时期生存率的最佳估计。但这种估计的可信程度将受到观察病例数的影响,曲线左侧的估计值较右侧可靠,因为左侧的观察病例数总是比右侧多,曲线右侧尾部往往因病例少、波动大,明显影响可信度。

(三) 生存率比较

使用生存率可对比不同病型、不同病情、不同治疗方法对疾病预后的影响,绘制成的生存曲线图可直观呈现。对数秩检验(log-rank test)是一种常用且较为理想的比较生存曲线的方法,其主要原理是运用 χ^2 检验,分析实际观察值与理论值之间的吻合度大小,从而对各组之间的差异做出有无统计学意义的结论。比较两组在某一相同时点上生存率差异,可应用 Z 检验。比较两组生存率的显著性,检验也可用 Mantel-Haenszel 卡方检验,其基本原理是将相比的两组某相同时点的观察结果作为一层,为 2×2 表,不同时点形成一系列 2×2 表,然后用合并的 Mantel-Haenszel 卡方(χ^2_{MH})检验,表明两组在整个观察期间的差异。

D. R. COX 于 1972 年利用风险函数,提出风险比例模型;用于处理有终检值数据生存资料。该模型应变量(结果变量)为生存时间,自变量为计数资料或者计量资料,与这些协变量随时间变化。主要用于与时间有关结果变量或终点指标分析;是时间有关分析中唯一真实可靠方法。若将自变量转化为二分类变量,那么 COX 风险比例模型中的回归系数的反自然对数,实际就是 HR,可用来评价该因素的危险程度。

利用 COX 模型可以控制混杂因素,绘制出调整后的生存曲线。

第三节 疾病预后研究方法

一、疾病预后研究常用设计方案

疾病预后研究包括预后因素的研究及预后评价研究,根据研究的目的及可行性的原则,可选择有关研究设计方案,包括描述性研究、病例-对照研究、回顾性队列研究、前瞻性队列研究等,最佳研究方案是队列研究,包括回顾性队列研究和前瞻性队列研究,以后者为佳。研究设计方案不同,偏倚风险各异,研究结果可以相差很大。例如,泌尿系统结石的复发率可由 $20\%\sim100\%$,溃疡性结肠炎癌变的机会为 $3\%\sim10\%$。

二、疾病预后研究设计的若干注意事项

(一) 队列研究的起始点

队列研究设计的起始点称零点时间(zero time),在研究设计时必须要明确规定,是在病程的哪一点起进行观察,在两个队列中的每一个研究对象都要用同一起始点,进行追踪和观察以及预后结局的比较。故预后研究,要尽可能选择疾病的早期,如收集的队列其集合时间接近疾病初发时日,则称起始队列(inception cohort),因此,起始点必须有明确的标准。如果队列研究的患者处于病程的不同阶段,开始观察时间不同,则对康复、复发、死亡等时间的描述很难准确,这种杂乱的零点时间,难以评价真正的预后。

此外,如像研究肿瘤患者的预后,可根据临床病理分期作为起始点,其对预后的评价也是可信的。

(二) 研究对象的来源和分组

研究对象的来源要具有代表性,能代表目标疾病的人群。同一种疾病来自不同级别医院,其预后研究结果可能不同,如采用来自三级医院病例的结局评估该病目标疾病人群的预后,显然代表性较差,因为三级医院常集中病情较重,病程接近后期的患者,因而预后差。如采用来自某地区各种级别医院中该疾病的病例作为预后研究对象,通常包括了各种型别及其病情严重程度各异的病例,则能反映出目标人群的特点,因而代表性就比较好。

研究对象的分组也必须遵循可比性原则,即非研究因素在两组分布应相同,才有可比性。

(三)随访和失访

预后研究中随访工作十分重要,随访工作应组织严密,要尽量使所有研究对象都随访到,做到失访率越低越好,若失访率大于开始队列成员人数的10%应引起注意,若大于20%则研究结果可能没有参考价值。因为失访的患者会使疾病预后的信息丢失,从而影响预后结果的可靠程度。防止病例失访应注意以下数点:加强对患者及其家属进行随访重要性的宣传,以提高随访的依从性;建立健全随访管理制度,要有预案、随访有专人负责,并对失访者要及时采取补救措施;及时反馈患者诉求,不失信于患者;以及改进随访方式、优化内容,尽量避免患者及家属反感的措辞,多采用关心、体贴的语言等。

随访期限视疾病病程而定,原则上要有足够长的随访时间,以便能观察到疾病的所有结局。随访间隔时间的确定也要合理,以便能观察到各种变化的动态过程,对于一般短病程的疾病,随访间隔时间要短些,病程长的病,随访间隔时间可适当延长。随访过程中确定的各种结局事件,一定要在设计阶段事先明确定义,判定标准要有客观性、执行中不再变动,为防止测量偏倚,最好用盲法观察等。

对失访的处理可采用两种方法,一是按死亡统计,另一种是从观察患者人数中删除,不予统计,均可能损失预后信息,对失访病例不多的研究,可采用经验法则估计预后的范围,具体方法为先假定失访者均出现预定结局,得到结局事件"最高"发生率,然后假定失访者均不出现结局事件,得到"最低"发生率,比较"最高"和"最低"率,如两者相差不大,则结果可取,如两者相差很大,则研究结果不可靠。这里宜将"最低"和"最高"值作统计学分析,如 $P<0.05$,95% CI 位于两值之间,其结果不可靠,这是因为该差值偏离真值严重。

三、疾病预后因素的研究方法

影响疾病预后的因素众多,包括患者一般情况如性别、年龄、体质和营养状况、社会经济和心理状况等,疾病本身的情况如病理组织学类型、病灶大小、病原体种类、临床分期等,治疗方法及患者、医护人员的依从性等。因此,对疾病预后因素的识别和研究,有针对性干预、以改善预后,这也是预后研究一项重要内容。

预后因素研究方法和疾病危险因素研究方法相似。一般可先从回顾性的临床资料中进行筛检,然后通过病例-对照研究,进而前瞻性队列研究加以论证,从而确定是否为预后因素。分析方法可先从单因素分析开始,然后进行多因素分析。

在单因素研究中确定某因素是否系预后因素时,必须保证观察组(存在某预后因素)和对照组(不存在该预后因素)两组的临床特点和其他非研究预后因素都要相同,但在实际工作中很难做到。为尽量减少混杂偏倚,使预后因素的研究获得比较正确的结论,可采用下列方法,如限制、匹配、分层及标准化等方法加以平衡。疾病的结局和多种预后因素有关,加之各种预后因素互相影响,为全面评估预后因素的作用,近年来一些复杂的多因素分析方法,如多元线性回归、logistic 回归、COX 风险比例模型等方法的应用,可以进一步筛选出与疾病结局有关的主要预后因素,有助于建立该疾病预后函数或预后指数。其中尤以 COX 模型应用最广,允许"终检"(censoring)数据即截尾数据的存在,终检的原因可能是死于其他原因、失访或到资料总结时研究对象仍存活但尚未发生所规定的事件,由于一部分患者"终检",使得许多常规统计方法都不宜应用。同时 COX 模型还能有效处理随访迟早不一,随访时间长短不一及资料失访等临床预后研究中经常碰到的问题。

第四节 预后研究中常见偏倚及其处理方法

一、预后研究中常见偏倚

（一）集合偏倚

集合偏倚（assembly bias）或称分组偏倚、就诊偏倚。由于各医院的性质和任务不同，各医院收治患者的病情、病程和临床类型可能不同，就诊患者的经济收入在不同地区也可能有所不同。在集合成队列进行随访，随访结束时发现预后的差异是上述因素造成的而不是研究因素所致。这是一种选择偏倚。

（二）存活队列偏倚

从各医院收集病例组成队列进行预后研究，收集的队列不一定都是起始队列（inception cohort），而是可供研究的病例，都是该病病程中某一时点进入队列，且都是存活的病例，故称存活队列偏倚（survival cohorts bias），那些未入院失访病例的信息丢失，造成预后判断不准。假如用起始队列进行研究，集合队列 150 例，随访结果时，预后好的 75 例，预后不好的 75 例，各占 50％；而倘若从医院可供研究病例中组成队列，共 50 例进入队列，其中预后好的 40 例，预后不佳 10 例，占 20％（10/50），不良预后只占 20％，而真值系 50％。由此可见，预后与队列集合方式有关，采用起始队列的预后良好（50％），采用医院的"存活"队列，预后良好达 80％。因此，存活队列偏倚实际上是集合偏倚的一个特例。

（三）失访偏倚

这在预后研究中经常发生。由于观察时间长，观察对象因迁移、外出、不愿继续合作、因药物不良反应而停止治疗或死于非终点疾病等原因脱离了观察，即失访，造成研究结果失真，称失访偏倚（lost to follow-up bias）。如一项 100 例患者参与的预后研究，最后有 20％患者失访，在观察到的 80％病例中，其疗效为 80％。假如失访 20 例也同样有 80％疗效，则该研究的实际疗效仍为 80％。倘若失访 20 例疗效差的占 80％，则实际疗效仅为 68％。失访偏倚可造成结果被高估。

（四）零时不当偏倚

系由于观察对象之间观察的起始时刻不在该疾病病程的同一起始时刻。如肾结石的复发率，有人仅从患肾结石住院手术的患者中了解既往有无结石史，发现肾结石的复发率为 30％。住院患者由于观察的零时刻不同，将初发与复发划入同一组去观察预后，显然过高估计复发率。

（五）迁移性偏倚

随访观察期间患者退出、失访或从一个队列移至另一个队列等各种变动引起的偏倚，称为迁移性偏倚（migration bias）。变动的人数过多必然会影响结论的真实性。

（六）测量偏倚

观察与判定结局过程发生偏倚，有些结局如死亡、脑血管意外或某些肿瘤，诊断十分明确不容易遗漏，但是有些结局，如特殊死因、亚临床疾病、不良反应或残疾等判断就不那么清楚，判断时难免有出入，从而影响预后研究的结论，这就是测量偏倚（measurement bias）。

二、常见偏倚的处理方法

（一）随机化

从理论上讲，两个队列进行比较，应当除研究的预后因素外，其他因素最好两组均衡，即基线状况要相同，这样该预后因素在两组才具有可比的基础。随机化（randomization）是消除选择偏倚最好的方法，真正的随机化是指每个研究对象都有同等的机会进入观察队列和对照队列，随机化分组使两组可比。但因队列研究一般是自然分组的，随机化更多地体现在随机抽样环节。

（二）限制

在选择研究对象时，限制（restriction）在具有一定特征的对象中进行观察，以排除其他因素的干扰。如要研究年龄是否为急性心肌梗死的预后因素，可将研究对象限制在黄种人、男性、无并发症的前壁心肌梗死患者中进行观察，这样就可排除种族、性别、心肌梗死部位和并发症等因素的干扰和影响，较为清楚地反映年龄对急性心肌梗死预后的影响。但用该法控制偏倚所获得的预后结论，外推常有很大的局限性。

（三）匹配

匹配（matching）就是为观察组的每个研究对象按一定的匹配条件依次匹配一个或几个类似的对照，然后比较两组的预后因素，匹配方法能消除这些匹配因素对结果的潜在影响。临床科研中常以年龄、性别和种族作为匹配条件，因为这些匹配因素是最常见的混杂因素，其他因素如病期疾病严重程度和先前的治疗等，也可作为配对条件，千万不能把研究因素当作配对条件，否则就不能观察该研究因素在两组中的差异。

（四）分层

分层（stratification）也是常用的偏倚控制手段之一，特别是有潜在的混杂偏倚时，应用分层方法控制偏倚主要是在临床科研的设计阶段和资料的分析阶段。分层分析是指将数据资料按某些影响因素分成数层（亚组）进行分析，观察研究因素是否在每层内两组间均有差异，以明确该研究因素是否系独立的预后因素。假如要研究霍奇金病的预后和初诊时纵隔肿块大小有何关系，所有的研究对象均经过根治性淋巴结放疗，治疗后无论纵隔肿块的大小，所有患者均进入缓解期。但随访发现复发率和纵隔肿块大小有关，纵隔肿块大者的复发率为74%，远高于肿块小者（27%）及无纵隔肿块者（19%）。此结论是否真实、有否混杂因素？众所周知，霍奇金病的预后和临床分期及有无症状有关。因此作者按临床分期及有无症状进行分层分析，从表 19-1 可见纵隔肿块大小与霍奇金病预后关系是独立存在的，并非其他预后因素如临床分期和有无症状的影响而获得的假象。

表 19-1　纵隔肿块大小和霍奇金病预后关系的分层分析

分层因素		观察例数和复发率（%）	
		纵隔肿块大组	纵隔肿块小或无
分期	Ⅱ	10/14(71)	6/32(19)
	Ⅲ	4/4(100)	7/13(54)
症状	无	10/14(71)	11/41(27)
	有	4/4(100)	2/4(50)

（五）标准化

比较两个率,特别是当两组对象内部构成存在差别足以影响结论时,可用率的标准化(standardization)加以校正,使可能影响结果的因素受到同等的加权,则这两个率可比。这种方法称标准化(或校正),具体方法可参见相关统计学专著。

（六）多因素分析方法

鉴于预后因素研究常比较复杂,预后因素众多且相互作用,既有直接影响又有间接作用,单因素分析还难以将各预后因素对结局的影响分析透彻,此时应借助于多因素分析方法,多因素分析可同时处理多个因素,以及交互作用,从中筛选出与结局有关的主要预后因素及其效应大小。在预后因素研究中以 COX 风险比例模型最为常用。

第五节　疾病预后研究的评价原则

对有关疾病预后研究的质量及其研究结论是否真实可靠,应进行评价。文献评价包括三个方面:真实性、重要性和实(适)用性。评价的原则和标准可归纳为九条(表 19-2),现分述如下。

表 19-2　预后研究文献的评价原则

真实性
　队列的起始点是否相同?
　队列是否有代表性?
　随访是否足够长,以及是否完整?
　判断结局时是否有客观的结局标准,以及是否采用盲法?
　是否对影响预后研究的重要因素进行了统计学校正?
重要性
　报告预后研究的结果是否完整?
　研究结果的精确性如何,即可信区间是否较窄?
实用性
　我们经治的患者是否与文献报道的患者差异明显?
　研究结果是否有助于治疗方案的制订和是否有助于对患者及其亲属做出解释?

一、观察预后的研究对象是否都处于同一起始队列

预后研究要求各队列的研究对象观察疾病预后的起始点一定要统一,可以是症状首发时间,疾病确诊时间或治疗开始时间,务必明确零点时间应一致。如研究脑卒中的预后因素,纳入的研究对象应是首次发作的脑卒中患者,排除第 2 或第 3 次发作者。对入选的研究对象处于病程的哪一个阶段必须有清楚地叙述。所选择的零点时间最好是处于病程的早期,即起始队列(inception cohort)。如研究胃癌的生存时间,应该有统一的起点,最好是从诊断之日开始计算,而不能有的是诊断第一天为起点时间,有的是化疗第一天为起点时间。

二、研究对象能否代表疾病的目标人群

对纳入的研究对象应具有明确的诊断标准,纳入标准和排除标准。对研究对象的来源

应作详细叙述，以便判断有无选择偏倚，对开展预后研究的地区、医疗机构也应叙述，以便了解研究对象的代表性，判断选择研究对象时是否存在选择偏倚。同时研究对象背景信息包括年龄、性别、疾病严重度和有否并发症存在等都应详细介绍，这些因素都可能和预后有关。

三、随访时间是否足够，以及随访是否完整

从暴露于预后因素到发生不良结局事件有时需要长期观察，随访时间必须足够长，才可能观察到结局事件。倘若随访时间过短，只有一小部分患者出现了目标观察事件，如肿瘤发生、康复、复发或不良事件的发生，这样就难以反映该疾病预后的全貌。同时随访必须完整，在理想情况下，所有研究对象从疾病早期一直随访到完全康复、复发或死亡，但事实上很难做到，失访不可避免，或多或少存在一定的失访率，应判断失访对结果的影响。失访率一般遵从"5 和 20"原则，失访率<5%，研究结果可信，但失访率>20%则严重影响结果真实性；失访率应控制在 10%～20%以内。亦可通过敏感性分析来判断失访的影响，比较"最高"和"最低"发生率，如两者相差不大，则结果可信；如两者相差过大，则研究结果不可信。

四、判断结局有无客观标准以及是否采用了盲法

观察疾病预后的终点事件，即结局事件应有客观标准。研究开始前，必须对结局进行明确定义并有客观的测量标准。有些预后容易确定如死亡，但大多数结局，如痊愈、残疾、复发、生存质量改变等，则需要有客观的标准，以避免临床医师在判断预后结局时产生分歧，进而影响预后结论。若预后结局属"硬"指标，如"死亡"、"残疾"等可不用盲法，但若结局属"软"指标，如一过性脑缺血、不稳定性心绞痛，则应采用盲法，以避免发生疑诊偏倚（diagnosticsuspicious bias），即研究者竭力去寻找观察组中存在结局事件发生的证据，而对待对照组则不然；以及预期偏倚（expectation bias），即凭主观印象判断预后产生的偏倚。

五、是否对影响预后的重要因素进行了统计学的校正

预后研究中可能存在各种混杂因素，从而影响预后结论。因此在下结论时应用统计学方法校正这些因素。Framingham 项目的研究者曾报道风湿性心脏病心房颤动患者的脑卒中发生率约为 41/1000 人年，与非风湿性心脏病心房颤动患者的脑卒中发生率十分接近。但风湿性心脏病患者比非风湿性心脏病患者更年轻。对患者年龄、性别和高血压状态进行校正后，风湿性心脏病心房颤动患者脑卒中的发生率实际是非风湿性心脏病心房颤动患者的 6 倍。鉴于治疗可影响患者的预后，因此在分析预后因素时，同样需要对治疗上的差别进行校正。最简单的校正方法是分层分析，如各亚组有不同预后结果，说明具有混杂因素的干扰，如各亚组均获得相同预后结果，说明该预后因素是独立的预后因素。较为复杂的校正方法是多因素分析法如 logistic 回归及 COX 模型分析，适用于有多个混杂因素的校正。

六、预后研究结果的报告是否完整

预后研究的定量结果是在一段时间内发生结局的事件数。比如报告生存率有三种方法：①某一时间点的生存率，如 1 年生存率、5 年生存率等；②中位生存时间（median survival time），即观察到 50%研究对象死亡的随访时间；③生存曲线（survival curve）可了解预后随时间变化情况。如图 19-2 所报告的 1 年生存率都是 20%，但生存曲线形态不同，一条显示

中位生存时间为 3 个月,提示疾病早期预后就很差,另一条显示中位生存时间为 9 个月,提示疾病早期预后好,随着时间推移而逐渐恶化。因此生存曲线可了解预后的全貌。完整地报告预后研究结果应同时报告某一时点的生存率、中位生存时间,以及生存曲线等。

七、研究结果的精确性

除了报道生存率、生存时间、生存曲线,还应当报告预后估计的精确度,即预后结局概率的 95% 可信区间。预后效应量可用相对危险度、绝对危险度和风险比等来表示,其 95% CI 较窄,说明样本量足够大,结果精确性高,对总体预后的估计更精确。

八、我们经治的患者是否与文献报道的患者特征相符

文献的研究结论能否外推到我们经治的患者,应关注患者与文献报道的研究对象是否在年龄、性别、疾病特征等方面相似? 若特征相符时,才可以推广应用研究结论。

九、研究结果是否有助于治疗方案的制订和是否有助于对患者及其亲属做出解释

研究结果是否直接有助于治疗方案的取舍? 例如,在非风湿性心房颤动患者中应用华法林抗凝治疗,能降低缺血性脑卒中的发生率,但在一项"孤立性心房颤动"患者(60 岁以下,无相关的心肺疾病)的研究中,15 年内脑卒中发生率仅为 1.3%,长期应用华法林的出血风险很可能超过得益,因此这类患者不必采用华法林抗凝治疗。该研究对华法林抗凝治疗方案的选择有重要临床价值。

研究结果是否有助于对患者及其亲属做出解释? 如一项可信、精确度高的研究结果显示疾病具有良好的预后,则十分有助于向焦虑的患者及其家属做出解释而使其放心并配合治疗。另一方面,一项质量高的研究结果显示疾病预后不良,就可以与患者和其家属进行有关不良预后结局的讨论,这样的研究同样也有实用价值。

（丁士刚　王小钦）

第二十章 突发公共卫生事件的研究、干预与评价

第一节 概　　述

我国 2003 年 5 月颁布的《突发公共卫生事件应急条例》中将突发公共卫生事件（emergent public health events）明确定义为："突然发生，造成或者可能造成社会公众健康严重损害的重大传染病疫情、群体性不明原因疾病、重大食物和职业中毒，以及其他严重影响公众健康的事件"。

重大传染病疫情的概念也不仅限于甲类传染病，乙类与丙类传染病引起的爆发或造成多例死亡、罕见的或已消灭的传染病、病原学不明的疾病、新出现的传染病等也均包含在其中。三聚氰胺污染配方奶粉导致大批婴幼儿发生泌尿系结石的事件也属突发性公共卫生事件。

历史上，无数起突发的灾害和事故不仅导致了大量死亡，还引起了社会动荡、传染病暴发和饥荒，既影响着人类的健康，又影响着人类社会的安定和幸福。当前，许多国家已将突发公共卫生事件列为重要的公共卫生问题之一。突发公共卫生事件具有以下特征。

（一）突发性

突发性或称之为意外性或高度不确定性。即许多公共卫生事件发生突然，很难预先知道其发生的时间、地点，虽然存在着发生征兆和预警的可能，但往往难以对其进行准确预测和及时识别。如 2002—2003 年我国部分地区发生的传染性非典型肺炎，又称重症急性呼吸综合征（severe acute respiratory syndrome，SARS）疫情，开始很难预测到疫情会波及全国24 个省、自治区和直辖市，乃至世界其他地区，致使我国和世界有关国家在政治、经济和民众生命健康等方面都蒙受了巨大损失。如 2019 年 12 月底 COVID-19 暴发流行。

（二）准备和预防的挑战性

由于突发公共卫生事件的突然性，人们很难以最适当的方法进行准备。在事件发生之前，准备判断需要的技术手段、设备、物资和经费都是不现实的。事件发生早期对事件产生的原因、进展速度、波及范围、发展趋势和危害程度等各方面都无序可寻，难以准确预测和把握其态势。

（三）表现呈多样性

引起公共卫生事件的因素多种多样，其中不仅包括重大传染病疫情、食物中毒、不明原因引起的群体性疾病、有毒有害因素污染造成的群体中毒、急性职业中毒，同时还包括各种自然灾害，以及生物、化学恐怖和核辐射事件等多种类型。

（四）处置和结局的复杂性

突发公共卫生事件无论是事件本身或是造成的伤害，在不同情景中的表现形式各具特色，无法照章办事，而同类事件的表现形式也千差万别，处理也难用同样的模式来应对；且事

件是随着事态的发展而演变的，人们很难预测其蔓延范围、发展速度、趋势和结局。

（五）群体性

突发公共卫生事件往往关系到个体、社区（系统或部门）和社会等各种主体，其影响和涉及的主体具有群体性和社会性。有的事件虽然所直接涉及范围不一定是公众领域、但是事件却因迅速传播而引起公众的关注，成为公共热点并造成公共损失、公众心理恐慌和社会秩序混乱。随着经济全球化，一些突发公共卫生事件在空间上波及的范围越来越广，不仅跨多个地区和国家，而且影响也是广泛的、全球性的。

（六）后果严重性

突发公共卫生事件发生后，轻者可在短时间内造成人群的中毒，发病或对健康的长期影响，使公共卫生和医疗体系面临巨大压力；重者可造成大量死亡、公众不安、对经济的严重影响，以及扰乱社会稳定和国家安全。不论什么性质和规模的突发公共卫生事件，必然造成不同程度的损失和社会危害。2003 年 SARS 疫情不仅给民众的身心健康和生命安全带来了巨大威胁，同时对商业贸易、旅游、交通运输与社会安定等均产生较大负面影响。此次 COVID-19 暴发对全球社会、经济的影响更甚。

（七）规律性和阶段性

突发公共卫生事件的发生、发展有一定的规律性，通常可分为四个阶段。

1. 潜伏期　即突发公共卫生事件发生前的前兆其或酝酿期，事件还未暴发可能有些先兆表露，如能及时识别和处置，则往往得以避免。这是突发公共卫生事件的预防与应急准备的关键时期。因此，做好监测和预警工作、及时识别事件的先兆，采取有效应对措施，对控制事件的发生会起到积极作用。

2. 暴发期（发生阶段）　不同性质的突发公共卫生事件持续时间的长短不一。食物中毒一般会持续几天，传染病疫情暴发则可能持续数月，此期要求具备快速反应能力，及时控制事件并防止其蔓延。

3. 消退阶段　针对事件的特点，采取相应干预措施，事件发展速度会减慢，甚或逐渐被遏制。

4. 消除阶段　经有效干预后，得到完全控制，直至完全消除，严防"死灰复燃"。

（八）应急处置的综合性和系统性

突发公共卫生事件并非为单一的公共卫生问题，也涉及许多社会问题，政策性很强，所以对其处理将需要在政府的统一领导下，多系统、多部门的共同参与，综合协调，各部门分工合作、共同努力，甚至全社会都要动员起来参与这项工作，才能有效应对，或将其危害降低到最低程度。

（九）国际性和透明性

突发公共卫生事件的发生、发展具有国际互动性。如一些重大传染病可以通过交通、旅游、运输等各种渠道进行远距离传播，甚至可波及到全球其他地区和国家。因此，突发公共卫生事件的相关信息受国际社会的关注，对其应急处置的策略、措施等是透明的，这关系到政府在国内、国际的声誉。

（十）紧迫性

突发公共卫生事件发生后，必须动员各方力量，进行紧迫有效地处理，力求尽快控制，把损失减少到最低程度。

众所周知,任何一次严重的突发性公共卫生事件,都可以造成大量的人员伤亡,也会造成严重程度不等的经济损失,自然生态环境被破坏,对社会经济的发展会造成负面效应。现就国内外近百年来发生的一些突发公共卫生事件所造成的后果与成因列表 20-1,从中可了解其严重性。

表 20-1 国内外近 100 年来发生的一些重大公共卫生事件概览

年份	名称	造成的后果	成因
1910 年	中国东北鼠疫大流行	死亡人口达 6 万人	鼠疫杆菌
1930 年	比利时马斯河谷烟雾事件	一周内近 60 人死亡,千人呼吸系统疾病	二氧化硫的粉尘
1932 年	中国霍乱大流行	霍乱波及中国 23 个省,患者多达 42 万	霍乱弧菌
1952 年	英国伦敦烟雾事件	先后死亡 1 万多人	烟尘和二氧化硫
1953—1956 年	日本水俣病事件	大量居民中枢神经中毒,60 余人死亡	食用被汞污染的鱼、贝等水生生物
1968 年	日本米糠油事件	中毒患者 1 684 名,30 余人死亡	食用被多氯联苯污染的米糠油造成
1976 年	中国唐山大地震	共造成 24.2 万多人死亡,164 851 人重伤	自然灾害
1977 年至今	埃博拉出血热	至 2014 年 12 月 7 日导致 17 942 人发病,死亡 6 388 例,病死率 35.6%	埃博拉病毒
1981 年至今	艾滋病	自 1981 年 6 月发现首例至 2017 年,全球约有 7 800 万人感染 HIV,3 500 万人死于 AIDS 相关疾病	不洁性行为、吸毒、静脉输血等所致
1988 年	中国上海甲型肝炎大暴发	共有 292 301 人发病,31 人死于该病	食用不洁毛蚶和饮食卫生不良
2000 年至今	自杀性爆炸事件	已发生 70 余起,死亡达数百人以上	战争灾难
2001 年	美国"九一一"空袭事件	罹难人数 2 996(含 19 名恐怖分子)人	战争灾难
2002 年	中国台湾"五二五"空难	罹难人数达 225 人	意外事故
2003 年	严重急性呼吸综合征(SARS)	全球报告病例 8 422 例,死亡 919 例	冠状病毒变异株
2008 年	中国四川汶川大地震	因灾 69 227 人遇难,374 643 人受伤,17 923 人失踪	自然灾害
2009 年	全球流感大流行	214 个国家和地区报告死亡病例 18 449 例	新型甲型 H1N1 流感病毒
2013 年	中国人感染禽流感流行	我国内地 10 个省市报告病例 127 例,死亡 26 例	H7N9 禽流感病毒
2019 年底	COVID-19 肺炎全球大流行	截至 2020 年 6 月 28 日上午全球累计确诊病例超 1 000 万例,死亡超 50 万例	新型冠状病毒 COVID-19

第二节 突发公共卫生事件的分类和分级

一、突发公共卫生事件的分类

根据突发公共卫生事件的定义,可将其分为四大类:重大传染病疫情、群体不明原因疾病、重大食物和职业中毒,以及其他严重影响公众健康的事件。

（一）重大传染病疫情

指某种传染病在短时间内发生、波及范围广泛、出现大量的患者或死亡病例，其发病率远远超过往年发病率水平的情况。常见的是病毒、细菌、寄生虫等病原微生物导致的传染病暴发、流行。如 2009 年 4 月开始全球范围内甲型 H1N1 流感的大流行，至 2010 年 8 月 WHO 才宣布甲型 H1N1 流感大流行结束；2013 年末发生的埃博拉病毒病疫情的暴发流行，至 2014 年 12 月 7 日导致 17 942 人发病，死亡 6 388 例。

（二）群体不明原因疾病

是指在短时间内，某个相对集中的区域内同时或者相继出现具有共同临床表现的多位患者，且病例数不断增加、范围不断扩大，又暂时不能明确原因的疾病。由于其原因尚不明确，诊治困难，因此可能产生严重的后果。随着流行病学调查研究的深入和相关检测技术的发展，有些一时"原因不明"疾病致病的真正原因可以被揭示。如 2005 年 6 月发生在四川省不明原因的疾病疫情，病例具有高热、畏寒、体表有瘀斑、瘀点等症状和体征。2005 年 7 月 25 日公布此次疫情被明确为人感染猪链球菌病。

（三）重大食物和职业中毒

是指由于食品污染和职业危害原因而造成的人数众多或者伤亡较重的中毒事件。

1. 食物中毒 是指摄入了含有生物性、化学性有毒有害的食品或把有害有毒物质当作食品摄入后出现的非传染性的急性、亚急性疾病。食物中毒不包括食源性传染病和寄生虫病，暴饮暴食引起的胃肠炎，有毒食物导致的慢性毒性损害也不在此范畴。

2. 职业中毒 在一定条件下，较小剂量即可引起机体暂时或永久性病理改变，甚至危害生命的化学物质成为毒物。如 2002 年，河北省保定市白沟镇发生苯中毒事件，一企业车间数名职工相继出现中毒症状，并导致 6 人死亡。

（四）其他严重影响公众健康的事件

包括自然灾害、事故灾害、突发社会安全事件引发的健康问题。生物、化学、核辐射等恐怖袭击事件，动物疫情，其他严重影响公共健康和生命安全的事件，如预防接种、预防性服药后出现群体性异常反应、传染病菌种、毒种丢失等。

二、突发公共卫生事件的分级

鉴于突发公共卫生事件类型多样，其性质、影响的范围以及造成的社会危害和采取应对措施也各不相同。因此，其严重性程度的分级主要考虑三条原则：一为危害的严重程度；二为发生和波及的范围，大者可波及全国或全球，小者可限于局部范围或一个社区或单位；三为事件发生地的行政区划，可依事件发生的行政规划区落实具体的行政管理职责和分工协调机制。根据突发公共卫生时间性质、危害程度、涉及范围，突发公共卫生事件可以划分为四级：特别重大（Ⅰ级）、重大（Ⅱ级）、较大（Ⅲ级）和一般（Ⅳ级），依次用红、橙、黄和蓝四色进行预警，详见《国家特别重大、重大突发公共卫生事件分级标准（试行）》。

（一）特别重大（Ⅰ级）

包括：①肺鼠疫、肺炭疽在大、中城市发生，疫情有扩散趋势；或肺鼠疫、肺炭疽疫情波及两个及以上的省份，并有进一步扩散趋势。②发生传染性非典型肺炎、人感染高致病性禽流感疫情，并有继续扩散的趋势。③涉及多个省份的群体性不明原因疾病，并有扩散趋势。④发生新传染病，或我国尚未发现的传染病发生或传入，并有扩散趋势，或发现我国已消灭传染病重新流行。⑤发生烈性病菌株、毒株、致病因子等丢失事件。⑥对 2 个以上省(区、市)造成严重威胁,并有进一步扩散趋势的特别重大食品安全事故。⑦周边以及与我国通航的国家和地区发生特大传染病疫情,并出现输入性病例,严重危及我国公共卫生安全的事件。⑧发生跨地区(中国香港特别行政区、中国澳门特别行政区、中国台湾省)、跨国食品安全事故,造成特别严重社会影响的。⑨其他危害特别严重的突发公共卫生事件。

国务院卫生行政部门认定的其他特别严重突发公共卫生事件。如 2008 年我国发生的婴幼儿配方奶粉污染三聚氰胺事件,国家启动了重大食品安全事故Ⅰ级响应预案。

(二) 重大(Ⅱ级)

包括:①在一个县(市)域内,一个平均潜伏期内发生 5 例及以上肺鼠疫、肺炭疽病例;或者相关联的疫情波及两个及以上的县(市)。②发生传染性非典型肺炎、人感染高致病性禽流感续发病例。③腺鼠疫发生流行,在一个市(地)范围内,一个平均潜伏期内多点连续发病 20 例以上,或流行范围波及两个及以上市(地)。④霍乱在一个市(地)范围内流行,1 周内发病 30 例及以上,或疫情波及两个及以上市(地),有扩散趋势。⑤乙类、丙类传染病疫情波及两个及以上县(市),1 周内发病水平超过前 5 年同期平均发病水平 2 倍以上。⑥我国尚未发现的传染病发生或传入,尚未造成扩散。⑦发生群体性不明原因疾病,扩散到县(市)以外的地区。⑧发生重大医源性感染事件。⑨预防接种或群体预防性用药出现人员死亡。⑩对 1 个省(区、市)内 2 个以上市(地)造成危害的重大食品安全事故。⑪一次食物中毒人数超过 100 人并出现死亡病例;或出现 10 例及以上死亡病例。⑫一次发生急性职业中毒 50 人以上,或死亡 5 人及以上。⑬境内外隐匿运输、邮寄烈性生物病原体、生物毒素造成我境内人员感染或死亡的。⑭省级以上人民政府卫生行政部门认定的其他严重突发公共卫生事件。

(三) 较大(Ⅲ级)

包括:①发生肺鼠疫、肺炭疽病例,一个平均潜伏期内病例数未超过 5 例,流行范围在一个县(市)以内。②腺鼠疫发生流行,在一个县(市)域内,一个平均潜伏期内连续发病 10 例及以上;或流行范围波及两个及以上县(市)。③霍乱在一个县(市)域内发生,1 周内发病 10～29 例或疫情波及两个及以上县(市),或市(地)级以上城市的市区首次发生。④1 周内在一个县(市)域内乙类、丙类传染病发病水平超过前 5 年同期平均发病水平 1 倍以上。⑤在一个县(市)域内发生群体性不明原因疾病。⑥一次食物中毒人数超过 100 人或出现死亡病例。⑦预防接种或群体预防性用药出现群体心因性反应或不良反应。⑧一次发生急性职业中毒 10～49 例或死亡 5 人以下。⑨市(地)级以上人民政府卫生行政部门认定的其他较重突发公共卫生事件。

(四) 一般(Ⅳ级)

包括:①腺鼠疫在一个县(市)域内发生,一个平均潜伏期内病例数未超过 9 例。②霍乱在一个县(市)域内发生,1 周内发病 9 例以下。③一次食物中毒人数 30～99 人,无死亡病例报告。④一次发生急性职业中毒 9 人以下,未出现死亡。⑤县级以上人民政府卫生行政部门认定的其他一般突发公共卫生事件。

三、突发公共卫生事件级别的确定

卫生行政部门组织突发公共卫生专家评估和咨询委员会,对突发公共卫生事件的调查情况、性质,以及发展趋势进行评估,提出是否成立相应级别的突发公共卫生事件应急处置指挥部的建议,报相应政府批准,并向上一级卫生行政部门和政府报告。各级突发公共卫生事件的评估、建议和批准具体要求见表 20-2。

表 20-2　突发公共卫生事件的评估及判定

事件	评估组织部门	建议	批准
一般突发公共卫生事件	地市级卫生行政部门会同县级卫生行政部门	提出是否成立县级突发公共卫生事件应急处理指挥部的建议	报地市级人民政府批准,并向省级卫生行政部门和省级人民政府报告
较大突发公共卫生事件	省级卫生行政部门会同市(地)级卫生行政部门	提出是否成立地市级突发公共卫生事件应急处理指挥部的建议	报省级人民政府批准,并向卫生部和国务院报告
重大突发公共卫生事件	国务院卫生行政部门会同省级卫生行政部门	提出是否成立省级突发公共卫生事件应急处理指挥部的建议	报国务院批准
特别重大突发公共卫生事件	国务院卫生行政部门组织国际级突发性公共卫生专家评估和咨询委员会会同省级卫生行政部门	提出是否成立国务院突发公共卫生事件应急处理指挥部的建议	报国务院批准

第三节　突发公共卫生事件的调查与研究

一、开展流行病学调查的意义

鉴于突发公共卫生事件具有社会群体性、突发和多样性、可传染及流行性,并且无疆界性,故危害性巨大。因此,从科学防治的角度开展流行病的研究,其意义重大。

(一)科学监测

利用流行病学的疾病监测技术,建立突发公共卫生事件的监测网,实施连续监测,有助于获得我国各类突发事件的基线资料,了解我国事件的流行状况及事件的流行形势。有助于全面了解我国各类突发公共卫生事件发生状况,评价我国突发公共卫生事件的流行形势。根据监测资料及相关防治措施的效力及事件造成的危害与损失,进行科学的评估。进而调整全国突发公共卫生事件的工作重点。

(二)流行病学调查与分析

运用流行病学的调查方法及分析的思维逻辑,进行调查研究,有助于从宏观的角度掌握突发公共卫生事件在我国的流行特征,分析事件的时间、地点、人群分布和影响因素,有助于尽快查明发生的原因、发展规律和危害特点,评估造成的危害及引发的需求,为有效的预防和应对提供科学依据。

(三)策略与措施

以流行病学的策略和措施,指导预防和应对预案,并促进突发公共卫生事件相关法律的制定,从而提高我国突发公共卫生事件的预防和处理能力。

(四)评价防治水平

根据突发公共卫生事件的发生频率和处理情况,评价各个地区的防治水平,进而调整全国突发公共卫生事件工作。

（五）促进学科发展

通过应对事件的科学研究有助于拓宽流行病学的领域，推动"突发公共卫生事件流行病学"的形成和发展。

二、突发公共卫生事件发生原因的常用研究方法

探索突发公共卫生事件发生的原因，仅凭临床观察是不够的，必须借助设计良好的流行病学调查研究，有步骤、有计划地进行。一般来说，对突发事件发生原因的研究，可采用下列方法。

（一）收集资料

突发公共卫生事件的发生原因可能是多方面的，由多种因素造成。要从日常积累的资料或此次专门调查的资料入手，了解突发公共卫生事件的人群分布、地区分布和时间分布，从分布中寻找出值得怀疑的因素或有关的流行因素。

（二）提出突发公共卫生事件原因的假设

即对值得怀疑的因素或流行因素进行科学分析和逻辑思维判断，提出该事件可能发生原因的假设。如案例中怀疑三聚氰胺污染配方奶粉可能是导致婴幼儿泌尿系结石的原因。

（三）检验假设

可使用系列病例分析研究、病例-对照研究和队列研究方法。如通过病例-对照研究发现，食用三聚氰胺污染奶粉的婴幼儿发生泌尿系结石的风险明显高于无三聚氰胺污染组（$OR=7.0$，$95\% CI$：$2.1\sim23.0$）。

（四）实验性研究

源于现场和受害者采集的样本，通过实验室检验或实验性研究，以验证病因。如禁止销售三聚氰胺污染配方奶粉后儿童泌尿系结石的流行得以有效控制。

三、突发公共卫生事件的流行病学研究

凡列为国家规定的突发性公共卫生事件，必须迅速采用流行病学调查和积极果断的防治措施，阻止事件的蔓延和危害性加重。同时要研究弄清事件的因果关系，以便采取针对性的综合干预措施，达到彻底控制的目的。

（一）现场调查

一旦发生突发公共卫生事件，必须立即组织专业人员及相关仪器设备到达事件现场，进行调查。主要内容包括：事件发生的时间与地点、波及范围、可能原因、受害者人数、伤亡状况、有关危险人群、是否有传染性；事件地区人口学资料、环境与气候状况和卫生防疫与医疗条件，以及现场采取的防治措施与效果估计等。

对于受害者应采用专门表格逐项登记，对现病史、传染病接触史和流行病学史作全面询问、仔细查体并有针对性地采取临床标本进行有关检验，如生化、毒物、血清学和病原学检验等，有条件则作相关的特殊检查，全面收集临床资料，供临床做出正确诊断。以明确事件性质并为正确地防治提供科学依据。

凡涉及中毒、水源或食物污染或空气污染等所致事件者，务必在现场及时采集相应标本，进行相关检验，以佐证事件的原因。

现场调查后应及时总结分析、报告，包括疾病负担指标、可能原因、干预措施、事件相关

损失,进一步的研究和防治等建议。

突发性事件的流行病学现场调查,既是流行病工作者执行"国家传染病防治法、突发公共卫生事件应急条例",以及"食品卫生法、职业病防治法"等执法行为,也是具体的对事件所采取的公共卫生行动,这双重任务也是我们的神圣职责。突发性公共卫生事件对社会、国家乃至全球都有影响,故应适时如实通过媒体报道,指导正确防治、维护安定。表 20-3 为突发性公共卫生事件现场调查任务表,供调查者参考。

表 20-3　突发公共卫生事件中现场调查的基本任务和步骤

步骤	基 本 任 务
确定流行的存在	疫情的分布、表现是否发生变化;报告发病数是否超过预期水平;认为可能的原因;对当地医疗机构快速进行调查访谈
确定诊断标准	根据目的确定病例定义;流行病学与临床专家共同确定疑似病例、临床病例、实验室确诊、"现场诊断"标准;病例定义基本要素(时间、地点、人群)
核实病例	严格按照病例诊断标准,核实诊断及病例数
描述"三间分布"	时间、地点、人群,注意分层交叉分析
确定高危人群	根据病例的人群分布特点确定高危人群
建立假设检验	找出致病危险因素;审核资料,综合分析临床、实验室及流行病学特征,假设可能的暴露因素
用事实验证假设	事实必须符合逻辑,疑似暴露因素、传播途径,以及侵袭人群与该病的临床和流行病学特征是否符合
使调查更趋系统完善	补充调查,进一步研究方案,提高病例鉴别的敏感度与特异度,提高分子、分母的调查质量,进行复访
准备书面报告	简明、有序;原始报告、行政报告、学术报告、学术总结,作为流行病学教材
采取控制和预防措施	控制流行,评估干预效果

(二) 现场干预

根据流行病学控制疾病流行三大环节的原则,对于某些病原生物所致的传染病突发流行事件,如 SARS 事件。第一,将发现的病例及其密切接触者应果断地隔离、进行有效的治疗与观察,以达到控制传染源的目的。第二,加强公共卫生措施,切断传播途径,除隔离病例外,对于如经空气传播者则作空气消毒,限制公共场所人群的密切接触与交往,避免交叉传播。如经水源传染者,则加强水源管理,采取严格消毒,勿饮生水等措施,防止污染传播。第三,则是采取系列的一般防护措施或特异性干预措施(如疫苗接种)以提高人群抗病能力,即免疫能力,免于发病。

(三) 临床与实验性研究

对于突发不明病因的公共卫生事件,应进一步地开展临床与实验性研究。这里应广泛地收集有关医学研究文献。在进行严格评价的基础上,获得真实性高的相关信息,以供临床与实验性研究借鉴。

1. 系列病例研究　对不明病因所致事件受害病例。首先要全面分析所有病例。掌握主要的临床特点、病损定位、病情严重程度、治疗反应、预后情况等等。经临床综合分析判断提出病因假设,为进一步验证提供依据。例如,泌尿系结石是成人常见的泌尿外科疾病之一,我国发病率为 $1\%\sim5\%$,南方高达 $5\%\sim10\%$。婴幼儿结石发病率国内外均无明确报道。婴幼儿食用问题奶粉后,发病时间一般是 3～6 个月。最小病例有 21 天或者 17 天的新生儿。患儿体内结石成分是由二水尿酸和尿酸铵混合形成的,并非常见的钙结石。在各地报告的 6 244 例患儿中,158 例出现肾衰竭,3 例死亡。其临床症状大多不明显,严重的表现为不明原因哭闹,排尿时尤甚,可伴呕吐;肉眼或镜下血尿;急性梗阻性肾衰竭,表现为少尿或无尿;尿中可排出结石,如男婴结石阻塞尿道可表现为尿痛、排尿困难等。婴幼儿肾结石病例都有食用含三聚氰胺婴幼儿奶粉的历史。从而为下一步病因研究提供了重要线索。

2. 实验室研究 凡突发事件所致病例,通过临床和实验室以及有关临床特殊检查,仍诊断不明者,应同时将现场所采集的有关标本,进行系列的化学及病原生物学(如霉菌、细菌、病毒学等)等试验检查,如有因事件而致死者,则应作病理和法医解剖,以明确诊断和弄清事件发生的可能原因(病因)。

例如,不法商家为了牟取暴利在奶粉中添加三聚氰胺,实验室研究发现三聚氰胺在动物体内均排泄较快,主要以原型经肾脏从尿液排出,24 小时可从体内排出 90% 以上,一般不会在体内造成蓄积。毒作用靶器官均为膀胱和肾脏,主要引起膀胱结石、膀胱上皮细胞增生和肾脏炎症。引起结石的原因主要是在经肾脏排泄时析出结晶沉淀形成结石。

3. 病例-对照研究 鉴于突发性事件被伤害的患者,可能临床病情程度、治疗反应,以及预后结局不一;也可能患者的伤害与某一因素相关联,为了验证这类假设,则可采用病例-对照研究进行临床回顾性分析,以探讨其因果关系。

例如,在分析三聚氰胺污染奶粉与患儿泌尿系结石发生关联的研究中,研究者采用病例-对照研究发现,与食用非问题奶粉的婴幼儿相比,食用高三聚氰胺含量奶粉的婴幼儿患泌尿系结石 OR 为 6.66($P<0.01$);食用中低三聚氰胺含量奶粉的婴幼儿结石的风险略高于食用非问题奶粉的婴幼儿,但与对照组相比差异无统计学意义(表 20-4)。表明食用高三聚氰胺含量奶粉是婴幼儿泌尿系结石的可能危险因素。

表 20-4 奶粉类型与婴幼儿泌尿系结石患病风险的关系研究

奶粉类型	病例组(名)	对照组(名)	OR(95% CI)
含高三聚氰胺	1108	622	6.66(4.16～10.66)
含中低三聚氰胺	198	609	1.22(0.75～1.98)
不含三聚氰胺	23	86	1.00

4. 队列研究 突发性事件幸存的受害者,有些可能对健康有着潜在的慢性影响,有的甚至可能影响下一代。因此,对这类特殊事件,要进行较长期的追踪观察以探讨受害者的长期预后,并作好相应的防护处理来改善预后。

例如,核事故或核弹造成的核辐射伤害幸存者的预后,就可以采用队列研究,即将核事故的伤害幸存者作为一个队列;将同一地区未受核伤害者可按性别、年龄配对(1∶1 或 1∶2),随机选择若干例作为对照队列,选定一些涉及健康和生育的主要指标,进行较为长期的观测研究,以探讨预后。

5. 特异性干预研究 倘若突发性事件的病因为特异性的病原体,如 SARS、AIDS 等,则可将分离纯化的病毒,作为相关疫苗,经试验成功后则可望今后对易感人群作特异性干预以预防发病,这就像麻疹疫苗、乙型肝炎疫苗和天花疫苗各自接种后能预防发病一样。

第四节　突发公共卫生事件的风险评估

突发公共卫生事件发生后，为了决策需要，要及时组织流行病学、临床医学、生物学、心理学和管理学等专业人员，采用多种方式方法进行风险(risk)的科学评估，包括定量分析、定性分析，以及定量与定性相结合分析，以达到高效应对突发公共卫生事件的目的。常用的风险评估(risk assessment)的方法包括专家会商法、Delphi法、风险矩阵法等。

一、突发公共卫生事件风险评估的种类

1. **重大传染病**　根据既往有关传染病重大疫情流行和控制资料，将其分为法定传染病、输入性传染病和新发传染病三大类。对每类疫情发生的原因从生物因素、行为因素、环境因素和社会因素等方面进行风险描述和分级，估计其可能产生的影响和危害。并可应用历史资料和现场初步调查结果，建立风险评估体系和模型，综合评价流行风险。

2. **食物中毒**　主要是通过流行病学调查、毒理学分析、体外实验等技术手段广泛收集相关资料，通过模拟食物链中食品消费引起致病菌感染的可能性，提出风险应对策略。

3. **化学物质中毒**　包括急性和有些危害严重的慢性中毒。多采用定性和定量相结合的方法，对危险品的种类、理化性质及其存在形态、暴露时间和暴露浓度、发病率、死亡率等进行风险评估。

4. **大型活动**　主要是识别出在某一特定时间、地域内举行大型活动可能存在的风险及其特征。多采用风险矩阵法开展此类研究。如2008年北京奥运会突发公共卫生事件风险评估与管理。

二、突发公共卫生事件风险评估的内容

风险评估的内容主要包括突发公共卫生事件发生的概率、可能带来的危害、政府和社会的承受能力、应对的优先等级和策略等。

1. **事件的类型和性质**　首先要明确事件的类型和性质，是重大或新发传染病暴发流行，还是群体不明原因疾病，或是食物和职业中毒事件。如果是传染病，是细菌、病毒、衣原体、支原体、寄生虫感染，还是新型病原体引起；如是中毒事件，是属于食物中毒、化学品中毒，或者职业中毒等。

2. **发展趋势分析**　要及时、全面地对突发公共卫生事件的发展趋势进行预测分析。如实时、动态分析病例的三间分布，掌握突发事件发生的时间和空间上的变化，确定高危人群等。深入调查研判疫情可能波及的范围，病例间的流行病学联系，追踪密切接触者等。在分析发展趋势时，①要充分利用和考虑当地突发公共卫生事件的基线资料和监测资料；②要考虑当地的突发公共卫生事件监测、报告系统的运行质量和数据的质量；③要考虑当地的卫生资源配置和专业人员素质与数量，能否满足当前的需求；④要充分认识事件的性质，若是当地未曾发生过的传染病疫情，则应对难度增大。

3. **影响范围及严重程度**　分析突发公共卫生事件的影响和危害一定要综合考虑生理、心理和社会的因素，对当前影响、后续影响和潜在危害进行逐一评判。包括该事件对个人健康的危害、对公众心理和精神造成的影响，对社会层面的影响等。比如对正常工作、生活、学习秩序的影响，可能造成直接经济损失和间接经济损失，对社会稳定的影响等。

4. 防控措施效果评价　在突发公共卫生事件调查处置的全过程中,要对所采取的各类防控措施的有效性进行科学评价。可从社会效益、经济效益,以及具体措施的实施效果等方面进行评价。如通过绘制流行曲线,在图上标注不同防控措施采取的时间点,结合事件的潜伏期,测算罹患率、发生率等的变化,判断应对措施的效果。

5. 事件分级和启动相应　应根据突发公共卫生事件的分级标准,将当前发生的事件进行分级。并根据事件的分级,决定是否启动相应的应急响应。启动响应时,还应考虑反应适度的问题。倘若不建议启动响应,也要建议有关部门继续调查核实,派出专家组协助调查处理,并可建议采取或完善某些应对措施等。

三、突发公共卫生事件风险评估的过程

在国家标准化管理委员会发布的风险管理标准中,风险评估包括风险识别、分析和评价三个过程。

1. 风险识别(risk identification)　是指发现、确认并描述风险的过程,其要素包括来源或危险源、事件、后果和概率。风险识别是风险分析的前提,其目的是通过各种方法来确定风险的来源,以及风险发生的可能性。鉴于风险的不确定性,风险识别不是一次性的行为,而是要纳入公共卫生保障实施的全程管理之中。风险识别的过程又包括筛选、监测和诊断3个环节。常用的风险识别方法包括:现场调查法、风险损失清单法、因果图法、事故树法和幕景分析法等。

2. 风险分析(risk analysis)　是指认识风险属性,并对发生可能性及后果严重性进行估计或量化分析的过程。风险发生的可能性一般分为5级:A 几乎确定发生;B 很可能发生;C 可能发生;D 不太可能发生;E 几乎不可能发生。风险发生的后果严重性也分为5级:1级可忽略的;2级较小的危害;3级中等危害;4级较大危害;5级灾难性危害。根据风险分析的目的和事件类型不同,风险分析的方法又有:定性分析、半定量分析、定量分析或以上方法的组合分析等。

3. 风险评价(risk evaluation)　是指将风险分析结果与风险准则比对,确定风险等级并做出决策过程。在风险评价中,有些风险的危害程度较大,但发生概率很小;有些风险的危害程度不大,却很可能出现。这就需要通过风险发生概率和风险危害程度2个因素的综合评价。常用的风险评价方法包括:风险矩阵法、风险度评价、核查表评价和直方图评价等。

第五节　突发公共卫生事件的干预与评价

一、突发公共卫生事件应对原则

为有效预防、及时控制和消除突发公共卫生事件对公众健康造成的危害,保障公众身心健康与生命安全,国家突发公共卫生事件应急预案的工作原则如下。

(一) 预防为主,常备不懈

为提高全社会防范突发公共卫生事件发生的意识,落实各项防范措施,做好人员、技术、物资和设备的应急储备工作,对各类可能引发突发公共卫生事件的情况要及时进行分析、预警,做到早发现、早报告、早处理。

（二）统一领导，分级负责

根据突发公共卫生事件的范围、性质和危害程度，对突发公共卫生事件实行分级管理。各级政府负责突发公共卫生事件应急处置的统一领导和指挥，各有关部门按照预案规定，在各自的职责范围内做好突发公共卫生事件应急处置的有关工作。

（三）依法规范，措施果断

各级人民政府和卫生行政部门要按照相关法律法规和规章的规定，完善突发公共卫生事件应急体系，建立健全系统、规范的突发公共卫生事件应急处置工作制度，对突发公共卫生事件和可能发生的突发公共卫生事件做出快速反应，及时、有效开展监测、报告和处置工作。

（四）依靠科学，加强合作

突发公共卫生事件应急工作要充分尊重和依靠科学，要重视开展突发公共卫生事件防范和处理的科研和培训，为突发公共卫生事件应急处置提供先进、完备的科技保障。地方和军队各有关部门和单位，包括卫生、科技、教育等各行业和机构要通力合作、资源共享，有效应对突发公共卫生事件。要组织、动员公众广泛参与突发公共卫生事件的应急处置。

二、突发公共卫生事件的监测与预警

（一）突发公共卫生事件的监测

针对生物恐怖及传染病暴发、食物中毒、化学性中毒等各类突发公共卫生事件的威胁，建立及时准确、经济高效的监测报告系统。早期发现和监测疾病暴发的过程，可减少发病和死亡。突发公共卫生事件的监测信息是国家通过监测体系获得有关基本数据，确定公共卫生工作重点，制订公共卫生政策和措施，也是及时发现突发性公共卫生事件，迅速采取应急行动的前提；是突发性公共卫生事件应急反应机制的重要组成部分。

1. 突发公共事件监测的目的

（1）连续、系统地收集、分析和解释向突发事件有关的公共卫生信息，包括突发公共卫生事件本身，并对突发公共卫生事件提出预警预报，使决策和应急人员及时掌握信息。

（2）突发事件发生期间系统地收集、分析和解释对人们健康危害、其他负面影响情况，以及干预措施效果等信息，并及时地把分析和解释信息分发给应该知道的人，包括社区。

（3）突发公共卫生事件结束后继续系统收集与事件有关的信息，以总结经验教训，评价干预措施效果为调整公共卫生政策和策略增进人们健康行为服务。

2. 监测系统　建立突发公共卫生事件监测、预警与报告网络体系是有效应对突发公共卫生事件的基础，各级医疗、疾病预防控制、卫生监督和出入境检疫机构负责开展突发公共卫生事件的日常监测工作。表20-5概括了突发卫生事件监测的主要项目、内容、方法和责任机构。

表20-5　突发公共卫生事件的监测的主要项目、内容和方法

项目	监测内容	监测方法	监测机构和个人
法定报告传染病监测	甲、乙、丙三类共40种法定报告传染病	建立国家统一的传染病疫情网络直报系统，由现有的国家、省、市(地)、县延伸到各级、各类医疗机构	各级、各类医疗机构；报告机构为卫生行政部门认定的机构和个人

（续表）

项目	监测内容	监测方法	监测机构和个人
卫生监测	职业卫生（如职业病、工作场所）、放射卫生（如放射源）、食品卫生（如食品、食源性疾病）、环境卫生（如水源污染、公共场所环境）、社会因素、行为因素等	根据各专业监测需要，科学、合理地在全国建立监测哨点，各监测单位必须按照国家制定的监测方案、监测计划进行监测	卫生行政部门认定的医疗机构、疾病预防控制机构
疾病与症状监测	主要对一些重大传染病、不明原因疾病和可能引起爆发、流行的疾病及其相关症状	在大中城市指定的综合性医院建立监测哨点	卫生行政部门指定的监测哨点的医疗机构
实验室监测	重大传染病原体、传播疾病的媒介生物、菌株耐药性、环境中有毒有害物质等	在市（地）级以上疾病预防控制机构和指定的医疗机构建立实验室监测网络，开展相关内容监测，并将监测结果及时上报上一级疾病预防控制机构	市（地）级以上疾病预防控制机构和有关医疗机构
国境卫生检疫监测	境外传染病、传播疾病的媒介生物和染疫动物、污染食品等	在出入境口岸建立监测点，将监测信息连接到国家疾病监测信息网	质检总局指定的技术机构
全国报告和举报电话	国家设立统一举报电话，建立与国家公共卫生信息网络衔接的信息收集通路	举报	群众

3. **监测内容**　关于疾病与公共卫生的监测，国家有多种明文规定，其中突发事件监测内容包括：

（1）发生或者可能发生传染病暴发、流行的；

（2）发生或者发现不明原因的群体性疾病的；

（3）发生传染病菌种、毒种丢失的；

（4）发生或者可能发生重大食物和职业中毒事件的；

（5）自然灾害、人为灾害引发或可能引发的突发公共卫生事件的；

（6）突发公共卫生事件发生的全过程。

4. **监测数据分析**　监测数据分析的基本内容和指标是疾病的"三间"（人、时、地）分布及其交叉、组合分析。同时，还应考虑信息的解释和展示方式（统计图、表格、地图）等。监测数据的分析方法与一般描述性流行病学分析方法相同。

5. **确定监测信息分发和使用机制**　监测信息分发和常规使用机制，即监测数据的分析结果分发给谁（人员和机构），原始数据向谁开放，是否，以及以何种方式向公众发布监测信息等。监测结果除向上级和决策机关报送外，以适当形式向下级和报告人反馈对于保持监测工作的可持续性和提高报告人的报告意愿及报告质量也相当重要。

6. **确定监测系统的评价方法和质控指标**　对监测系统的评价内容包括监测的必要性、监测目的合理性、是否达到预期目的、监测系统的结构、监测系统的运行成本等，以便对监测系统和监测工作进行改进。监测系统特征的评价主要从监测系统的可用性、可接受性、灵活性、简易性、敏感度、阳性预测值、代表性、及时性等方面进行，包括随时评价和阶段性评价。突发公共卫生事件信息报告管理系统流程，见图20-1。

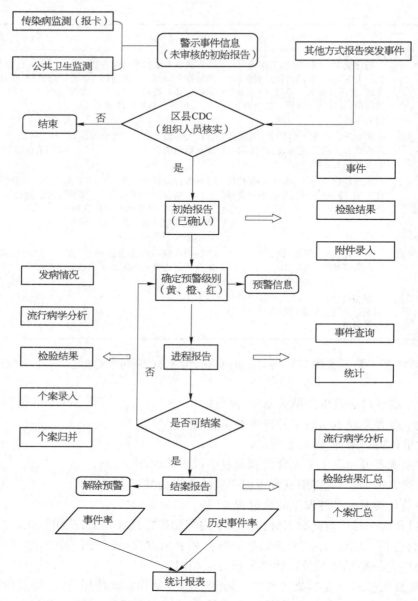

图 20-1   突发公共卫生事件信息报告管理系统流程

（二）突发公共卫生事件的预警

突发公共卫生事件如能及时、准确地进行预报和解释，提出并迅速采取强有力的防范措施，就会使应对事件的综合能力得到提高，将其危害降低到最小。

1. 预警的概念   突发公共卫生事件的预警是指对各种相关征兆进行监测、识别、判断和评估并及时报警，同时对征兆的潜在危险趋势进行矫正、预防和控制。

2. 预警系统的构成   突发性公共卫生事件预警系统通常由各级疾病预防与控制中心承担，将各地疾病监测系统数据广泛地收集后，录入计算机管理分析系统，建立突发性事件的相关体系，遵循敏感性、独立性、可测性和规范性原则，确立评价与判别模型（计算公式），设定警戒线(阈值),以提供突发性事件的可能性(高危险)及其时间或地区,做出预警。辅助决策系统在预警机制的最后一个阶段,通过辅助决策系统将报警系统的输出信号,针对不同的地区及其卫生现状,采取解决和化解危险的一系列办法和措施,以防止事件的发生。

　　根据传统经验和历史的教训,"大灾之后必有大疫",因此,即使在大灾的紧急情况下,也会"预警"大疫。如像四川省 2008 年 5 月 12 日发生的八级大地震,发生的时间是春夏之交,地震的中心在一个巨型水库的周边地区,也是川西平原的上水上风的山区地带,受害地区广泛,人口达数千万,因灾死亡与失踪人口近 9 万人,数百万人受灾。面对如此严重灾情,在抗震救灾的同时,灾后防疫极端重要,在政府的组织领导下,采取了一系列的公共卫生措施,有力地预防了各种传染病的发生,保障了灾区人民群众与社会稳定,实为人间奇迹。

(闫永平)

第二十一章 真实世界研究

传统临床科研以随机对照临床试验（randomized clinical trial，RCT）为代表，是在特定环境及特定人群中开展的效力研究，即在严格控制的理想环境下探究药物及其他干预措施可产生的疗效，具有较高的内部效度。时至今日，RCT 仍是临床前评价新医疗产品有效性的"金标准"方案。但由于 RCT 的受试人群高度均一化，干预措施过于简单、单一，严重脱离真实的临床实践场景，因此其结果的外推性容易受到质疑，无法进行临床效果分析，更无法对近些年所倡导的个体化医疗提供指导。另外，RCT 用于获取证据的效率较低。以恶性肿瘤为例，随着越来越多分子亚型的发现，各组患者人数不断减少，传统 RCT 寻找合适的受试者入组变得愈加困难。同时，抗肿瘤新药正在不断涌现，各种新药对于各种亚型的患者疗效如何、是否存在严重不良反应等，均需开展临床试验进行验证。因此仅凭传统 RCT 来评价医疗产品的有效性和安全性，愈加难以满足现实临床的需求。近些年，大型 RCT 的研发费用大幅攀升，但由此获得的临床证据却并未相应增加。有研究数据显示：RCT 研究所获得的证据中，仅有 14％在平均 17 年后广泛应用于临床。故从效率和成本角度分析，RCT 亦有其明显不足。

在此背景下，真实世界证据（real-world evidence，RWE）因其根植于真实的临床实践，具有外部效度高、无需严格设定、研究易于开展等优势，而越来越受到研究者及医疗产品开发商们的重视。此外，随着个人电子设备、穿戴应用软件的普及，以及各类电子数据库的建立，研究者可获取的与健康相关的真实世界数据正在呈指数增长，为真实世界研究的可行性提供了保障。

第一节 概 述

一、真实世界证据的定义

RWE 是指在现实医疗环境中，通过对来源于多种途径的真实世界数据（real-world data，RWD）优化分析获得的证据。其数据来源包括电子健康档案、理赔单和账单、药品和疾病登记表、个人健康穿戴设备所收集的信息等。

所谓的"真实世界"常被误解为不采用干预性试验和随机化试验设计，即在研究方法上与传统临床科研相区分。为此，美国食品药品监督管理局于 2016 年 12 月在 *NEJM* 上发文，纠正这一错误观念。文章指出 RWE 与其他证据的本质区别不在于研究方法和试验设计，而在于获取数据的环境，即真实世界研究的数据来源于医疗机构、家庭和社区，而非存在诸多严格限制的科研场所。实际上，真实世界研究（real-world study，RWS）不仅可以是观察性研究，还可以是干预性研究，甚至是采用类似 RCT 设计的随机对照研究等。

二、真实世界研究与随机对照临床试验比较

（一）随机对照临床试验的优缺点

随机对照临床试验（randomized clinical trial，RCT）通过纳入高度同质的病例样本并应用标准化的干预措施，采用随机、对照、盲法的研究设计对试验结果进行测量和评价。其优点是通过随机设计，尽可能控制已知和未知混杂因素的干扰，从而显著降低选择偏倚和混杂偏倚；并在大量人力和财力的支持下，受试者试验完成度较高，数据收集较齐整、准确，故其结果在限定范围内可信度好，证据等级高。但结果外推时，要注意存在研究结果不适用于真实临床环境的问题。

RCT 有着严格的纳入排除标准，为了保证入组对象的高度一致性，常常会排除年龄过小或过大、病情过重、合并其他疾病及联合其他用药的患者。而在临床实践中，这部分患者并不少见，且可能较受试者更需要尝试试验药品、器械或治疗手段。如在冠心病血管再通治疗中，冠状动脉搭桥术（CABG）和经皮冠状动脉介入术（PCI）是两种常用方法。为比较这两种方法的优劣，临床上开展了大量大规模 RCT 研究，然而这些研究通常将合并严重基础疾病的病例剔除。而在目前的临床实践中，这部分患者恰恰是接受 CABG 治疗的主体人群。另外为了满足无伤害原则，存在左主干严重狭窄等 CABG 治疗指证或 PCI 禁忌证的患者亦无法纳入到研究中去。因此这些研究更易得出 PCI 优于 CABG 的结论。由于存在诸多入组标准上的限制，Brett 等学者甚至认为这些 RCT 所纳入的研究对象仅能代表临床就诊患者中的 10%。这也是单纯根据 RCT 结果来制定临床指南时常为人诟病的一个重要原因。

除纳入的受试者无法代表真实患者人群外，RCT 的试验场景也与真实情况不符，如投入大量人力、财力提高受试者依从性、采用盲法等。同时，RCT 在实施过程中还涉及多方面的伦理问题。包括：如果新疗法确实有效，则 RCT 中使用安慰剂的对照组患者在研究期间错失了接受治疗的机会；以及新疗法应用于人群，可能会出现不良反应。因此出于伦理学考虑，同时受人力、物力和财力所限，大部分 RCT 的持续时间较短，由于研究持续时间短，很多具有重要临床意义的结局指标往往无法测量，只能选择临床意义相对较小的替代指标来进行分析。此外，RCT 需事先预估样本量，从而在保证一定检验效能的前提下尽可能少地纳入受试者，但这会导致某些罕见结局无法被观测到，如某些药物的罕见不良反应事件。

（二）真实世界研究的优缺点

相比于 RCT，RWS 以真实临床场景为研究环境，不做过多人为限定，因此更适用于在整体人群中评价新疗法上市后的实际效果和安全性。鉴于所有干预可以在受试者知情选择下进行，且不存在接受无效治疗的情况，RWS 容易满足伦理学要求，样本量和研究持续时间不受无伤害原则制约。通过对多种来源的电子信息进行收集和整合，RWS 的样本量可以非常巨大，因而具有更高的统计效能且更易发现罕见不良反应。RWS 纳入的研究对象异质性高，可进行亚组分析，建立特定人群的风险-获益模型。研究的持续时间不受限制，故 RWS 可对具有更广泛临床意义的结局指标进行评价，如治愈率、病死率、复发率、伤残情况等，进而更好地反映新疗法的远期效应和安全性。

RWS 除以上优势外，亦存在诸多问题。首先，电子健康档案、疾病登记表等数据来源的建立并非以研究为目的，故其所提供数据的准确性、可靠性，以及与所研究问题的相关性难以保证。另外，各数据库在收集和记录数据时标准可能存在差异，如何将这些数据标准化、

度量衡单位归一化,也是研究者需要解决的难题。由于许多数据来源于社交媒体,如不经过严格的知情同意,可能会存在泄露用户隐私的风险。从研究设计角度出发,RWS 在很多情况下为观察性研究,对可能干扰结果的混杂因素未采取人为控制,因此发生选择偏倚、实施偏倚、检出偏倚和失访偏倚的风险较高。RWS 及 RCT 的比较见表 21-1。RWE 和 RCT 证据的优势及不足总结于表 21-2。

表 21-1 真实世界研究与随机对照临床试验比较

	真实世界研究	随机对照临床试验
研究性质	效果研究,外部效度强	效力研究,内部效度强
研究时间	较长	较短
研究对象	无特殊限定,符合临床实践	一般纳入特定年龄段,无合并疾病者
样本量	大,尽量覆盖广泛的患者人群	研究前计算具有检验效能的最小样本量
干预	按照临床实际情况给予干预,可随机分组	随机分组后予以严格控制的干预措施,限制合并用药等干扰因素
盲法	可不使用	常被使用
结局测量	多种,临床意义明确	一种或几种,常为替代指标
药品审批	主要为上市后研究	主要为上市前研究
伦理	易满足	较难满足

表 21-2 真实世界证据及随机对照试验证据的优势和不足

	优 势	不 足
真实世界证据	贴近临床实践,外推性好 证据容易获得,研究效率高 结局指标临床意义明确,可反映医疗产品的实际效果及安全性 可通过亚组分析,建立各亚组人群的风险-获益模型	数据常不完整、准确性差,可能与所研究问题的相关性弱 发生偏倚风险高 数据收集和结局测量未标准化 样本异质性可能会掩盖疗效 涉及隐私问题
随机对照试验证据	数据完整、准确,与所研究问题的相关性强 发生偏倚风险小 数据收集和结局测量有明确标准 反映效力	只适用于特定人群及临床环境,外推性差 获取证据的效率低,成本高 常使用替代指标,临床意义有待明确

第二节　真实世界证据的产生与应用

真实世界研究体系的核心思想是以现实研究问题为导向,通过回顾性或前瞻性收集真实世界数据(real world data, RWD),构建研究型数据库,进而采用适当的研究设计、最终形成证据,从而实现支持临床和医疗卫生决策的目的(图 21-1)。

一、搭建研究型数据库

在整个 RWE 产生过程中,搭建研究型数据库是关键的第一步。RWD 类型多样,其产生和收集是在实际医疗环境下进行的,往往需要经过采集、链接、汇总、结构化、标准化、提取、清理、核查等一系列数据治理手段,方能最终形成可用于统计分析的研究型数据库。目前,

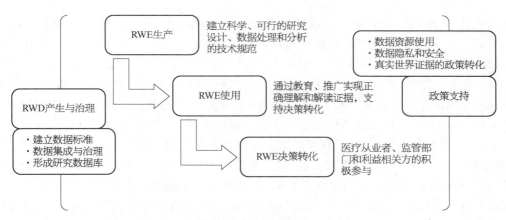

图 21-1 真实世界数据与研究生态系统

经典的 RWD 主要包含两大类：①既有健康医疗数据，包括电子病历数据、医保理赔数据、民政部门和公共卫生部门的出生/死亡登记等。这些数据系统建立的初衷主要用于医疗卫生管理，并未考虑研究的需求和目的，因此在开展研究时应充分考虑所选数据与研究问题之间的相关性，以及数据本身的准确性和完整性。②患者登记数据库，"登记"是指收集、储存数据和数据记录产生的过程。通过上述登记形式而形成的数据库即为"患者登记数据库"，如国家肿瘤登记、国家血友病登记等。这类数据库往往是基于特定研究目的，通过观察性研究的形式，经过对数据来源、定义和编码过程的标准化，主动收集、汇总而成。需要强调的是，开展患者登记的研究目的不同于具体到某一项研究的研究问题。研究目的是多样化的、框架性和方向性的，而研究问题则是单一的、具体的和针对性的。基于明确的研究目的建立患者登记数据库可同时解决多个研究问题，这些研究问题可能是预设的，也可能是在数据库建立后，研究者基于研究数据而产生的新的假设。因此，尽管在形式上，患者登记研究与传统前瞻性队列研究相似，但前者往往更加灵活，可以在研究过程中不断丰富和细化研究目的，调整研究人群范围、收集数据种类及数据收集方式等。这也是患者登记研究有别于传统队列研究的重要特点。此外，患者登记数据库强调预先设定研究目的，因此数据与研究问题的相关性和完整性普遍优于既有健康医疗数据，但也在患者的随访和维持方面存在更多困难与挑战。

二、设计真实世界研究方案

构建研究型数据库后，下一步需要根据具体研究问题，采用恰当的研究设计开展 RWS。这一点与传统临床科研相似，但不同的是，RWS 的具体研究问题可能是在已经建立了研究型数据库之后产生的，因此在设计研究方案时，还应充分考虑研究的可及性。

随着真实世界研究体系的不断健全，以及医疗卫生行业对这一概念的广泛关注和重视，经上述步骤产生的 RWE 目前可用于医疗产品研发、评价与监管，疾病管理与指南规范制定，医疗质量检测与控制、医保政策制定等多个领域。现从药品评价这一临床工作者们普遍关心的角度出发，通过举例的方式，阐述 RWS 可采用的研究设计及其应用价值。

(一)实用性随机对照临床试验

如前所述，RWE 可产生于采用类似 RCT 设计的干预性研究。只是在真实世界的干预性研究中,除了随机分组后给予各组符合临床实际情况的不同干预外,不采取其他限制措施,故称之为实用性随机对照临床试验(pragmatic clinical trial,PCT)。PCT 以临床中亟待解决的实际问题为研究方向,对多种临床场景中存在广泛异质性的患者进行纳入分析。例如,2015 年启动的阿司匹林心血管获益研究,虽然阿司匹林已广泛用于冠心病二级预防,但其最佳剂量尚缺乏科学依据。基于这一重要临床问题,阿司匹林心血管获益研究利用 6 个临床数据网络,纳入 2 万例动脉粥样硬化性心血管病住院患者,进而随机分为两组,分别予阿司匹林 325 mg 每日及 81 mg 每日,观察两组心血管二级预防效果的差异。由于所选剂量均为当前临床常用剂量,因此虽为随机分组,但仍符合真实世界原则。由此可见,PCT 研究可将RCT 中用来减少偏倚的随机化设计与 RWS 中更贴近临床实践的研究环境相结合,在保证一定内部效度的前提下,大大提升了研究结果的外部效度,特别是在药品有效性评估等方面发挥重要作用。

需要强调的是,虽然近些年 PCT 越来越受到研究者、医疗产品开发商及医疗政策制定者们的推崇,但切不可简单地认为 PCT 在方法学上全面优于传统 RCT。首先,PCT 为了追求外部效度,势必会牺牲部分内部效度。以药物疗效评价为例。PCT 为了满足"真实世界"原则,所有入组患者均接受与病情及当地医疗现状相适应的治疗,故多药联合或用药剂量不同的现象普遍存在。除此之外,受试者异质性高,研究场所差异性大等均有可能成为混杂因素,尽管通过随机对照设计大大降低了这些因素的干扰,但偏倚风险仍然存在。其次,在大样本人群中进行随机分组干预需要耗费大量人力和财力。因此 PCT 目前多用于研究具有重大临床意义的问题,如脑外伤后糖皮质激素使用相关的 CRASH(corticosteroid randomisation after significant head injury)研究、青少年戒烟相关的 ASSIST(a stop smoking in schools trial)研究。另外,干预性 RWS 并非仅限于 PCT 研究,还包括非随机对照试验。

(二)观察性真实世界研究

在更多情况下,RWE 来源于观察性研究。其突出优势体现在样本量大及来源广泛,因此更有利于发现临床上罕见的情况。特别是在医疗产品安全性评价方面,RWE 的出现很大程度上改变了以往医疗产品上市后的监管模式,即由出现不良事件后再采取相应措施的被动管理,转变为有计划地、实时地主动监察。以 2012 年底英国为评价孕晚期接种百日咳疫苗安全性而开展的大型前瞻性队列研究为例。鉴于 2011 和 2012 年英国因感染百日咳致死的婴儿较前明显增多,英国疫苗及免疫接种委员会建议孕妇于孕晚期接种百日咳疫苗。然而此前该疫苗并未批准用于孕妇,缺少孕期安全性评价的相关数据,故英国对选择接种疫苗的孕妇开展了真实世界研究,以实时评价疫苗的安全性。英国的临床实践研究数据库收纳超过 650 个初级卫生保健中心的数据,覆盖超过 1 250 万人口。通过该数据库,研究者得以获取孕妇接种该疫苗的信息,而后与未接种疫苗的孕妇进行配对比较,发现孕晚期接种百日咳疫苗不会增加孕妇或新生儿的死亡率及产科并发症的发生率。这一结论消除了人们对孕期接种百日咳疫苗安全方面的顾虑,对该疫苗在英国乃至全世界孕妇中使用提供了有力的证据支持。

除此之外,观察性研究还可用于药品上市后的剂量调整。如狂犬病疫苗,美国疾病预防控制中心(CDC)最初推荐 5 针的暴露后预防接种方案。在 2007 年疫苗供应紧缺后,研究者们开始重新评估该疫苗的推荐接种次数。由于狂犬病患者在出现症状后几乎 100% 死亡,因此出于伦理学考虑,不可能开展相关的随机对照研究。但通过对临床实践中已有数据进行分析,发现所有患者在接种第4针疫苗后体内都出现了足够水平的病毒中和抗体,且在接种第5针后,抗体水平并无明显上升。另外,现实生活中很多患者由于种种原因,仅接种了4针疫苗,但这些患者最终均未患病。基于以上发现,CDC最终将原有的"5针方案"调整为了目前推荐的"4针方案"。

在临床实践中,常存在适应证用药的情况,对这些数据进行收集,可探究药物在尚未获批的疾病及人群中的疗效和安全性,进而为上市后药物扩大适应证提供可能。噻嗪类利尿剂作用于髓袢升支远端和远曲小管近端,在排钠利尿的同时增加尿中钙的重吸收,降低尿钙排出。这种抑制尿钙排出的作用使其成为潜在治疗原发性甲状旁腺功能亢进症的一种手段。但同时噻嗪类利尿剂可能会增加血钙水平,故治疗安全性受到质疑。为进一步探究噻嗪类利尿剂在治疗原发性甲状旁腺功能亢进症患者中的安全性和有效性,Tsvetov等基于医院电子病历数据开展了回顾性研究。结果显示,噻嗪类利尿剂可明显降低甲状旁腺激素水平,且未明显增加血钙水平,不同剂量疗效类似。该研究提示在原发性甲状旁腺功能亢进症患者中,噻嗪类利尿剂安全有效,为新适应证的推广提供了有力证据。2016年12月美国国会通过了《21世纪治疗法案》,其中也明确指出RWE可用于扩展已获批药物的适应证。然而,观察性研究无法消除未知混杂因素的影响,且常采用回顾性数据收集策略,容易产生偏倚,故在判断有效性时应慎重。最理想的情况是RWE用于发现新适应证的线索,RCT用于进一步确证及最终审批。

虽然RWE主要为上市后研究,但有时也可为药物上市前的研发提供方向。通过对真实世界的观察性研究,可以了解疾病的发病率、患病率、疾病负担、并发症、诊治情况等,从而获知目前亟待解决的重要临床问题。RWE还可能提供一些发病机制方面的线索,进而发现潜在的治疗靶点。

综上所述,从药品研发到临床应用的各个阶段均可有RWE的参与(图21-2)。除此之外,RWS还能对医疗实践的过程进行评价,进而在提高患者就医体验、节约医疗花费等方面发挥作用。例如,酒石酸长春瑞滨注射液是一种治疗肺癌和乳腺癌的化疗药,有口服及静脉注射两种给药途径。临床者通过对接受不同给药途径的患者进行比较分析,发现口服给药可以大大缩短患者等待时间,提高化疗中心的接诊疗效。

第三节　真实世界证据的评价与展望

很多人基于对"证据等级"的固有观念,认为真实世界研究缺少严格的方法学控制,研究结果存在较大偏倚,可信度弱于传统临床科研。另一部分人则认为真实世界研究贴近实际医疗情况,研究结果更能说明现实条件下的问题,是一种比传统临床科研更高级、更先进的研究手段。据此,英国制药工业协会(ABPI)在2011年明确提出RWE与RCT证据是相互补充的关系,两者在"证据等级"上处于平等的地位。实际上,研究问题决定研究设计。针对不同的具体问题,最佳研究证据可能存在差异。没有任何一种研究设计可以解决所有研究问题,因此也就不存在任何一种研究设计绝对优于其他设计。此外,即便针对同一研究问题,研究设计也并不完全代表证据的强弱,还应视研究的具体开展情况而定。例如,在评估药物有效性(效力)时,理论上最佳的研究设计是随机对照试验。但如果存在样本量过小,随

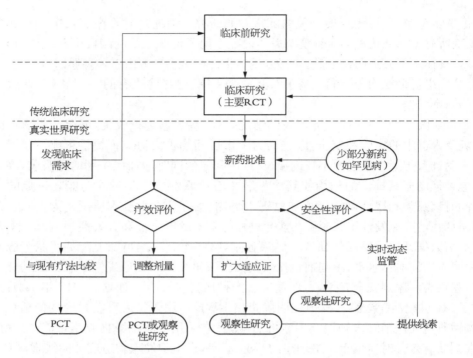

图 21－2   真实世界研究在新药审批及上市后疗效及安全性评价中的应用

机和盲法不严格,结局测量不准确等重大缺陷,则其研究结果的可信度有可能低于针对同一问题且严格设计、实施和分析的队列研究。因此,对证据的评价应该具体问题具体分析,而不是简单的归类为 RWS 或 RCT 后笼统的做出判断。

　　虽然理论上 RWS 完全可以产生高质量的证据,但其数据来源广泛,容易在数据质量上出现问题,故在实际研究过程中,应着重对数据质量进行管理,以保证研究结果的真实性。RWD 的质量控制主要体现在数据形式和数据内容两个方面。数据形式主要是数据标准化。鉴于很多数据的收集最初并非以研究为目的,且各中心数据的纳入标准和记录方式可能存在差异,因此需要对变量进行统一的定义和命名,并采用标准化的文档格式和数据结构来进行数据的记录、链接和汇总。而数据内容则主要是数据的相关性和可靠性。数据相关性方面,不仅应评估个体数据元素是否为研究所需资料,还应考虑数据库内容是否足够充分,如是否涵盖研究人群的基本特征、暴露因素、相关结局变量、重要混杂因素等。在实际操作中可能会遇到某些数据缺失的情况,可通过一些可靠的数据补充方法加以解决。如研究将无肾小球滤过率检验结果的患者定义为肾功能正常。由于临床上怀疑肾功能不全的患者几乎都会进行肾功能检测,即使有较高比例的检验数据缺失,错分偏倚仍较小。数据可靠性方面,客观指标如实验室检查通常准确性较高,而症状、个人史、既往史等主观指标的准确性则与医疗人员的问诊经验和问诊态度相关,容易受到质疑。可通过与既往已被普遍认可的数据相比较,以及敏感度、特异度、阳性和阴性预测值及曲线下面积等指标评价数据的准确性。

　　随着美国《21 世纪治愈法案》的颁布,RWE 开始走进更多研究者、医疗产品开发商及医疗政策制定者的视野。由于对 RWE 的历史沿革不甚了解,很多人容易误认为 RWE 只是近几年才被提出并逐渐兴起的一个概念。而实际上,早在 1954 年脊髓灰质炎有效性及安全性评价的 SALK 研究便已经部分采用了干预性 RWS 的研究设计。RWE 的概念早已有之,只是限于临床数据获取等方面的障碍,一直没有成为主流的研究方法。

近些年,随着电子产品及信息技术的飞速发展,基于"真实世界"的电子数据库、临床数据网络覆盖范围愈来愈广、记录资料愈来愈全,使许多大样本 RWS 得以顺利开展。据美国国立卫生研究院的数据显示,PCT 研究数量在 1990—2010 这 20 年间至少增加了 10 倍。在欧洲,基于 CPRD 数据库开展的各种 RWS 已发表文章上千篇,其中不乏临床意义重大的研究,如麻风腮疫苗的安全性评价、噻唑烷二酮类药物与骨折风险的相关性分析、BMI 指标与肿瘤风险的相关性分析等。

在政策上,得益于全球范围医疗卫生和决策监督部门对 RWE 的高度关注,真实世界研究体系日渐成熟,并对医疗卫生决策的方方面面产生了广泛而深远的影响。在美国,FDA 自2000 年起,逐步建立 RWE 用于支持药械审批和上市后监管的相关体系,尤其是 2016 年正式启动的"前哨计划"(sentinel program)已成为该领域的典范。当前,前哨系统能够每年高质量、不重复、精确地分析超过 3 亿人的数据,实现了对医疗产品全生命周期的实时动态监测,以便随时发现潜在的安全问题。此外,美国还陆续发布 RWE 在药械监管中的多项规范,如《真实世界证据方案框架》《使用电子医疗病历数据支持医疗器械监管》《使用电子医疗病历数据开展和报告药品安全性评价研究的规范》等,明确提出 RWE 可用于支持医疗器械的审批决策。在英国,国家卫生和临床技术优化研究所(NICE, National Institute for Health and Care Excellence)正越来越多地将 RWE 用于临床指南制定和医保目录准入决策。

在中国,真实世界研究近十年的发展方兴未艾。在以药械监管、医保决策、医疗健康管理为代表的三个关键领域,RWE 正在成为政府部门、医疗卫生执业者和其他利益相关方共同关注的话题。但我国真实世界研究目前仍处于早期发展阶段,尚面临着数据可及性和数据共享难度大、缺少数据质量标准、RWE 解读存在误区、缺少相关领域方法学专家等诸多困难与挑战。为此,中国循证医学中心在 2017 年 7 月联合全国 32 个科研院所的学术专家,共同创立了中国真实世界数据与研究联盟(ChinaREAL),期望通过高质量的真实世界研究和协作,推动医疗产品的研究、评价和决策。2019 年 7 月 ChinaREAL 围绕 RWE 生产中的两个关键问题,即如何基于 RWD 建立研究型数据库,以及如何开展治疗结局评价,发布了第一批技术规范以优化 RWE 的顶层设计体系。在体系优化的同时,越来越多高质量的 RWE 得以产生,并切实改变着医疗卫生决策,如 2020 年 3 月艾尔建公司生产的"青光眼引流管"成为我国首个使用境内 RWD 成功获批上市的医疗器械。相信今后真实世界研究能更好地促进循证医学的发展以及公共卫生政策的制订。

(刘晓清　孙晓川)

第二十二章　临床决策分析

临床决策(clinical decision making)是在临床实践过程中医务人员根据国内外最新最佳证据,不断优选新方案,并与传统方案进行比较分析后,取其最优者付诸实施、进而提高疾病诊治水平的过程。临床医疗实践中的许多事件是随机发生的,对个体患者来讲某项治疗措施的疗效、远期预后常常是不确定的,是否为最好选择很难简单做出决定。例如,某种新的治疗措施文献报道可提高疗效,但可能伴有严重的不良反应或者价格昂贵,是否该选择此治疗方案? 又如对临床诊断尚不确定的患者,采用某种诊断试验后,是肯定疑似诊断立即进行救治,或否定疑似诊断停止相应的治疗措施,还是需要进一步明确诊断? 从宏观层面,对严重威胁人类健康、疾病负担重的,应根据最新最佳证据,定期对各种新的治疗措施进行总结和利弊综合分析,形成临床指南。在此过程中需要使用计量决策方法,进行临床决策分析(clinical decision analysis)。

第一节　概　　述

临床决策分析在充分评价不同方案的风险及利益之后推荐一个最佳的方案,最大限度地保障患者权益,合理决策,减少临床实践及卫生决策失误。

一、临床决策过程

临床决策的过程是将高质量证据与个体患者或者高危人群具体情况相结合,理论联系实际、应用已有的证据寻求当下最佳解决方案的过程,同时也是应用临床流行病学与循证医学、指导临床实践的过程。

二、临床决策分析

决策分析可以基于不同的立场进行:①患者角度,即接受哪种处理(诊断试验或者治疗措施)对患者自身更有利;②支付方角度,如保险公司,是否支付该项治疗的费用及成本效果如何;③管理方角度,如基金委员会,是否批准资助临床科研者提供的项目研究计划;④指南制订方角度,如指南制订小组,是否在指南中推荐某项治疗措施;⑤社会角度,考虑卫生资源配置,即如何让有限的资源发挥最大的社会效益。为使决策分析更显公正,目前决策分析研究大多基于第三方角度,全面收集所有重要的临床收益和风险资料,要求必须具备可供选择的备选方案,且选择这些备选方案不盲目、要有真实可靠的证据支持,方案本身同时应兼顾临床重要性及实用性。

临床决策分析包括五个步骤:①提出拟决策的问题;②构建决策模型;③收集决策模型中的重要参数信息;④模型分析;⑤敏感性分析。

(一)临床决策问题的提出必须遵循以下原则

①真实性原则,即制定及评价决策方案的依据必须是真实的、经过科学研究验证的;

②先进性原则,即决策的全过程必须充分利用现代信息手段,必须是在系统全面收集、并严格评价国内外证据的基础上进行,使决策摆脱个体经验的局限性;③效益性原则,即决策过程遵循优胜劣汰的原则,选择更有效、更安全、更经济的方案,以能获得最大的社会效益与经济效益者;④重要性原则,即对重要的临床问题进行决策分析,所选择的方案与其他备选方案相比,其差异应该具有重要的临床意义。

围绕拟决策的问题,首先寻找高质量的证据如系统评价、决策分析研究文献等作为决策的参考依据。其中系统评价因收集了量大质高的临床科研,有严谨的纳入排除标准,并严格评价了纳入的原始研究,同时按严格规范的流程进行综合,因而证据论证强度较高。需要注意的是,决策分析时同样要考虑来源证据的局限性,如来源证据若为 RCT 研究,其样本代表性问题要影响决策,因此,对拟采用的文献证据仍需要进行严格评价,同时充分考虑公众及患者的价值观,以及成本及效益因素等。

(二) 决策模型的构建与分析

模型分析(model analysis)是决策分析的主要手段之一,借助模型分析可进行定量决策,分析改变决策推荐意见的影响因素,提高决策效率,尤其对复杂的临床问题能平衡比较方案中的各种利弊。可用于临床决策分析的模型有许多,如决策树模型、Markov 模型、生存分析模型等。在急性病或短平快的决策分析中,以传统的决策树模型最为常用;对慢性病有多种可能互相转换的结局者,则适合使用 Markov 模型。

临床决策分析时,要根据具体的分析内容和临床疾病的特征设定合理的时间框架或分析期。如胃溃疡治疗中对根除幽门螺杆菌处理方案的决策可以设半年;预防食管静脉曲张破裂再出血,可以设 1～2 年;大肠癌筛查方案的选择则需要设定 5～10 年为分析期。目前针对慢性病的决策分析中通常比较不同医疗措施对生存的长期影响,采用延长生存时间的寿命年或者质量调整寿命年表示。

第二节 决策树分析

一、决策树分析

决策树分析法(decision tree analysis)是通过决策树图形展示临床重要事件的可能进展过程及结局,比较各种备选方案的预期结果、进而择优决策的方法。

决策树分析通常有六个步骤。

1. 提出具体明确的决策问题,确定备选方案(decision alternatives) 对拟决策的问题应清楚界定,并列出所有可能的候选方案。在决策树上决策的选择应用决策结(decision node 又称选择结,choice node)来代表,通常用方框表示,每个备选方案用从方框引出的臂表示,表示最终决策结果的决策结总是放在决策树的最左端。

2. 用树形图展示决策事件 决策树的画法是从左至右,可能发生的最终结局总是放在决策树最右端,用小三角形表示,称为结局结(final outcome node)。每一种结局都是一系列机会事件按时间顺序自然发展的结果,在决策树上这种事件如治疗的中间结果、检验结果和诊断等,用圆圈符号表示,称为机会结(chance node)。每一个机会事件的直接结局用与圆圈连结的臂表示,不同机会结从左至右的顺序是事件发生的时相关系的反映。一个机会结可以有多个直接结局,例如,某种治疗措施有治愈、改善、无效及药物毒性使病情加重等四个结局,则该机会结有四个臂。从每个机会结引出的结局必须是独立、互不包容的状态。

3. 标明各种事件可能出现的概率 每一种事件出现的可能性用概率表示,一般应从质量可靠的文献中查找,并结合专家的临床经验及本单位情况进行推测。从每一个事件发生各种后续事件的可能性服从概率论的加法定律,即每一个机会结发出的直接结局的各臂概率之和必须为 1.0。

4. 对最终结局赋值 可用效用值为最终结局赋值。效用值是对患者健康状态偏好程度的测量,通常应用 0~1 的数字表示,最好的健康状态为 1,死亡为 0。有时可以用寿命年或质量调整寿命年表示。

5. 计算每一种备选方案的期望值 计算备选方案期望值的方法是从"树尖"开始向"树根"的方向进行计算,效用值与其发生概率的乘积即是期望效用值,每个机会结的期望效用值为该机会结所有可能事件的期望效用值之总和。在决策树中如果有次级决策结时,与机会结期望效用值的计算方法不同,只能选择可提供最大期望效用值的决策臂,而忽略其他臂。最后,选择期望值最高的候选方案为决策方案。

6. 对结论进行敏感性分析 由于临床实践中的事件发生概率值及健康状态的效用值等都可能在一定范围内变动,需要进行敏感性分析。敏感性分析要回答的问题是:当概率及结局效用值等在一个合理的范围内变动时,决策分析的结论方向会改变吗? 敏感性分析的目的是测试决策分析结论的稳定性。

二、决策树分析实例

例如,患者,女性,63 岁,原发性骨关节炎行全髋关节置换术后 8 年。术后可自由活动,没有疼痛症状。一年来负重行走时发现髋部疼痛,进行性加重。在室内可依靠拐杖走动短距离,乘坐轮椅前来就诊。有 10 年心绞痛史,8 个月前曾患前壁心内膜下心肌梗死,尽管有所恢复,但长期有心绞痛存在,限制其行走活动。对此全髋关节置换术后人造股骨头假体松动的治疗决策分析如下。

临床诊断为人工股骨头松动。如再次手术能够获益同时也有巨大的风险,不同手术方案的风险和获益各不相同。①仅需要更换人工髋臼的可能性为 25%,取得较好的效果如自由行走的可能性为 80%,较差的结果如仍需乘坐轮椅的可能性为 20%。由于心血管疾患,在围手术期死亡的可能性为 5%。②仅需要更换人工股骨头的可能性为 65%,该手术成功的可能性为 60%,失败的可能性为 40%,围手术期死亡的可能性为 10%。③需要同时更换人工髋臼与人工股骨头的可能性为 10%,该手术成功的可能性为 45%,手术失败继续使用轮椅的可能性为 55%,围手术期死亡率为 15%。④如果不进行手术,病情维持现状的可能性为 20%,病情加重需要永久性乘坐轮椅的可能性为 80%。

医疗组为确定是否手术、选何种手术方案为宜产生了争论,反对者主要担心围手术期死亡。对是否邀请患者参加临床决策,也拿不定主意。后来,在专家的帮助下,采用了决策树分析方法。与患者讨论后确定的每种可能健康状态的效用值为:手术成功能自由行走为1.0,死亡为 0,手术失败需乘坐轮椅为 0.25,病情保持不变为 0.40,病情加重为 0.20。

应用 Treeage 软件初步做出的决策树如图 22-1 所示。从右向左依次计算每一个机会结各臂事件概率值与该事件直接结局效用值的乘积,其和为该机会结的预期效用值。

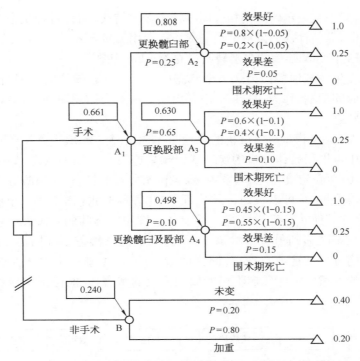

图 22－1　全髋关节置换术后人造股骨头假体松动的治疗决策

A_2 结的预期效用值 $= 0.8 \times (1-0.05) \times 1.0 + 0.2 \times (1-0.05) \times 0.25 + 0.05 \times 0 = 0.808$；

A_3 结的预期效用值 $= 0.6 \times (1-0.10) \times 1.0 + 0.4 \times (1-0.10) \times 0.25 + 0.1 \times 0 = 0.630$；

A_4 结的预期效用值 $= 0.45 \times (1-0.15) \times 1.0 + 0.55 \times (1-0.15) \times 0.25 + 0.15 \times 0 = 0.499$；

A_1 结的预期效用值 $= 0.25 \times 0.808 + 0.65 \times 0.63 + 0.10 \times 0.499 = 0.661$；

B 结的预期效用值 $= 0.20 \times 0.40 + 0.80 \times 0.20 = 0.240$。

A_1 结的预期效用值表示患者如果接受手术时可能达到的生存质量；而 B 结的预期效用值表示患者如果不接受手术时可能达到的生存质量；两者相比较，显然前者为最佳决策方案。

某些医师又提出了新的事件概率值，患者经与家属讨论后也修改了对某些健康状态效用值的估计。按照这些重新提出的概率值和效用值进行敏感性分析，再次计算的结果，均是手术治疗方案优于保持现状的治疗方案。最终治疗组与患者取得了一致治疗意见，该患者愉快地接受了手术并取得了较好的效果。

第三节　Markov 模型决策分析

倘若决策分析中存在临床事件反复发生，或较多的临床事件与结局互相转化，则不便于应用上述决策树分析方法，而适用 Markov 模型决策分析。

Markov 模型决策分析的原理是将所研究的疾病按其对健康的影响程度划分为几个不

同的健康状态,各状态在一定时间内相互间以特定概率转换,估计每种状态的资源消耗和健康结果,通过循环运算估计疾病发展的结局或所需费用。Markov 模型决策分析步骤如下。

（一）根据研究目的和疾病的自然转归设立 Markov 状态

将所有可能发生的事件模拟为从一个状态向另一个状态转换的过程,将所要分析的期间划分为相同的时间周期,称为 Markov 循环周期。在每个循环周期中,患者可能从一个状态转移到另一个状态。

图 22-2 为 Markov 模型决策分析的原理图,图中三个 Markov 状态分别为健康、患病和死亡。实际应用中可根据具体分析的疾病或干预措施设定不同的状态,如通过治疗高血压预防脑卒中研究中,可设定高血压、脑卒中、残疾和死亡 4 个状态;在预防肝硬化食管静脉曲张破裂出血的决策分析中,可以设定肝硬化、肝硬化静脉曲张初次出血、肝硬化静脉曲张再次出血、肝硬化合并其他并发症、死亡等 5 个状态。图中状态间的箭头表示患者在一个循环周期中可从一个状态转移到另一个状态,也可仍停留在原状态,应根据实际病程的发生而定,例如,某些疾病可能治愈或自愈,转回到健康状态;也可进一步发展到更严重的疾病状态。但有些严重的疾病状态如残疾不可能回到健康的状态,只能停留在残疾状态或转换到死亡。

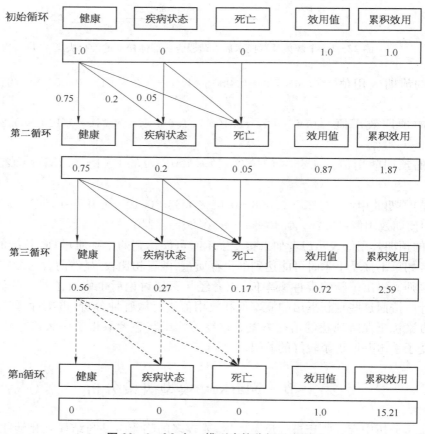

图 22-2 Markov 模型决策分析示意图

（二）确定循环周期和每个周期中各状态间的转换概率

Markov循环周期的时间长短通常根据临床意义设定。如在对功能性消化不良处理的分析中，通常以一个月治疗周期作为一个循环周期；如肝硬化食管静脉曲张破裂出血，常用1年作为一个循环周期。确定了Markov状态及循环周期后，结合有关的临床科研或流行病学调查结果，可估计出患者在各状态上停留的时间或转换到另一个状态的可能性。

图中各箭头的相应数据代表转移概率。在循环开始时研究人群均为健康状态，所以在患病和死亡状态上初始概率为0。在第1个循环中，健康者患病的概率为0.2，发生死亡的概率为0.05；所以在第2个循环初期，三个状态的概率分布为0.75、0.2和0.05。以后每个循环中状态间的转移概率可以是固定不变的，也可因疾病的实际情况表现为不同的转移概率，如肝硬化首次出血后，再次出血的概率增加，同样，预防再次出血的疗效也没有预防首次出血那样好。

（三）确定各健康状态的效用值

可根据具体疾病对患者的影响，充分考虑生存质量和经济学指标评估制订。如图中假定健康、患病和死亡的效用值分别为1、0.6和0，第2个循环初期的效用值则为$0.75 \times 1 + 0.2 \times 0.6 + 0.05 \times 0 = 0.87$。

（四）通过运算估计整个分析期的效用

首先确定每个循环周期内各状态的分布概率。依据不同状态的概率和相应的效用值可计算每次循环的效用值和累积效用值。

（五）敏感性分析

同决策树分析一样，Markov模型分析也应在基线分析的基础上进行敏感性分析，以判断分析结果的稳定性，以及影响分析结果的主要不确定因素。

一项临床干预措施可能影响患者的各状态分布，也可能影响状态间的转换概率即疾病进程，此时可分别用不同Markov模型估计和比较不同干预措施下患者的期望寿命、质量调整寿命年或者成本花费，以此选择最佳干预方案，同时也可进行成本效果分析、增量分析等。

如乙型肝炎和丙型肝炎的转归复杂，部分患者可能发展到肝硬化或肝细胞肝癌，目前还没有一种药物能够有效地控制乙型肝炎和丙型肝炎的进展。干扰素被证明能清除肝炎病毒，但存在不良反应，治疗费用较贵，并且仅对接受治疗的一小部分慢性肝炎患者有效。是否应该推广应用干扰素治疗慢性乙型肝炎和丙型肝炎，在哪些患者中应用较合适，能否减少肝癌的发生等一系列问题已成为人们关注的焦点。应用Markov模型进行决策分析可以提供决策依据。Wong用Markov模型对使用或不用干扰素治疗乙型肝炎和丙型肝炎患者的疾病转归进行模拟分析，结果表明用干扰素治疗20岁的乙型肝炎和丙型肝炎患者，平均可延长患者的期望寿命4.8年和3.1年；在患者的整个存活期中，平均每人减少治疗费用6300美元/人（乙型肝炎）和6900美元/人（丙型肝炎）。认为从社会角度和远期效益考虑，干扰素治疗乙型肝炎和丙型肝炎是一种延长患者生命，减少治疗费用的方法。

Markov决策模型可以看作是一种回归的决策树模型，用Markov模型分析慢性疾病中反复发作的临床事件，可使分析的问题更清晰明了。在多种可模拟慢性疾病过程的模型中，Markov模型被认为是最合理且易于理解的方法。近年来更有将决策树分析与Markov模型相结合进行决策分析的案例，用决策树展示方案选择和相应的结果，用Markov模型展示一段时间内可能重复发生的各种结局。

Markov模型分析涉及大量计算，可采用决策分析专业软件如 *Decision Marker* 和 *DATA* (*decision analysis by Treeage*)，处理复杂的决策模型分析。成功进行Markov模型分析的关键是分析所用参数的准确性和可及性，特别是转移概率的估计有赖于设计完善的流行病学研究和临床试验，倘若缺乏相应的研究结果，而无法提供准确转移概率，分析可靠性就无法保证。

第四节　临床决策分析评价

临床决策分析已得到广泛重视和应用，从文献中寻找与临床实践有关的决策信息成为可能。但用于自己临床实践之前，应当对这些信息进行严格评价。要能回答以下三个问题：这个临床决策分析结果是真实的吗？结果的重要性如何？这个结果适用于我诊治的患者吗？

一、真实性评价

第一个问题：临床决策分析推荐的方案是否真正优于另外的方案？其所用的方法学正确吗？这个问题包含四个要点。

1. 决策分析是否包括了所有重要的决策方案及结局　应明确文献中决策分析的主要目的，分析所用模型或方法是否能解决作者所提出的临床决策问题。进行比较的临床方案是否为临床常用方案？决策分析中至少应有两个方案互相比较，且对所比较各种临床策略进行详细的描述。阐述方案各自的优缺点，说明比较的理由，在决策方案中，应该包括所有有关的结局。对威胁生命的疾病，预期寿命应该是主要的测量指标。而对非致死性疾病，可以用不适和残疾的时间来测量。应该考虑到患者实际上可能承受的所有风险，以及可能获得的利益。对重要的影响决策的变量，应该计算其决策阈值。

2. 在确定事件概率时，是否全面收集和整合了有关的证据　在进行决策分析时，可收集有关的文献、调查患者实际情况及请教专家等多种方式确定事件概率，在收集文献过程中要注意对文献的真实性进行严格的评价，在此基础上，直接引用有关概率或者将有关信息转换为有关事件概率的量化估计值。应当报告文献来源及数据转换的方法。

3. 效用值是否从可信赖的来源取得的　效用值是决策者对临床决策最终结局的量化测量值，通常是从0(最差的结局，如死亡)到1(最好的健康状态)。对于涉及个体患者的临床决策，最好的效用值量化指标可能是患者自己对最终结局的量化估计。如果是涉及卫生政策的临床决策分析，则结局的测量指标可来源于涉及同类疾病的人群研究，同类患者对生存质量价值的判断，以及正常人群的流行病学调查。

4. 是否应用敏感分析对临床决策方案的不确定性程度进行了检验　临床决策分析应当用敏感性分析对所引用资料的不确定性，以及对结论的稳定程度做出评价。要注意在敏感性分析中是否重要的变量都包括进来了，每个变量的波动范围是多少，什么变量可以改变决策的选择？一般来说要应用最接近实际情况的概率值进行决策分析，对所有重要的事件概率值都应当进行敏感性分析。变量值的变动范围取决于所引用原始文献研究质量的高低，研究质量高则概率值变动范围小，反之变动范围较大。对效用值也应当进行敏感性分析，其变动范围也取决于引用文献的研究质量。

二、临床重要性评价

第二个问题：决策分析结果重要吗？该问题包括三个要点。

1. 决策方案结果是否对患者具有临床重要性 如果不是，与传统的方案等效吗？决策分析是通过比较各方案可能获得的总的"期望效用"，得到的结果是不同方案间的平均差别，选择效用最大的方案作为推荐的最佳方案。对决策方案结果差异的重要性，尚无统一的认识。有人认为，在应用预期质量调整寿命年作为效用值指标时，相差两个月以上就有一定临床重要性，而相差数天可认为方案是等效的。在应用其他效用值时，应当结合临床情况进行不同决策方案间差异的重要性的评价。

2. 在决策分析中应用的证据，是否有足够的论证强度 决策分析结论的论证强度，在很大程度上取决于所引用证据的论证强度。因此应当对所引用的文献进行方法学评价。以研究设计较完善、方法可靠、质量较高的研究结果作为估计值，在采用方法学质量不太高的研究证据时，应当对其局限性进行分析，并应用敏感分析方法予以检验。

3. 证据的不确定性能否改变分析的结果 如果决策分析结果随着某个变量赋值的改变而变化，则决策分析对此变量敏感，相反，则可认为决策分析结论稳定可靠。

三、临床适用性评价

第三个问题：这个结果适用于我诊治的患者吗？该问题包括两个要点。

1. 决策分析中事件概率的估计值是否符合个体患者的实际情况 在实际应用决策分析结论时，要看其患者特点是否与自己的临床实际一致。还要进一步检查决策分析引用的文献中，患者情况是否与自己的临床实际一致。如果患者的基线情况与自己处治患者情况不一致，还可检查其敏感分析结果，是否部分符合患者特点。否则，应谨慎地对待决策分析中的结论。

2. 决策分析的效用值是否与实际患者对临床结局的评价一致 因为效用值与备选方案的选择有密切的关系，必须考虑实际患者对临床结局的评价是否与决策分析一致。如果出入较大，可用实际患者的估计值重新作敏感性分析，看是否改变决策分析的结论。

临床决策分析的实践贯穿于临床诊治疾病的具体过程中，只有循证决策才能使临床决策更合理。临床决策受很多因素的影响，当这些因素发生变化时，决策分析的结论也随之变化，需要审慎地应用决策分析的结论。

（康德英 史宗道 陈世耀）

第二十三章　健康相关生存质量的研究与评价

随着医学模式和疾病谱的转变，临床科研与医疗实践的对象，不单是纯粹的生物学患者，而是具有生物—心理—社会等综合属性的患者。特别是近年来，恶性肿瘤发病率呈逐年上升之势，而现有治疗手段下总体治愈率仍较低，大多数患者经过手术、放化疗、免疫及其他一些治疗后将带瘤生存，长期伴有疼痛、乏力、恶心、呕吐、营养不良、水肿、呼吸困难等，给他们的身心造成了极大的痛苦。显然，传统意义上的生存时间等纯生物学指标已不能满足对疾病和健康的评价要求。

为此，健康相关生存质量（health related quality of life，HRQoL）应运而生，它全面反映了患者的身体机能、心理功能和社会功能状态，同时作为一个较为完善的多维综合评估体系已被广泛用于慢性非传染性疾病和恶性肿瘤的病因/危险因素、诊断、疗效评价，以及预后研究。同时以患者为中心的健康相关生存质量的分析与评价，又把临床科研与循证医学实践推向了一个更宽的范畴，具有十分重要的现实意义。

第一节　生存质量及健康相关生存质量

一、生存质量的产生与发展

生存质量（quality of life，QOL）作为一个专业术语最早出现于 20 世纪的 30 年代，当时美国经济开始复苏，然而伴随着经济的快速增长，并未出现生活安康、社会和谐，反而世风日下，犯罪率居高不下。为此，胡佛研究中心 1933 年发表了两期《近期美国动向》报告，生活质量作为一个独立的社会经济学指标被提出，用以反映经济复苏状况下的国民幸福指数（well being）。后经 20 多年的发展，至 20 世纪 50 年代，生活质量评价方法体系日臻成熟，并逐步形成两大流派：社会指标研究与生活质量研究。

与此同时，在医学领域也发生着深刻地变革，随着医学模式从单纯生物医学模式向生物—心理—社会医学模式的转变，临床医疗实践与研究理应从单纯的生物医学视角，扩展到患者的生理、心理以及社会功能等范畴。同时随着疾病谱与人口结构的改变，我国的常见病与多发病也从以传染性疾病为主，转变为慢性非传染性疾病占主导地位，恶性肿瘤与心脑血管疾病分列我国人口主要死因的前两位。过去一些传统的生物医学指标（如生存率、伤残率等），已远远不能满足临床科研的需要；况且也不符合以患者为中心的新的医疗观，因此临床科研与实践中迫切需要一套与新医学模式相匹配的评价指标体系，以全面反映患者的健康状态及其变化情况。在此大背景下，生存质量开始引入到医学研究领域。最早用于患者生存质量的测评，当推 20 世纪 40 年代的 KPS 量表（Karnofsky Per001formance Status，KPS），用于评估肿瘤术后功能恢复情况。进入 20 世纪 70 年代，医学研究领域陆续出现一些通用生存质量量表，用于测定患者的总体健康水平。20 世纪 80 年代以后开始研制专用生存质量量表,用于测量特定患者,如慢性疾病及恶性肿瘤患者的生存质量及其变化。因此,对患者生存质量的研究与应用,无论在国内还是国外,均有重要的现实意义。

近年来,生存质量已成为国内外临床科研中的热点和难点问题,越来越多的临床工作者以及卫生决策者开始关注生存质量研究证据,有关生存质量文献发表数量增长很快,目前已超过四万三千多篇。大量生存质量研究证据被用于临床实践指南及卫生政策决策之中。

二、生存质量及健康相关生存质量

生存时间(生存数量)属于客观指标,比较容易定义和测评;相对生存时间而言,生存质量是主观指标,无论是定义还是测量,均比较困难。特别是对生存质量的定义存在比较大的争议,不同研究领域、不同文化背景的研究者对生存质量的定义也不尽相同。争议主要集中在两个问题:生存质量的本质是什么? 生存质量包括哪些方面?

从 20 世纪生存质量引入医学领域以来,对生存质量的内涵和外延基本达成了如下共识:①生存质量是一个多维概念,至少应包括生理、心理及社会等功能状态的评价;②生存质量本身属于主观感受评价,应通过被测试者自评来完成;③生存质量的测评应建立在一定的文化背景与价值体系之上。为此,世界卫生组织(WHO)在 1995 年提出了一个能被广泛接受的生存质量定义,即"生存质量是指个人处于自己的生存环境与文化和价值体系之下,对自身生存的一种自我感受,它与个人的生存目的、期望、标准及其关注等有关"(QOL is defined as"an individual's perception of their position in life in the context of the culture and value systems in which they live and relation to their goals, expectations, standards and concerns", WHO 1995)。同时,对生存质量的测量可从三个层次进行,最高层次的生存质量称为整体生存质量,是指个体对生存满意度,以及个人幸福感的整体感受,常用生存质量的评分合计或效用值表示,强调自身价值的实现和对社会的作用。生存质量的第二层次是测量生存质量的主要维度或不同维度的组合,如按照生存质量的定义,可分别测定心理功能、生理功能、社会功能等基本维度,是第二层次生存质量的主要测量内容,反映了一般人群对其生活的自然、社会条件,以及其自身状况的主观评价和体验。生存质量的第三层次则更为细化,是不同维度下的具体条目组合,这些条目是生存质量组成的基本单元。如心理功能维度包括焦虑、抑郁、情感与认知等方面的条目,生理功能维度又可进一步设置包括日常活动能力、睡眠、疼痛、活力等在内的具体条目。

在医学研究领域,对患者生存质量的探讨,当然要从健康的科学概念出发,世界卫生组织(WHO)将健康定义为"健康不仅意味着无病或残疾,而且在生理、心理及社会功能等方面,都要处于一种完全的良好状态"(Health is a state of complete physical, mental and social well-being and not merely the absence of disease or infirmity, WHO 1948)。因此,在临床科研中对患者生存质量的测量,必然要涉及疾病及其对患者的生理功能、心理功能、社会功能等方面影响,这些方面既相互独立又相互作用。例如,由于患病,患者机体遭受病理损害而致生理功能障碍;在心理及精神上亦会受到困扰,造成心理及精神上的负担和刺激;同时对社会交往、人际关系及社会适应等方面,亦会受到不同程度的限制或影响。随着心理、生理及社会诸功能的降低,其生存质量必然下降;反之,随着疾病的痊愈或好转,也会引起上述诸方面功能的恢复或提高,从而使生存质量得以改善(图 23-1)。由此,将这些与健康密切相关的部分单独提出来,称为健康相关生存质量(health related quality of life,

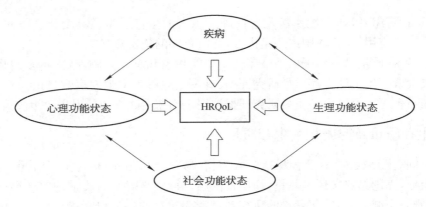

图 23 - 1　健康相关生存质量示意图

HRQoL）。

　　此外，尽管收入水平高低、环境质量优劣等也会影响健康水平，同时对其生存质量产生负面影响，但这些影响对于患者而言一般认为是间接相关的次要矛盾，这些内容可划归为非健康相关生存质量（non-health related quality of life，NHRQoL）范畴。临床科研中，一般以健康相关生存质量的测试为主，但偶尔也会涉及非健康相关生存质量相关内容的评估。

第二节　健康相关生存质量的测评及其工具

　　传统的纯生物学指标，如血脂、血糖、血压等临床理化指标，可采用专用仪器设备进行检测分析，但对健康相关生存质量这样的"软指标"并不适用，这是因为健康相关生存质量具有主观性、多终点性、多时点性、隐含性等一系列特点，决定了健康相关生存质量的测试必须借助一些特殊工具——量表（instrument）来完成。量表类似于一种调查问卷，其测试内容和条目组成实际上经历了三个时期的变迁：①早期为"硬指标期"，量表中的条目大多设置为"硬指标"，诸如生存时间、收入水平、教育程度、有无残疾等；②第二时期为"主观感觉指标为主期"，量表开始设置一些条目用于评价研究对象的主观感受和体验，包括健康状态与社会环境状态等；③进入 20 世纪 80 年代中后期，生存质量界定及测量愈来愈趋向于仅测量主观感觉指标。量表一般呈现树状结构，依次由条目（item）、方面（facet）、维度（domain）所组成。如量表可分生理功能维度与心理功能维度，其中心理功能维度又可细分为情绪、情感认知等多个方面，而每个方面又是由一个或多个条目所组成。条目是量表的基本组成单位，数量可从几个到上百个不等。条目的语义属性一般分为四种：①强度，How easily do you get sleep？②频率，How often do you suffer sleeplessness？③评价，How well do you sleep？④能力，How dependent are you on medication？

一、健康相关生存质量的测评工具

　　目前，在医学研究领域的生存质量测评量表中，尽管形式和内容多种多样，但按照测试目的、量表结构及适用范围可大致分为两大类：即通用量表（工具）和专用量表（工具）。现分述如下。

（一）健康相关生存质量的通用量表

临床科研中，通用量表（generic instrument of HRQoL）主要用于测评罹患不同疾病人群的健康相关生存质量。该类量表一般设置了包括生理功能、社会与心理功能、疼痛、自理能力以及其他活动情况在内的维度,具有普适性,可以跨病种、跨人群、跨地区比较。

按照通用量表的应用特点,又可细分为两个亚组,健康维度类量表和效用测量类量表。健康维度类量表侧重于测量健康相关的关键维度,既可得到每个维度的具体评分,又可将不同维度评分相加,最终得到一个综合分;而效用测量来源于经济与决策理论,反映了患者对治疗过程与结局的偏好与意愿。效用测量的核心就是将健康状态与偏好测量相互结合,如质量调整寿命年(quality-adjusted life years,QALYs),即整合了生存时间与生存质量后所形成的一个效用指标。通常定义死亡的效用分值为0,完全健康为1.0,其他状态的效用分值则介于0~1.0。需要注意的是,效用测量只能反映 HRQoL 的整体变化情况,但不能具体反映出哪些维度在改善或哪些维度在恶化。

临床科研中比较常用的通用量表包括 SIP 量表、WHOQOL-100 及简化量表,以及MOS-SF36 量表等。其中 SIP 量表,疾病影响指数(sickness impact profile)测量了包括生理功能维度(如日常活动、行走、运动能力等)、心理功能(人际交往、情绪、情感等),以及另外 5个独立维度(包括吃饭、工作、家务、睡眠和休息,以及娱乐和消遣等)内容。由 WHO 牵头设计的通用生存质量量表(WHOQOL-100)设置了 100 个条目,涉及生理、心理、独立生活水平、社会关系、环境,以及宗教信仰等六大方面,其简化量表包括 25 个条目,对估价个体和人群的整体生存质量颇为实用。SF-36 量表是由美国兰德公司的医学结局研究组(Medical Outcomes Study,MOS)于 20 世纪 80 年代初期开发的一个普适性通用量表,至 20 世纪 90年代不同语种版本的 SF-36 量表相继问世,包含 8 个维度 36 个条目,涉及生理功能(10 个条目)、生理问题对功能的限制(4 个条目)、心理问题对功能的限制(3 个条目)、心理健康(5 个条目)、精力疲惫或乏力(4 个条目)、疼痛(2 个条目)、社会功能(2 个条目)、健康总体评价(5个条目)等,外加一项比较以往健康变化的条目,共计 36 个条目。该表信度及效度颇佳,已被广泛应用。此外,SF-36 还有 SF-20、SF-12 等简化版,虽然能够提高应答率,但由于条目过于局限,在临床科研中仍推荐使用 SF-36。

此外,类似通用量表还有 NHP 量表(nottingham health profile)、幸福质量表(quality of well-being scale,QWB)、健康效用指数(health utilities index,HUI)、EQ-5D 表(the EuroQoL instrument)等。其中 QWB,HUI 和 EQ-5D 量表主要用于效用测量。

(二) 健康相关生存质量的专用量表

专用量表(specific instrument of HRQoL)用于特定的临床状态,尤其是测量治疗后疾病或健康问题负担的生存质量。这种量表往往是临床用以观测某些慢性疾病的患者生存质量,或药物治疗中的某些反应而专门设计的,具有针对性。如可针对某一疾病、某些特定人群(老年人群)、甚至某一特定症状(疼痛),以及某项功能(睡眠)而专门设计。专用量表中以测定某些慢性非传染性疾病的量表居多。如西雅图心绞痛量表(SAQ)、慢性肺部疾病患者(CRO)量表、类风湿性关节炎患者的生存质量量表(HAQDI-20)、糖尿病患者(DCCT)量表、心房纤颤 AF-QOL18 量表等。其中以测试癌症患者生存质量的量表最为常见,如由欧洲癌症治疗与科研组(the european organization for research and treatment of cancer,EORTC)设计的核心量表 QLQ-C30,包括 5 个功能子量表(躯体、角色、认知、情绪和社会功能)及 3 个症状子量表(乏力、疼痛、恶心呕吐),专门用来测定癌症患者的自理能力、日常活动能力,以及症状和体征的改变情况等。

二、健康相关生存质量测评工具的研发与验证

(一) 量表的来源

量表的来源主要分自行设计与引用现成的量表两个途径。其中自行设计量表,即研究者联系所研究的疾病的实际情况及其观察目的而专门设计。健康相关生存质量量表的设计,从条目的设置及语义表达、条目筛选、予试,到信度效度考评等,是一个相当复杂的过程,且还需要在临床科研实践中不断地修改、补充和完善。因此,研发一个成熟的量表,需要动用大量人力、物力和资源。

第二个途径也是最为常用的是引用现成量表。由于我国生存质量相关研究起步较晚,自行设计的量表较少,大多引用国外现成的量表,为测试 HRQoL 服务。鉴于生存质量有一定的文化依赖性,在引用跨文化的量表时,应考虑种族、文化及经济差异,必要时作适当的修改和补充。一旦选定 HRQoL 量表,还应对其进行等价性评估:①量表项目翻译的等价性,即项目的中文含义应与原文意义吻合贴切。要用准确的语言将其进行翻译并回译,以保证中文版翻译既表达通顺而又不失原意;然后将翻译好的量表进行预试,继而作必要的修改和完善。再投入测试研究并评价,通过反复实践证明,效果满意后就可定案,作为正式的生存质量测试工具。②执行等价性,调查方式应一致,若原量表采用自填法,应用时尽可能避免访谈法。③测试范围(内涵与外延)的等价性,调查内容、范围、定义、对象等尽可能与原量表一致。④测量选项的等价性,若量表原文中备选答案不同等级是等间距的,翻译中文备选答案也应是等间距的。如 SF-36 量表中第 8 个条目:过去四周内,身体上的疼痛影响你的工作和家务事吗? 备选答案是:"1=完全没有影响,2=有一点影响,3=中等影响,4=影响很大,5=影响非常大"。上述 5 个选项的尺度应是等间距的,要与原文版本一致。

(二) HRQoL 量表的验证与予试

效度与信度是验证量表的两个主要定量指标,一个好的量表,要求同时具备良好的信度与效度。

1. 信度   信度或称为可靠性(reliability)是指生存质量量表所测试结果的可靠程度或可重复的程度。HRQoL 量表的测试结果,应力求有良好的信度,要能很好地被重复(reproducibility)。临床科研中的信度应在 0.70 以上;同时量表本身所含条目的内部一致性也要强,这样就能确保 HRQoL 信息的质量。信度评价主要从两方面进行:重测信度与内在一致性检验。

(1) 重测信度:为验证 HRQoL 量表的重测信度,可采取一位调查者对同一(批)对象,间隔一定期间作重复调查的一致性分析;或者两位不同的调查者背对背地测试同一(批)患者的两次结果进行一致性分析。通过计算组内相关系数(intra-correlation coefficient,ICC)或 Kappa 值,确定量表的重测信度。通常 Kappa 或 ICC 值>0.70,表明可信度高;0.4~0.70 为信度较好;若<0.4,则信度较差。

(2) HRQoL 量表中条目间的内在一致性检验:目的是检验有关 HRQoL 的条目,在对整体 HRQoL 测试的结果中,各条目间内在的一致性程度,通常用 Cronbach's α 系数大小来确定(参阅统计学专著)。从理论上讲,Cronbach's α 系数应大于 0.8 以上。但大多数研究者认为>0.6 就可取,足以表明条目间内在的一致性较好和可靠。如大量研究显示,SF-36 量表及其各分量表的信度就较好,均在 0.80~0.93 之间。

因此,可信度高的 HRQoL 量表,其测试结果能被很好地重复(reproducibility),同时本身所含条目的内部一致性也强,这样保证了 HRQoL 测试结果的可靠性。

使用信度高的量表,虽可使得到的测试结果相对稳定,但本身并不能排除系统误差的影响,若系统误差持续存在,仍会使测量结果持续偏高或偏低。因此,还需进一步考核量表测试结果的真实性。

2. 效度或称真实性 效度(validity)是指 HRQoL 量表所测试的结果符合被测者生存质量的真实程度。应用生存质量量表测出的生存质量水平,应与患者的病况相关联,具有内在联系的一致性,即患者病况差时,测试的分值就低;当患者病况好转或痊愈时,测试的分值就高。如果整个量表的各个条目都能从各方面反映出良好的真实性,那么这种量表的效度就好,反之,就差。

效度可分为表面效度、结构效度、效标效度等。其中,表面效度系根据一般的感觉加上病理生理学,以及临床真实情况的知识予以综合判断。对于量表所涉及的调查条目、内容,应首先经专家评估,以确立其表面效度,即从"表面上"评价条目是否合适和有价值。此外,还要考核量表本身的适用性如何? 是否简洁明了、有无可能出现测量偏倚、完整性如何、有无多余条目?

结构效度与效标效度主要用来反映测试结果的真实性,理论上使用量表的测试结果与疾病病情和处理反应之间应有内在的逻辑一致性。若存在金标准量表,可以计算效标效度,常用相关系数来表示;若无金标准量表,则需要分析量表的结构效度。

对于结构效度的分析,一般先建立模型与理论结构假设,然后将实际测量的结果进行因子分析,最后比较实际与理论结构的吻合程度。将某一条目的结果与总目标符合的程度>50%者,则表示效度较好,其值与效度呈正相关系。HRQoL 量表的测试结果,包含两种成分,其一称之为"信号"(signal),表示 HRQoL 量表中的有关条目,在测试生存质量这一总目标中,能反映出生存质量真实水平的信息量,因此,就效度而言,肯定是"信号"越强越好。其二,称之为"噪度"(noise),表示 HRQoL 量表中有关测试条目反映出的信息结果,与拟测试的生存质量总目标,没有或没有显著意义的相关关系。也就是说,这种条目测 HRQoL 试的结果与测试的 HRQoL 无关。就量表的效度而言,是"噪度"越小越好。将"信号"和"噪度"联合考虑,用"信噪比"表示,自然是它们的比值越大越好。对于信度和效度水平的统计分析方法,颇为复杂,可参阅有关生物统计学专著。

下面用图 23－2 来阐述信度与效度的关系。

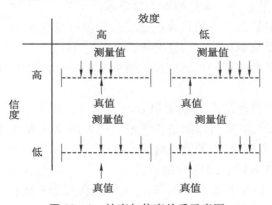

图 23－2 效度与信度关系示意图

上图表明,对于 HRQoL 量表,只有其信度和效度均佳才有实用价值,两者缺一不可。

三、健康相关生存质量测评工具的选择

健康相关生存质量的信息是通过量表加以测量的,量表应该准确真实地反映出被测试的生存质量,对不同的生存质量水平,具备一定的判别和评价能力。

(一) 结合 HRQoL 量表的测试目的

根据 HRQoL 量表的不同应用目的,在功能方面,可分为以下三种。

1. 预测功能 即应用某种特殊的 HRQoL 量表所获得信息,在尚无特殊事件发生的情况下,通过观察追踪生存质量的变化情况,具有预测某种特殊事件发生的功能,如预测疾病的发展、转归、康复或死亡等。如在 Wolfe 进行的一项研究表明,在控制了一些潜在的影响因素后,如人口学与临床特征等,HAQ-DI 量表得分成为很强的死亡预测因子,所用的健康评估问卷——残疾指数(health assessment questionnaire disability index, HAQ-DI)是一个针对类风湿关节炎患者的自评问卷。

2. 辨别功能 即应用 HRQoL 量表同时测试不同健康状态的对象,其结果要能反映出他们之间的 HRQoL 真实的差异水平,因而具有辨别生存质量差异性的功能。例如,Hays 使用 SF-36 量表分别测量了无症状 HIV 感染者、一般人群及慢性疾病患者、有症状的 AIDS 患者的身体机能,结果发现无症状 HIV 携带者身体功能与美国一般人群相近,均数±标准差分别为 92±16 和 90±17,但对于那些有症状的携带者及 AIDS 患者,评分明显偏低,依次为 76±28 和 58±31。

3. 评价功能 应用 HRQoL 量表,测试患者接受治疗或干预前后的生存质量的变化,而这种时序变化的数值,应具有对干预或治疗效应的评价功能。例如,高血压患者血压处于高水平时,HRQoL 测试值为低水平,而如果患者接受了有效的降压治疗后,血压水平下降至正常水平,症状缓解,生存质量改善,其测试值随之上升,于是 HRQoL 治前和治后的测试变化值,就具有一定的评价功能。评价功能的高低与测试条目的敏感性(sensitivity)或称反应性(responsibility)密切相关。

当然对于一个 HRQoL 量表,其功能的定位因应用目的而异,如有些以评价功能为主的量表,经适当调整后也可用于辨别或预测。

(二) 考虑 HRQoL 量表的一般测试要求

临床科研中,若拟用 HRQoL 量表测试患者的生存质量,在信度、效度验证的基础上,还要进一步考核 HRQoL 量表是否满足如下测试要求。

(1) HRQoL 测试量表的条目所代表的意义及其表达应该明确无误,被调查者能正确理解和准确回答,以确保反映 HRQoL 信息的质量。

(2) HRQoL 量表是否适用于拟研究或评价的对象,是否适用于疾病的急性进展期抑或为慢性恢复期?

(3) HRQoL 量表提供的信息是来于患者本人抑或为相关人员(如家属、医务人员),是自评还是访谈者相助? 若是患者自评,是否考虑了患者的文化程度及宗教信仰,是开放式问卷抑或是闭合式或两者兼之,量表的完成时间? 在应用前,应充分地分析和估价。

(4) HRQoL 量表收集信息的场合是否合适,适于住院患者抑或非住院患者或两者兼之,不同的场合调查可否影响真实性? 例如,患者评价医疗服务质量对 HRQoL 的影响时,在

医院内医患间面对面收集的信息,相对于医院外用信函收集的信息,会有不同,患者出于情面关系可能造成两者测试结果的不一致。

第三节　健康相关生存质量在临床科研及临床实践中的应用

传统的临床科研,通常都注重临床效果和有关生物学指标变化值,以及对其与临床的关系加以评价,且均为临床医师根据治疗的反应而决定。对于治疗后的生存者的健康状态及其生存质量的自我评价少有关注,近年来这种情况已大为改观。对生存质量的评价日益受到重视,并且逐步应用于临床科研与循证临床实践之中。

一、健康水平调查

HRQoL 研究可用以评估社区人群和特殊人群健康状况。随着我国人口进入老龄化,老年人的生存质量越来越多受到关注,如针对城区老年人、离退休人员等进行大样本生存质量调查研究等。另外,对特殊人群的健康状况评估,如儿童生存质量研究也日益多见。

二、临床试验与药物不良反应测试

健康相关生存质量用以测量评价疾病在临床试验中的变化,是有一定限度的,并非适用于所有疾病的患者。对于罹患重要器质性疾病且处于临床晚期的患者,虽有研究表明,随着接近生命终点,其生存质量迅速降低,倘若治疗的目的仅仅是为了延长有限的生存期,那么观测生存质量的价值就不大了。因此在临床科研中,适宜作健康相关生存质量观测者,多为那些慢性疾病患者且需要较为长期维持治疗者。如心脑血管疾病(高血压、心肌梗死、脑卒中等)、肿瘤、糖尿病、风湿病、药物成瘾者等。

药物治疗性研究,以及药物流行病学研究,关注的是药物疗效和药物不良反应(adverse drug reactions,ADR)。除了应用临床及有关生物学指标外,同时采用 HRQoL 量表联合观察治疗反应,可以帮助研究者获得更全面的结论。当疗效满意时,则患者的生存质量改善,倘若在长期维持治疗中,发现患者的 HRQoL 由好变差时,则要警惕药物治疗的不良反应。这种生存质量的变化有时可能早于生物学指标的阳性发现,因此有着重要的临床参考价值。

三、效用评价

HRQoL 研究还可适用于效用评价(utility evaluation)。生存质量的测量可为临床干预结果的全面评估提供重要佐证,有助于临床决策。利用生存质量进行效用评价,分为三种情况,死亡效用直接定义为 0 分,完全健康为 1.0 分,当患病时人们对自己病后的生存质量可在 0~1.0 之间评分定位,然后结合生存时间,计算质量调整寿命年(quality-adjusted life years,QALY)来评价自身的生存效用。效用常作为健康效果的测试指标,进行经济学评价,为不同健康服务干预措施结果的综合评价提供一些重要的信息。如可用来比较不同干预措施的成本与健康效果,两者若结合在一起,进行成本-效用分析(cost-utility analysis)。例如,美国一研究报道,血液透析治疗慢性肾功能不全者平均获得每个 QALY 约花 3 万~5 万美元的费用,无疑成本是十分高昂的,这对临床医疗,以及卫生政策的决策有重要的参考价值。

在进行效用分析时,应注意以下问题:①研究对象健康状态的权重赋值问题,不同的健康状态,其权重值应有差异;②在不同研究间进行横向比较时,只有通用工具测定的生存质量综合分,才能进行成本效用分析,而多数专用工具并不适合。

第四节   健康相关生存质量研究的评价

随着对健康相关生存质量(HRQoL)的关注越来越多,国内外开展了许多相关研究,健康相关生存质量研究的数量尽管逐年增加,但其质量如何,特别这些研究结果的真实性、重要性和适用性如何,还需进一步严格评价,具体可参考以下评价标准。

一、研究结果是否真实可靠

1. 对 HRQoL 量表所测试的结果,是否作了信度和效度检验   量表的辨别或评价功能如何?如果 HRQoL 结果的信度和效度好,确有辨别或评价功能,则可进一步地评价:①研究者测试患者的 HRQoL,患者本人是否也认为是重要的内容?医师考虑的 HRQoL 一定要与患者自己认同的重要内容相统一,而不能仅注重临床及生物学指标。HRQoL 要采取医患相结合的原则与方法进行测评。②HRQoL 测试的结果是否有被省略的重要内容?

HRQoL 通常要测试有关重要生理、心理及社会功能等方面的内容,特别是疾病所致的特异性功能改变内容。如对口腔癌患者,如果 HRQoL 的评价仅仅注重疼痛及其体能方面的变化,而缺少了心理及社会活动功能方面,评价就不够全面。因此,在研究 HRQoL 时一定要注意是否遗漏或省略了重要的 HRQoL 内容。

2. 研究者是否评价了 HRQoL 分析方法   要考察是否报告了 HRQoL 量表测试的全部内容,分析方法,以及相应结果。如试验开始时有多少患者属于地板效应和天花板效应(即在 HRQoL 较低或较高时,分值在接近上下限时出现钝化);是否有失访发生并影响了最终结果?

3. 研究者对生存质量是否作了质与量的转化,以及卫生经济学的评价   生存质量的效用评价,是否采用了正确的方法作了 QALY 分析,以及成本效用分析。

二、HRQoL 研究的结果有多大的临床意义

HRQoL 量表测试出的分值及其确定的生存质量评价界值,一定要考虑对临床疾病和对健康判断的意义,是否高于或低于某一分值就属于正常或异常?或者分值变化程度要达多大范围才有临床价值?因此要做出相应分析与评价。

此外还应重点探讨生存质量的改变是否与疾病的严重程度、时间变化、相关临床测试结果的变化有关?

三、HRQoL 的测试结果是否有助于自己的患者处治

HRQoL 测定应与临床医疗实践相结合,在应用这类测量方法,以及量表时,一定要考虑自己的具体条件和其可行性,以及是否有助于自己的临床实践。因此,需特别注意是否与研究中的"PROGRESS"要素相匹配,P, place 为地点,考虑研究地点与证据应用地点的异同;R, race 为种族,不同种族与基因类型;O, occupation 为职业;G, gender 为性别;R, region

为风俗习惯、信仰；E，education 教育程度；S，social-economic status，社会经济地位；S，support system，社会支持系统与保障体系。应用时，将 HRQoL 研究中患者特征与自己诊治的患者按上述 8 个要素逐一进行比对，以判断 HRQoL 研究结果是否适用。

（刘雪婷　康德英）

第二十四章　临床经济学评价研究与应用

随着全球科学技术的进步及经济的发展,世界各国卫生保健体系发生了深刻变化。一方面,由于人口数量的激增、对卫生保健提出了更多的需求。如老年人口比例增加、慢性病占疾病比重增加等;另一方面,卫生保健技术发展迅速,新药不断涌现,高、精、尖仪器设备不断问世,这些高新技术的广泛应用,加之患者从被动接受者向主动的消费者转变等,卫生保健费用不断攀升。因此,从经济学的角度研究卫生保健领域资源的合理配置、有效安排、绩效评价等,可以帮助临床医师利用现有最佳证据、兼顾经济效益和价值取向,真正做到科学的循证决策。

第一节　概　　述

自人类出现就有医疗卫生活动,二十世纪中叶以来,卫生事业已成为国民经济中令人瞩目的组成部分,医疗卫生事业发展与社会经济发展的关系更加紧密。卫生保健体系、人口激增、疾病谱改变,特别是卫生费用的急剧增长,直接推动了卫生经济学在发达国家快速兴起。

近年来,中国在医疗卫生投入方面的重视程度虽然不断在提升,但可投入的资金增幅远不及医疗费用的上涨速度,卫生保健的需求与卫生资源之间的矛盾日益凸显(表 24-1)。为了更好、更高效地做好卫生服务工作,也为了最大限度地充分利用好各类卫生资源,在临床科研和临床实践中开展卫生经济学评价及研究则显得尤其必要。

表 24-1　我国 1980—2018 年卫生总费用及占 GDP 比例

年份	卫生总费用(亿元)	人均卫生总费用(元)	卫生总费用占 GDP 比例(%)
1980	143.23	14.5	3.15
1990	747.39	65.4	4.00
1995	2 155.13	177.9	3.54
2000	4 586.63	361.9	4.62
2005	8 659.91	662.3	4.68
2010	19 980.39	1 490.1	4.98
2015	40 974.64	2 980.8	5.95
2018	59 121.91	4 237.0	6.57

注:引自中国卫生健康统计年鉴(2019 年)。

一、卫生经济学概念

卫生经济学(health economics)是应用经济学的概念、理论和方法阐明和解决卫生及卫生服务中的现象、规律及问题,分析研究有限卫生资源的最优分配办法,通过对各项卫生措施进行经济学的评价,实现有限卫生资源的社会经济效益最大化,是经济学在卫生保健领域具体应用的一门交叉学科。

二、卫生经济学对临床科研与临床实践的重要性

临床医师是使用医疗保健资源的守门人,占总人口不到 0.05% 的医疗卫生保健人员可以支配占国民(内)生产总值 $5\%\sim10\%$ 的卫生费用。为实现卫生费用的高效利用,临床评价不仅要测定每项卫生保健措施的效果(effectiveness)和效力(efficacy),还应在此基础上进行效率(efficiency)分析,这样才能提供完整证据,供临床医师在日常工作中对诊断治疗预防做出正确的决策。

运用卫生经济学评价可为许多临床科研与实践中遇到的问题提供决策依据。

(1)临床治疗方案的优化:例如,肾功能衰竭患者对肾移植和透析治疗的选择,十二指肠溃疡患者选择哪一种抗幽门螺杆菌治疗方案更有利于溃疡愈合、并减少复发?

(2)确定恰当的干预时机:例如,冠状动脉搭桥手术对象应选择中度心绞痛且伴有单支血管病变者,还是选择严重心绞痛伴有左主干支冠状动脉病变者。

(3)选择提供医疗服务的最佳场所:例如,不同患者选择不同级别医院、社区卫生服务中心,以及家中接受医疗服务。

(4)针对不同卫生问题的方案遴选:倘若在一个国家或地区存在多个需要解决的卫生问题,如何抉择最需解决而又可取得良好效果的项目与方案。例如,将一笔有限的资金投入到建立流感免疫项目还是冠心病监护中心。

(5)同一方案的精准施治:若已有一套行之有效的防治方案,但因资金有限,如何从卫生经济学观点、标准去抉择重点应用范围,如乙型肝炎疫苗的注射用于母亲 HBeAg 阳性的新生儿,还是所有新生儿。

在医疗实践中,针对一个临床问题的科学抉择,必须有充分的证据。卫生经济分析和评价就是从社会或其他特定的角度,用经济学的基本原理和方法,比较不同卫生措施的成本及效应(effects),做出经济分析,形成经济学上的证据,进而基于这些证据做出正确的决策,这就是经济学评价的宗旨。

临床经济学(clinical economics)则是卫生经济学的一个分支,它在卫生经济学理论指导下,用经济学评价方法对临床使用的药物、诊治方案、仪器设备等技术干预措施进行经济评价和分析,为临床决策和政策决策提供依据。旨在探讨最佳诊断、治疗、预防方案,评价医疗效果,以提高卫生资源配置和利用效率。

第二节　临床经济学评价的类型

临床经济学评价应从投入和健康产出两方面综合考虑。其中投入大小用成本表示。成本是指在某项生产、服务等过程中所消耗的物化劳动和活劳动的货币价值。而医疗服务成本则是医院在为社会提供医疗服务的过程中所发生的物化劳动和活劳动的货币价值总和。包括:医疗服务中消耗的医务人员的脑力和体力劳动(即活劳动),以及医疗服务中消耗一定的物质资料(即物化劳动)。常用的直接医疗成本(direct medical cost)是指卫生服务过程中用于治疗、预防、保健的成本,包括住院费、药费、诊疗费、实验室检查费、X 线检查费、手术费、

家庭病房费、康复费及假肢等费用。

全面完整的经济分析和评价须同时对同一疾病的两种或两种以上干预措施的成本及其干预效果做出评价,根据健康产出的不同表达形式(效果、效用、效益),有以下四种经济学分析类型。

一、最小成本分析

最小成本分析(cost minimization analysis,CMA)也可称为成本确定分析(cost identification analysis)。最小成本分析是在两个或更多临床医疗干预方案结果相同或相似的假设前提下,通过对比每个干预方案的成本大小来做出选择,以成本最小为最佳方案。

该类型适用于一种疾病有多种可选医疗措施且干预结果相同或相似的情况下,此时通过计算和对比不同医疗措施所消耗的综合成本,选择成本较低者更为经济划算。例如,骨髓炎患者出院在门诊继续随访使用抗生素治疗方案和常规住院治疗相比,前者花费 2 271 美元,比常规住院 2 781 美元的费用低,最小成本分析结果显示在治疗效果相同的情况下,早期出院方案可为每位患者节约 510 美元。而在实际情况下,同一种疾病的多种不同干预措施的结果很难相同或相似,因此该方法使用范围较为有限。

二、成本-效果分析

(一) 定义

成本-效果分析(cost-effectiveness analysis,CEA)综合考虑成本和效果,主要是评价多种干预措施的成本和效果均不同的情况下,是否以最低成本去实现最佳健康结局。表示为每一健康效果单位所耗费的成本(成本效果比)或每增加一个健康效果所需要耗费的增量成本(增量比)等。这就使不同医疗措施之间的比较有了相同的评价单位,从而为临床决策者提供科学的依据。

成本-效果分析是使有限卫生资源得到最有效利用的一种分析方法,也是目前在医疗保健领域完整经济评价方法中最常用的一种。如某透析中心对终末期尿毒症进行成本-效果分析显示,每延长一个寿命年,需连续腹膜透析的成本为 33 400 美元,而在医院做血液透析的成本为 48 700 美元。由此可见,同为延长一个寿命年,连续腹膜透析比血液透析成本更低,成本-效果最佳。

(二) CEA 效果的表达指标

CEA 中效果可以同时或分别使用中间测量指标(intermediate measure)和健康测量指标(health measure)。前者包括症状、危险因素或有关临床测定的结果,如乙型肝炎病毒 E 抗原的阴转率、血清胆固醇的下降程度等。后者包括病残天数、寿命年延长、死亡数等。如在高血压治疗项目中,血压下降百分率为中间测量指标,而通过降压预防脑卒中后死亡则是最终健康指标。当最终结果的测定所需时间太长时,可选择用中间结果,进行 CEA 分析。

(三) 成本效果比

成本效果比(cost/effectiveness,C/E)是 CEA 的一种表示方式,即每延长一个生命年、挽回 1 例死亡、诊断出一个新病例或提高一个健康结果单位所花的成本。C/E 越小越好。单一的 C/E 意义不大,它主要用于两个或两个以上项目之间的 C/E 比较,且项目之间具有相同的结果单位。如对某 60 岁男性高血压患者,其中一种高血压治疗方案可将其舒张压从

110 mmHg 降至 90 mmHg，由此可获得一个寿命年的延长，该方案所需成本为 16 330 美元；另一项两种不同降血脂药物治疗高胆固醇血症，同样也可达到延长一个寿命年的目标，降脂的两种治疗药物所需成本分别 59 000 美元和 17 800 美元。由此可见，同样延长一个寿命年，高血压干预项目更具成本效果。又如，比较纤维结肠镜和乙状结肠镜加钡剂灌肠两种措施对治疗下消化道出血及结肠癌的诊断价值。成本效果分析的结果显示治愈一例下消化道出血的成本，前者为 2 319 美元，后者为 2 895 美元；诊断一例结肠癌成本，分别为 2 694 美元和 2 896 美元。结果还显示纤维结肠镜诊断的敏感度（80％）、特异度（95％）均高于后者（57％和 80％）。最后判定纤维结肠镜的 C/E 较好。

再如十二指肠溃疡的治疗方案比较，一种是幽门螺杆菌根除疗法，另一种是抑酸疗法。前者在治疗第一周，需使用质子泵抑制剂并联合两种抗生素进行治疗，短期花费较高。但由于成功根除幽门螺杆菌后，就无需长期抑酸剂治疗，因此与单纯抑酸治疗方案（需用质子泵抑制剂 6～8 周）相比，长期总成本是降低的，此外，根除幽门螺杆菌后，患者溃疡年复发率从 80％降至 10％以下，后期治疗复发疾病成本较低。由此可见，根除幽门螺杆菌方法降低了十二指肠溃疡整个治疗周期总成本，C/E 比减小，成本效果好。

三、成本-效用分析

成本-效用分析（cost-utility analysis，CUA）是 CEA 分析的一种特殊形式。因 CEA 无法跨项目、跨病种进行经济效果比较，如肾移植治疗慢性肾功衰与预防脑卒中的抗高血压干预两个项目，两者对象不同、临床结果也不同，无法直接进行 CEA 分析。倘若将其分母单位都统一为质量调整寿命年（quality adjusted life years，QALY），进行成本-效用分析就能迎刃而解了。一项成本-效用分析研究的结果显示，肾移植项目每获得一个 QALY 所花费的成本为 4 710 英镑，而抗高血压治疗预防脑卒中成本仅为 940 英镑/QALY，显然后者成本效果更好。表 24-2、表 24-3 分别显示不同健康状况下的效用值及不同疾病的成本效用分析结果。

表 24-2　不同健康状况的效用值

健康状况	效用值	健康状况	效用值
健康	1.00	严重心绞痛	0.50
高血压治疗（副作用）	0.95～0.99	抑郁	0.45
肾移植	0.84	死亡	0.00
中度心绞痛	0.70	失去知觉	<0.00
家庭透析	0.54～0.64		

注：引自 Feeney & Torrance，1989。

表 24-3　成本效用分析

项　目	成本/QALY（英镑）
胆固醇测定和节食疗法（40～69 岁）	220
脑外伤神经外科治疗	240
劝导戒烟	270
蛛网膜下腔出血神经外科手术	490
预防脑卒中的抗高血压治疗（45～64 岁）	940

（续表）

项　　目	成本/QALY(英镑)
安装起搏器	1 100
髋关节置换术	1 180
主动脉狭窄换瓣术	1 140
冠状动脉搭桥(左主干病变严重心绞痛)	2 090
肾移植	4 710
乳腺癌普查	5 780
心脏移植	7 840
胆固醇监测和治疗(25～30 岁)	14 150
家庭血液透析	17 260
冠状动脉搭桥(单支病变、中度心绞痛)	18 830
连续腹膜透析	19 870
医院血液透析	21 970
用促红素治疗血液透析患者贫血 (假设可降低死亡率10%)	54 380
恶性颅内肿瘤神经外科手术	107 780
用促红素治疗血液透析患者的贫血 (假设不增加存活率)	126 290

注：引自 Mason J，Drummond M，Torrance G，1993。

CUA 分析中效用值的测定最为关键，常见的方法有：

1. 时间交换法（time trade-off）　直接对不同的健康状态作等量估计，即让患者在"接受某一特殊措施干预后，可达到较好健康状态，但存活时间缩短"与"不接受该干预措施可维持目前状态，但存活时间较长"之间做出自己的选择。如告知心绞痛患者，在不治疗情况下患者可带病存活 25 年，若选择某种治疗方案的情况下可使其心绞痛完全缓解，但寿命可能要缩短，此时，询问该患者心绞痛完全缓解状态下生存时间为多少年（X）时才愿意选择这一治疗，这就需要患者参与治疗方案的决策。若患者回答在能健康地活 15 年情况下才选择这一治疗，低于 15 年就会拒绝，于是无心绞痛生存 15 年就相当于伴有心绞痛生存 25 年的效用。心绞痛的效用值为 15/25＝0.6。也可表达为 0.6×25＝15（年），即 X 年的健康＝效用×不健康年限。

2. 标准概率法（standard probability method）　这是一种风险选择法（最坏和最好的结果），又称标准博弈法（standard gamble），即在可选择的范围内做出的判断。如某一疾病可行手术治疗，但要承担手术失败的风险，手术（A）的最坏结果是死亡，最好的结果是术后可以无病生活 25 年（风险选择），其概率均为 50%；另一方面也可姑息治疗（B），而不承担手术的风险，但处在带病状态，效果比手术的最佳效果差。因此，可在手术治疗和姑息治疗间做出选择。

当问患者姑息疗法可生存 5 年时，选择 A 还是 B，患者回答选 A。生存 6 年时，仍选 A。生存 7 年时，患者改为选择 B，也就是说患者宁愿不手术以带病状态生存 7 年，也不愿冒 50% 死亡、50%可能治愈生存 25 年的风险，此时的效用值为 7/25＝0.28。

3. 等级尺度法（rating scale）　1969 年由美国经济学家 Robert Stobaugh 提出，已成为国际上最流行的一种目标市场分析法。方法是划一条线，由患者本人操作，线两端写上描述性短语，线可划为 10 等份。0 为死亡，1 为健康，将疾病状态清楚地描述给患者后，要求患者在线段上某一点划一条横/竖线以表明自己目前的健康状态,划线处即为其目前的效用值。

例如,

$$
\overset{0}{\underset{死亡}{\rule{0pt}{0pt}}}\;\rule[3pt]{4cm}{0.5pt}\;\overset{1}{\underset{健康}{\rule{0pt}{0pt}}}
$$

4. 量表测量法(measurement scale) 通过专门的量表获得健康效用指标。目前常用类似心理学和精神病学中广泛应用的量表测量方法。量表分通用量表和专用量表。通用量表适用于健康人群和患有疾病的人群,测量内容涉及人的健康状况、功能情况、残疾和焦虑等。这类量表很多,如,疾病影响指数(sickness impact profile,SIP 量表)、McMaster 健康指数调查表(McMaster health index questionnaire)、Nottingham 健康指数(Nottingham health profile,NHP)、SF-36(short-form 36)、EQ-5D 等。专用量表则将着眼点放在特定疾病相关特征或特殊人群方面,如针对某一特定疾病(如关节炎、癌症),或针对某一特定的人群(如儿童),或针对某一特定的功能领域(如抑郁、性功能、失眠),或由某一潜在疾病而导致的健康问题。许多疾病都有各自疾病别量表,比如癌症(癌症患者生活功能指数,FLIC)、心血管疾病(纽约心脏协会分类量表)、脑卒中病情严重程度评估量表(美国国立卫生院脑卒中量表,NIHSS)等。

四、成本-效益分析

成本-效益分析(cost-benefit analysis,CBA)是通过相同的货币单位来分析比较成本与健康获益之间的关系,医疗服务的成本和健康效果都用货币单位来表示。效益评价方法主要有三种:人力资本方法、显示偏好法和意愿支付法,将健康产出结果货币化。

以预防泌尿道感染为例,将以往有 2 次/年以上尿路感染的患者分为两组,一组给予复方磺胺甲恶唑片,另一组给予安慰剂,治疗组发作次数 0.15 次/年,对照组为 3 次/年,每年抗感染费用为 126 元/人,预防给药费用为 85 元/人,以人为单位,成本-效益分析如下。

预防费用,85 元;效益,$126 \times (3 - 0.15) = 359$(元);

效益成本比,$359/85 = 4.2$;

净效益,$359 - 85 = 274$(元)。

从结果来看,这个预防项目因有较大的经济效益而建议推广。

另一项风疹疫苗预防项目提示如用于 12 岁以上女性,其效益/成本比值为 25∶1,而用于 2 岁以下的男女儿童,则效益/成本比值为 8∶1,显然前者优于后者。

五、临床经济分析类型的比较

四种常用临床经济分析方法的比较见表 24-4。

表 24-4 四种临床经济分析方法的比较

分析方法	成本测量	结果测量	评价主要考虑问题
CMA	货币值	各方案的结果相同	效率
CEA	货币值	自然单位	最小成本达到的预期效果
CUA	货币值	质量调整寿命年	生存质量
CBA	货币值	货币值	最有效地利用有限资源

第三节   临床经济学评价研究的设计步骤

临床经济学分析和评价研究是从对社会是否有利的角度,用经济学的基本原理和方法确定、测定、评价和比较各种卫生措施的成本及获益,做出经济分析。主要步骤如下。

一、确定要分析的项目及拟比较的方案

(一)一个临床科研问题,不仅要阐明研究的方法,还要确定研究对象的基本特征

如在一项评价治疗十二指肠溃疡的不同抗幽门螺杆菌(Hp)方案的经济学评价研究中,应首先确定患者基本特征,如年龄、性别、病程、溃疡大小、溃疡数目等。

(二)应写明比较方案的选择理由和依据

如在上述研究中,拟比较质子泵抑制剂加阿莫西林与 H_2 受体拮抗剂加二种抗生素这两个方案孰优孰劣前,应充分说明为何选择这两个方案进行比较,其合理性和依据如何。

(三)详细描述比较的两种具体治疗方案及其在所有可选治疗方案中所处的地位

如详细描述两对比方案中各自药物的具体剂量、用法和疗程。此外,还应进行文献复习,比较其在众多候选治疗方案中所处的地位。

二、确定经济学评价的立足点

明确表明立足点(角度)是临床经济学评价的基础,这决定了在评价中有关成本和结果的定义、范围与内涵。评价目的决定了选取何种评价角度。评价的角度包括从患者获益、医疗服务的提供者、医疗费用的支付方(如保险)或社会等角度。

三、确定经济学评价的方法

评价方法包括 CMA、CEA、CUA 和 CBA,根据研究问题及研究目的,选择适宜的评价方法,并明确选用评价方法的理由。

四、确定资料获取的研究方法

可选以下任一种或方法组合,如随机对照研究、系统评价、观察性研究等,一般前瞻性研究常采用随机对照临床科研,在此基础上进行 CEA 或 CUA。

五、增值分析

在进行卫生经济学评价时,除了比较成本/效果(效用、效益)比外,还应分析并报告增值分析(incremental analysis)结果,即干预措施额外增加成本的同时,额外增加的健康效果(效用、效益)额度是多少。具体可表示为一个项目比另一个项目多付的费用,与该项目比另一个项目多得到的效果(效用、效益)之比,称为增值比($\Delta C/\Delta E$、$\Delta C/\Delta U$、$\Delta C/\Delta B$)。

六、确定结果测定的方法

如 CUA 分析时,应报告质量调整寿命年和效用值的具体测定方法,是用标准概率法、时间交换法还是等级尺度法,并阐明这些方法的具体测定步骤。

七、成本的确定

所有相关的成本都应定量收集并报告。成本的测量应尽量反映机会成本的概念,包括人头费、管理费等。成本主要包括直接成本和间接成本。

(一) 直接成本系直接提供治疗服务时所产生的成本

如直接医疗成本(direct medical cost)包括住院费、药费、诊疗费、实验室检查费、大型仪器设备检查费、手术费、家庭病房费、康复费或假肢安装费等。而直接非医疗成本(direct nonmedical cost)包括患者的伙食费、交通费、住宿费、家庭看护费、由于疾病所要添置的衣物等费用、患者住院后家属探望的往返路费、外地患者家属的住宿费等。

(二) 间接成本

间接成本(indirect cost)即社会成本,是指由于患病、伤残和死亡致使有效劳动时间减少和劳动能力降低,引起的社会和家庭目前价值和未来价值的损失,即间接造成的经济损失,包括以下两种。

1. 与病残率(morbidity)有关的成本 由于病假和疾病引起工作能力减退及长期失去劳动力所造成的损失,如因病损失的工资,奖金及丧失的劳动生产力造成的误工产值。

2. 与死亡率(mortality)有关的成本 由于病死所造成的损失,如规定 60 岁退休,患者因病于 50 岁死亡,损失的十年工资、奖金都应作为间接成本计算。

八、对发生在将来的结果和成本作贴现计算

当某一医疗措施的实施需数年完成时,为了准确估计成本和效果,扣除因物价上涨带来的影响,应对发生在将来的成本和效果(效益或效用)通过贴现(discounting)方法,换算为目前的实际价值。公式:$P = \sum_{n=1}^{t} F_n(1+r)^{-n}$。

P:成本或效果现在值;F_n:成本或效果在 n 年时的值;r:年贴现率;t:项目完成的预期年限。贴现率一般取 $3\% \sim 5\%$。

九、敏感性分析

在得到上述经济学评价结果后,进一步做敏感性分析(sensitivity analysis)。即当其中几个主要变量如价格、成本、贴现率、结果的判断标准发生变化时,以及采用不同经济分析方法时对评价结果的影响程度,称为敏感性分析。若变量的数值稍作改变,其评价的结论就发生改变甚至逆转,则表明其可靠性较差。

由于未来某些情况如工资、失业率、期望寿命、治疗费、年贴现率很可能发生变化,因此敏感性分析是经济学评价中一项必不可少步骤。研究中所有可能的结果都应报告,建议使用关键参数的可信区间等概念。

十、确定分析项目推广及应用的价值

在上述分析的基础上得出的结论,还需要进行文献复习,与其他文献报道的研究结果进行比较,特别注意方法学上的区别。例如,对间接成本的处理以及不同的人群的差别,这对确定研究结果的推广应用价值非常重要。

第四节 临床经济学评价研究的再评价标准

对临床经济学评价研究结果,建议使用下述的十条标准评价其科学性、重要性和适用性。

(1) 研究是否回答了关于经济学评价的问题。即是否同时比较了两种或两种以上不同措施的成本和结果(效果、效用或效益),采用何种临床经济评价方法。同时,是否阐明经济评价的立足点,是从患者角度、社会角度、提供医疗服务的单位(如医院角度),还是支付方角度(如医疗保险公司的角度)。

(2) 是否对所要比较的方案进行了详细的描述,包括实施方案的时间、地点、对象、方法和分组情况等。

(3) 是否有健康结果测定的有效证据、结果的测定是否是真实可靠。可靠性最强的证据是从临床随机对照研究中得出的结果,其次是非随机同期对照的研究。历史性对照的研究结果可靠性较差。若是队列研究则研究对象应有相同的起点,还应考虑各项评价结局指标是否客观,各项指标的估算与预测是否具有科学性等。

(4) 是否分别确定了每一组的重要成本和结果。结果测定是中间测定指标还是健康测定指标。成本是否包括直接医疗、直接非医疗及间接成本等。

(5) 成本与结果的测定单位是否恰当。各测定单位是如何确定的,有无科学性。

(6) 成本结果估计的可信性。如效用值是如何确定的,测定方法的可信性如何,是否作了信度与效度分析。成本计算的来源是否可靠和合理。

(7) 对将来发生的成本和结果是否作了时间上的校正。如何确定贴现率、贴现率为多少,贴现后经济学评价结果如何。

(8) 有无进行增值分析。

(9) 是否作了敏感性分析。是否列出敏感性分析的各项参数及其变化范围,经济分析结果是否发生改变,敏感性分析的结论是什么。

(10) 研究报告中的结果和讨论是否包括了读者所关心的问题,是否作了伦理学上的讨论。本点涉及研究结果的推广应用价值,在决策时应兼顾伦理学问题,特别是涉及一些生命攸关的问题,如当费用降低时,效果也减少(寿命的缩短或死亡率的增加),此时是否要继续采用该项方案等。

(任鹏伟 王吉耀 廖晓阳)

第二十五章 中医药临床科研的基本特点与思路

在长期的实践过程中,中医药积累了一整套探索和认识人体生命活动,以及疾病发生规律和防病治病、保健养生的方法,对保障我国人民群众的健康和中华民族的繁衍生息发挥着重要的作用。随着医学模式的转变,传统医学对人类健康的作用越来越受到重视,具有悠久历史的中医药也日益备受国际社会的关注。中医药学不仅是我国卫生事业的重要组成部分,而且正逐渐为许多国家所接受,对其服务需求也在不断增长之中。

然而,鉴于中医药学对人体生命活动规律的认识、临床思维和实践特点都与西医学迥异,这其中既有显示中医药学优势特色的一面,也有反映其历史局限性的一面,如何吸取、应用现代科学技术(包括西医学)的理论、方法和手段促进中医药学的发展,是极富有意义和挑战的课题。20世纪80年代以来,国际上兴起并发展起来的临床流行病学和循证医学,是医学界公认的对指导临床科研、制定研究方案、实施研究、解释结果和临床决策具有极其重要价值的方法学。因此,在引用临床流行病学方法开展中医药临床科研时,既要消化吸收其先进的DME理念(design, measurement, evaluation)又要充分考虑中医药学自身的特点,方能促进中医药临床科研方法的全面进步和发展。

第一节 中医药临床实践与研究的基本特点

一、在临床实践中提出并检验假说是中医药临床实践和研究的重要模式

由于假说的检验、理论的产生,以及方法的形成等主要是通过在人体身上的中医药医疗实践而完成,因此,在临床实践中发现问题、探索解决方案、根据临床疗效对观察到的经验进行整理、总结,并根据当时的方法学将其总结、升华为中医学理论,并反馈回临床实践进行理论的修正是中医药学实践和理论体系构建、发展的基本形式。这一点与西医学从动物实验—临床科研的过程有着显著的差异。直接从临床实践观察得到的研究结论固然可以避免结论外推过程中从动物到人的种属差异,但与其他设计严谨的临床试验性研究相比,观察性研究容易受到各种因素的影响而产生偏倚,所得结论亟需更严格的现代临床科研方法进行甄别,由观察性研究升华形成的中医理论,亦需从更多的论证强度更高的证据中得到修正与更新。如"十八反""十九畏"是中医学界根据数千年的观察得出的用药配伍禁忌,但近代有临床经验总结与实验研究表明"十八反""十九畏"中的有些药物并不"反、畏",有的是否"反、畏"则与配伍剂量,以及病理、生理模型密切相关。这些均说明在当代,需要结合现代临床科研方法学及药理、药化、毒理等方面的基础实验医学,丰富、发展中医药理论。

二、"辨证论治"是中医药学诊疗疾病的基本准则

"辨证论治"集中体现了中医药学对人体生理、病理规律的认识和临床治疗水平,是有别于现代医学诊疗体系的一大特色和优势。"辨证"是论治的前提。"证"是对疾病发生发展过

程中某一阶段病因、病机、病性、病位、病势的概括,"证候"是"证"的临床表现形式,是机体在疾病(泛指非健康,不是单指西医学中的"疾病"单元)发生发展过程中某一阶段(时点)出现的互相关联的症状、体征(包括舌象、脉象等)的组合,是从整体观出发对疾病内在变化的概括和综合。"证"及"证候"这些关键环节的研究和突破,极有可能带动中医药学各领域的进展,并推动中医药学术的全面发展。然而,由于证候的判断(辨证)乃以症状、舌象、脉象等一系列软指标或定性指标为依据,在很大程度上还有赖研究者的个人经验。因此,证候研究的客观性成了亟待解决的难题。这一难题的解决仍有待于科学方法学的应用。

三、中医学临床实践诠释了整体论和以人为本的理念

中医学临床实践讲究天人合一,重视人的禀赋、体质、心理活动(七情),以及社会环境、自然环境对健康与疾病发生发展的影响。建立在整体论基础上的中医学认为:疾病是机体在内外多种有害因素的作用下,自身功能调节的失衡和对自然、社会环境适应能力的下降。中医临床不仅是以"病"为研究对象,更重要的是以患病的"人"作为对象,这就决定了"个体化治疗"成为中医学的重要医疗模式,同时也决定了中医对人的健康与疾病的认识规律、临床治疗学(如多种治疗方法的综合、复方的应用)等具有多维的性质和丰富的内容。因而对于人体的健康与疾病的衡量、治疗反应的评价上不应仅限定于生物学发病机理微观指标的改变,更应重视其自身功能的调节及对于环境(自然、社会)的适应能力。这一方面,反映了中医药临床科研的难度、复杂性,另一方面,也对现有的临床科研方法学带来了新的挑战。

四、中医药学的传统研究方法对形成和发展中医药理论体系及诊疗体系均起了关键作用

传统的研究方法内容极其丰富,既有哲学方法,如归纳、演绎、推理判断、概念化等,也有一般的科学方法,如观察法、比较法、类比法、分类法、调查法、试错法等,其中不乏其自身的独特内涵,许多方法也是现代科学方法论的雏形或者是其重要组成部分。中医药学的传统研究方法对中医药理论体系,以及诊疗体系的形成和发展,均发挥了极其重要的作用。可以说,中医学的形成和发展正是中医学独具特色的思维模式和研究方法相结合的过程。然而也必须看到,由于长期的封建统治,桎梏了生产力和科学技术,许多已经萌芽或初步形成的方法并未得到进一步发展和完善。总的来说,中医药传统科研方法着重于宏观性、整体性和直观性,因而形成了宏观描述较多而精确量化较少、综合推理较多而具体分析较少、直观观察较多而实验研究较少。"三多"是其优势,而"三少"却是劣势,在一定程度上阻碍了中医药学的发展。因此,正确的应用现代科研方法学,合理地继承中医学传统研究方法,促进两者的有机结合,将对发挥中医药学的固有优势有十分重要的价值。

第二节　中医药临床科研的基本思路

一、临床需求是选题立题的根本

临床科研同样面临"以有限的资源应对人们对健康的无限需求"这一矛盾,因此,临床科研必须有所为有所不为,如何选择有价值的研究问题是关键。中医药的临床实践是多元模

式,如①传统独立模式,遵循传统理论,多仅以中医的传统治疗方法为主要的预防和治疗手段;②中西医结合模式,取中西医理论和实践之长,病征结合,择优治疗;或③现代创新模式,以创新药物或新的复方进行有针对性的诊治,如青蒿素抗疟疾、砷剂抗白血病等。不同的实践模式,遇到不同的临床问题,产生不同的临床需求,中医临床科研的立题应以临床需求为导向,以切实解决临床问题,提高临床疗效为目标,在科学继承的基础上,求实创新。

二、研究方法选用得当是保障

医学科研的范围十分广泛,对于中医药临床科研而言,除证候标准、结局指标等临床基础研究外,更多地集中在回答"能否有效地防病、治病或促进健康、康复?"等有关评价或验证治疗方法有效性的问题。在回答这类问题时,除随机对照临床试验外,还有其他一系列的方法可供选择,包括非随机对照试验、观察性研究等。既要明确,随机对照试验是公认的对干预措施有效性评价提供最有力支持强度的临床科研方法;另一方面也要了解,这不是唯一的方法,应在全面了解各种临床科研方法的优势和不足的基础上,兼顾科学性和可行性、合理选择研究设计方案。例如,观察性研究方法在发现罕见且严重的不良反应方面较随机对照试验有明显的优势;又如,倘若某疗法在治疗重大或疑难疾病时符合"全或无"现象,在接受这疗法之前,所有患者都无一例外地死亡或多数病例死亡,而在接受这疗法之后,有患者可以存活(第一次采用链霉素治疗结核性脑膜炎就属于这种情况)或多数病例存活。那么,这种疗法的价值也是不需要通过随机对照试验来验证的。当然,中医药领域更多的治疗措施对于防治疾病而言是具有中等强度作用的,在验证这类治疗的价值时,首推随机对照试验等实验性方法,因为观察性研究方法往往容易产生错误的结果。具体参见本书相关章节。

三、提倡多学科交叉协作

鉴于中医学是一门融合了自然科学、哲学、人文社会科学的医学科学,涉及多学科知识,除了医学生物学、社会科学、心理学外,还与文学、数学、哲学、气象学、环境学等密切相关。因此,开展中医药临床科研,必须结合多个学科,从不同方面和角度探索其理论及临床思维方法,挖掘其科学内涵。具体对单个临床科研而言,在研究开始前组建多学科团队也是非常必要的,以中医药随机对照临床科研为例,团队中除需要实施治疗的中医师外,还应有在研究设计、实施,以及研究质量控制方面提供支撑的临床流行病学家和生物统计学家;在疾病诊断和西医治疗方案更新等方面提供有价值信息的该领域的西医专家及负责收集资料和结局评价,以及研究流程管理的协调员等。值得注意的是:是研究质量而并非研究类型,决定着研究的价值。不以质量为前提,哪怕是随机对照试验也不可能提供具有价值的研究证据;而高质量的临床科研哪怕是观察性研究或即使获得了阴性结果,其重要性程度和意义也是不容忽视的。多学科合作有益于弥补单个研究人员自身因知识结构局限所带来的缺陷,也有益于保障研究的质量,同时又是产生创新意义研究成果的重要基础。

第三节　临床流行病学/DME方法在中医药临床科研中的价值与意义

临床流行病学/DME方法确立了以群体为研究对象的原则,以期全面、准确、系统地获取临床科研中的信息,并应用概率论和严谨的逻辑推断等科学基础、以定量与定性相结合推导研究结论。临床流行病学/DME 原理与方法不仅适用于现代医学的研究,同时对中医学的研究也有重要的指导作用。20 世纪 50 年代以来,中医学这门古老的学科焕发出灿烂的光芒,无论是临床实践,还是理论研究都进入了一个生机勃勃的新时期,应用现代科学技术包括现代医学对中医学的研究更是方兴未艾。实践证明,无论是理论上的探讨还是临床实践的研究都极大促进了中医学的发展,同时也丰富了当代医学的内涵。当然也必须指出,中医的研究,尤其是临床科研仍存在不少问题。如不少方药的疗效研究,其假说或研究目的尚不清晰,设计也不严谨,试验分组也没有严格执行随机化分配和随机方案隐匿;受试对象没有足够的样本数量和较好的样本代表性,结局评价指标未选择对患者最关键和重要的临床结局,过多使用未经严格验证的综合评价指标;较少使用安慰剂与盲法,不仅导致数据采集、分析和推论时往往自觉或不自觉地掺杂观察者的主观成分,较易受期望性偏倚的影响,即使用不受主观影响的客观疗效评价指标,也难以避免研究执行过程中不同组别患者接受干预的沾染(contamination)和干扰(co-intervention)。所有这些都不同程度地影响了研究结论的可靠性,难以反映方药的真实效应,或削弱了论证强度。

在中医药的临床科研设计、实施、数据分析和结论推导的诸多环节中,正确地应用临床流行病学/DME 的原则和方法将有助于上述问题的解决,并提高研究结果的客观性和科学性。从上述中医药临床科研若干基本特点考虑,下面有关临床流行病学/DME 方法,对提高中医药临床科研的科学性,突显中医药的优势,尤其具有重要的价值。

(1) 关于临床试验必须遵守的对照、随机、重复、盲法的原则。

(2) 关于临床试验在设计、实施、结论推导各个阶段识别并克服偏倚(bias)的方法和措施。

(3) 关于减少和识别机遇(chance)对研究结论影响的方法。

(4) 关于诊断性试验的评价原则和方法。

(5) 关于研究结局评价(outcome study)的一系列方法,包括终点指标的选择、评价标准的确定(包括测量方法、测量时点等)、不同结局指标的临床重要性评价、不同结局最小有临床意义差值(MCID)的确定等。

(6) 关于建立软指标的衡量与评价体系的原则和方法。

(7) 关于统计分析方法的应用,以及临床意义与统计学意义在结论推导中的作用和价值。

尽管上述相关的原则与方法可能为我国中医药学的临床科研提供某些有益的支撑,但如何恰当地引入或应用,又如何用以促进中医药研究水平的改进或提高,则需要结合丰富多彩的中医学的研究实践,在对既往治疗经验进行系统梳理与严格评价的基础上,准确认识中医药干预可能起效的环节、效应值大小及影响因素,同时发挥多学科精英人才的聪明才智,密切合作,群策群力,严谨设计方案、严格贯彻执行、合理统计分析、客观评价结果,以保证所研究结论科学可靠。如此进一步又推动有价值的成果转化为中医临床循证医学实践,从而真正有效地推动我国中医药学的科学发展!我国的中医药研究已取得了很大的进步与成绩,本章所叙之"思路"或将为其增添一点"正能量"增添助力。

(郭新峰　吴大嵘　赖世隆)

第二十六章 中医药临床科研主要内容与常用方法

临床流行病学/DME方法可广泛用于中医药各个领域的临床科研。从推动中医药学术发展的关键环节看,下述有关领域的研究,临床流行病学/DME方法的应用显得特别重要。

第一节 中医证候标准研究

一、探讨建立具有相对"金标准"的证候宏观标准

中医的防病治病乃建立在"整体观""辨证论治"等理论体系的基础上。"辨证"是"论治"的前提。"论治"是治病时立法、遣方、用药的过程。中医传统的辨证过程,乃医家以"四诊"为手段,获取了患病个体的表观信息,进而根据中医学理论,去粗取精、去伪存真、分析思辨,并借助一定的标准,进行度量并将其归属于相应的证候类别。如今将其称为宏观辨证,而作为判别依据的标准则称为"证候宏观标准"。从真正科学意义上说,作为度量客观事物的标准,必须具备准确性和可靠性等特点。然而,由于学科的特点和历史的局限性,中医学证候宏观标准在上述的两个特性上仍有相当的距离。

证候宏观标准是由特定的症状、舌象、脉象等所组成,属于"软指标"或定性指标的范畴。加之目前不少证候标准不尽一致,这些都导致了中医临床科研中"选择偏倚",以及"测量偏倚"的产生,由此可使证候相关微观指标和疗效判定失真。

现代医学应用临床流行病学/DME方法评价某一检测指标对疾病的诊断价值时,要求与"金标准"进行比较。反观中医学证候宏观标准,主要由软指标及定性指标组成,难以有像西医病种的"金标准",然而可以从方法学切入,建立具有相对意义的"金标准"的证候宏观标准,在此基础上进行论治,准确性更佳,疗效判定才具有更高的客观性,而其所揭示的关于证候的微观改变的价值更大。否则由于"选择偏倚"或"测量偏倚"的干扰,将导致研究结论的失真。

证候宏观标准产生的背景大致归纳为以下几种情况:①来源于古代医家的论述、医著的记载;②现代中医教科书中的描述;③学术组织和专业机构所制定;④政府部门组织专家编写的诊疗规范;⑤来源于一定范围的临床流行病学研究证据。

以上所述之"标准"对于临床实践和科研具有一定的指导意义。然而就前四者来说,几乎都缺乏在群体调查基础上进行严格的数理统计推断,许多学术机构、专家所编写、制定的标准,充其量只是少数专家传统形式的集体讨论或征求意见,少有遵从专家共识(expert consensus)的原则和方法。20世纪80年代以来,应用临床流行病学/DME方法,开展了有限的证候标准研究,也因方法应用不尽成熟,样本量及代表性的限制等,其结论有一定局限性。

鉴于上述情况,建议首先应在广泛分析文献的基础上,通过设立问卷,在全国范围内开展广泛专家咨询(而非少量专家座谈),以此为基础进行多中心大样本临床流行病学调查,并

经严格的数理统计分析,从效度(validity)、信度(reliability)及反应度(responsiveness)上加以综合评价,有可能对若干常见基本证候建立具有相对"金标准"的宏观标准。有学者认为,将临床流行病学/DME方法运用到证候研究是传统研究思路与方法的突破。如前期开展的脾肾虚基本证候研究,便是遵循了严格的德尔菲法(Delphi method)原则,从全国挑选有较好代表性的中医临床专家,进行了两轮专家群体调查。在科学汇总专家共识的基础上,规范命名每一个证候、证候基本临床特征、定性及定位指标、证候相关指标重要性排序、证候定量诊断阈值,最终形成了较有参照价值、定性与定量相结合的证候宏观诊断标准。

二、证候微观指标的研究

正如前述,传统的辨证过程,依赖于从宏观的层次上,通过对"四诊"获取信息的分析和辨证。随着科学技术的进步,对于疾病认识的深化,许多医学工作者,借助现代科学技术和手段,从人体的不同层次和水平(系统、器官、细胞、亚细胞、分子与基因等)去阐明证候在结构、代谢、功能诸方面的物质基础,寻找对证候具有诊断价值的微观指标,建立证候的微观标准。相对基于"四诊"信息的宏观辨证,后者被称为"微观辨证"。鉴于证候综合性、整体互动性等特点,在众多"层次"和"水平"中,如何去寻找和发现对证候诊断有价值的微观指标,成为备受关注的重点话题。现代医学研究中关于生物标志物与疾病关联性研究与此类似,旨在探索生物标志物是否可作为疾病诊断、预后判断的指标。证候微观指标研究,也有类似目的,即通过对一个或多个生物标志物分析研究,探索其对于证候的临床意义、诊断价值和应用前景。

微观指标的选择,一方面应充分考虑证候产生的中医理论基础,并结合现代医学对微观指标的生物学基础和异常改变的意义。同时,应用临床流行病学/DME关于诊断性试验的方法进行研究和评价,除设计的合理性外,至少尚需从两方面进行评价,一是指标的相关性,主要从敏感度(sensitivity)、特异度(specificity)、准确度(accuracy)加以综合评价;二是多指标的综合判断(多指标的联合测试),否则难以反映证候的本来面目。

鉴于中医系统之病征与现代医学中的具体疾病及其发病机制并非一致,因此,试图应用现代医学之病理,以及有关生物学的实验方法和指标,对有关中医证候进行诊断性研究,以期得到科学证据,从中医、西医对病征的基础理论认知的差异看,这些研究难以达到目的。尽管都作了一些研究工作,但仍未能取得令人满意的结果。

第二节 中医药随机对照试验

随机对照临床试验仍为当今医学界所公认的干预性研究金标准方案。应用随机对照临床试验对中医药有效性进行评价,也具有同样的价值。20世纪80年代以来,随着中医系统开始引入临床流行病学/DME方法,以及国家中药新药审批相关法规的陆续公布与实施,中医药随机对照临床试验逐步得到重视,试验设计水平也在逐步提高。然而其应用范围仍相当有限,方法学上也存在诸多问题,加之中医药治疗特点给研究带来的难度,以至于不少中医药的临床疗效未能得到科学地评价和认可,影响了中医药迈向全球化的步伐。

中医药临床试验同样应遵循随机、对照、盲法、重复等基本原则,同时结合中医药的理论与临床特点,特别要注意以下几个环节。

（一）证候判断的一致性和标准化

如前所述，证候标准化对中医药学术发展具有重要的意义，其在临床试验中的作用显而易见。中医药临床试验证候标准具有与现代医学诊断标准同等重要的价值。在确定受试对象时应病征结合。鉴于证候标准化研究本身就极具挑战性，目前仍可采用现行的公认标准，如《中医病征诊断疗效标准》（中华人民共和国行业标准，国家中医药管理局发布），或全国性学术组织制定的行业标准。由于证候标准主要由症状、舌象、脉象等软指标所组成，临床观察判定容易产生不一致性，因此临床试验实施过程中，注意对证候及组成证候的软指标进行一致性的衡量与评价，确保数据的准确性和可靠性。

（二）盲法是保证临床试验过程中数据采集与记录的真实性、数据分析的合理性和研究结论推导的科学性极为重要的措施

虽然中医药临床试验有时因复杂干预的特点，导致盲法实施有一定的困难，如中药汤剂、针刺、灸法、气功等，但仍应尽量采取相应措施，减少期望性偏倚的发生，如可对结局盲法评价和盲法统计分析（疗效评价者、统计人员不了解患者组别）；同时盲法创新，国际上已开展了许多中药、针刺、灸法及其他传统医学非药物疗法的盲法研究，如个体化中药处方双盲胶囊、双盲针灸器具研制、使用类似太极拳的动作对对照组受试者实现盲法等，对国内的中医药研究人员有很好的借鉴意义。近年来国内采用对中药复方煎煮后的汤剂进行低温喷雾干燥技术制作中药颗粒剂，较为成功地进行了多个中药复方的双盲随机对照试验，便是一种有益的尝试和良好的开端。

（三）结局指标的选择与临床疗效的科学评价

由于生物医学模式影响的惯性，在相当长的时间里，西医学对疾病常规性疗效标准，多侧重于评价解剖学指标、病理损害指标、生化指标改变等。随着医学模式和疾病谱的改变，转而开始关注于对人体功能活动和生存质量的评价。中医药对疾病"对因治疗"有作用的同时，又可以调整和改善人体脏腑、气血功能活动，以及整体机能，并提高人体对社会和自然环境的适应能力。尤其在防治非传染性慢性疾病以及延缓衰老等方面更具优势。从中医药的"整体治疗"的特点出发，在常规疗效评定标准的基础上，加以从患者自我感觉、功能状态、生存质量多个层次提供中医药对疾病影响的证据，以期全面准确反映中医药防治疾病所具有的真正效能（efficacy）。

但要注意，症状、功能状态、生存质量等属软指标范畴，其评价需严格的科学程序。特别是国内中医药临床试验常用的复合指标（综合实验室指标、症状体征、临床结局等多方面的改善，对临床疗效做出有效、无效等判断），理论上这种科学评价患者总体疗效方法、不失为一种正确思路和有益尝试，但这种复合指标的合成（包括哪些指标、如何确定每个指标的权重）仍需要经过科学的甄选和严谨的验证。同时建议及时对当前国内外最常用的疗效评价指标进行梳理、分析总结，适时开展基于同病种、不同干预措施的多个大规模队列研究、临床试验，逐一对每个复合指标与国际认可的该疾病的主要结局指标（如病死率、生活能力、复发率等）的相关性（包括敏感度、特异度等）进行评价，进一步用严谨的临床流行病学方法对中医界常用的复合指标改良优化。这样才能真正使中医药的临床疗效得到科学的评价和认可。

（四）其他保证临床试验质量的措施

1. **完善与规范的临床试验流程**　要认识到一个严谨的临床试验，至少应该包括下列主要步骤并满足基本科学规范。

（1）认真开展预试验，进行可行性的初步论证，可为正式临床试验提供各方面的经验和数据，包括研究目的或假说的完善、样本含量的估算、试验失访率的摸底等。无论从临床科研开展的原则与方法方面，还是从伦理方面，进行临床科研的程序一般都应是病例（组）报告发现问题、必要时利用临床上积累的资料进行回顾性研究，在此基础上再进行小规模的前瞻性研究。预试验不只包括前瞻性的随机对照试验，回顾性研究也是一种有益的方法。

（2）严格执行临床试验的伦理学批准、试验登记等制度。研究者一定要清楚，临床试验是真正的以人体做"试验"，在伦理和可行性上必须非常谨慎。国际上早已开展了临床试验的登记制度，国际医学杂志编辑委员会（ICMJE）于 2004 年 9 月召开了关于临床试验注册的第 1 次正式会议并发表宣言，宣布从 2005 年 7 月 1 日起，ICMJE 成员杂志只发表已在公共临床试验注册机构注册的临床试验结果报告。

2. 规范临床科研报告   ICMJE 在 1996 年推出了针对 RCT 的报告规范——CONSORT声明。1999 年进行了修订，包括由 22 个条目组成的清单和 1 个流程图。2010 年再次进行更新，清单由 25 个条目组成。随后研究者们陆续扩展了特殊设计的 RCT 报告规范，如中医药RCT、草药 RCT、非药物 RCT、针刺干预临床试验、特殊结局 RCT 报告规范等。这些针对中医、中药、针灸、非药物疗法的一系列扩展标准应加快推广应用，鼓励主要中医药学术杂志尽快采用这些标准，同时也让一线临床科研人员及时了解和掌握这些标准、认识到这些临床试验报告规范的重要性，这对全面提升中医药临床试验的质量有较好的促进作用。

应该说，无论是病因学研究、诊断性研究、防治性研究、预后研究，相关临床科研的原则和方法学在中西医是通用的。尽管中医药学以辨证论治、整体观为主的诊疗特色与现代医学有所不同，会导致中医药临床科研（尤其是双盲的临床科研）实施难度加大，但不应过分强调中医药临床科研的特殊性和困难，更应认真对待、创造性地解决这些难题，扎实稳健地推进中医药临床科研。国外已开展了许多传统医学临床试验方法学的研究，如针对中医汤剂辨证论治如何实施随机与双盲，及针刺的盲法（假针刺）研究等，同时近些年国际上也发表了许多设计非常严谨的中医药随机对照临床试验，值得学习借鉴。同时一些设计严谨的临床试验出现了一些值得深思结果，如辨证论治与标准治疗效果相当、针刺疗法与假针刺均优于西医治疗但其二者无差别，临床认可的针刺治疗方法，在某些研究的结果却是阴性的。这些都需要进一步科学、理性地加以分析。同时打破壁垒，亟待加强国内外中医药临床科研人员间的交流合作。

第三节   中医药非随机对照研究

国际上 RCT 作为检验治疗干预措施有效性的金标准经过了一段历程。随机方法实际上是在 20 世纪 30 年代才引入医学领域，1948 年 Bradford Hill 在 *BMJ* 发表了用链霉素治疗肺结核的随机对照试验报告，首次使用随机方法将 107 例肺结核患者分为两组，分别接受链霉素和常规治疗，所得结果为链霉素优于常规治疗。20 世纪 50 年代以后才逐步受到重视，并随着其他相关学科发展，其方法才得以完善。RCT 在评价西药（化学药、生物药）、中药新药（以制剂形式出现的中药新药）的疗效和安全性方面，其作用是毋庸置疑的。然而 RCT并非医学研究、临床科研，以及治疗干预措施有效性评价的唯一方法。研究目的不同其应用的设计方案也不同。像青霉素、氯霉素等西药疗效评价，肯定并未经过 RCT 的检验；许多综合治疗(复杂干预)、外科治疗方法同样也未开展过 RCT。经过长期、多次,乃至无数次的反复临床实践,而取得大致一致相同结果的治疗手段、方法应该得到肯定。再者,RCT 也有其局限性,包括诸如在一定条件下所遇到的伦理、可行性、结果外推受限问题。因此,国际上达成另一种倾向性共识:设计良好的非随机对照试验在评价治疗干预的有效性方面也是可以信赖的。此外,也不能全盘否定其他的研究方法,如系列病例观察、个案观察,这些研究为后续的 RCT 或严格的非随机对照试验的线索发现和假说形成奠定了基础。

中医药临床实践的固有特征需要重视非随机化对照研究及其他观察性研究,特别是近年来方兴未艾的真实世界研究(real world study),如前瞻性疾病登记研究、产品长期随访研究,基于真实世界大型数据库(如日常诊疗数据库、医疗保险数据库等)的回顾性研究和数据挖掘分析等。中医药临床实践的一个重要特征是几乎所有级别证据均主要源于临床,并在临床科研中不断发展、完善、确认。这不同于西医学的治疗性研究,许多的初始证据首先来源于药理、毒理等实验室研究,进而从体外到体内再到人体、逐步推进验证。另一方面,中医药强调"三因制宜"等的个体化诊疗,注重"辨证论治"等阶段性诊治目标的动态调整,这些因人而异的措施更多地需要一系列的探索性临床科研来揭示其合理性和规律性,而最终形成的治疗方案可采用证实性研究确定其整体疗效。

因此,结合中医药的实际(多年积累的宝贵经验、临床经验总结的实际),可开展多种适合中医临床经验总结的非随机对照试验、观察性研究,并合理使用各种非随机试验的评价、分析方法如倾向性评分(propensity score)等。

如设计合理的疾病登记研究、长期纵向研究可为中医药辨证、动态调整等方法治疗疾病效果评价提供可行的研究方法。证候的动态变化、多种疗法适当的调整、因时因地因人辨证是中医临床实践常用的方法,其效果的评价涉及时间变量和过程的变异,只有长期随访追踪多个治疗周期才可能观察、评价其效果。已有学者将分析周期性数据的 Markov 决策方法(Markov decision processes)用于评价多个阶段多种中西医结合疗法的疗效比较,这是值得进一步尝试的。

针对非随机对照研究的固有缺点,在研究设计、实施时就予以注意,将可能获得有参考价值的结果。例如,尽可能收集影响因素的资料、对影响效应的其他因素也观察记录,研究过程数据收集全面、完整、及时和准确,将有助于更好分析、评价和解释此类研究结果。

第四节　中医药系统评价与 Meta 分析

医学文献的系统性分析(系统评价与 meta 分析)既是医学科研的基础性工作,又对指导临床实践具有重大的意义。1992 年成立了全球首个英国 Cochrane 合作研究中心,1993 年组建国际性的合作研究网络(Cochrane collaboration),标志着国际上对临床医学文献的系统性分析进入了一个全新时代。与此同时,国内中医药临床科研文献的系统性评价也得到了广泛的开展,发表了大量的关于中医药疗效的系统性分析。这对全面梳理中医药临床科研方法学的应用状况和存在问题、为进一步开展高质量的临床科研,促进中医药走向世界,都起到了一定的促进作用。

但同时也应看到,尽管系统评价与 meta 分析有许多优点,也因其特点存在一定的局限性,如合并效应量的真实性,取决于每一个纳入研究的质量。伴随着国内 RCT 和 SR 文献数量的激增,其研究设计及论文报道的质量和真实性已经逐步引起了国内外学术界的警觉。多位学者指出:国内发表的 RCT 多数只是作者临床经验的回顾性总结,而非前瞻性的RCT。开展中医药临床科研的当务之急还是继续进行临床科研方法学的培训、普及,培养高水平的研究骨干,生产出更多高质量的 RCT,对中医药治疗疾病的疗效进行科学的评价和总结。不从源头上提高中医药临床科研的质量和真实性,方法再完善的系统评价也会成为"无源之水";甚至将一些虚假的信息进行精确综合还会造成误导和危害。

第五节 中药不良反应研究

众所周知,我国应用传统中药防病、治病已有数千年的历史。可以说,这是对于中药的功效、不良反应认识不断深化的过程。中医药古代文献,早就有关于中药的"毒性"的记载,当然,这里所指的"毒性"的含义,不完全等同于"不良反应""毒副作用",它既包含药物之赖以治病、调整人体阴阳盛衰所具有的"纠偏"作用,也包含了其可能对人体损害的不良反应。

一般来说,相对于化学合成的药品,中药等天然药物具有相对较高的安全性。然而,这不等于说中药是绝对安全的。事实上,关于中药及其制剂的不良反应和毒副作用已屡有报告。20 世纪 90 年代比利时和英国相继发现因服用含马兜铃酸中药引起的肾功能损害病例,宣布禁止使用和销售马兜铃属植物的药物和补充剂。美国及其他一些国家亦随后命令停止进口、制造和销售 70 余种已知含有和怀疑含有马兜铃酸的原料及成品。我国也于 2003 年发生了影响很大的"龙胆泻肝丸事件",其后学术界亦开始对含马兜铃酸中药的肾毒性、中药的肝脏毒性、特殊剂型中药(如中药注射剂)的不良反应进行了大量的研究,国际上先后不断出现中药导致严重肝脏、肾脏损害的报道,需要引起中医药学术界的重视。

近年来,多个品种的中药注射剂(如鱼腥草注射液、刺五加注射液、炎毒清注射液、复方蒲公英注射液等)因存在严重不良事件或存在严重不良反应被暂停销售使用。这些中药注射剂的不良反应/事件,不只是中药注射剂本身的问题,还包括不规范使用和滥用问题,如西医未能遵循中医的辨证施治、不科学的联合使用、盲目在一些特殊人群,如老人、儿童使用等,这些才是中药注射剂不良反应事件频发的主因。

对此,一方面应高度重视这类问题,另一方面,也不能"因噎废食"。导致中医药不良反应的原因甚多,某些情况也十分复杂。有药物自身的因素,药物栽培过程的问题(如农药污染)、提取工艺及生产的问题,有患者个体差异的情况,更有用药不当,乃至误用的问题。另外还有因为中医药事业发展过程中出现的新问题(如中药新品种的发现、新制剂工艺的采用、新有效部位和单体的提取等)。应客观、积极应对中药不良反应,如实报告不良反应的具体情况,分析、权衡相关药物或治疗措施的利弊,寻找发现可能导致不良反应的原因,减少不良反应的发生,一旦发生,又有恰当的应对措施,而不是全盘否定。国家食品药品监督管理总局(SFDA)于 2008 年强调中药新药上市后 5 年内必须提交有关不良反应的四期临床科研的数据,多位学者亦强调了对上市后中药,尤其是进行国家基本药物目录的品种进行不良反应流行病学调查的重要性。国内多家研究机构亦相继开展了包括疏血通注射液、灯盏细辛注射液、参麦注射液、喜炎平注射液、抗病毒口服液等十余种常用中药注射剂、中成药的大规模不良反应监测研究,其结果表明上述中药并非存在严重的安全性问题,而是在预期的、合理的范围内。

　　临床流行病学/DME 中关于个体药物不良事件因果关系的判断原则,以及群体药物不良反应研究的原则和方法也同样适用于中药不良反应的研究。

小　结

　　如前所述,临床流行病学作为一门科研方法学,对于临床医学发展的作用,已为国际医学界所公认。中医药历经数千年,经久不衰,表现其强大的生命力,究其原因,不论其理论和临床诊疗,都有许多科学的内涵。中医学对于生命活动规律和疾病发生发展的整体观,强调个体化治疗的医疗模式;运用综合疗法或复方对机体的多层次、多水平、多靶点的整体调节,以实现机体的动态平衡等都是中医学的精髓与特色,既丰富了健康科学的内涵,同时也向包括临床流行病学在内的科研方法学提出了挑战。尽管似乎当前许多常规的研究方法还难以满足中医药学提出的科研命题,然而随着临床流行病学等现代科研方法学的发展,许多问题也必将为中医学的研究带来新的思路和方法。世界卫生组织传统医学策略报告(2002—2005 年)曾明确指出:当前传统医学盲目的热情和无知的怀疑都是不可取的。中医、西医学界、中国与世界需要以认真、求实的科学态度,联合应用多学科理论与技术,探索新方法,全面、系统地对传统中医药学的经验和理论进行评价、研究,这对于发展中医药学是十分必要的。

(郭新峰　吴大嵘)

参 考 文 献

[1] Ahmed Ali U, Reiber BMM, Ten Hove JR, et al. Journal impact factor and methodological quality of surgical randomized controlled trials: an empirical study [J]. Langenbeck's Archives of Surgery, 2017, 402(7): 1015 - 1022.

[2] Balasubramanian H, Ananthan A, Rao S, et al. Odds ratio vs risk ratio in randomized controlled trials [J]. Postgrad Med, 2015, 127(4): 359 - 367.

[3] Berger VW. Minimization, by its nature, precludes allocation concealment, and invites selection bias [J]. Contemporary Clinical Trials, 2010, 31(5): 406.

[4] Bush TL, Barrett-Connor E, Cowan LD, et al. Cardiovascular mortality and noncontraceptive use of estrogen in women: results from the lipid research clinics program follow-up study [J]. Circulation, 1987, 75(6): 1102 - 1109.

[5] Cao ZH, Wei ZY, Zhu QY, et al. *HLA-B* * 58: 01 allele is associated with augmented risk for both mild and severe cutaneous adverse reactions induced by allopurinol in Han Chinese [J]. Pharmacogenomics, 2012, 13(10): 1193 - 1201.

[6] Centre for reviews and dissemination. Systematic reviews: CRD's guidance for undertaking reviews in healthcare [M]. England: University of York, 2008.

[7] Chu R, Walter SD, Guyatt G, et al. Assessment and implication of prognostic imbalance in randomized controlled trials with a binary outcome — a simulation study [J]. PLoS One, 2012, 7(5): e36677.

[8] Davis DA, Thomson MA, Oxman AD, et al. Changing physician performance. A systematic review of the effect of continuing medical education strategies [J]. JAMA, 1995, 274: 700 - 705.

[9] Djoussé L, Dorgan JF, Zhang Y, et al. Alcohol consumption and risk of lung cancer: the Framingham Study [J]. J Natl Cancer Inst, 2002, 94(24): 1877 - 1882.

[10] Gonzalez GZ, Moseley AM, Maher CG, et al. Methodologic quality and statistical reporting of physical therapy randomized controlled trials relevant to musculoskeletal conditions [J]. Arch Phys Med Rehabil, 2018, 99(1): 129 - 136.

[11] Grady D, Herrington D, Bittner V, et al. Cardiovascular disease outcomes during 6.8 years of hormone therapy: Heart and estrogen/progestin replacement study follow-up (HERS II)[J]. JAMA, 2002, 288(1): 49 - 57.

[12] Grodstein F, Manson JE, Colditz GA, et al. A prospective, observational study of postmenopausal hormone therapy and primary prevention of cardiovascular disease [J]. Ann Intern Med, 2000, 133 (12): 933 - 941.

[13] Hao W, Berger V. Imbalance control in clinical trial subject randomization-from philosophy to strategy [J]. J Clin Epidemiol, 2018, 101: 116 - 118.

[14] Hershfield MS, Callaghan JT, Tassaneeyakul W, et al. Clinical pharmacogenetics implementation consortium guidelines for human leukocyte antigen-B genotype and allopurinol dosing [J]. Clin Pharmacol Ther, 2013, 93(2): 153 - 158.

[15] Higgins JPT, Green S. Cochrane handbook for systematic reviews of interventions [M]. version 5.1.0 [updated March 2011]. The Cochrane Collaboration, 2011.

[16] Hulley S, Grady D, Bush T, et al. Randomized trial of estrogen plus progestin for secondary

prevention of coronary heart disease in postmenopausal women. Heart and Estrogen/progestin Replacement Study (HERS) Research Group [J]. JAMA, 1998,280(7): 605.

[17] Hulley SB, Cummings SR, Browner WS, et al. Designing clinical research [M]. 4th. USA: Lippincott Williams & Wilkins, 2013.

[18] Lau J, Antman EM, Jimenez-Silva J, et al. Cumulative Meta-Analysis of therapeutic trials for myocardial infarction [J]. New England Journal of Medicine, 1992,327(4): 248 - 254.

[19] Lazarus B, Wu A, Shin JI, et al. Association of metformin use with risk of lactic acidosis across the range of kidney function: a community-based cohort study [J]. JAMA Intern Med. 2018,178(7): 903 - 910.

[20] Liberati A, Altman DG, Tetzlaff J, et al. The PRISMA statement for reporting systematic reviews and meta-analyses of studies that evaluate health care interventions [J]. Ann Intern Med, 2009,151 (4): W65 - W94.

[21] Loudon K, Treweek S, Sullivan F, et al. The PRECIS-2 tool: designing trials that are fit for purpose [J]. BMJ, 2015,350: h2147.

[22] Manson JE, Martin KA. Clinical practice. Postmenopausal hormone-replacement therapy [J]. N Engl J Med, 2001,345(1): 34 - 40.

[23] Millwood IY, Walters RG, Mei XW, et al. Conventional and genetic evidence on alcohol and vascular disease aetiology: a prospective study of 500 000 men and women in China [J]. lancet, 2019,393 (10183): 1831 - 1842.

[24] Moher D, Pham B, Jones A, et al. Does quality of reports of randomised trials affect estimates of intervention efficacy reported in meta-analyses? [J]. Lancet, 1998,352(9128): 609 - 613.

[25] Nissen SE, Tuzcu EM, Libby P, et al. Effect of antihypertensive agents on cardiovascular events in patients with coronary disease and normal blood pressure: the CAMELOT study: a randomized controlled trial [J]. JAMA, 2004,292(18): 2217 - 2225.

[26] Oxman AD. Checklists for review articles [J]. BMJ, 1994,309(6955): 648 - 651.

[27] Paludan-Müller A, Laursen DRT, Hrobjartsson A. Mechanisms and direction of allocation bias in randomised clinical trials [J]. Bmc Med Res Methodol, 2016,16(1): 133.

[28] Rossouw JE, Anderson GL, Prentice RL, et al. Risks and benefits of estrogen plus progestin in healthy postmenopausal women: principal results From the Women's Health Initiative randomized controlled trial [J]. JAMA, 2002,288(3): 321 - 333.

[29] Sacks HS, Berrier J, Reitman D, et al. Meta-analyses of randomized controlled trials [J]. N Engl J Med, 1987,316(8): 450 - 455.

[30] Sacks HS, Berrier J, Reitman D, et al. Meta-analyses of randomized controlled trials: an update of the quality and methodology [M]. 2nd ed. Boston, Mass: NEJM Books, 1992: 427 - 442.

[31] Savolainen-Peltonen H, Rahkola-Soisalo P, Hoti F. et al. Use of postmenopausal hormone therapy and risk of Alzheimer's disease in Finland: nationwide case-control study [J]. BMJ, 2019,364: 1665.

[32] Schulz KF, Altman DG, Moher D, et al. CONSORT 2010 statement: updated guidelines for reporting parallel group randomised trials [J]. BMJ, 2010,340: c332.

[33] Schulz KF, Chalmers I, Altman DG, et al. 'Allocation concealment': the evolution and adoption of a methodological term [J]. J Roy Soc Med, 2018,111(6): 216 - 224.

[34] Schulz KF, Chalmers I, Grimes DA, et al. Assessing the quality of randomization from reports of controlled trials published in obstetrics and gynecology journals [J]. JAMA, 1994,272(2): 125 - 128.

[35] Schulz KF, Chalmers I, Hayes RJ, et al. Empirical evidence of bias. Dimensions of methodological quality associated with estimates of treatment effects in controlled trials [J]. JAMA, 1995,273(5):

408 - 412.

[36] Shah S, Youngquist S. Part 20: on odds and risk ratios [J]. Air Med J, 2013,32(1): 8 - 9.

[37] Shaneyfelt T, Baum KD, Bell D, et al. Instruments for evaluating education in evidence-based practice: A systematic review [J]. JAMA, 2006,296(9): 1116 - 1127.

[38] Shea BJ, Grimshaw JM, Wells GA, et al. Development of AMSTAR: a measurement tool to assess the methodological quality of systematic reviews [J]. BMC Med Res Methodol, 2007,7: 10.

[39] Shea BJ, Reeves B, Wells G, et al. AMSTAR 2: a critical appraisal tool for systematic reviews that include randomised or non-randomised studies of healthcare interventions, or both [J]. BMJ, 2017, 358: j4008.

[40] Sterne J, Hernán MA, Reeves BC, et al. ROBINS-I: a tool for assessing risk of bias in non-randomised studies of interventions [J]. BMJ, 2016,355: i4919.

[41] Tajeu GS, Sen B, Allison DB, et al. Misuse of odds ratios in obesity literature: an empirical analysis of published studies [J]. Obesity (Silver Spring), 2012,20(8): 1726 - 1731.

[42] Wells G, Shea A, O'Connell D, et al. The Newcastle-Ottawa Scale (NOS) for assessing the quality of nonrandomised studies in meta-analyses [EB/OL]. URL: http://www.ohri.ca/programs/clinical_epidemiology/oxford.htm.

[43] Whiting PF, Rutjes AWS, Westwood ME, et al. QUADAS-2: A revised tool for the quality assessment of diagnostic accuracy studies [J]. Annals of Internal Medicine, 2011,155(8): 529 - 536.

[44] WHO. Global action plan for the prevention and control of noncommunicable diseases 2013 - 2020. WHO report, 2013(www.who.int).

[45] WHO. Global status report on noncommunicable disease 2014. WHO report, 2014(www.who.int).

[46] WHO. Preventing chronic disease: a vital investment. WHO global report, 2005(www.who.int).

[47] Wolff RF, Moons K, Riley RD, et al. PROBAST: A Tool to Assess the Risk of Bias and Applicability of Prediction Model Studies [J]. Ann Intern Med, 2019,170(1): 51 - 58.

[48] Yusuf S, Teo KK, Pogue J, et al. Telmisartan, ramipril, or both in patients at high risk for vascular events [J]. N Engl J Med, 2008,358(15): 1547 - 1559.

[49] Zineh I, Mummaneni P, Lyndly J, et al. Allopurinol pharmacogenetics: assessment of potential clinical usefulness [J]. Pharmacogenomics, 2011,12(12): 1741 - 1749.

[50] 李幼平. 实用循证医学[M]. 北京: 人民卫生出版社,2018.

[51] 刘续宝,王素萍. 临床流行病学与循证医学[M]//孙业桓. 病因与危险因素的研究、评价与循证实践. 4版. 北京: 人民卫生出版社,2013.

[52] 王家良. 循证医学[M]. 3版. 北京: 人民卫生出版社,2016.

[53] 魏强. 病因和危险因素的研究[M]//王家良主编. 临床流行病学——临床科研设计、测量与评价. 4版. 上海: 上海科学技术出版社,2014.

[54] 吴春芳,许金芳,陆健,等. 临床试验最小随机化的方法概况和研究前景[J]. 中国新药杂志,2010(10): 823—826,831.

汉英对照术语索引

Berkson 偏倚 95

EQ-5D 表（the EuroQol instrument） 337

McMaster 健康指数调查表（McMaster health index questionnaire） 349

Neyman 偏倚 96

NHP 量表（the nottingham health profile） 337

Nottingham 健康指数（Nottingham health profile, NHP） 349

ROC 曲线（receiver operator characteristic curve, ROC） 266

SIP 量表（sickness impact profile） 337

A

安全数据集（safety set） 143

安慰剂（placebos） 20

安慰剂对照（placebo control） 41

按比例分配（proportional allocation） 105

按顺序编码、密封、不透光的信封（serially numbered, opaque, sealed envelopes） 54

B

半随机对照试验（quasi-randomized control trial） 51

半随机法（quasi-randomization） 38

暴露（exposure） 67

暴露偏倚（unmasking bias） 96

备选方案（decision alternatives） 327

比值比（odds ratio, OR） 216

必备病因（necessary cause） 240

编号或编码的容器（numbered or coded container） 54

标准博弈法（standard gamble） 348

标准概率法（standard probability method） 348

标准化均数差（standardized mean difference, SMD） 216,223

病例报告表（case report form, CRF） 138

病例-病例研究（case-case study） 87

病例-队列研究（case-cohort study） 67,86

病例-对照研究（case-control study） 83

病例-父母对照研究（case-parental control study） 86

病例-父母三重研究（case-parent trios study） 86

病例-家庭对照研究（case-family control study） 86

病例-同胞对照研究（case-sibling control study） 86

病死率（case-fatality rate） 292

病因（cause） 240

病因分值（etiologic fraction, EF） 75

病因链（chain of causation） 242

病因网（web of causation） 242

不良反应（harm） 240

不同病例前后对照研究（before-after study in different patients） 79

C

测量偏倚（measurement bias） 111

巢式病例-对照研究（nested case-control study） 67,85

成本确定分析（cost identification analysis） 346

成本效果比（cost/effectiveness, C/E） 346

成本-效果分析（cost-effectiveness analysis, CEA） 346

成本-效益分析（cost-benefit analysis, CBA） 349

成本-效用分析（cost-utility analysis, CUA） 347

程序公正（procedural justice） 23

抽样调查（sampling survey） 99

出生队列（birth cohort） 63

传统文献综述（traditional review） 206

D

单纯随机抽样（simple random sampling） 104

单纯整群抽样（simple cluster sampling） 106

单个个体（individual unit） 34

单个患者的随机对照试验（number of one randomized control trial，n-of-1 trial） 52

单盲（single blind） 42

等级尺度法（rating scale） 348

电话采访（telephone interview） 107

电话交互（交互式语音应答，interactive voice response，IVR） 54

定量分析（quantitative synthesis） 216

定量系统评价（quantitative systematic review） 205

定性分析（non-quantitative synthesis） 216

定性系统评价（qualitative systematic review） 205

动态人群（dynamic population） 63

杜撰（fabrication） 29

队列研究（cohort study） 63

对数秩检验（log-rank test） 296

对照人群（control population） 69

对照组（control group） 33

多级抽样（multistage sampling） 106

多级随机抽样法（multi-stage randomized sampling） 38

多水平模型（multilevel model） 147

多重对照（multiple control） 69

E

二阶段抽样（two stages sampling） 106

F

方便样本（convenience sample） 174

方法学异质性（methodological heterogeneity） 216

非等量随机对照试验（unequal randomization control trial） 51

非随机对照（non-randomized control） 41

非随机临床对照试验（controlled clinical trial，CCT） 45

非随机研究（Non-randomized studies，NRS） 213

分层（stratification） 299

分层抽样（stratified sampling） 105

分层随机法（stratified randomization） 36

分层因素（stratified factor） 37

分配公正（distributive justice） 23

分析数据集（analysis set） 143

风险分析（risk analysis） 313

风险评估（risk assessment） 312

风险评价（risk evaluation） 313

风险识别（risk identification） 313

符合方案数据集（per protocol set，PPS） 143

复发率（recurrence rate） 293

G

概率（probability） 129

隔离感染者（isolation of infected populations） 116

隔离检疫（quarantine） 116

个体患者资料（individual patients' data，IPD） 155

估算样本量（sample size estimation） 166

固定队列（fixed cohort） 63

固定效应模型（fixed effect model） 216，223

观察性研究（observational study） 44，63

广义估计方程（generalized estimating equations，GEE） 148

广义线性混合模型（generalized linear mixed effect model，GLMEM） 148

归因危险度（attributable risk，AR） 74

归因危险度百分比（AR%） 75

H

横断面研究（cross-sectional study） 99

缓解率（remission rate） 293

患病率（prevalence，Prev） 260

回报公正（retributive justice） 23

回忆偏倚（recall bias） 97

会议摘要（meeting abstracts） 172

混杂（confounding） 41，250

混杂偏倚（confounding bias） 77，97，132

混杂因子（confounder，confounding factor） 77

混杂作用（confounding effect） 77

J

机会结（chance node） 327

机遇（chance） 129

基线（baseline） 125

基于人群的样本（population-based sample） 174

极端值/离群值（extreme value） 144

疾病监测（surveillance of diseases） 116

疾病普查（census） 116

疾病影响指数（sickness impact profile，SIP） 349

疾病自然史（natural history）　290

集合偏倚/分组偏倚/就诊偏倚（assembly bias）　298

剂量反应关系（dose-response relationship）　94

间接成本（indirect cost）　351

检出症候偏倚（detection signal bias）　96

简单随机法（simple randomization）　34,55

健康测量指标（health measure）　346

健康工人效应（health worker effect）　77

健康相关生存质量（health related quality of life，HRQoL）　334

健康效用指数（the health utilities index，HUI）　337

健康信息系统（health information system，HIS）　117

交叉对照（cross-over control）　40,41

结构方程模型（structural equation model，SEM）　147

结构性摘要（structured abstract）　172

结局（outcome）　290

结局结（final outcome node）　327

结论（conclusion）　172

截尾值/终检值（censoring value）　295

解释性分析（explanatory analysis）　48

解释性试验（explanatory trial）　53

金标准（gold standard）　257

精准医学（precision medicine）　4,238

颈动脉内膜切除术（carotid endarterectomy，CE）　10

决策树分析法（decision tree analysis）　327

绝对危险降低率（absolute risk reduction，ARR）　149,285

绝对危险增加率（absolute risk increase，ARI）　255,285

均数差（mean difference，MD）　216,223

均数回归（regression to the mean）　127

K

卡方检验（Q test，chi-square test）　216

科学假设（scientific hypothesis）　13

可靠性（reliability）　121,338

L

礼物性作者（gift authorship）　31

历史性对照（historical control）　41

历史性对照试验（historical control trial，HCT）　45

历史性队列研究（retrospective cohort study）　65

历史性对照研究（historical control study）　80

连锁分析（linkage analysis）　86

连续样本（consecutive sample）　174

两组病例间的比较（between patients comparison）　60

量表测量法（measurement scale）　349

临床基线（clinical baseline）　43

临床决策（clinical decision making）　326

临床期（clinical stage）　290

临床异质性（clinical heterogeneity）　216

零点时间（zero time）　296

率比（rate ratio）　74

率差（rate difference，*RD*）　74

率的标准化（standardization）　300

伦理委员会（ethics committee，EC 或 institutional review board，IRB）　26

轮廓分析（profile analysis）　148

M

面访（face to face interview）　107

敏感度（sensitivity，Sen）　259

敏感性分析（sensitivity analysis）　216

N

纳入标准（inclusion criteria）　121

内部真实性（internal validity）　13,212

内对照（internal control）　69

P

排除标准（exclusion criteria）　121

匹配因素（matching factor）　41,88

匹配（matching）　97,299

匹配对照（matching control）　41

匹配过度（overmatching）　97

偏倚（bias）　129

剽窃（plagiarism）　29

平行试验（parallel test）　267

普查（census）　99

Q

起始队列(inception cohort)　296

迁移性偏倚(migration bias)　298

前后对照(before-after control)　40

前后对照研究(before-after study)　78

前瞻性队列研究(prospective cohort study)　65

潜隐变量(latent variable)　147

潜隐分类分析(latent class analysis, LCA)　147

潜隐轮廓分析(latent profile analysis, LPA)　148

倾向评分(propensity score, PS)　128

倾向评分法(propensity score method)　128

区组随机法(block randomization)　38,55

曲线下面积(area under curve, AUC)　266

全分析数据集(full analysis set, FAS)　143

缺失值(missing value)　144

群体单位(cluster unit)　34

R

人群归因危险度(population attributable risk, PAR)　75

人群归因危险度百分比(PAR%)　75

荣誉作者(honorary authorship)　31

入院率偏倚(admission rate bias)　95

S

三盲(triple blind)　42

森林图(forest plot)　216

筛查(screening)　116

生存分析(survival analysis)　294

生存率(survival rate)　293

生存率尚有总生存率(overall survival, OS)　293

生存曲线(survival curve)　295

生存质量(quality of life, QOL)　12,334

生物学发病期(biologic onset)　290

失访(fail to follow-up)　122

失访偏倚(follow-up bias)　77

时间交换法(time trade-off)　348

实用性试验(pragmatic trial)　53

实用性随机对照临床试验(pragmatic clinical trial, PCT)　322

实用性随机对照试验(pragmatic randomized controlled trial, PRCT)　53

事件率 ER(event rate)　285

试验性研究(experimental study)　44

试验组(experimental group)　33

寿命表法(life table)　295

双向性队列研究(ambispective cohort study)　66

四分位间距(interquartile range, IQR)　147

随机抽样(random sampling)　53,122

随机对照试验(randomized controlled trial, RCT)　44

随机对照试验设计(randomized controlled trial, RCT)　14

随机分配(random allocation)　53,122

随机分配方案隐藏(allocation concealment)　54

随机化(randomization)　33,299

随机交叉设计(randomised cross-over design)　60

随机双盲(randomized double-blind)　42

随机双盲对照试验(randomized double blind controlled trial)　43

随机效应模型(random-effect model, REM)　216

随机样本(random sample)　174

所损失的伤残调整寿命年(disability-adjusted life years, DALY)　163

T

特异度(specificity, Spe)　259

同期随机对照(concurrent randomized control)　40

统计学异质性(statistical heterogeneity)　216

突发公共卫生事件(emergent public health events)　303

W

外部真实性(external validity/generalizability)　13,213

外对照(external control)　69

网络交互(交互式网络应答, interactive web response, IWR)　54

危险度比(risk ratio)　74

危险度差值(risk difference, RD)　216

卫生经济学(health economics)　344

无病生存率(disease free survival, DFS)　293

无进展生存期(PFS)　167

无"事件"存活期(event free survival, EFS)　293

无应答(non-response)　122

无应答偏倚（non-response bias）　122

X

洗脱期（wash-out period）　60,79

系列试验（serial test）　268

系统抽样（systematic sampling）　105

系统评价（systematic review）　12

系统随机抽样（systematic randomization sampling）　38

现患比（prevalence ratio, PR）　109

现患病例–新病例偏倚（prevalence-incidence bias）　96

现患率研究（prevalence study）　99

现患优势比（prevalence odds ratio, POR）　110

限制（restriction）　299·

线性混合效应模型（linear mixed effect model, LMEM）　148

相对危险度（relative risk, RR）　74,216

相对危险降低率（relative risk reduction）　285

相对危险增加率（relative risk increase, RRI）　255,285

相互排斥（mutually exclusive）　129

项目反应理论（item response theory, IRT）　147

效度（validity）　339

效果（effectiveness）　53,345

效力（efficacy）　53,143,345

效率（efficiency）　345

效应量（effect size）　218

信访（mail questionnaire）　107

信息偏倚（information bias）　77,97

幸福质量表（the quality of well-being scale, QWB）　337

需要治疗多少病例才会导致发生 1 例不良反应（number needed to harm, NNH）　285

需要治疗多少病例才能获得 1 例最佳结果（number needed to treat, NNT）　216,285

叙述性文献综述（narrative review）　206

叙述性研究（descriptive study）　112

叙述性摘要（descriptive abstract）　172

选择偏倚（selection bias）　77

Y

亚临床期（subclinical stage）　290

研究背景（background）　172

研究方法（methods）　172

研究假设（research hypothesis）　164

研究结果（results）　172

研究目的（research objectives）　164,172

验后比值（post-test odds）　263

验后概率（post-test probability）　263

验前比值（pretest odds）　263

验前概率（pretest probability）　263

阳性结果预测值（positive predictive value, PPV）　259

阳性似然比（positive likelihood ratio, PLR）　259

样本（sample）　115

样本框架（sampling frame）　122

药房控制随机分配方案（pharmacy control of allocation）　54

一级抽样单元（primary sampling unit, PSU）　106

医学伦理学（medical ethics）　18

依从性（compliance）　15,111,123

遗传标志物（genetic marker）　86

疑诊偏倚（diagnostic suspicion bias）　132,301

以家系为基础的关联研究（family-based association study）　86

以人群为基础的关联研究（population-based association study）　86

异质性检验（heterogeneity test）　216

意向性分析数据集（intention to treat set）　143

意向性治疗分析（intention-to-treat analysis, ITT）　48,288

因子分析（factor analysis）　147

阴性结果预测值（negative predictive value, NPV）　259

隐匿（concealment）　39

应答率（response rate）　122

影子作者（ghost authoship）　31

有效病例（valid cases）　143

有效对照（effective control）　41

预测事件率（event rate）　15

预后（prognosis）　290

预后因素（prognostic factors）　291

预期偏倚（expectation bias）　301

预试验（pilot study）　167

远因（remote cause）　241

Z

造假(falsification) 29

增加社会距离/社会隔离(social distancing) 116

增值分析(incremental analysis) 350

沾染性偏倚(contamination bias) 132

诊断比值比(diagnostic odd ratio, diagnostic *OR*) 260

诊断信息偏倚(detection signal bias/unmasking bias) 131

诊断性试验(diagnostic test) 257

诊断性研究报告规范(standards for reporting of diagnostic accuracy, STARD) 270

真实世界证据(real-world evidence, RWE) 318

整群抽样(cluster sampling) 106

整群随机对照试验(cluster randomized control trial) 52

知情同意(informed consent) 24

知情同意书(informed consent form) 122

直接病因或近因(proximity of cause) 240

直接成本(direct cost) 351

志愿者样本(volunteer sample) 174

质量调整寿命年(quality-adjusted life years, QALYs) 337

质量效应模型(quality effect model) 223

治愈率(cure rate) 293

致残率(disability rate) 293

中间测量指标(intermediate measure) 346

中位生存时间(median survival time) 301

中央随机系统(central randomization system) 54

重复设计方差分析(repeated measure ANOVA) 148

转化医学(translation medicine) 4,238

转诊样本(referred sample) 174

准确度(accuracy, Acc) 260

自身比较(within-patient comparison) 60

自身前后对照研究(before-after study in the same patient) 41,79

自填式问卷调查(self-administrated questionnaire) 107

总人口对照(total population control) 69

总体生存期(OS) 167

组成成员偏倚(membership bias) 131

最小成本分析(cost minimization analysis, CMA) 346

最小化随机分组(minimization randomization) 37

最优分配(optimum allocation) 105

英汉对照术语索引

A

absolute risk increase（绝对危险增高率 ARI） 285

absolute risk increase，ARI（绝对危险增加率） 255

absolute risk reduction，ARR（绝对危险降低率） 149,285

accuracy，Acc（准确度） 260

admission rate bias（入院率偏倚） 95

allocation concealment（随机分配方案隐藏） 54

ambispective cohort study（双向性队列研究） 66

analysis set（分析数据集） 143

area under curve，AUC（曲线下面积） 266

assembly bias（集合偏倚/分组偏倚/就诊偏倚） 298

attributable risk，AR（归因危险度） 74,

B

background（研究背景） 172

baseline（基线） 125

before-after control（前后对照） 40

before-after study in different patients（不同病例前后对照研究） 79

before-after study in the same patient（自身前后对照研究） 41,79

before-after study（前后对照研究） 78

Berkson 偏倚 95

between patients comparison（两组病例间的比较） 60

bias（偏倚） 129

biologic onset（生物学发病期） 290

birth cohort（出生队列） 63

block randomization（区组随机法） 38,55

C

carotid endarterectomy，CE（颈动脉内膜切除术） 10

case report form，CRF（病例报告表） 138

case-case study（病例-病例研究） 87

case-cohort study（病例-队列研究） 67,86

case-control study（病例-对照研究） 83

case-family control study（病例-家庭对照研究） 86

case-fatality rate（病死率） 292

case-parent trios study（病例-父母三重研究） 86

case-parental control study（病例-父母对照研究） 86

case-sibling control study（病例-同胞对照研究） 86

cause（病因） 240

censoring value（截尾值/终检值） 295

census（疾病普查） 116

census（普查） 99

central randomization system（中央随机系统） 54

chain of causation（病因链） 242

chance node（机会结） 327

chance（机遇） 129

clinical baseline（临床基线） 43

clinical decision making（临床决策） 326

clinical heterogeneity（临床异质性） 216

clinical stage（临床期） 290

cluster randomized control trial（整群随机对照试验） 52

cluster sampling（整群抽样） 106

cluster unit（群体单位） 34

cohort study（队列研究） 63

compliance（依从性） 15,111,123

concealment（隐匿） 39

conclusion（结论） 172

concurrent randomized control（同期随机对照） 40

confounder 或 confounding factor（混杂因子） 77

confounding bias（混杂偏倚） 77,97,132

confounding effect（混杂作用） 77

confounding（混杂） 41,250

consecutive sample(连续样本) 174

contamination bias(沾染性偏倚) 132

control event rate(CER) 255

control group(对照组) 33

control population(对照人群) 69

controlled clinical trial，CCT(非随机临床对照试验) 45

convenience sample(方便样本) 174

cost identification analysis(成本确定分析) 346

cost minimization analysis，CMA(最小成本分析) 346

cost/effectiveness，C/E(成本效果比) 346

cost-benefit analysis，CBA(成本-效益分析) 349

cost-effectiveness analysis，CEA(成本-效果分析) 346

cost-utility analysis，CUA(成本-效用分析) 347

cross-over control(交叉对照) 40,41

cross-sectional study(横断面研究) 99

cure rate(治愈率) 293

D

decision alternatives(备选方案) 327

decision tree analysis(决策树分析法) 327

descriptive abstract(叙述性摘要) 172

descriptive study(叙述性研究) 112

detection signal bias(检出症候偏倚) 96

detection signal bias/unmasking bias(诊断信息偏倚) 131

diagnostic odd ratio，diagnostic *OR*(诊断比值比) 260

diagnostic suspicion bias(疑诊偏倚) 132,301

diagnostic test(诊断性试验) 257

direct cost(直接成本) 351

disability rate(致残率) 293

disability-adjusted life years，DALY(所损失的伤残调整寿命年) 163

disease free survival，DFS(无病生存率) 293

distributive justice(分配公正) 23

dose-response relationship(剂量反应关系) 94

dynamic population(动态人群) 63

E

effect size(效应量) 218

effective control(有效对照) 41

effectiveness(效果) 53,345

efficacy(效力) 53,143,345

efficiency(效率) 345

EFS(无事件生存期) 167

emergent public health events(突发公共卫生事件) 303

ethics committee，EC 或 institutional review board，IRB(伦理委员会) 26

etiologic fraction，*EF*(病因分值) 75

event free survival，EFS(无"事件"存活期) 293

event rate(事件率) 149,285

event rate(预测事件率) 15

exclusion criteria(排除标准) 121

expectation bias(预期偏倚) 301

experimental group(试验组) 33

experimental study(试验性研究) 44

explanatory analysis(解释性分析) 48

explanatory trial(解释性试验) 53

exposure(暴露) 67

external control(外对照) 69

external validity/generalizability(外部真实性) 13,213

extreme value(极端值/离群值) 144

F

fabrication(杜撰) 29

face to face interview(面访) 107

factor analysis(因子分析) 147

fail to follow-up(失访) 122

falsification(造假) 29

family-based association study(以家系为基础的关联研究) 86

final outcome node(结局结) 327

fixed cohort(固定队列) 63

fixed effect model(固定效应模型) 216,223

follow-up bias(失访偏倚) 77

forest plot(森林图) 216

full analysis set，FAS(全分析数据集) 143

G

generalized estimating equations，GEE(广义估计方程) 148

generalized linear mixed effect model, GLMEM(广义线性混合模型) 148

genetic marker(遗传标志物) 86

ghost authoship(影子作者) 31

gift authorship(礼物性作者) 31

gold standard(金标准) 257

H

harm(不良反应) 240

health economics(卫生经济学) 344

health information system, HIS(健康信息系统) 117

health measure(健康测量指标) 346

health related quality of life, HRQoL(健康相关生存质量) 334

health worker effect(健康工人效应) 77

heterogeneity test(异质性检验) 216

historical control study(历史性对照研究) 41,80

historical control trial, HCT(历史性对照试验) 45

historical control(历史性对照) 41

honorary authorship(荣誉作者) 31

I

inception cohort(起始队列) 296

inclusion criteria(纳入标准) 121

incremental analysis(增值分析) 350

indirect cost(间接成本) 351

individual patients' data, IPD(个体患者资料) 155

individual unit(单个个体) 34

information bias(信息偏倚) 77,97

informed consent(知情同意) 24

intention to treat set(意向性分析数据集) 143

intention-to-treat analysis, ITT(意向性治疗分析) 48,288

interactive voice response, IVR(电话交互,交互式语音应答) 54

interactive web response, IWR(网络交互,交互式网络应答) 54

intermediate measure(中间测量指标) 346

internal control(内对照) 69

internal validity(内部真实性) 13,212

interquartile range, IQR(四分位间距) 147

isolation of infected populations(隔离感染者) 116

item response theory, IRT(项目反应理论) 147

L

latent class analysis, LCA(潜隐分类分析) 147

latent profile analysis, LPA(潜隐轮廓分析) 148

latent variable(潜隐变量) 147

life table(寿命表法) 295

linear mixed effect model, LMEM(线性混合效应模型) 148

linkage analysis(连锁分析) 86

log-rank test(对数秩检验) 296

M

mail questionnaire(信访) 107

matching control(匹配对照) 41

matching factor(匹配因素) 41,88

matching(匹配) 97,299

McMaster health index questionnaire(McMaster 健康指数调查表) 349

mean difference, *MD*(均数差) 216,223

measurement bias(测量偏倚) 111

measurement scale(量表测量法) 349

median survival time(中位生存时间) 301

medical ethics(医学伦理学) 18

meeting abstracts(会议摘要) 172

membership bias(组成成员偏倚) 131

methodological heterogeneity(方法学异质性) 216

methods(研究方法) 172

migration bias(迁移性偏倚) 298

minimization randomization(最小化随机分组) 37

missing value(缺失值) 144

multilevel model(多水平模型) 147

multiple control(多重对照) 69

multistage sampling(多级抽样) 106

multi-stage randomized sampling(多级随机抽样法) 38

mutually exclusive(相互排斥) 129

N

narrative review(叙述性文献综述) 206

natural history(疾病自然史) 290

necessary cause(必备病因) 240

negative predictive value，NPV(阴性结果预测值) 259

nested case-control study(巢式病例-对照研究) 67,85

non-quantitative synthesis(定性分析) 216

non-randomized control(非随机对照) 41

Non-randomized studies，NRS(非随机研究) 213

non-response bias(无应答偏倚) 122

non-response(无应答) 122

Nottingham health profile，NHP(Nottingham 健康指数) 349

number needed to harm，NNH(需要治疗多少病例才会导致发生 1 例不良反应) 285

number needed to treat，NNT(需要治疗多少病例才能获得 1 例最佳结果) 216,285

number of one randomized control trial，n-of-1 trial(单个患者的随机对照试验) 52

numbered or coded container(编号或编码的容器) 54

O

observational study(观察性研究) 44,63

odds ratio，OR(比值比) 216

optimum allocation(最优分配) 105

outcome(结局) 290

overall survival，OS(生存率尚有总生存率) 293

overmatching(匹配过度) 97

P

parallel test(平行试验) 267

per protocol set，PPS(符合方案数据集) 143

pharmacy control of allocation(药房控制随机分配方案) 54

pilot study(预试验) 167

placebo control(安慰剂对照) 41

placebos(安慰剂) 20

plagiarism(剽窃) 29

population attributable risk，PAR(人群归因危险度) 75

population-based association study(以人群为基础的关联研究) 86

population-based sample(基于人群的样本) 174

positive likelihood ratio，PLR(阳性似然比) 259

positive predictive value，PPV(阳性结果预测值) 259

post-test odds(验后比值) 263

post-test probability(验后概率) 263

pragmatic clinical trial，PCT(实用性随机对照临床试验) 322

pragmatic randomized controlled trial，PRCT(实用性随机对照试验) 53

pragmatic trial(实用性试验) 53

precision medicine(精准医学) 4,238

pretest odds(验前比值) 263

pretest probability(验前概率) 263

prevalence odds ratio，POR(现患优势比) 110

prevalence ratio，PR(现患比) 109

prevalence study(现患率研究) 99

prevalence，Prev(患病率) 260

prevalence-incidence bias(现患病例-新病例偏倚) 96

primary sampling unit，PSU(一级抽样单元) 106

probability(概率) 129

procedural justice(程序公正) 23

profile analysis(轮廓分析) 148

prognosis(预后) 290

prognostic factors(预后因素) 291

propensity score method(倾向评分法) 128

propensity score，PS(倾向评分) 128

proportional allocation(按比例分配) 105

prospective cohort study(前瞻性队列研究) 65

proximity of cause(直接病因或近因) 240

Q

Q test，chi-square test(卡方检验) 216

qualitative systematic review(定性系统评价) 205

quality effect model(质量效应模型) 223

quality of life，QOL(生存质量) 12,334

quality-adjusted life years，QALYs(质量调整寿命年) 337

quantitative synthesis(定量分析) 216

quantitative systematic review(定量系统评价) 205

quarantine(隔离检疫) 116

quasi-randomization(半随机法) 38

quasi-randomized control trial(半随机对照试验)

51

R

random allocation(随机分配)　53,122

random effect model(随机效应模型)　223

random sample(随机样本)　174

random sampling(随机抽样)　53,122

randomised cross-over design(随机交叉设计)　60

randomization(随机化)　33,299

randomized controlled trial,RCT(随机对照试验)　14,44

randomized double blind controlled trial(随机双盲对照试验)　43

randomized double-blind(随机双盲)　42

random-effect model,REM(随机效应模型)　216

rate difference,RD(率差)　74

rate ratio(率比)　74

rating scale(等级尺度法)　348

real-world evidence,RWE(真实世界证据)　318

recall bias(回忆偏倚)　97

receiver operator characteristic curve,ROC curve(ROC曲线)　266

recurrence rate(复发率)　293

referred sample(转诊样本)　174

reformed consent(知情同意书)　122

regression to the mean(均数回归)　127

relative risk increase,RRI(相对危险增加率)　255,285

relative risk reduction,RRR(相对危险降低率)　285

relative risk,RR(相对危险度)　74,216

reliability(可靠性)　121,338

remission rate(缓解率)　293

remote cause(远因)　241

repeated measure ANOVA(重复设计方差分析)　148

research hypothesis(研究假设)　164

research objectives(研究目的)　164,172

response rate(应答率)　122

restriction(限制)　299

results(研究结果)　172

retributive justice(回报公正)　23

retrospective cohort study(历史性队列研究)　65

risk analysis(风险分析)　313

risk assessment(风险评估)　312

risk difference,RD(危险度差值)　216

risk evaluation(风险评价)　313

risk identification(风险识别)　313

risk ratio(危险度比)　74

S

safety set(安全数据集)　143

sample size estimation(估算样本量)　166

sample(样本)　115

sampling frame(样本框架)　122

sampling survey(抽样调查)　99

scientific hypothesis(科学假设)　13

screening(筛查)　116

selection bias(选择偏倚)　77

self-administrated questionnaire(自填式问卷调查)　107

sensitivity analysis(敏感性分析)　216

sensitivity,Sen(敏感度)　259

serial test(系列试验)　268

serially numbered,opaque,sealed envelopes(按顺序编码、密封、不透光的信封)　54

short-form 36(SF-36)　349

sickness impact profile(SIP量表,疾病影响指数)　337,349

simple cluster sampling(单纯整群抽样)　106

simple random sampling(单纯随机抽样)　104

simple randomization(简单随机法)　34,55

single blind(单盲)　42

social distancing(增加社会距离/社会隔离)　116

specificity,Spe(特异度)　259

standard gamble(标准博弈法)　348

standard probability method(标准概率法)　348

standardization(率的标准化)　300

standardized mean difference,SMD(标准化均数差)　216,223

standards for reporting of diagnostic accuracy,STARD(诊断性研究报告规范)　270

statistical heterogeneity(统计学异质性)　216

stratification(分层)　299

stratified factor(分层因素)　37

stratified randomization(分层随机法)　36

stratified sampling(分层抽样) 105

structural equation model，SEM(结构方程模型) 147

structured abstract(结构性摘要) 172

subclinical stage(亚临床期) 290

surveillance of diseases(疾病监测) 116

survival analysis(生存分析) 294

survival curve(生存曲线) 295

survival rate(生存率) 293

systematic randomization sampling(系统随机抽样) 38

systematic review(系统评价) 12

systematic sampling(系统抽样) 105

T

telephone interview(电话采访) 107

the EuroQol instrument(EQ-5D 表) 337

the health utilities index，HUI(健康效用指数) 337

the nottingham health profile(NHP 量表) 337

the quality of well-being scale，QWB(幸福质量表) 337

time trade-off(时间交换法) 348

total population control(总人口对照) 69

traditional review(传统文献综述) 206

translation medicine(转化医学) 4,238

triple blind(三盲) 42

two stages sampling(二阶段抽样) 106

U

unequal randomization control trial(非等量随机对照试验) 51

unmasking bias(暴露偏倚) 96

V

valid cases(有效病例) 143

validity(效度) 339

volunteer sample(志愿者样本) 174

W

wash-out period(洗脱期) 60,79

web of causation(病因网) 242

within-patient comparison(自身比较) 60

Z

zero time(零点时间) 296